常见慢性疾病的中西医诊疗策略

主编 郑 一 郭 鹤 王靖宇

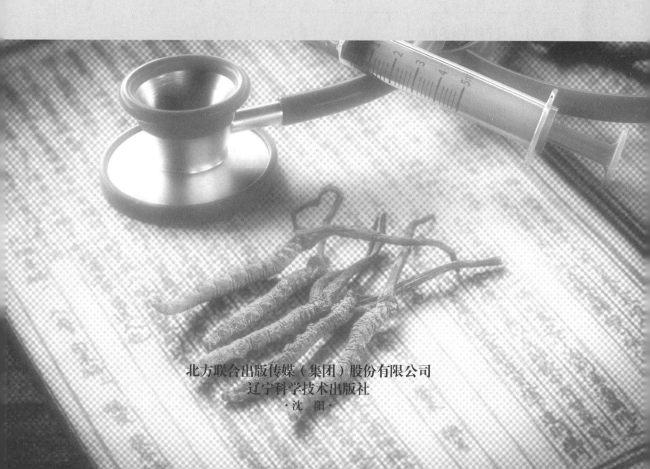

北方联合出版传媒（集团）股份有限公司

辽宁科学技术出版社

·沈 阳·

图书在版编目（CIP）数据

常见慢性疾病的中西医诊疗策略 / 郑一，郭鹤，王靖宇主编 . —沈阳：辽宁科学技术出版社，2023.10
ISBN 978-7-5591-3048-8

Ⅰ.①常…　Ⅱ.①郑…　②郭…　③王…　Ⅲ.①常见病—慢性病—中西医结合—诊疗　Ⅳ.①R4

中国国家版本馆 CIP 数据核字（2023）第 099912 号

出版发行：辽宁科学技术出版社
　　　　　（地址：沈阳市和平区十一纬路25号　邮编：110003）
印　刷　者：辽宁鼎籍数码科技有限公司
经　销　者：各地新华书店
幅面尺寸：184 mm × 260 mm
印　　张：35
字　　数：800千字
出版时间：2023年10月第1版
印刷时间：2023年10月第1次印刷
责任编辑：凌　敏
封面设计：晓　娜
版式设计：晓　娜
责任校对：于　倩　关　婧

书　　号：ISBN 978-7-5591-3048-8
定　　价：188.00元

联系电话：024-23284363
邮购热线：024-23284502
http://www.lnkj.com.cn

主编简介

郑一，男，1990 年 11 月出生，九三学社社员。中西医结合临床博士，博士后，讲师，主治医师，高级按摩师，高级营养师。就职于辽宁中医药大学中西医结合学院，兼任北京同仁堂辽宁分公司出诊专家，辽宁建联医药集团特聘出诊专家。社会兼职：世界中医药联合会经方专业委员会理事，中华中医药学会药膳分会青年委员，中国医药协会教育协会委员，辽宁省医学会分会委员，辽宁省中西医结合心血管学会专业委员会委员，辽宁省中医药学会心病专业委员会委员，辽宁省中医药学会热病专业委员会委员等。主持省级、校级课题 3 项，参与国家级、省部级课题 10 余项，发表论文近 50 篇，其中 SCI 收录 2 篇。擅长慢性疾病及疑难杂症的中西医结合诊疗。在中西医结合防治动脉粥样硬化等心血管疾病方面，创新性地从"阳明热毒致瘀"角度分析动脉粥样硬化的病因病机，并针对性地应用经典名方葛根芩连汤防治本病，就其药效及作用机制展开了深入研究。

郭鹤，女，1991 年 5 月生，中西医结合硕士，研究方向：中西医结合防治心血管疾病，现就职于辽宁中医药大学。兼任世界中医药联合会经方专业委员会理事，辽宁省中医药学会热病专业委员会委员，辽宁省中西医结合学会心血管内科专业委员会委员，辽宁省中医药学会心病专业委员会委员，辽宁省中西医结合学会痰瘀论治专业委员会委员。主持及参与国家级、省级、市级课题多项；发表学术论文 40 余篇，SCI 收录 2 篇；参与编写规划教材 1 部，著作 2 部；获辽宁省自然科学学术成果奖 1 项，辽宁省社会科学学术活动优秀成果 2 项。

王靖宇，女，1992 年 10 月生，生物化学与分子生物学博士，博士后，辽宁中医药大学中西医结合学院生化教研室讲师。科研方向：中医药治疗肺系疾病的基础研究。主持国家自然科学基金青年项目 1 项，参与国家自然科学基金面上项目 2 项，参与省级、校级课题 4 项；在国内外公开发表学术论文 10 余篇，SCI 收录 3 篇；以第一作者身份发表论文 4 篇，SCI 收录 2 篇。

编者名单

主　编

郑　一　郭　鹤　王靖宇

副主编

王艳杰　赵丹玉　贾连群　刘慧慧　冯晓帆　李宝坤
张　林　刘羽茜　王　冰　王建光　孔　亮　孙婉萍

编　委

郑　一　郭　鹤　王靖宇　王艳杰　赵丹玉　贾连群
刘慧慧　冯晓帆　李宝坤　张　林　刘羽茜　王　冰
王建光　孔　亮　孙婉萍　齐　冰　罗　曦　韩丽颖
朱仲康　高逸飞　朱　玥　张智博　赵书宁　吴姝瑾
武雪庆

前　言

慢性疾病一般指起病缓慢或病程迁延的疾病，病程多在 6 个月以上，容易引起心、脑等重要脏器的损害，严重影响患者的生活质量，大幅增加社会和家庭的经济负担。目前，对于慢性疾病的诊疗首推中西医结合的方法：中医可以通过补虚泻实、燮理阴阳等手段对于慢性疾病的迁延期达到较好的治疗效果，配合急性发作期的西医诊疗，可以做到标本兼治，优势互补。

基于此，本书汇集了中西医结合诊疗各系统常见慢性疾病方面的一些经验，方便医学生及医学工作者的查阅和学习，对于相关科室的中西医临床诊疗有一定的指导作用。全书共 8 章。其中第一章由郑一、郭鹤编写，第二章由王靖宇编写，第三章由王冰编写，第四章由王建光编写，第五章由孙婉萍编写，第六章由郭鹤、郑一编写，第七章由刘羽茜编写，第八章由孔亮编写，以上每位署名编者编写约 10 万字。本书在编写过程中也请教了多位领域内的权威专家，在此一并表示感谢！尽管字斟句酌，但书中难免有所纰漏，恳请广大同行和专家给予斧正。最后，感谢辽宁省博士启动基金项目（2022-BS-208），辽宁中医药大学自然科学类项目（2021LZY026），2022年辽宁中医药大学大学生创新创业训练计划项目（S202210162032）等对本书的大力支持！

目　录

第一章　循环系统疾病

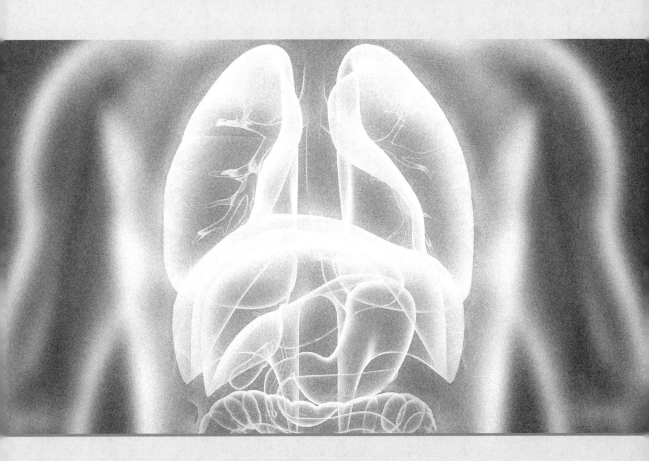

第一节 高血压 (hypertension)

一、概述

(一) 高血压的定义和分级

人体血管内的血液流动时对血管壁产生的侧压力称为血压。正常生理状态下，血压会随着人们的饮食、起居、脑力活动、体力活动及情绪变化等因素在一定范围内波动，这是血压为适应生理需要而进行自我调节的结果，属于正常反应。若成人在休息状态下，血压持续高于正常范围，就需要到医院进行检查诊断是否属于高血压。

高血压是指以体循环动脉血压（收缩压和 / 或舒张压）增高为主要特征（收缩压 ≥ 140mmHg，舒张压 ≥ 90mmHg），可伴有心、脑、肾等器官的功能或器质性损害的临床综合征。按照世界卫生组织（WHO）和国际高血压学会（ISH）的标准，收缩压 ≥ 140mmHg（1mmHg=0.133kPa）和 / 或舒张压 ≥ 90mmHg，即可诊断为高血压。若患者的收缩压与舒张压分属不同的级别，则以较高的分级为准。单纯收缩期高血压也可按照收缩压水平分为 1 级、2 级、3 级，其具体分级如表 1-1 所示。

表 1-1 高血压的分级及数值

类别	收缩压（mmHg）	舒张压（mmHg）
正常血压	＜ 120	＜ 80
正常高值	120 ~ 139	80 ~ 89
高血压	≥ 140	≥ 90
1 级高血压（轻度）	140 ~ 159	90 ~ 99
2 级高血压（中度）	160 ~ 179	100 ~ 109
3 级高血压（重度）	≥ 180	≥ 110
单纯收缩期高血压	≥ 140	＜ 90

（二）高血压的流行病学概述

高血压是最常见的慢性疾病之一，也是心脑血管病最主要的危险因素，其引起的脑卒中、心肌梗死、心力衰竭及慢性肾脏病等主要并发症，不仅致残、致死率高，而且严重消耗医疗和社会资源，给家庭和国家造成沉重负担。国内外的实践证明，高血压是可以预防和控制的疾病，降低高血压患者的血压水平，可明显减少脑卒中及心脏病事件的发生，显著改善患者的生存质量，有效降低疾病带来的负担。近年来，日益重视以高血压为代表的慢性病防治工作。2009 年，高血压和糖尿病患者的管理作为促进基本公共卫生服务均等化的重要措施，纳入深化医疗卫生体制改革的 3 年实施方案中，截至 2010 年底，各地已管理 3553.8 万例高血压患者；同时《全国高血压社区规范化管理》项目管理的 50 万例社区 1 级、2 级高血压患者中管理满 1 年的患者的血压控制率达到 70%。

2012 年，全球心血管病死亡人数为 1700 万人，占慢性病死亡人数的 46%，其中高血压并发症死亡 940 万人。我国心脑血管疾病死亡位居慢性病死因首位，50% ~ 75% 的脑卒中和 40% ~ 50% 的心肌梗死的发生与血压升高有关。

（三）高血压的临床分类

临床上高血压可分为两类：

第一类为原发性高血压（essential hypertension）又称高血压病（hypertensive disease），是一种以血压升高为主要临床表现，伴或不伴有多种心血管危险因素的综合征，占 90% 以上。

第二类为继发性高血压（secondary hypertension），由某种器质性疾病引起，病因明确，高血压仅是该种疾病的临床表现之一，占 5% ~ 10%，如能及时治愈原发病，血压可能恢复正常。

二、发病机制

（一）原发性高血压

原发性高血压的特征呈家族性发病和遗传性生化检测异常。高血压的发病机制至今尚无统一认识，目前认为与原发性高血压的形成有关的主要病理生理因素包括：应激导致的交感神经系统活性增强、与水钠潴留相关激素和缩血管素的分泌过多、钠摄取过多、饮食摄取钾钙不足、肾素分泌增加、内源性扩血管成分如前列腺素和一氧化氮（NO）不足以及内科疾病（如糖尿病和肥胖等）。原发性高血压的病理生理的最终共同通路是水钠潴留。

发生高血压时通常伴有胰岛素抵抗、脂代谢异常和肥胖，约 40% 的高血压患者同时患有高胆固醇血症。吸烟和饮酒与高血压的发生率增加有关。目前，在成年人中占相当比例的阻塞性睡眠呼吸暂停（OSA），可导致血压短暂升高并伴有低氧血症、觉醒和交感活性增强。有证据表明，OSA 可不受肥胖的影响，导致患者出现持续性高血压。事实上，约 30% 的高血压患者有 OSA 的症状。

高血压早期无明显病理改变，但长期高血压引起全身小动脉病变，表现为小动脉中层平滑肌细胞增殖和纤维化、管壁增厚和管腔狭窄，导致重要靶器官（如心、脑、肾）组织缺血，长期高血压及伴随危险因素可促进动脉粥样硬化的形成与发展，从而影响中、大动脉。控制不佳的长期原发性高血压患者若出现以下病史，例如缺血性心脏病、心绞痛、左心室肥厚、充血性心脏病、脑血管疾病、脑卒中、周围血管疾病或肾功能不全时，则提示发生终末器官疾病。实验室检查时，应有意识地去检查靶器官损害的情况（如血尿素氮和血清肌酐异常），来评估肾功能。高血压患者合并低钾血症时常提示原发性醛固酮增多症。由于 50% 的高血压患者表现出葡萄糖不耐受，因此应检测患者的空腹血糖水平。心电图检查有助于检测缺血性心脏病或左心室肥厚。

（二）继发性高血压

继发性高血压可有明确的病因，但仅占体循环高血压的 5% 以下。肾动脉狭窄引起的肾血管性高血压是继发性高血压最常见的病因。继发性高血压常见病因临床表现及实验室检查如表 1-2 所示。

表 1-2 继发性高血压常见病因临床表现及实验室检查

病因	临床表现	实验室检查
肾血管疾病	上腹部或腹部杂音	主动脉造影
	年轻患者严重高血压	多普勒超声
醛固酮增多症	疲乏	尿钾
	无力	血清钾
	头痛	血浆肾素
	感觉异常	血浆醛固酮
	夜间多尿和多饮	
主动脉缩窄	上肢血压较下肢高	主动脉造影
	股动脉脉搏弱	心脏超声

续表

病因	临床表现	实验室检查
主动脉缩窄	收缩期杂音	肾上腺 CT 扫描 /MRI
嗜铬细胞瘤	有无阵发性头痛、心悸和发汗	血浆甲氧基肾上腺素
	阵发性高血压	尿儿茶酚胺
		点滴法测定尿甲氧基肾上腺素
		肾上腺 CT 扫描 /MRI
库欣综合征	肢端肥大	地塞米松抑制试验
	近端肌无力	尿皮质醇测定
	紫纹	肾上腺 CT 扫描
	满月脸	葡萄糖耐受试验
	多毛症	
肾实质病变	夜间水肿	尿葡萄糖、蛋白和管型检测
		血清肌酐
		肾脏超声
		肾脏活检
妊娠诱导高血压	外周水肿和肺水肿	尿蛋白测定
	头痛	尿酸测定
	癫痫发作	心排出量
	右上腹疼痛	血小板计数

三、临床诊断

(一) 高血压患者诊断性评估

诊断性评估的内容包括以下 3 个方面，从而做出高血压病因的鉴别诊断和评估患者的心血管风险度，以指导诊断与治疗。

（1）确定血压水平及其他心血管危险因素。

（2）判断高血压的病因，明确有无继发性高血压。

（3）寻找靶器官损害以及相关临床情况。

（二）病史

应全面、详细了解患者病史，包括以下内容：①家族史：有无高血压、糖尿病、血脂异常、冠状动脉粥样硬化性心脏病（冠心病）、脑卒中或肾脏病的家族史。②病程：患高血压的时间，血压最高水平，是否接受过降压治疗及其疗效与不良反应。③症状及既往史：目前及既往有无冠心病、心力衰竭、脑血管病、外周血管病、糖尿病、痛风、血脂异常、支气管哮喘、睡眠呼吸暂停综合征、性功能异常和肾脏疾病等病症及治疗情况。④有无提示继发性高血压的症状：例如肾炎史或贫血史，提示肾实质性高血压；有无肌无力、发作性软瘫等低血钾表现，提示原发性醛固酮增多症；有无阵发性头痛、心悸、多汗等提示嗜铬细胞瘤。⑤生活方式：膳食脂肪、盐、酒摄入量，吸烟支数，体力活动量以及体重变化等情况。⑥药物引起的高血压：是否服用使血压升高的药物，例如口服避孕药、甘珀酸、麻黄碱类滴鼻药、可卡因、苯丙胺、类固醇、非甾体抗炎药、促红细胞生长素、环孢素等。⑦心理社会因素：包括家庭情况、工作环境、文化程度及有无精神创伤史。

（三）体格检查

严格的体格检查有助于发现继发性高血压线索和靶器官损害情况，体格检查包括：正确测量血压和心率，必要时测量立、卧位血压和四肢血压；测量 BMI、腰围及臀围；观察有无库欣面容、神经纤维瘤性皮肤斑、甲状腺功能亢进性突眼征或下肢水肿；听诊颈动脉、胸主动脉、腹部动脉和股动脉有无杂音；触诊甲状腺；全面的心肺检查；检查腹部有无肾脏增大（多囊肾）或肿块；检查四肢动脉搏动和神经系统体征。

（四）实验室检查

基本项目：血液生化（钾、空腹血糖、总胆固醇、甘油三酯、高密度脂蛋白胆固醇、低密度脂蛋白胆固醇和尿酸、肌酐），全血细胞计数、血红蛋白和血细胞比容，尿液分析（蛋白、糖和尿沉渣镜检），心电图。

推荐项目：24h 动态血压监测、超声心动图、颈动脉超声、餐后 2h 血糖（当空腹血糖 ≥ 6.1mmol/L 时测定）、血同型半胱氨酸、尿白蛋白定量（糖尿病患者必查项目）、尿蛋白定量（用于尿常规检查蛋白阳性者）、眼底、胸部 X 线、脉搏波传导速度，以及踝 / 臂血压指数等。

选择项目：对怀疑为继发性高血压患者，根据需要可以分别选择以下检查项目：血浆肾素活性、血和尿醛固酮、血和尿皮质醇、血游离甲氧基肾上腺素及甲氧基去甲肾上腺素、血和尿儿茶酚胺、动脉造影、肾和肾上腺超声、CT 或磁共振成像（MRI）、睡眠呼吸监测等。对有并发症的高血压患者，进行相应的脑功能、心功能和肾功能检查。

四、西医治疗

（一）治疗原则

高血压的首要治疗目标是最大限度地降低心血管病的发生率和死亡率。这需要治疗所有已明确的可逆的危险因素，包括吸烟、血脂异常和糖尿病，在治疗高血压的同时，还要合理控制并存临床情况。

根据现有证据，建议普通高血压患者的血压（收缩压 / 舒张压）均应严格控制在 140/90mmHg 以下；糖尿病和肾病患者的血压则应降至 130/80mmHg 以下；老年人收缩压降至 150mmHg 以下，如能耐受，还可以进一步降低；伴有肾脏疾病、糖尿病和稳定性冠心病的高血压患者治疗宜个体化。一般可以将血压降至 130/80mmHg 以下，脑卒中后的高血压患者一般血压目标为 140/90mmHg 以下。

（二）药物治疗

1. 降压药的分类及应用

常用的降压药一般分为五大类，分别是血管紧张素转换酶抑制剂（ACEI）、血管紧张素受体阻滞剂（ARB）、钙通道阻滞剂（CCB）、利尿剂、β 受体阻滞剂。

（1）ACEI 有贝那普利、卡托普利、依那普利、西拉普利、福辛普利等，ARB 有氯沙坦、替米沙坦、缬沙坦等，与 CCB、利尿剂或 β 受体阻滞剂相比，ACEI 和 ARB 治疗期间患者的依从性更高，生活质量也有显著改善：不仅极少引起水、电解质平衡紊乱，更可以通过改善外周胰岛素敏感性，并促进胰岛细胞分泌胰岛素，预防糖尿病的发生。

（2）ARB 在一项真实世界研究中，将 4 年内脑血管疾病（Cerebrovascular disease，CVD）死亡率、非致死性心肌梗死、非致死性卒中或因 CVD 住院的发生率降低了 10%。相比 ACEI，ARB 的耐受性更好，因不良反应（如干咳）而停药的概率更低（ACEI 为 5%～35%，ARB 为 0.6%～3.2%）、发生血管水肿不良反应的概率更低（ACEI 为 0.3%，ARB 为 0.11%），更适合合并终末期肾病以及高危心血管疾病的患者。大量研究数据认为两类药物的降压效果和安全性相差无几。但在临床用药时，必须要根据患者情况制订个性化降压方案。因此，在这一意义上，ACEI 和 ARB 不是绝对可互换的。

（3）CCB 可分为二氢吡啶类 CCB 与非二氢吡啶类 CCB，共同的药理特性为选择性抑制血管平滑肌、使心肌 L 通道开放。二氢吡啶类 CCB 主要作用于动脉，其中又以冠状动脉较为敏感。

①高血压急症者：可选用尼卡地平，其作用迅速，持续时间较短，降压同时改善脑血流量，主要用于高血压急症合并急性脑血管病或其他高血压急症。

②心力衰竭合并严重高血压或心绞痛者：其他药物不能控制而需使用 CCB 时，可选择安全性较好的氨氯地平或非洛地平，但需注意引起腿部水肿的可能。严重心力衰竭者使用非洛地平缓释片不增加病死率，对有基础心脏病、心力衰竭者是比较安全的，但需注意其负性肌力作用，尤其与 β 受体阻滞剂合用时。对严重心力衰竭者，使用氨氯地平没有明确增加病死率或其他的不良反应。

③冠心病者：CCB 对缓解冠状动脉痉挛有良好的效果，为变异型心绞痛的首选用药，也作为持续性心肌缺血治疗的次选药物，不推荐使用短效二氢吡啶类 CCB。二氢吡啶类如氨氯地平、硝苯地平、非洛地平，对血管的选择性更佳。硝苯地平缓释或控释制剂有很强的动脉舒张作用，主要适于心动过缓和合并高血压的冠状动脉痉挛综合征（CASS）者。氨氯地平适于合并心功能不全、心动过缓或传导阻滞的 CASS 者。左旋氨氯地平有降压疗效，治疗高血压伴心血管危险者效果显著，且其不良反应少，在水肿和头痛方面的不良反应发生率低于氨氯地平。贝尼地平对 L、T、N 通道的三通道有阻滞作用，起效平缓，不激活交感神经，对心率无明显影响，水肿发生率相对较低，适用于各类 CASS 者。

④心力衰竭者：大多数 CCB 有负性肌力作用，其可使心功能恶化，而引起心力衰竭失代偿和死亡率增加，因而心力衰竭者应避免使用，尤其是短效的二氢吡啶类 CCB。

（4）利尿剂大致可分为 3 类：噻嗪类、袢利尿剂和保钾利尿剂。选用哪种利尿剂，应取决于患者健康状况和治疗情况。有些药物可结合多种利尿剂，或联合降血压药使用。临床应用最多的是噻嗪类利尿剂，尤其适于老年高血压、难治性高血压、心力衰竭合并高血压、盐敏感性高血压等患者。噻嗪类利尿剂可用于慢性肾衰竭（CKD）1～3 期，肾小球滤过率（eGFR）$< 30mL/(min \cdot 1.73m^2)$ 时推荐使用袢利尿剂。注：《高血压合理用药指南（第 2 版）》中指出：既往认为 CKD 4 期［eGFR $< 30mL/(min \cdot 1.73m^2)$］开始用噻嗪类利尿剂效果可能不理想，而推荐用袢利尿剂（如呋塞米）代替。新的观点认为即使已达到 CKD 4 期，为达到降压目的依然可用噻嗪类利尿剂。

利尿剂通常是安全的，但也有一些副作用，如排尿增加和矿物质流失。利尿剂也会影响血钾水平。服用保钾利尿剂，血钾可能产生过多（高钾血症）；服用噻嗪类利尿剂，可能会导致血钾减少（低钾血症）。利尿剂其他可能的副作用包括：血钠降低（低钠血症）、头晕、头痛、脱水、肌肉痉挛、关节疾病（痛风）、阳痿。

（5）β 受体阻滞剂主要包括选择性 β1 受体阻滞剂（如美托洛尔、阿替洛尔、比索洛尔），及 α/β 受体阻滞剂（如阿罗洛尔、卡维地洛、拉贝洛尔等），β 受体阻滞剂尤其适用于高血压伴心房颤动合并快速心室率、其他快速性室上性心律失常、冠心病、慢性心力衰竭、交感神经兴奋性增高以及高动力状态的患者。这些高血压患者可首选或联合使用 β 受体阻滞剂，从血压达标的角度，β 受体阻滞剂联合 CCB 是常用的方案。

2. 降压药联合用药的方法

两药联合时，降压作用机制应具有互补性，同时具有相加的降压作用，并可互相抵消或减轻不良反应。例如，在应用 ACEI 或 ARB 基础上加用小剂量噻嗪类利尿剂，降压效果可以达到甚至超过原有的 ACEI 或 ARB 剂量倍增的降压幅度。同样加用二氢吡啶类 CCB 也有相似效果。

3. 降压药联合用药方案

① ACEI 或 ARB+ 噻嗪类利尿剂：ACEI 和 ARB 可使血钾水平略有上升，能拮抗噻嗪类利尿剂长期应用所致的低血钾等不良反应。ACEI 或 ARB+ 噻嗪类利尿剂合用有协同作用，有利于改善降压效果。②二氢吡啶类 CCB+ACEI 或 ARB：CCB 具有直接扩张动脉的作用，ACEI 或 ARB 既扩张动脉又扩张静脉，故两药合用有协同降压作用。二氢吡啶类 CCB 常见的不良反应为踝部水肿，可被 ACEI 或 ARB 抵消。CHIEF 研究（中国高血压干预效果研究）表明，小剂量长效二氢吡啶类 CCB+ARB 初始治疗高血压患者，可明显提高血压控制率。此外，ACEI 或 ARB 也可部分阻断 CCB 所致反射性交感神经张力增加和心率加快的不良反应。③CCB+ 噻嗪类利尿剂：FEVER 研究（非洛地平降低事件研究）证实，二氢吡啶类 CCB+ 噻嗪类利尿剂治疗，可降低高血压患者脑卒中发生的风险。④二氢吡啶类 CCB+β 受体阻滞剂：CCB 具有扩张血管和轻度增加心率的作用，恰好抵消 β 受体阻滞剂的缩血管及减慢心率的作用。两药联合可使不良反应减轻。

4. 我国临床主要推荐应用优化联合治疗方案

二氢吡啶类 CCB+ARB；二氢吡啶类 CCB+ACEI；ARB+ 噻嗪类利尿剂；ACEI+噻嗪类利尿剂；二氢吡啶类 CCB+ 噻嗪类利尿剂；二氢吡啶类 CCB+β 受体阻滞剂。次要推荐使用的联合治疗方案：利尿剂 +β 受体阻滞剂；α 受体阻滞剂 +β 受体阻滞剂；二氢吡啶类 CCB+ 保钾利尿剂；噻嗪类利尿剂 + 保钾利尿剂。不常规推荐的但必要时可慎用的联合治疗方案：ACEI+β 受体阻滞剂；ARB+β 受体阻滞剂；ACEI+ARB；中枢作用药 +β 受体阻滞剂。多种药物联合使用的方案：①3 种药联合的方案：在上述各种两药联合方式中加上另一种降压药物便构成3种药联合方案，其中二氢吡啶类CCB+ACEI（或ARB）+噻嗪类利尿剂组成的联合方案最为常用；②4种药联合的方案：主要适用于难治性高血压患者，可以在上述3种药联合基础上加用第4种药物如β受体阻滞剂、螺内酯、可乐定或α受体阻滞剂等。

五、中医病因病机

（一）概述

中医是通过对中医学疾病中的眩晕、头痛等症来认识高血压病的病因、病机。高血压病的发病机制应以内因为主，外因只是某些兼证的发生原因。高血压病的形成主要是肝肾二经的阴阳消长失去平衡所致，而除了情志、饮食、起居等因素直接作用于肝肾二经外，心经、冲任二脉失调也能促使肝肾二经阴阳失调，而使本病发生和加剧，体质先天禀赋异常也是高血压病发病的不可忽视的重要因素。现代医家多认为高血压与中医内科学中的"眩晕"病名更为契合，其病位在头窍，病变脏腑以肝为主，涉及脾、肾。内生风、火、痰、瘀是其病因，阴阳动态平衡失调（多为阴虚阳亢）是其病机，病位主要在肝、心、肾，证候表现为本虚标实。

（二）病因

1. 情志不遂

肝为刚脏，体阴而用阳，其性主升主动。忧郁恼怒太过，肝失条达，肝气郁结，气郁化火，肝阴耗伤，风阳易动，上扰头目，发为眩晕。

2. 年高肾亏

肾为先天之本，主藏精生髓，脑为髓之海。若年高肾精亏虚，髓海不足，无以充盈于脑；或体虚多病，损伤肾精肾气，或房劳过度，阴精亏虚，均可导致髓海空虚，发为眩晕。若肾阴素亏，水不涵木，肝阳上亢，肝风内动，亦可发为眩晕。

3. 久病劳倦

脾胃为后天之本，气血生化之源。若久病体虚，脾胃虚弱，或失血之后，耗伤气血；或饮食不节，忧思劳倦，均可导致气血两虚。气虚则清阳不升，血虚则清窍失养，皆可发为眩晕。

4. 饮食不节

若平素嗜酒无度，暴饮暴食，或过食肥甘厚味，损伤脾胃，以致健运失司，水谷不化，聚湿生痰，痰湿中阻，则清阳不升，浊阴不降，致清窍失养而引起眩晕。

5. 跌仆坠损

跌仆坠损而致头脑创伤，或久病入络，瘀血停留，阻滞经脉，而致气血不能上荣于头目，清窍失养而发眩晕。

（三）病机

本病的病位在脑，其病变与肝、脾、肾三脏相关。肝乃风木之脏，其性主动主升，若肝肾阴亏，水不涵木，阴不维阳，阳亢于上，或气火暴升，上扰头目，则发为眩晕。脾为后天之本，气血生化之源，若脾胃虚弱，气血亏虚，清窍失养，或脾失健运，痰浊中阻，或风阳夹痰，上扰清空，均可发为眩晕。肾主骨生髓，脑为髓海，肾精亏虚，髓海失充，发为眩晕。

本病的发病机制，概括起来主要有风、痰、虚、瘀诸端，以内伤为主。因于风者，多责之情志不遂，气郁化火，风阳上扰。因于痰者，多责之恣食肥甘，脾失健运，痰浊中阻，清阳不升，所谓"无痰不作眩"。因于虚者，多责之年高体弱，肾精亏虚，髓海空虚，或久病劳倦，饮食衰少，气血生化乏源，甚合"无虚不作眩"。若风、痰、虚日久，久病入络，或因跌仆创伤，损伤脑络，皆可因瘀而眩。在临床上，上述诸因常相互影响，或相兼为病。

在眩晕的病变过程中，各个证候之间相互兼夹或转化。如脾胃虚弱，气血亏虚而生眩晕，而脾虚又可聚湿生痰，两者相互影响，临床上可以表现为气血亏虚兼有痰湿中阻的证候。如痰湿中阻，郁久化热，形成痰火为患，甚至火盛伤阴，形成阴亏于下、痰火上蒙的复杂局面。再如肾精不足，本属阴虚，若阴损及阳，或精不化气，可以转为肾阳不足或阴阳两虚之证。此外，风阳每夹有痰火，肾虚可以导致肝旺，久病入络形成瘀血，故临床常形成虚实夹杂之证候。若中年以上，阴虚阳亢，风阳上扰，往往有卒中晕厥的可能。

六、辨证要点及治疗思路

（一）辨证要点

1. 辨相关脏腑

眩晕病位在脑，与肝、脾、肾三脏功能失调密切相关，但与肝关系尤为密切。若为肝气郁结者，兼见胸胁胀痛、时有叹息；肝火上炎者，兼见目赤肿痛、急躁易怒、胁肋灼痛；肝阴不足者，兼见目睛干涩、五心烦热、潮热盗汗；肝阳上亢者，兼见头涨痛、面色潮红、急躁易怒、腰膝酸软；肝风内动者，兼见步履不稳、肢体震颤、手足麻木等表现。临床以肝阳上亢者多见。因于脾者，若脾胃虚弱，气血不足者，兼见纳差乏力、面色㿠白；若脾失健运，痰湿中阻者，兼见纳呆呕恶、头重如裹、舌苔腻浊等症。因于肾者，多属肾精不足，兼见腰酸腿软、耳鸣耳聋、健忘呆钝等症。

2. 辨标本虚实

凡病程较长，反复发作，遇劳即发，伴两目干涩、腰膝酸软，或面色㿠白、神疲乏力、脉细或弱者，多属虚证，由精血不足或气血亏虚所致。凡病程短，或突然发作，眩晕重，视物旋转，伴呕恶痰涎、头痛、面赤、形体壮实者，多属实证。其中，痰湿所致者，见头重昏蒙、胸闷呕恶、苔腻脉滑；瘀血所致者，见头昏头痛、痛点固定、唇舌紫暗、舌有瘀斑；肝阳风火所致者，见眩晕、面赤、烦躁、口苦、肢麻震颤，甚则昏仆，脉弦有力。

（二）治则治法

高血压的治疗原则是补虚泻实、调整阴阳。眩晕多属本虚标实之证，一般在眩晕发作时以治标为主，眩晕减轻或缓解后，常需标本兼顾。虚者当滋养肝肾、补益气血、填精生髓；实者当平肝潜阳、清肝泻火、化痰行瘀。

七、常用方药

（一）肝阳上亢

（1）症状及分析：

头晕头痛——肝阳上亢，上扰清空；

劳则头晕、头痛加剧——劳则伤肾，肾阴亏虚，肝阳更盛；

面部潮红，急躁易怒，少寐多梦——肝火上亢，扰动心神；

口干口苦，舌质红，苔黄，脉弦——肝阳上亢之证。

（2）治法：平肝潜阳，清火熄风。

（3）主方及分析：天麻钩藤饮加减。肝火偏盛，面红、目赤、咽痛明显者，加龙胆、牡丹皮，或改用龙胆泻肝汤加石决明、钩藤；肝阳化风，见眩晕欲仆、头痛如掣等，羚羊角粉吞服，牡蛎、代赭石入煎，或用羚羊角汤加减。

（二）气血亏虚

（1）症状及分析：

头晕目眩——气虚则清阳不展，血虚则脑失所养；

劳累则甚——劳则气耗；

唇甲不华，发色不泽——血虚失濡；

心悸少寐——血不养心，心神不安；

神疲懒言，面色㿠白，纳少——脾胃气虚，运化失司；

舌淡胖嫩，且边有齿印，苔少或薄白，脉细弱——气血虚弱之证。

（2）治法：补益气血，健运脾胃。

（3）主方及分析：十全大补汤加减。畏寒肢冷，唇甲淡白者，去地黄、枸杞子、牛膝，加干姜、附子。

（三）肾精不足

（1）症状及分析：

头晕而空，精神萎靡——精髓不足，不能上充于脑；

少寐，多梦，健忘——肾精不足，心肾不交；

腰酸耳鸣，齿摇发脱——腰为肾之府，齿为骨之余；

遗精——肾虚封藏固摄失职；

颧红咽干，烦热形瘦，舌嫩红，苔少或光剥，脉细数——肾精不足，阴不维阳，虚热内生；

四肢不温，形寒怯冷，舌质淡，脉沉细无力——精虚无以化气，肾气不足，日久真阳亦衰。

（2）治法：补肾养精，充养脑髓。

（3）主方及分析：左归丸加减。阴虚有内热者，加炙鳖甲、知母、黄檗、牡丹皮、菊花、地骨皮；阳虚者，加巴戟天、淫羊藿；遗精频频者，加莲须、芡实、桑螵蛸、蒺藜、覆盆子。

（四）痰湿中阻

（1）症状及分析：

头眩不爽，头重如蒙——痰浊中阻，气机阻滞，清阳不升，浊阴不降；

胸闷恶心而时吐痰涎——中焦气机阻滞；

少食多寐——脾阳不振；

舌胖苔浊腻或白腻厚而润，脉滑或弦滑，或濡缓——痰浊中阻之证。

（2）治法：燥湿祛痰，健脾和胃。

（3）主方及分析：半夏白术天麻汤加减。眩晕较甚，呕吐频作者，加代赭石、旋覆花、胆南星；舌苔厚腻，水湿潴留者，合用五苓散；脘闷不食者，加白蔻仁、砂仁；兼耳鸣重听者，加生葱、石菖蒲、远志。

（五）瘀血阻窍

（1）症状及分析：

眩晕时作——瘀血内阻，络脉不通，气血运行不畅，脑失所养；

心悸不寐，健忘神疲，恍惚——瘀血阻遏脉道，脉不舍神，心神失养；

唇紫，舌有瘀斑，脉涩——内有瘀血之证。

（2）治法：祛瘀生新，活血通络。

（3）主方及分析：血府逐瘀汤加减。兼气虚身倦无力、少气自汗者，加黄芪，且应重用（30g 以上）；兼畏寒肢冷者，加附子、桂枝；兼虚热内生、骨蒸潮热、肌肤甲错者，去桔梗、枳壳，加牡丹皮、黄檗、知母、玄参，重用生地黄。

八、中成药

脑立清、珍菊降压片、杞菊地黄丸、杜仲平压片、清脑降压片等按说明书辨证使用。

九、名医验案

1. 国医大师陈可冀经验方

清眩降压汤是陈可冀院士根据天麻钩藤饮并结合自己多年的临床经验化裁而来的中药复方，临床常用于治疗高血压肝肾阴虚、肝阳上亢证，由苦丁茶 30g、天麻 30g、钩藤 30g、黄芩 10g、川牛膝 10g、杜仲 10g、夜交藤 30g、生地 30g、桑叶 15g、菊花 15g 组成，苦丁茶疏风热、清头目、活血脉；天麻、钩藤平肝潜阳、熄风止眩；夜交藤搜风通络、养心安神；杜仲补益肝肾；鲜生地养阴清热以滋肾水；桑叶、菊花、黄芩清肝热、平肝阳，佐以川牛膝活血通络，引血下行以折其阳亢。诸药合用，共奏益肝肾、平肝阳、清肝热之功。

2. 国医大师张学文医案

患者，女，39 岁，初诊（2014 年 10 月 9 日）。

主诉、现病史及既往史：患者于 2013 年 8 月发现血压高（205/110mmHg），未予诊治，于 2014 年 9 月 4 日因乏力就诊于西安市某三甲综合医院，就诊时血压 220/130mmHg，查红细胞 2.39×10^{12}/L、血红蛋白 78g/L、血小板 85×10^9/L、肌酐 429.6μmol/L、尿素氮 16.04mmol/L、尿酸 638.1μmol/L、尿隐血 2+、尿蛋白 3+；肾脏彩超示：双肾偏小并弥漫性病变、双肾动脉血流阻力增高。门诊以"慢性肾病 5 期、肾性贫血、恶性高血压"收入肾病内科住院治疗，住院期间给予护肾、纠正贫血、降压等治疗，住院治疗1个月余，期间血压最低降到170/110mmHg，并且每到下午血压复升至190/120mmHg，虽经高血压专科医生会诊，反复调整降压药，但仍然未能将血压降至正常范围，诊断为肾性难治性高血压。患者因个人原因未选择透析治疗，出院后前来寻求中医治疗。来诊时血压170/110mmHg，血红蛋白81g/L，血小板78×10⁹/L，肌酐396.7μmol/L，尿蛋白3+。患者除觉乏力外，诉每天下午时有头涨感，一过性耳内吹风样轰鸣声，其他无明显自觉不适。查体足踝部轻度水肿，面色晦暗，舌瘦小、质淡白、苔薄少、微黄腻，脉弦细数。

西医诊断：高血压病（难治性）；慢性肾病（5期）；肾性贫血。

中医诊断：风眩；肾水；虚劳。辨证为：阴虚阳亢证、气血两虚证兼水湿内停证。

治以滋阴潜阳、补气养血兼利水渗湿。方选天麻钩藤汤合当归补血汤加减，药物组成：天麻15g、钩藤（后下）30g、黄芪30g、当归30g、阿胶（烊化冲服）20g、桑寄生20g、天门冬15g、白芍15g、山萸肉15g、山药30g、泽泻15g、白茅根30g、女贞子15g、旱莲草15g、砂仁（后下）10g。15剂，每天1剂，水煎450mL，分早、中、晚3次饭后温服。

二诊（2014年10月25日）：测血压140/80mmHg，肌酐324μmol/L、尿蛋白2+、血红蛋白98g/L、血小板78×10⁹/L。诉服药后血压平稳，未再出现午后忽高现象，足踝肿已消退，舌淡红、苔薄白，脉细弦。守前方去白茅根加仙鹤草30g，20剂，煎服法同前。

三诊（2014年11月15日）：诉偶觉腰部凉感，余未诉特殊不适。舌质淡红、苔薄白，脉右尺部细弦。虑其兼有肾阳虚证，遂加鹿茸5g，15剂，煎服法同前。

四诊（2014年12月1日）：复查B超显示双肾形态及大小恢复正常，血小板恢复正常，血红蛋白101g/L，尿蛋白2+，肌酐315μmol/L，血压140/80mmHg。去鹿茸，守前方治疗3个月余，血压降至110/80mmHg，期间午后偶有波动，但未超过140/80mmHg。

【按语】该案属于继发性难治性高血压病，证属阴虚阳亢、气血两虚兼有水湿内停证，天麻、钩藤、天门冬、白芍联用具有清肝热、滋肾阴、平肝阳功效，为治阳亢核心药组；女贞子、旱莲草增强养阴功效；桑寄生补肾降压；黄芪、当归、阿胶补气养血；泽泻、山药、山萸肉泻肾火、固肾气、养肾阴，三药合用具有固肾祛邪之功效，用于治疗蛋白尿；砂仁醒脾调胃、行气化湿，意在预防诸补药滋腻碍胃。肾主水，位于下焦，白茅根凉血止血利尿，配伍泽泻利水渗湿，有助肾通调下焦水道之功，配伍旱莲草凉血止血，用以预防血小板过低引起出血。后待水肿消退去白茅根加仙鹤草补虚止血，仙鹤草配伍鹿茸以治疗血小板减少；鹿茸为补肾壮阳血肉有情之品，中医理论有"阴消阳长"之说，用鹿茸意在促进肾脏形态及大小的恢复。但在用鹿茸期间发现血压有升高趋势，故在肾脏大小恢复正常后又去之。

第二节　心律失常（arrhythmia）

一、概述

（一）心律失常的定义

心律失常是由于窦房结激动异常或激动产生于窦房结以外，激动的传导缓慢、阻滞或经异常通道传导，即心脏活动的起源和 / 或传导障碍导致心脏搏动的频率和 / 或节律异常。其预后与心律失常的病因、诱因、演变趋势、是否导致严重血流动力学障碍有关，可突然发作而致猝死，亦可持续累及心脏而致其衰竭。

（二）心律失常的分类

心律失常按其发生原理可分为激动形成异常和激动传导异常两大类。

1. 激动形成异常

（1）窦房结心律失常：窦性心动过速；窦性心动过缓；窦性停搏。

（2）异位心律：

①主动性异位心律：期前收缩（房性、房室交界区性、室性）；阵发性心动过速（房性房室交界区性、房性折返性、室性）；心房扑动、心房颤动；心室扑动、心室颤动。

②被动性异位心律：逸搏（房性、房室交界区性、室性）；逸搏心律（房性、房室交界区性、室性）。

2. 激动传导异常

（1）生理性：干扰与房室分离。

（2）病理性：窦房传导阻滞；房内传导阻滞；房室传导阻滞；室内传导阻滞。

（3）房室间传导途径异常：预激综合征。按照心律失常发生时心率的快慢，可将其分为快速性心律失常和缓慢性心律失常两大类。

二、发病机制

心律失常发生有多种不同机制，主要包括激动形成异常、激动传导异常，或两者兼有之。

（1）激动形成异常：窦房结起搏点本身激动的程序与规律异常；心脏激动全部或部分起源于窦房结以外的部位，称为异位节律，异位节律又分为主动性和被动性。

（2）激动传导异常：最多见的一类传导阻滞，包括传导延缓或传导中断；另一类为激动传导通过房室之间的附加异常旁路，使心肌一部分提前激动，属传导途径异常。

三、临床表现及心电图特点

1. 窦性心律失常

（1）窦性心动过速：临床上一般无症状，如果心率＞120次/min，患者多感到心悸，有时可有胸闷等。按压颈动脉窦可以使患者心率逐渐变慢，停止按压后其心率又逐渐加快。

（2）窦性心动过缓：轻度窦性心动过缓临床上一般无症状，但如果患者心率＜50次/min或伴有严重的器质性心脏病时可以出现头晕、眼黑、乏力、胸闷、心悸，心率太慢影响到冠状动脉供血时可以导致心绞痛，严重者可以发生晕厥、低血压等血流动力学障碍的表现。

（3）窦性停搏：心脏电活动依靠下级起搏点发出，过长时间的窦性静止如无房室交界处或心室逸搏发生则患者易出现晕厥。

（4）窦房传导阻滞：窦房结产生的冲动不能使心房除极或使心房除极延迟。按其阻滞程度可分为一度、二度和三度，其中一度、三度窦房传导阻滞在心电图上无法诊断。二度表现为P波之间出现长时间间歇，基本为P-P间期的倍数。

（5）病态窦房结综合征：表现为头晕、晕厥、胸痛、阿斯综合征，甚至发生猝死的一组综合征。心电图表现为：①严重持久的窦性心动过缓；②发作时可见窦房传导阻滞或窦性停搏；③心动过缓、心动过速交替出现，常称之为慢 – 快综合征。

2. 房性心律失常

（1）房性期前收缩：部分患者可无明显不适症状。心悸、心跳停顿是最常见的症状。听诊可闻及心律不齐，提前出现的心跳第一心音增强，之后出现较长的间歇。心电图表现为：P′波提早出现，形态与窦性P波不同，P-R间期＞0.12s，房性期前收缩引起的 QRS 波其形态和时相多正常，也可因遇上左或右束支的功能不应期而发生功能性束支传导阻滞，出现 QRS 波群宽大畸形。房性期前收缩冲动常侵入窦房结，使后者提前除极，窦房结自发除极再按原周期重新开始，形成不完全性代偿间歇，偶见房性期前收缩后有完全性代偿间歇。

（2）房性心动过速：患者有可能出现心悸不适等症。心电图表现为：房性心动过速时 P 波形态与异位起搏点的位置密切相关，根据 P 波形态可初步判断其起源部位。①起源于窦房结附近的房性心动过速，P′波形态与窦性 P 波十分相似。②起源于右心房上部的房性心动过速，Ⅱ、Ⅲ、aVF 导联的 P′波直立。③起源于右心房下部的房性心动过速，Ⅱ、Ⅲ、aVF 导联的 P′波倒置。④多源性房性心动过速（紊乱性房性心动过速）时，同一导联的 P′波可有 3 种或更多种形态，且 P-P′、P′-R 及 R-R 间期均有变化。

（3）心房扑动：大多数为阵发性，常突然发作、突然终止，每次发作可持续数秒、数小时、数天。心电图表现为：①窦性 P 波消失，代之以连续（无等电位线）形态、振幅相同、间距相等，频率为 250 ~ 350 次 /min 的锯齿状或波浪状（f 波）。② QRS 波群形态与窦性相同，有时因 F 波的影响，QRS 波群形态可稍有差异。③常见房室传导比例为 2:1，也可呈 3:1、4:1，房室传导比例不固定者心室律可不规则。④有时 F 波频率和形态不是绝对规则，称不纯性心房扑动或心房扑动 - 颤动。

（4）心房颤动：心房颤动既可以有临床表现，也可以没有临床表现。大多数有心悸、呼吸困难、胸痛、疲乏、头晕和黑蒙等症。部分患者无任何症状，是在体检或者出现并发症后检查发现。心电图表现为：① P 波消失，代之以大小、形态、时限均不规则的颤动波（f 波）；频率在 350 ~ 600 次 /min，f 波可以相当明显，类似不纯性心房扑动；也可以纤细而难以辨认；② R-R 间距绝对不规则。

3. 房室交界区性心律失常

（1）房室交界区性期前收缩：可以无症状或有心悸、心跳暂停的感觉。心电图表现为：①提前出现的 QRS 波，而该 QRS 波形态与正常窦性 QRS（≤ 0.12s）基本相同（也可以有差异性传导）。②激动前向传导激动心室 QRS 波之前之后可以无 P 波。③激动逆向传导激动心房，产生逆行 P′波。P′波在Ⅱ、Ⅲ、aVF 导联倒置，aVR 导联直立，有 3 种表现：ⓐ逆行 P′波出现于 QRS 波之前，P′-R 间期多 < 0.12s。ⓑ QRS 波前后均未见 P 波。ⓒ逆行 P′波出现于 QRS 波之后，RP′间期多 < 0.20s。④交界性期前收缩后多伴有完全性代偿间歇。

（2）房室交界区性逸搏与心律：患者可有心悸、气短，头晕、晕厥等。心电图表现为：①在较长间歇的心动周期之后出现的 QRS 波：其形状、时限为室上性。②大多数交界区逸搏看不见 P 波：少数在 QRS 波前后可见到有一逆行 P 波。在Ⅱ、Ⅲ、

aVF 导联 P 波倒置，在 aVR、V1 导联直立。逆行 P 波可出现在 QRS 波之前（P–R 间期 < 0.12s），或在 QRS 波之后（R–P 间期 < 0.20s），或埋在 QRS 波中。③如果出现数次交界区逸搏，则每次逸搏周期固定。④有时 QRS 波前后可出现窦性 P 波，但 P–R 间期 < 0.10s。

（3）非阵发性房室交界区性心动过速：心电图表现为：QRS 波群为室上性，类似窦性心律，逆传型 P′ 波可能位于 QRS 波群之前、之后或隐埋于其中。心室率为 70 ~ 100 次 /min 者居多，有时也可达到 120 ~ 130 次 /min。有时交界区起搏点只控制心室，窦性激动控制心房，两者之间形成房室分离。由于交界区起搏点的频率与窦性心律相近，故窦性激动常可下传心室，产生心室夺获。

（4）与房室交界区相关的折返性心动过速：患者可表现心悸、烦躁、紧张、乏力、心绞痛、心功能不全、晕厥甚至休克等。心电图表现为：①室上性的 QRS 波群，频率为 130 ~ 240 次 /min，律匀齐。②可为房性或室性期前收缩诱发。③慢 – 快型者，逆行 P 波可落在 QRS 波群中或起始部或终末部，此时 R–P < P–R；快 – 慢型者，逆行 P 波可落在 ST 段或在 T 波上，此时 R–P > P–R。

（5）预激综合征：本身不引起症状。具有预激心电图表现者，心动过速的发生率为 1.8%，并随年龄增长而增加。其中大约 80% 心动过速发作为房室折返性心动过速，15% ~ 30% 为心房颤动，5% 为心房扑动。频率过于快速的心动过速，可恶化为心室颤动或导致充血性心力衰竭、低血压。心电图表现为：①窦性心搏的 P–R 间期短于 0.12s。②某些导联之 QRS 波超过 0.12s，QRS 波起始部分粗钝（称 δ 波），终末部分正常。③ST–T 波呈继发性改变，与 QRS 波主波方向相反。根据心前区导联 QRS 波的形态，以往将预激综合征分成两型：A 型胸前导联 QRS 主波均向上，预激发生在左室或右室后底部；B 型在 V1 导联 QRS 波主波向下，V5、V6 导联向上，预激发生在右室前侧壁。

4. 室性心律失常

（1）室性期前收缩：部分室性期前收缩患者没有明显不适或仅有原发疾病的症状。频发室性期前收缩多有心悸、心跳停顿、咽喉牵拉不适等。长期频发室性期前收缩可引起心脏扩大和心功能不全的临床表现。心脏听诊可闻及提前出现的心搏，第一心音增强，之后出现长间歇。室性期前收缩引起桡动脉搏动减弱或消失。心电图表现为：QRS 波群提早出现，其形态异常，时限大多 > 0.12s，T 波与 QRS 波主波方向相反，ST 随 T 波移位，其前无 P 波。发生于束支近端处的室性期前收缩，其 QRS 波群可不增宽。室性期前收缩后大多有完全代偿间歇。基本心率较慢时，室性期前收缩可插入两次窦性心搏之间，形成插入性室性期前收缩。偶见室性期前收缩逆传至心房的逆行 P 波，常出现于室性期前收缩的 ST 段上。

（2）室性心动过速：临床症状可有心悸、胸闷、气促、胸痛、头晕、黑蒙，严重者可有晕厥、休克、阿斯综合征发作，甚至猝死。体格检查可发现患者精神紧张、神情淡漠，甚至昏迷；有的患者脉搏不易扪及，有的出现脉搏短绌、交替脉，有的出现血压下降或测不出；如有房室分离，颈静脉搏动可见大炮 A 波，第一心音强弱不等，心尖部可闻及大炮音；心律一般较齐，但也有心律不齐，心率一般为 130～200 次 /min，有时肺部可闻及哮鸣音、湿啰音等。兴奋迷走神经的措施大多不能终止室性心动过速发作。心电图表现为：① QRS 波呈室性波形，增宽而变形，QRS 时限＞0.12s；少数起源于希氏束分叉处的室性心动过速可不超过 0.12s。②常有继发性 ST-T 波改变。③心室频率为 140～200 次 /min，规则或略不规则，偶见 R-R 间距相差达 0.33s。④窦性心律可持续单独存在，形成房室分离。⑤偶尔窦性 P 波下传夺获心室，形成一次提早出现的窄 QRS（心室夺获），其形态与窦性心律时 QRS 相同或略有差别（合并频率依赖性室内差异传导）；有时窦性 P 波夺获部分心室，与室性异位搏动形成心室融合波，后者形态兼有窦性和室性 QRS 的特征。⑥室性心动过速发作时 QRS 形态大多一致，也可具有多种形态，分别称为单形和多形室性心动过速。⑦室性心动过速常被期前收缩诱发，其形态通常与期前收缩一致，也有不一致的。⑧室性心动过速可自行终止，终止前常有频率和节律的改变；也可转变为心室扑动、心室颤动，转变前多有心室率的加速。

（3）心室扑动：简称室扑，多发病突然，表现为意识丧失、抽搐、呼吸停顿，直至死亡。体检无心音，无大动脉搏动，血压测不出，存在明显发绀和瞳孔散大等。心电图表现为：①无正常的 QRS-T 波群，代之以连续快速而相对规则的大正弦波。②扑动波频率达 150～300 次 /min，大多 200 次 /min，快速性室性心动过速与心室扑动的鉴别有时困难。

（4）心室颤动：发病突然，表现为意识丧失、抽搐、呼吸停顿，直至死亡。体检无心音、无大动脉搏动、血压测不出。明显发绀和瞳孔散大等。心电图表现为：① QRS-T 波群完全消失，出现不规则、形态振幅不等的低小波（＜0.2mV）。②频率达 200～500 次 /min。有时心室颤动波细，多见于心室颤动持续较长后，复苏成功率低。

5. 心脏传导阻滞

（1）房室传导阻滞：一度房室传导阻滞通常无症状。二度患者可有心悸症状。三度房室传导阻滞常见的症状有疲倦、乏力、头晕、晕厥、心绞痛、心力衰竭等。当心室率过慢或出现长停搏（＞3s）可导致脑缺血而出现暂时性意识丧失、晕厥、阿斯综合征，甚至猝死。

1）一度房室传导阻滞：P-R 间期＞0.20s，每个 P 波后都有一个下传的 QRS 波群，QRS 波群形态和时限正常，则发生传导延缓的部位多在房室结；若 QRS 波群表现为束支传导阻滞图形，则发生传导延缓的部位可能在房室结和 / 或希氏束及束支。

2）二度房室传导阻滞：

二度Ⅰ型：二度Ⅰ型房室传导阻滞又称为莫氏Ⅰ型或文氏型（Wenckebach block）房室传导阻滞。心电图表现为：①P-R 间期进行性延长直至 P 波受阻不能下传心室，这种现象周而复始，称为文氏周期；②由于 P-R 间期延长的增量逐渐减少，导致心搏脱落前的 R-R 间期逐渐缩短；③包含受阻 P 波在内的 R-R 间期小于正常窦性 P-P 间期的 2 倍。二度Ⅰ型房室传导阻滞的房室传导比例多为 3:2 和 5:4，阻滞部位几乎都发生在房室结水平，很少进展为三度房室传导阻滞。

二度Ⅱ型：二度Ⅱ型房室传导阻滞又称莫氏Ⅰ型房室传导阻滞。心电图表现为：①P-R 间期固定，时限多正常或延长；②QRS 波群间歇性脱漏传导比多为 2:1、3:1 或不等比阻滞；③下传的 QRS 波群形态正常或呈束支阻滞图形。二度Ⅱ型房室传导阻滞的部位多在房室结以下，即希氏束内或希氏束以下。二度房室传导阻滞中，连续 3 个或以上的 P 波不能下传者常称为高度房室传导阻滞。高度房室传导阻滞是介于二度和三度房室传导阻滞之间的一种过渡类型。

3）三度房室传导阻滞：三度房室传导阻滞又称完全性房室传导阻滞，心房冲动全部受阻而不能传导到心室。心电图表现为：①P 波与 QRS 波群相互各自独立，互不相关，即房室分离；②心房率快于心室率，心房冲动来自窦房结或异常心房节律，如房性心动过速、心房扑动或心房颤动；③心室节律由交界区或心室异位起搏点维持。若心室起搏点位于希氏束及其近端，QRS 波群正常，心室率为 40～60 次 /min，节律较稳定；若心室起搏点位于室内传导系统的远端，QRS 波群增宽，心室率多低于 40 次 /min，节律常不稳定。

（2）室内传导阻滞：单支和双支阻滞通常无临床症状，偶可闻及第一、第二心音分裂。心电图表现为：①右束支阻滞：ⓐV1～V2 导联呈 rsR 型或宽大而有切迹的 R 波；ⓑV5～V6 导联呈 qRs 或 Rs 型；ⓒI 导联有明显增宽的 S 波，aVR 导联有宽 R 波；ⓓT 波与 QRS 波群主波方向相反；ⓔQRS 波群电轴轻度右偏。QRS 波群时限 ≥ 0.12s 为完全性右束支阻滞，QRS 波群时限 < 0.12s 为不完全性右束支阻滞。②左束支阻滞：ⓐV5～V6 导联 R 波宽大，顶端平坦或有切迹（M 型 R 波），其前无 q 波；ⓑV1～V2 导联呈 qS 或 rS 型，S 波宽大；ⓒI 导联 R 波宽大或有切迹；ⓓT 波与 QRS 波群主波方向相反；ⓔQRS 波群电轴轻度左偏。QRS 波群时限 ≥ 0.12s 为完全性左束支阻滞，QRS 波群时限 < 0.12s 为不完全性左束支阻滞。③左前分支阻滞：ⓐ额面 QRS 波群电轴左偏达 –90°～ –45°；ⓑI、aVL 导联呈 qR 型，R 波在 aVL 导联大于I导联；ⓒⅡ、Ⅲ、aVF 导联呈 rS 型，S 波在Ⅲ导联大于Ⅱ导联；ⓓQRS 波群时限

< 0.12s。④左后分支阻滞：ⓐ额面 QRS 波群电轴右偏达 +90°～ +140°；ⓑI、aVL 导联呈 rS 型；ⓒII、III、aVF 导联呈 qR 型，R 波在 III 导联大于 II 导联；ⓓ QRS 波群时限 < 0.12s。

四、临床诊断

心律失常的诊断分 3 个步骤进行，即病史的询问、体格检查及心电图等相关检查。

（1）病史采集：心律失常发作时的临床表现并不一致，详细追问发作时心率、节律，发作起止与持续时间，以及既往发作的诱因、频率和治疗经过，有助于判断心律失常的性质。

（2）体格检查：听诊心音了解心率、节律。

（3）实验室及其他检查：心律失常的诊断主要依靠心电图，其他诊断和评估方法还有心脏电生理检查、运动试验和直立倾斜试验等。对于特殊患者，基因检测也是重要的诊断方法。

1）体表心电图：体表心电图是诊断心律失常最简便、廉价、准确的方法。心律失常发作时的体表心电图记录是确诊心律失常最重要的依据。最好是记录 12 导联同步心电图，至少应包括较长的 II 或 V1 导联记录，这有助于疑难、复杂心律失常的准确诊断。长时间的心电图记录方法包括动态心电图（Holter 监测），动态心电图可连续记录患者 24h 以上的心电图，有利于明确心律失常发作与日常活动的关系及昼夜分布特征，了解心悸与晕厥发生是否与心律失常有关，评价抗心律失常药物疗效、起搏器或埋藏式心脏复律除颤器的疗效以及是否出现功能障碍等。

2）运动试验：与运动有关的心律失常症状，应考虑做运动试验，可诱发出心律失常从而确定心律失常与活动的关系。

3）食管心电图与经食管调搏术：左心房后面毗邻食管，因此插入食管电极导管并置于心房水平时，心电图 P 波高大、波形高尖，易于识别，不易被 QRS 波或 T 波掩盖。食管导联心电图对心律失常的诊断价值与右心房内导管心电图大体相似，特别是对房性期前收缩伴室内差异性传导。

五、西医治疗

1. 窦性心律失常

若患者无心动过缓有关的症状，不必治疗，定期随诊观察即可。对于有症状的病态窦房结综合征患者，应接受起搏器治疗。慢 - 快综合征患者发作心动过速单独应用抗心律失常药物可能加重心动过缓，在接受起搏治疗后仍出现心动过速者，可同时应用抗心律失常药物。

2. 房性心律失常

（1）药物治疗：房性心动过速的药物治疗取决于心动过速的发作类型（短阵、阵发持续和无休止型）、持续时间和对血流动力学的影响。偶尔短阵发作的房性心动过速患者多无明显的临床症状，不必给予药物治疗；频繁发作伴心悸等症者，主要以口服药物治疗为主，β受体阻滞剂、CCB和洋地黄类药物对短阵发作的房性心动速疗效尚不肯定，部分自律性异常（儿茶酚胺敏感）或以触发活动为机制的房性心动过速可能对β受体阻滞剂和CCB有效，但总的有效率较低。IA类、IC类和Ⅲ类抗心律失常药可明显减少短阵房性心动过速的发作次数，减轻或消除患者的症状。这些药物长期服用有一定的心脏或心脏外毒副作用，临床应用中应权衡药物治疗的利弊。

（2）射频消融治疗：是房性心动过速的主要非药物治疗方式，可用于临床症状明显、药物治疗效果欠佳的持续性和无休止性房性心动过速。局灶性房性心动过速多采用激动顺序标测确定消融靶点，消融疗效与心动过速的发生机制无关，主要取决于房性心动过速起源部位。右心房房性心动过速消融途径简单、临床疗效安全可靠；左心房房性心动过速消融治疗的成功率约为60%，标测和消融方法尚有待改进。手术切口折返性心动过速的机制较为复杂，国内消融治疗的经验不多，这类房性心动过速的研究有待深入。

（3）心房扑动：大多是器质性心脏病所致。因此，治疗原发病很重要。心房扑动时心室率常常明显增快，尤以活动时更明显，这对原发病影响较大。故原则上除了对极短阵发作的心房扑动且无器质性心脏病依据的患者可以观察外，对其他患者均应及时纠正，使心房扑动转为窦性心律，至少也应将其心室率控制在正常范围内。阵发性或持续性心房扑动的治疗目的有以下几个方面：①终止发作：ⓐ直流电转复；ⓑ抗心律失常药：胺碘酮、普罗帕酮以及伊布利特等。②维持治疗：当药物或电转复为窦性心律时，需服胺碘酮、普罗帕酮及索他洛尔等药物以维持疗效。③采用导管射频消融术或外科手术可达根治目的。

（4）心房颤动：

①药物抗栓治疗：2018年颁布的《心房颤动：目前的认识和治疗建议（2018）》中指出，预防心房颤动患者血栓栓塞事件的药物包括抗凝和抗血小板类。经典的抗凝药物是维生素K拮抗剂华法林，其在心房颤动患者卒中一级与二级预防中的作用已得到多项临床研究肯定。新型口服抗凝药物有用药方法简单、大出血风险少等特点。普通肝素或低分子肝素为静脉和皮下用药，一般用于华法林开始前或停用华法林期间的短期替代抗凝治疗。口服抗血小板药物有阿司匹林和氯吡格雷。新型口服抗凝药

（NOAC）可特异性阻断凝血瀑布中某一关键环节，在保证抗凝疗效的同时显著降低出血风险，其代表药物包括直接凝血酶抑制剂达比加群酯（dabigatran）以及直接Xa因子抑制剂利伐沙班（rivaroxaban）、阿哌沙班（apixaban）与艾多沙班（edoxaban）。NOAC 的临床应用为心房颤动患者血栓栓塞并发症的预防提供了安全有效的新选择，但对于中度以上二尖瓣狭窄及机械瓣置换术后的心房颤动患者只能应用华法林进行抗凝，其他瓣膜疾病患者合并心房颤动时，应根据 CHA2DS2-VASc 评分确定是否需要抗凝，选用华法林或 NOAC 均可。

②非药物抗栓治疗：经皮左心耳封堵。左心耳是心房颤动患者血栓栓塞起源的重要部位，60% 的风湿性心脏病心房颤动患者心源性血栓来自左心耳，非瓣膜病心房颤动患者中 90% 以上血栓形成于左心耳。经皮左心耳封堵是减少心房颤动患者血栓栓塞事件的策略之一，主要有两种方法：植入装置封堵左心耳、缝合结扎左心耳。

3. 房室交界区性心律失常

（1）房室交界区性期前收缩：无器质性心脏病的交界区性期前收缩大多不需特殊治疗，精神紧张有症状者宜做好心理疏导，症状明显伴有器质性心脏病者，需针对病因进行治疗。除病因治疗外，可选用IA 类、IC 类、Ⅱ类、Ⅳ类药物。

（2）房室交界区性逸搏与心律：主要针对病因和基础性心脏病等进行治疗，交界区逸搏心律本身无特殊治疗。当逸搏心率过慢时，可用阿托品或异丙肾上腺素使心室率增快。必要时可考虑安装永久起搏器治疗。

（3）非阵发性房室交界区性心动过速：治疗主要针对基本病因。已用洋地黄者应立即停用，也不应施行电复律。洋地黄中毒引起者，可给予钾盐、利多卡因、苯妥英钠或普萘洛尔治疗。其他患者可选用IA 类、IC 类与Ⅲ类（胺碘酮）药物。

（4）与房室交界区相关的折返性心动过速：可用迷走神经刺激疗法及药物终止。目前导管射频消融已被证明是治疗窦房结折返性心动过速（AVNRT）安全有效的方法，成功率可达98% 以上，主要并发症为房室阻滞，发生率< 1%。

（5）预激综合征：对于无心动过速发作或偶有发作但症状轻微的预激综合征患者的治疗目前仍存在争议。通过危险分层决定是否接受导管消融治疗可能是合适的。危险分层的手段主要包括：无创心电学检查、药物激发、运动试验以及有创的经食管或经心腔内电生理检查。如心动过速发作频繁伴有明显症状，应给予治疗。治疗方法包括药物和导管消融术。

4. 室性心律失常

（1）室性期前收缩：①药物治疗目前尚无大规模随机对照研究验证药物对无结构性心脏病室性期前收缩的疗效。对于经医生解释并告知良性特性后症状仍然不能有效控制的患者，可考虑使用 β 受体阻滞剂或非二氢吡啶类 CCB，但疗效有限。②导管消融治疗究竟在何种情况下考虑室性期前收缩的导管消融尚未达成共识。有学者以动态心电图室性期前收缩负荷达到 5% 作为标准。国内有些心脏中心以每天室性期前收缩总数超过 10000 次作为消融适应证。

（2）室性心动过速：室性心动过速的治疗应该采用个体化方案。根据不同的患者、不同的类型、是否合并有器质性心脏病，以及发作时血流动力学的状态来评估和选择治疗策略（表 1-1、表 1-2）。

表 1-1　无结构性心脏病非持续性室性心动过速（NSVT）评价与治疗策略

NSVT	心电图表现	猝死风险	评价方法与内容	诊断与鉴别诊断	治理推荐	可考虑的治疗方法
典型 RVOT 室性心动过速	LBBB，电轴下偏，移行在 V3 或 V4 导联	猝死风险很低	心电图动态心电图	与 ARVC 鉴别	伴有症状时 β 受体阻滞剂、非二氢吡啶类 CCB（维拉帕米）和 I C 类 AAD	导管清融
典型 LVOT 室性心动过速	电轴下偏，移行小于 V3 导联	猝死风险很低	心电图动态心电图	与 RVOT 室性心动过速鉴别	伴有症状时 β 受体阻滞剂、非二氢吡啶类 CCB（维拉帕米）和 I C 类 AAD	导管消融
特发性折返性左室室性心动过速	RBBB，电轴左偏	猝死风险很低	电生理检查	与缺血性心脏病和扩张型心肌病鉴别	伴有症状时 β 受体阻滞剂、非二氢吡啶类 CCB（维拉帕米）	导管消融
其他局灶性室性心动过速	多形性或单形性	不常见	运动试验或儿茶酚胺刺激试验	与缺血性心脏病和扩张型心肌病鉴别	β 受体阻滞剂	导管消融
运动诱发 NSVT	多形性	NSVT 复发时猝死风险增加	评价有无缺血性心脏病和 DCM	与 CPVT 鉴别	治疗原发病	β 受体阻滞剂、I C 类 AAD
运动员 NSVT	多形性	如果运动量增加时室性心动过速消失，则风险较小	评价有无潜在的 HCM 或缺血性心脏病	与 HCM 鉴别	无须治疗，可继续训练	无

续表

NSVT	心电图表现	猝死风险	评价方法与内容	诊断与鉴别诊断	治理推荐	可考虑的治疗方法
多形性室性心动过速	多形性	猝死风险高	评价有无冠心病、CPVT、遗传性心律失常综合征	寻找 Purkinje 纤维触发灶	治疗基础疾病	血运重建、埋藏式心脏转复除颤器（ICD）、β 受体阻滞剂、导管消融
TDP	长 Q-T	猝死风险高	评价有无药物原因，电解质异常，遗传性 LQTS	寻找药物诱因，检测钾、镁、钙等电解质有无异常	停药，纠正电解质紊乱	ICD、β 受体阻滞剂、导管消融

表 1-2 结构性心脏病非持续性续室性心动过速（NSVT）评价与治疗策略

NSVT	猝死风险	心律失常专家评估	诊断评价	进一步评价方法	治理推荐	可考虑的治疗方法
ACS 48h 内	不增加猝死风险	否	冠心病	心电监测	β 受体阻滞剂	
ACS 48h 后	猝死风险增加	是	中度心功能受损者行电生理检查	反复发作者继续评估	β 受体阻滞剂	ICD
陈旧性心肌梗死，LVEF 0.31~0.40	猝死风险增加	是	电生理检查		诱发室性心动过速 / 心室颤动者 ICD	ICD 参照相关指南
陈旧性心肌梗死，LVEF≤0.31（慢性心力衰竭 LVEF ≤ 0.31）	猝死风险增加	是	无须诱发心律失常		ICD	ADD 治疗，有症状者导管消融
慢性冠心病晕厥 LVEF＞0.40	猝死风险增加	是	电生理检查、诱发心肌缺血试验	心电监测	诱发室性心动过速 / 心室颤动者 ICD	辅助 ADD 或导管消融
非缺血性扩张型心肌病	猝死风险不确定	是	不确定	电生理检查	不确定	ICD 参照相关指南
HCM	猝死风险增加	是	超声心动图、MRI	长期监测	β 受体阻滞剂、ICD	
高血压，瓣膜病	与无心律失常者猝死风险相同		与缺血性心脏病和扩张型心肌病鉴别		治疗高血压	β 受体阻滞剂

NSVT	猝死风险	心律失常专家评估	诊断评价	进一步评价方法	治理推荐	可考虑的治疗方法
LQTS	猝死风险增加	是	基因筛查		β受体阻滞剂	ICD
SQTS	猝死风险增加	是	激发试验			
Brugada综合征	猝死风险增加	是	激发试验	基因筛查		
早复极综合征	猝死风险增加	是				

（3）心室扑动：首选体外除颤；实施体外心脏按压及使用人工呼吸机以维持基本循环及通气功能。后继治疗包括持续监测心律；静脉应用抗心律失常药物，首选胺碘酮、利多卡因及普鲁卡因也可有效预防心室颤动的发生。另外，安装ICD是预防心室颤动所致心源性猝死的唯一有效措施。

（4）心室颤动：①ICD治疗。ICD是不可逆原因所致持续性多形性室性心动过速/心室颤动患者的主要治疗措施。对于有可能在短时间内再发持续性多形性室性心动过速/心室颤动但不适合植入ICD的患者，可考虑穿戴式心律转复除颤器治疗。②药物治疗：急性缺血所致的持续性多形性室性心动过速/心室颤动首要治疗方法为冠状动脉血运重建，β受体阻滞剂和静脉注射胺碘酮可治疗反复发作的多形性室性心动过速。β受体阻滞剂同样可用于LQTS和CPVT患者。维拉帕米联合β受体阻滞剂可用于治疗CPVT，但其疗效有限。对于反复发作多形性室性心动过速/心室颤动的CPVT和LQTS患者可考虑联合应用氟卡尼和β受体阻滞剂。③导管消融治疗：反复发作的多形性室性心动过速/心室颤动的患者，如果触发室性心动过速/心室颤动的室性期前收缩形态仅有一种或少数几种，可考虑导管消融治疗。即使多形性室性心动过速/心室颤动的触发灶能被成功消融，ICD治疗仍然是必要的。

5. 心脏传导阻滞

（1）房室传导阻滞：在针对病因及诱因治疗的基础上，根据房室传导阻滞发生的原因、病程、阻滞的程度以及伴随的症状选择治疗方法。一度和二度Ⅰ型房室传导阻滞多无须特殊治疗。二度Ⅱ型和三度房室传导阻滞心室率缓慢或心室停搏，病情紧急时可用心脏临时起搏，无心脏起搏条件时可应用阿托品（0.5~2.0mg，静脉注射）、异丙肾上腺素（1~4μg/min，静脉滴注）以提高心室率，以尽早给予永久性心脏起搏治疗。

（2）室内传导阻滞：单纯右束支传导阻滞或左束支传导阻滞本身无须特殊治疗，主要针对病因治疗。左前分支阻滞若无合并其他传导阻滞或器质性心脏病也无须治疗。左后分支阻滞往往表示有较广泛而严重的心肌损害，常与不同程度的右束支阻滞和左前分支阻滞合并存在，容易进展为完全性房室传导阻滞。

六、中医病因病机

（一）概述

临床上，心律失常的患者多表现为脉搏节律不整、三五不调以及自感心中急剧跳动，惊悸不安、不能自主。对此，历代典籍均有记载。如《素问·平人气象论》称："胃之大络，名曰虚里，贯高络肺，出左乳下，其动应衣，脉宗气也。盛喘数绝者，则病在中；结而横，有积矣；绝不至日死。乳之下，其动应衣，宗气泄也。"《素问·痹论》亦说："心痹者，脉不通，烦则心下鼓。"不仅形象地描述了虚里跳动、外可应衣及心下鼓的症状，而且指出是宗气外泄的征象。《灵枢·经脉篇》谈到心包络之病严重时，"心中憺憺大动"的症状。《素问·三部九候论》说："参伍不调者病。"《灵枢·根结》说："持其脉口，数其至也，五十动而不一代者，五脏皆受气；四十动一代者，一脏无气；三十动一代者，二脏无气……不满十动一代者，五脏无气。"又说："予之短期者，乍数乍疏也。"这些脉搏过慢、过快、不齐等记载，与心悸、怔忡的脉象变化颇为吻合，而且古人已经认识到心搏改变对脏旁器官功能影响的客观事实，并粗略地上升为一脏无气，二脏无气这样的原始理论，可以说是最早的有关心律失常对血流动力学改变的记载，汉·张仲景《金匮要略》正式以惊悸立病名，并依据脉律改变、自感症状等分为"惊"和"悸"两类。"动即为惊，弱则为悸"，认为前者是因惊而脉动，后者是因虚而心悸。以后医家对心悸、怔忡的病因、病机以及治则亦做了较为详细的阐述。如唐·孙思邈《千金要方·心藏脉论》提出因虚致悸的认识："阳气外击，阴气内伤，伤则寒，寒则虚，虚则惊，掣心悸，定心汤主之。"宋·严用和《济生方·惊悸怔忡健忘门》认为惊悸为"心虚胆之所致也""或因事有所大惊，或闻虚响，或见异相，登高涉险，惊忤心神，气与涎郁，遂使惊悸"。治宜"宁其心以壮胆气"，选用温胆汤、远志丸等。另有"夫怔忡者，此心血不足也……又有冒风寒暑湿，闭塞诸经，令人怔忡。五饮停蓄，埋塞中，亦令人怔忡"的记载，论述较为详尽。

明·李梴《医学入门·惊悸·怔忡健忘》说："怔忡因惊慢久而成"。王肯堂《证治准绳·杂病·悸》谈及心悸的原因时，认为"有汗吐下后正气内虚而悸者，有邪气交击而悸者，有荣卫涸流脉结代者则又甚焉"。《景岳全书·怔忡惊恐》认为怔忡由劳损所致，"心胸筑筑振动"是其临床表现，并提出"凡患此者速宜节欲节劳，切戒酒色。凡治此者速宜养气养精，滋培根本"的治疗、护理原则。清·王清任《医林改错》提出血府逐瘀汤治"心跳心忙，用归脾安神等方不效"者。唐容川《血证论·怔忡》亦称："凡思虑过度及失血家去血过多者，乃有此虚证，否则多挟痰瘀，宜细辨之。"

（二）快速性心律失常病因病机

期前收缩属于中医心悸、怔忡等病的范畴。病位在心，多由于脏腑失调、气血亏损、心神失养，或情志所伤、心神受扰，或因痰、火致心主不安。表现为本虚标实，虚多于实。虚为心气血阴阳亏损，实则多指痰饮、血瘀、气滞、火邪之夹杂。

1. 心气不足

多因年迈脏气虚弱、劳累、思虑过度，耗伤心气，或久病体虚、气血双亏、心气乏源，致心气不足无以推动血脉运行，血行不畅，血脉受阻而发病。

2. 心血不足

或久病体弱，血液生化不足；或劳倦过度，心血耗损；或触事不意，真血亏耗；或思虑过度，伤及心脾；或脾胃虚弱，气血生化乏源，均可导致心血亏虚，心失所养而成病。

3. 心阳不振

素体禀赋不足，或大病久病之后，阳气衰弱，不能温养心脉，故心悸不安。此即《伤寒明理论·悸》中所说"其气虚者，由阳气内弱，心下空虚，正气内动而惊也"。

4. 心血瘀阻

心阳不振，血液运行不畅，或脉痹不已，复感于邪，内会于心，均可导致血脉瘀阻，使心失所养而致本病。

5. 痰扰心神

思虑郁怒，情志所伤，灼津成痰，痰郁化火，痰火内盛，扰乱神明；或外感热邪，炼液成痰，痰热内扰，心主不宁而致病。

（三）缓慢性心律失常病因病机

本病的发生多由于心、肾、脾阳气衰微，阴寒内盛及痰阻、血瘀、寒邪为患有关。病位以心为主。证属虚证居多，亦见虚中夹实。

1. 气阴两虚

禀赋不足，素体阴虚；或思虑过度，积劳虚损，耗伤心气，损伤心阴；或心气虚损，则运血无力，血滞心脉；或心阴不足，则心失濡养，心脉不畅而发病。

2. 心肾阳虚

先天不足，肾阳素虚；或年高体弱，命门火衰；或久病不愈，劳倦内伤而损及肾阳；或寒湿饮邪损伤心阳。若肾阳素亏，不能温煦心阴；或心阳不能下交于肾，日久均可成心肾阳虚导致本病。

3. 阳虚欲脱

素有心气虚弱或心阳不振，或失治误治导致心阳大伤，则血行失运而神失所养，血不载气，气亦失其温煦而成本病。

4. 心血瘀阻

久病体虚，心气不足或心阳虚衰，不能温通血脉，即可引起心脉不通，瘀血阻滞；或七情所伤，导致气机郁结，气滞血瘀；或同痰浊内阻脉络，皆可造成心脉瘀阻而致本病。

七、常用方药

（一）快速性心律失常

1. 心气不足

症状：心悸气短，神疲乏力，动则尤甚，失眠多梦，头晕自汗，胸闷不舒。舌淡红，苔薄白，脉细弱或结代。

治法：补益心气。

方药：炙甘草汤加减。炙甘草、党参、阿胶、麦门冬、酸枣仁、生姜、生地黄。若兼血瘀，症见胸闷憋痛、口唇紫黯者，加丹参、檀香，以活血通络；兼气虚及阳，形寒肢冷者，加附子、荜澄茄，以温阳；兼脾气虚弱，症见纳呆、腹胀、便溏者，加薏苡仁、炒白术、陈皮、砂仁，以健脾利湿。

2. 心血不足

症状：心悸头晕，倦怠乏力，面色不华。唇舌色淡，脉细或结代。

治法：养血安神。

方药：四物汤加味。炙党参、炙黄芪、熟地黄、当归、白芍、柏子仁、龙眼肉、酸枣仁、炙甘草、川芎。兼阴虚潮热、盗汗、心烦口干者，去熟地黄，加生地黄、玉竹、麦门冬、五味子，以滋养心阴；兼心气虚怯、善惊易怒、少寐多梦者，加生龙齿、珍珠母、炒酸枣仁，以养心镇惊。

3. 心阳不振

症状：胸闷心悸，气短息促，面色㿠白，形寒肢冷，自汗乏力。舌淡苔白，脉沉细而结代。

治法：温补心阳。

方药：桂枝甘草龙牡汤加味。炙党参、炙黄芪、炙甘草、桂枝、茯苓、煅龙骨、煅牡蛎、熟附子、白术。若饮邪上犯、恶心呕吐、头晕目眩、胸脘痞闷者，加姜半夏、细辛、干姜，以化饮降逆；若阳虚水泛、小便短少、肢体水肿者，加车前子、泽泻、猪苓、附子，以温阳利水。

4. 心血瘀阻

症状：心悸不安，胸闷不舒，心痛时作，或见唇甲发绀。舌质紫暗或瘀斑，脉涩或结代。

治法：活血化瘀。

方药：桃仁红花煎加减。桃仁、红花、赤芍、川芎、生地黄、香附、丹参、当归、延胡索、青皮、桂枝、甘草。兼气虚者，可去香附、青皮，加党参、黄芪、黄精，以补气益气；兼阳虚者，去青皮、香附，加淫羊藿、附子、肉桂，以温经助阳。

5. 痰扰心神

症状：胸闷心悸，眩晕恶心，失眠多梦，痰多口苦。苔腻稍黄，脉滑或结代。

治法：化痰定悸。

方药：温胆汤加味。法半夏、陈皮、枳实、竹茹、酸枣仁、茯苓、生龙齿、远志、甘草、生姜。若气虚夹痰者，去枳实、竹茹、生姜，加党参、白术、石菖蒲，以益气豁痰，养心安神；痰浊蕴久化热而见心悸失眠、胸闷烦躁、口干苦者，加黄连，以助清热豁痰。

（二）缓慢性心律失常

1. 气阴两虚

症状：心悸怔忡，心烦不寐，乏力气短，自汗口干，手足心热。舌红少津，脉虚细或结代。

治法：益气养阴。

方药：炙甘草汤合生脉饮加减。党参、丹参、生龙骨、生牡蛎、生地黄、五味子、麦门冬、肉桂。兼血瘀者，症见胸闷而痛，舌有瘀点瘀斑者，加川芎、红花、降香、赤芍以活血化瘀；夹痰湿者，症见头晕目眩、呕吐痰涎或胸脘痞闷、苔白腻、脉弦滑或结代者，加瓜蒌、半夏、竹茹、天南星，以除痰化浊。

2. 心肾阳虚

症状：心悸气短，动则尤甚，神倦怯寒，形寒肢冷，面色㿠白、水肿。舌淡苔白厚，脉沉弱或结代。

治法：补益心肾。

方药：参附汤合右归丸加减。党参、黄芪、熟地黄、补骨脂、淫羊藿、制附子（先煎）、枸杞子、桂枝。兼血瘀内阻者，症见胸闷痛、唇甲发绀、脉沉涩者，加益母草、泽兰、枳壳、红花，以理气化瘀；兼水肿者，加猪苓、茯苓皮、花椒目、大腹皮，以利水消肿。

3. 阳虚欲脱

症状：汗出如珠，面色灰白，呼吸气微，四肢厥冷，精神萎靡，甚或晕厥。舌质淡，脉微欲绝。

治法：益气回阳救脱。

方药：独参汤（人参 9 ~ 15g，煎服或切片咀嚼）或参附汤加味。炙党参 20g、附子 10g（先煎）、炙黄芪、山茱萸肉 15g、煅龙骨 15g，肉桂 6g。伤阴者，症见舌质偏红，脉细数无力者，加玉竹 15g、天门冬 15g、太子参 10g，以养阴生津；若兼夹痰浊血瘀者，可分别加陈皮 10g、枳壳 10g、半夏 10g、丹参 30g、红花 9g、郁金 12g，以理气化湿或活血化瘀。

八、其他疗法

（一）中成药

（1）参松养心胶囊：益气养阴，活血通络。适用于气阴两虚、心络瘀阻引起的冠心病室性期前收缩。每次 2 ~ 4 粒，每天 3 次。

（2）小檗碱片：适用快速性心律失常而有湿热者，其中对房性期前收缩的疗效较佳。每次 0.6g，每天 3 次。

（3）生脉饮：适用于快速性心律失常气阴两虚者。每次 1 支，每天 3 次。

（4）天王补心丹：养阴清热。适用于阴虚火旺型的心律失常。每次 3g，每天 3 次。

（5）心宝丸：温阳通脉。适用于各种缓慢性心律失常、心功能不全患者。每次 5 ~ 10 粒，每天 3 次。

（6）血府逐瘀口服液：活血化瘀。适用于心血瘀阻型心律失常者。每次 10mL，每天 3 次。

（7）参附注射液：温阳益气。适用于阳气亏虚型心律失常者。每次 40mL，每天 1 次，静脉滴注。

（二）针灸疗法

（1）体针：主穴取内关、神门、胸 4 和胸 5 夹脊穴（或心俞、厥阴俞），每次选用 1～2 穴，气虚加膻中、足三里。气阴两虚加三阴交或安眠或肾俞；心脉痹阻加膻中或膈俞或三阴交。患者取卧位，用 30～34 号 1 寸半不锈钢针，用转法合提插的平补平泻手法为主，得气后有中等感应，用针 10～20min。脉促、胸痛明显者，须间歇运针，泻法。每天或隔日 1 次，8～10 次为 1 个疗程。

（2）耳针：取心穴、神门、下脚端、皮质下、肝穴、肾穴、耳迷根、脑点。每次选 4～5 穴，轻刺激，留针 30～60min。留针期间捻针 2～3 次。每天 1 次，10 次为 1 个疗程。两耳交替使用。

（3）穴位注射：选用 5mL 注射器，针尖垂直刺入内关（双）、神门（双），上下提插 2～3 次，有酸胀感后，每穴注入 5％当归注射液 0.5mL，每天 1 次，10 次为 1 个疗程。

（4）推拿疗法：①点按内关、神门、足三里。患者取坐位或仰卧位，用拇指抵住穴位，用力揉捻。各持 1min。②按揉心俞、肝俞、厥阴俞、肾俞。患者取坐位，闭目凝神，用掌根揉动，每穴约 1min。③背法：患者俯卧位，在背部脊柱两侧膀胱经走行线上，自上而下施以揉法约 2min。

九、名医验案

1. 刘渡舟医案

杨某，男，33 岁，工人。患者于 1 年前因连续加班，过于劳累，忽觉心悸不安、少寐、周身乏力，做心电图提示"频发性室性期前收缩"，经服用美托洛尔、肌苷等药物，心悸减轻，但停药后其症复作。现心悸频发，胸中发空，气短而不连续，动则汗出，倦怠乏力，睡眠不佳。观其舌质淡嫩，脉弦细而带有结象。刘老辨为心胸阳气不足，导致水汽上冲的"水心病"之证。治法：通阳化饮，补益心气。疏方：桂枝 14g、茯苓 20g、白术 10g、炙甘草 10g、丹参 15g、党参 15g、沙参 12g。服至 7 剂后，心悸明显减轻，胸中已不觉发空，守方又续进 10 余剂而病愈。

【按语】有关刘教授指定的"水心病"的成因和证候已见于前。本案加入"三参"之意义，因兼宗气虚弱之故。《灵枢·邪客》曰："宗气者，积于胸中，出于喉咙，以贯心脉，而行呼吸焉。"如果宗气虚弱，无力推动血脉运行，心脉迟缓，则必然加重"水心病"的病情。故在用苓桂术甘汤的同时，加上党参、沙参、丹参以补益心脏之气，并通心脏之脉，名之为"三参苓桂术甘汤"，临床疗效为佳。

2. 赵绍琴医案

张某，男，43 岁。反复发作头晕、憋气、心悸、心前区不适及停跳现象，上述症状发作时心率 35～40 次/min，伴有心脏停搏 5～8 次/min。经某医院诊断为"病态窦房结综合征"，患者考虑安装起搏器后，对今后劳动不方便，故不同意安装，前来门诊要求中医治疗。刻诊：细诊两手寸关，沉取略弦且滑。夫沉则主里，迟司脏病，滑脉为痰，弦乃郁象，舌瘦尖红，心烦梦多，全是肝肾阴虚，虚热上扰，心阴不足为本，阴损及阳，心阳又虚是标。治疗必须养其心阴，助其心阳，滋补肝肾，泄其虚热，调理阴阳，平衡升降。处方：北沙参30g、麦门冬15g、枸杞子15g，淡附片（先煎透）12g、菟丝子12g、熟地黄18g、桂枝9g、仙茅9g、淫羊藿9g、党参9g、金樱子10g。二诊：由某医生应诊，认为病属心阳不足，改用辛温、壮阳、益气药物，进药后，患者又出现胸闷憋气及心脏停搏现象，心率降至40次/min。三诊：仍按初诊方，再加白芍15g，连服10剂，症状好转，未发生心慌憋气及头晕现象，心率上升到50~60次/min。继而连续服药30剂，病情稳定，无不适症状发生，心率维持在60次/min左右。

【按语】本案脉迟不等于是完全阳虚，根据其舌瘦尖红、心烦梦多来看，是阴分不足，兼有郁热，故用调整阴阳、平衡升降的方法，从阴中求阳，故用熟地黄、北沙参、麦门冬、枸杞子、菟丝子滋阴填精，配以桂附、仙茅、淫羊藿壮阳益命门之火，深得阴阳互根之妙。故服后即效，心率增加。二诊由其他医生应诊，以脉迟为阳虚，改用单纯补阳的方法，希求速效，反致心率下降，诸症再现。故三诊在初诊方上重加白芍，以救劫伤之阴，则又趋好转。总之，据症分析，随症用药，不拘于成见，不一味地以脉迟为阳虚，体现了中医辨证施治的精神。

第三节　冠状动脉粥样硬化性心脏病
（coronary atherosclerotic heart disease）

一、概述

（一）冠状动脉粥样硬化性心脏病的定义

冠状动脉粥样硬化性心脏病是指由于冠状动脉粥样硬化使管腔狭窄或闭塞导致心肌缺血、缺氧或坏死而引发的心脏病，统称为冠状动脉性心脏病（coronary heart disease，CHD）或者冠状动脉疾病（coronary artery disease，CAD），简称冠心病，归属为缺血性心脏病，是动脉粥样硬化导致器官病变的最常见类型。冠心病发病与高血压、糖尿病等多种因素有关，是目前严重危害人类健康的疾病之一。

（二）冠状动脉粥样硬化性心脏病的流行病学概述

冠心病是严重危害人类健康的疾病，近年来我国冠心病的发病率、死亡率日趋提高，且呈年轻化趋势。我国目前约有冠心病患者1100万，自2012年以来，农村地区冠心病死亡率明显上升，2015年已经高于城市水平。2015年，急性心肌梗死（AMI）死亡率继续呈现自2002年以来的上升趋势，并且自2012年起农村地区心肌梗死死亡率明显超过城市地区。一项基于天津市居民急性心肌梗死发病率的调查研究显示，1999—2013年，天津市居民AMI粗发病率为80.46/10万~81.29/10万，标化发病率为44.57/10万~64.85/10万，有逐年下降的趋势，其中＜45岁人群发病率呈逐年上升趋势，而≥45岁人群发病率呈逐年下降趋势，男性AMI粗发病率（99.34/10万~102.98/10万）与标化发病率（56.61/10万~78.53/10万）均高于女性（粗发病率为59.44/10万~61.18/10万，标化发病率为31.76/10万~50.31/10万）。城市AMI发病率均高于农村，城市地区下降趋势明显（粗发病率为98.02/10万~133.98/10万，标化发病率为50.12/10万~99.89/10万），农村地区上升趋势明显（粗发病率为35.57/10万~66.19/10万，标化发病率为32.68/10万~43.51/10万）。原国家卫生和计划生育委员会经皮冠状动脉介入（PCI）网络申报数据显示，2016年全国介入治疗病例增长较快，冠心病介入治疗总例数为666495例（包含网络直报数据和军队医院数据）。ST段抬高型心肌梗死患者直接PCI的比例近年来提升明显，直接PCI 55833例，比例达38.9%。手术指征及器械使用较为合理，介入治疗的死亡率稳定在较低水平，2016年为0.21%。

二、发病机制

1. 危险因素

（1）性别：Framingham研究表明，女性冠心病的发病年龄一般比男性晚10~15年，60岁以前女性冠心病的发病率明显低于男性，60岁以后女性冠心病的发病率明显上升高于男性。女性冠心病的发病高峰为61~70岁，男性则为51~60岁。有研究显示25~45岁女性心脏病的死亡率约为11/10万人，同龄段男性冠心病的死亡率约为30/10万人。绝经前女性雌激素的保护作用是女性冠心病发病延迟的主要原因。

（2）年龄：随着年龄的增长，冠心病发病率逐渐增加，尸检发现在20岁左右动脉壁内膜即可有脂肪。动脉壁弹性也随着年龄的增长逐渐僵硬，纤维结缔组织的沉积增多。与年龄相关的其他冠心病危险因素也随之出现，比如女性雌激素的保护作用消失，高龄常合并高血压、糖尿病、血脂代谢紊乱等。

（3）家族史：流行病学调查显示，冠心病发病具有明显的遗传倾向，一级亲属中有早发冠心病史（男 50 岁前，女 60 岁前）个体发生冠心病的危险性增加 1 倍。遗传和环境因素共同作用的家族性高胆固醇血症，基因缺陷引起的胆固醇、甘油三酯、载脂蛋白代谢紊乱、高血压、糖尿病、肥胖等冠心病的危险因素呈现家族聚集性，共同的生活方式及遗传易感性促使冠心病出现家族聚集现象。

（4）吸烟：吸烟可造成体内氧化应激反应，烟草中的丙烯醛等刺激还原型的烟酰胺腺嘌呤二核苷酸（NADPH）产生超氧阴离子造成血管内皮损伤及功能障碍。烟草中的尼古丁含量为 2% ~ 5%，可刺激交感及副交感神经兴奋，体内儿茶酚胺释放增多，增加心率、心肌耗氧。吸烟还可以干扰凝血系统，形成血液高凝状态。吸烟引起的血管内皮慢性炎症状态容易诱发冠状动脉痉挛，造成冠心病。

（5）肥胖：Framingham 研究显示，肥胖是继年龄及血脂异常后的第三大危险因素。国外一些前瞻性研究显示，肥胖是独立于其他冠心病标准危险因素之外的独立危险预测因子。脂肪分布状况影响冠心病的发病率及死亡率，中心性肥胖发病率及死亡率大于肢体型肥胖。有研究显示在校正性别、年龄、种族、吸烟、饮酒和教育程度等因素后腹型肥胖与青年人冠状动脉钙化明显相关。肥胖者常合并高血压、高血脂、胰岛素抵抗等因素，可产生协同作用。目前提出脂肪是炎症介质的主要来源，可产生 TNF-α、IL-6 等，通过不同机制促进动脉粥样硬化的发生发展。

（6）心理危险因素：在 2004 年 8 月欧洲心脏病学年会上，第一次将心理压力因素视为引起严重心脏病的危险因素，随着心理行为危险因素数量的增加，心脑血管疾病的风险明显上升。比如，A 型性格、负性情绪。A 型性格主要表现为富含敌意、急躁、易激惹、喜欢竞争急于求成、快节奏、高效率、多冲动、固执、具有攻击性等。负性情绪主要指紧张、焦虑、抑郁等。冠心病是目前公认的心身疾病。Rozansli 等研究发现社会心理因素与心血管疾病的发生、发展密切相关。

（7）高血压：是冠心病的独立危险因素，高血压使冠心病的危险性增加 2 ~ 3 倍。一项前瞻性研究发现，收缩压每下降 10mmHg、舒张压每下降 5mmHg，冠心病事件危险降低 22%，高血压可以通过多种机制促进冠心病的发生，内皮功能不全是促进冠心病发生、发展的主要机制，氧化应激、慢性低度炎症可激活肾素 - 血管紧张素，促进动脉硬化的发生、发展。

（8）糖尿病：2001 年，美国胆固醇教育计划提出糖尿病是冠心病的等危症，糖尿病患者 10 年后冠心病心血管事件的发生率＞20%。糖尿病使冠心病患者心血管事件发生增加 2 ~ 7 倍。冠心病是糖尿病大血管病变并发症之一。长期高血糖毒性促进血管内皮氧化应激，造成内皮损伤和功能障碍，高血糖导致的糖基化终末产物（AGEs）通过与血管内皮上的 AGE 受体结合，促进血管内皮炎症反应。糖尿病往往伴随有高胰岛素血症或胰岛素抵抗，可通过影响内皮功能、血脂代谢、凝血系统异常、高尿酸等促进冠心病的发展。此外，高胰岛素血症直接参与动脉粥样硬化的发生、发展。

（9）胰岛素抵抗：胰岛素抵抗综合征是一系列与胰岛素抵抗相关的代谢及生理紊乱，包括高血压、血脂异常、肥胖、高胰岛素血症、高尿酸血症等。国内外的研究表明胰岛素抵抗和高胰岛素血症在冠心病的发生、发展中起重要的作用。随着胰岛素抵抗状态的加重，冠心病患者冠状动脉病变程度加重，病变指数增加。胰岛素抵抗刺激血浆中的 VWF 因子增加及纤溶酶原激活物抑制物（PAI-1）水平增多，凝血功能增强，并可促进血管平滑肌细胞增殖，DNA 合成增加，促进动脉粥样硬化的形成。胰岛素抵抗影响内皮细胞功能，造成内皮细胞功能失衡，脂质沉积增加。

（10）血脂异常：与动脉粥样硬化性疾病的发生、发展有密切关联，是动脉粥样硬化性疾病发生、发展的始动因素和必要因素。具有下面任何一项异常即为血脂异常（TC > 5.18mmol/L，LDL-C > 3.37mmol/L，TG > 1.7mmol/L，HDL-C < 1.04mmol/L）。多危险因素干预实验研究和脂质临床研究显示：LDL-C 或 TC 水平与冠心病的发生率直接相关。血清 LDL-C 每下降 1%，冠状动脉事件将减少 1.7%；血清 TC 在 5.18～5.67mmol/L、5.70～6.19mmol/L、> 6.22mmol/L 不同浓度范围，发生缺血性心血管疾病的相对危险性分别为 1.34、1.67、1.70；Framingham 研究显示，HDL-C 每升高 0.026mmol/L，冠心病的相对危险在男性降低 2%、女性降低 3%。有研究也显示，HDL-C 每下降 0.03mmol/L，冠状动脉事件相对危险性增加 2%～3%。其与冠状动脉硬化呈负相关。近年的一些流行病学研究证实：餐后高 TG 是冠心病的独立危险因素。

（11）高尿酸血症：尿酸为体内嘌呤的代谢产物，Brand 发现许多高尿酸血症者最终发生冠心病，并以心肌梗死为主。关于尿酸的 Framingham Heart Study 研究显示，男性和女性基线的血浆尿酸水平不增加危险因素的终点事件的发生。校正危险因素的模型，尿酸水平每上升 60μmol/L，心血管危险增加：男性 0.91、女性 1.05。心血管死亡危险增加：男性 0.95、女性 1.01。国内外文献研究显示，高尿酸血症常与高血压、胰岛素抵抗、血脂代谢紊乱等冠心病危险因素相伴随。关于是否为冠心病的独立危险因素仍存在争议。

（12）高同型半胱氨酸血症（HCY）：国内外关于 HCY 与冠心病的关系的研究显示，其可能为冠心病发展的新的危险因素。1995 年，Boushey 等研究显示，血浆 5μmol/L，男性患冠心病的危险性增加 1.6 倍、女性增加 1.8 倍。HCY 将增加冠心病的发病率 10%，国内 Meta 分析研究显示，冠心病组同型半胱氨酸水平显著高于对照组。除此之外，还有炎症反应、感染、脂联素等也被认为是影响冠心病发生、发展的因素之一。

2. 病因和发病机制

冠心病的病因为动脉粥样硬化，其发病机制也为动脉粥样硬化的发展过程。目前，有关于动脉粥样硬化的发病机制学说众多、内容繁杂，但基本都是从血栓形成学说、脂质浸润学说和炎症学说衍生发展而来。

（1）脂质浸润学说：这一学说是在 1863 年由 Virchow 首先提出，此学说是被最早提出的，经过不断的验证也是得到比较广泛支持的。该理论的精髓是血中增高的脂质以低密度脂蛋白（LDL）、极低密度脂蛋白（VLDL）或其残粒的方式侵入动脉壁，而引起平滑肌细胞增生。脂蛋白降解释放出胆固醇、胆固醇酯、甘油三酯和其他脂质，LDL 还与动脉壁的多糖结合产生沉淀，刺激纤维组织增生。所有这些合在一起就形成粥样斑块。

（2）血栓形成与血小板聚集学说：血栓形成学说是在 1852 年由 Rolitanksy 提出的，此理论认为因为局部凝血机制亢进，形成血栓，血栓凝集在动脉管壁上，增生的血管细胞将其覆盖，成为动脉壁的一部分，然后血栓崩解释放出脂质和其他物质，这样日久形成了粥样斑块。血小板在受损血管内膜下的黏附和聚集是血栓形成的重要启动因素之一，冠状动脉血栓大多在动脉粥样硬化斑块破裂或损伤的基础上发生。在血小板聚集的过程中还会释放一些激素、前列腺环过氧化物、多肽、血栓素等物质，而后在平滑肌细胞内、外有脂质沉积最终形成粥样硬化病变。

（3）内皮损伤反应学说：CHD 的最基本病理改变是动脉粥样硬化（AS）。形成 AS 的因素有很多，血管内皮损伤只是主要因素之一，它被认为是动脉粥样硬化最重要的始动环节。内皮功能不全可能通过下列方式在冠心病形成和发展阶段的病理生理机制中起关键作用：①引起冠状动脉血管张力调节功能失调；②加速冠状动脉管壁重塑的过程；③促使血小板的活化和聚集；④促进单核和中性粒细胞活化和黏附。

（4）平滑肌克隆学说：Lyon 在 1973 年提出了单克隆学说，认为每一个斑块都由一个突变的平滑肌细胞衍化而来，一个斑块相当于被病毒或化学因素转化的平滑肌细胞增生而成的良性平滑肌瘤。现代医学研究表明，AS 的病理发展过程中，血管平滑肌的增生和迁移至血管内皮下是重要环节，同时也是血管介入治疗以后再次狭窄的原因之一。

除了上述学说，还有炎症学说、免疫学说等。冠心病的发病是一个极其复杂的过程，这些学说并不是互相独立的，而是在病理、生理上紧密相连的。所以，在对待这个问题要站在整体的角度上。

三、临床表现

（一）慢性心肌缺血综合征

慢性心肌缺血综合征，又称为稳定性冠心病，包括隐匿型冠心病、稳定型心绞痛及缺血性心肌病等。其中以稳定型心绞痛最具代表性。

1. 症状

（1）部位：主要位于胸骨体后或心前区，界限不是很明确，可放射至左肩臂，或至颈咽部。

（2）性质：疼痛常有发闷、压迫、紧缩感，或有烧灼感，或仅有胸部不适，一般不会出现针刺样锐性痛，偶有濒死感。

（3）诱因：其发作多与劳累或情绪激动有关，并且多发生于当时而不是之后，如逆风行走、跑步时常诱发心绞痛。典型心绞痛多发生在相似的情况下。

（4）持续时间：一般持续数分钟，很少超过30min。但一般也不会转瞬即逝。

（5）缓解方式：停止活动即可缓解，含服硝酸酯类药物可迅速缓解症状。

2. 体征

一般无特殊体征，部分患者会在心绞痛发作时出现血压升高、心率加快、出汗、焦虑，偶可闻及第四心音或第三心音奔马律。

（二）急性冠状动脉综合征

急性冠状动脉综合征（ACS）指冠心病中急性发病的临床类型，包括ST段抬高型心肌梗死、非ST段抬高型心肌梗死及不稳定型心绞痛。近年有将前者称为ST段抬高型ACS［约占1/4（包括小部分变异型心绞痛）］，将后两者合称为非ST段抬高型ACS（约占3/4）主要涵盖了既往分类中的Q波性AMI、非Q波性AMI及不稳定型心绞痛。根据《中国心血管病报告2017》，随着社会老龄化和城市化进程加快、居民不健康生活方式流行，近年来我国的心血管疾病（尤其是冠心病）发生率逐年增高，且呈现低龄化和农村快速增长的趋势。如今，急性ST段抬高型心肌梗死（STEMI）仍然是冠心病患者最危险的并发症，而且住院期间死亡率高达5%～8%。

（1）ST段抬高型心肌梗死：若冠状动脉管腔急性完全闭塞，血供完全停止，导致所供血区域心室壁心肌透壁性坏死，临床上表现为典型的ST段抬高型心肌梗死（ST-segment elevation myocardial infarction，STEMI），即传统的Q波性心肌梗死。临床表现：疼痛常是最先出现的症状，疼痛部位和性质与心绞痛相同，但诱因多不明显，常于安静时发生、程度较重，持续时间可长达数小时，休息和含用硝酸甘油多不缓解。患者常烦躁不安、出汗、恐惧或有濒死感。部分患者疼痛可位于上腹部，或放射至颈部、咽部、颌部、肩背部、左臂、左手指侧，以及其他部位。少数患者无疼痛，一开始即表现为休克或急性心力衰竭。可有发热等全身症状，部分患者可伴有恶心、呕吐和腹胀等消化道症状。

（2）不稳定型心绞痛和非 ST 段抬高型心肌梗死：不稳定型心绞痛（unstable angina pectoris，UA）是急性冠状动脉综合征的重要组成部分，介于稳定型心绞痛和急性心肌梗死之间的中间临床综合征。若不稳定型心绞痛伴有血清心肌坏死标志物水平明显升高，此时可确诊为非 ST 段抬高型心肌梗死（non–ST–segment elevation myocardial infarction，NSTEMI）。UA 和 NSTEMI 是紧密相连的两种情况，两者的主要差别在于缺血是否严重到心肌损伤所产生的心肌坏死标志物足以被检测到。

不稳定型心绞痛和非 ST 段抬高型心肌梗死的病因及发病机制十分复杂，其病理学机制尚未完全清楚。目前认为，ACS 最主要的原因是易损斑块，它是指那些不稳定性和有血栓形成倾向的斑块。ACS 是由于斑块破裂和糜烂并发血栓形成、血管痉挛及微血管栓塞等多因素作用下所导致的急性或亚急性心肌供氧减少。

1. 不稳定型心绞痛

（1）静息型心绞痛：休息时发作心绞痛，病情持续时间通常在 20min 以上。

（2）初发心绞痛：1 个月内新发心绞痛，可表现为自发性发作与劳力性发作并存（疼痛分级在Ⅳ级以上）。

（3）恶化劳力型心绞痛：既往有心绞痛病史，近 1 个月内心绞痛恶化加重，发作次数频繁，时间延长或痛阈降低（心绞痛分级至少增加Ⅰ级，或至少达到Ⅲ级）。

（4）变异型心绞痛：一过性 ST 抬高，多数自行缓解，不演变为心肌梗死，但少数可演变成心肌梗死。不稳定型心绞痛可发作为 ST 段抬高型心肌梗死或非 ST 段抬高型心肌梗死。

2. 非 ST 段抬高型心肌梗死

NSTEMI 的临床表现与 UA 相似，但是比 UA 更严重，持续时间更长。UA 可发展为 NSTEMI 或 ST 段抬高的心肌梗死。

（1）症状：有上述典型的心绞痛症状。

（2）体征：大部分 UA/NSTEMI 可无明显体征。高危患者心肌缺血引起的心功能不全可有新出现的肺部啰音或原有啰音增加，出现第三心音（S3）、心动过缓或心动过速，以及新出现二尖瓣关闭不全等体征。

（3）心电图表现：静息心电图是诊断 UA/NSTEMI 的最重要方法，并且可提供预后方面的信息。ST–T 动态变化是 UA/NSTEMI 最可靠的心电图表现，UA 时静息心电图可出现 2 个或更多的相邻导联 ST 段下移 ≥ 0.1mV。静息状态下症状发作时记录到一过性 ST 段改变，症状缓解后 ST 段缺血改变改善，或者发作时倒置 T 波呈伪性改善（假性正常化），发作后恢复原倒置状态更具有诊断价值，提示急性心肌缺血，并高度提示可能是严重冠状动脉疾病。发作时心电图显示胸前导联对称的 T 波深倒置并呈动态改变，多提示左前降支严重狭窄。心肌缺血发作时偶有一过性束支阻滞。持续性 ST 段抬高是心肌梗死心电图特征性改变。变异性心绞痛 ST 段常呈一过性抬高。心电图正常并不能排除 ACS 的可能性。胸痛明显发作时心电图完全正常，应该考虑到非心源性胸痛。NSTEMI 的心电图 ST 段压低和 T 波倒置比 UA 更明显、持久，并有系列演变过程，如 T 波倒置逐渐加深，再逐渐变浅，部分还会出现异常 Q 波。两者鉴别除了心电图外，还要根据胸痛症状以及是否检测到血中心肌损伤标志物。高达 25% 的 NSTEMI 可演变为 Q 波心肌梗死，其余 75% 则为非 Q 波心肌梗死。

四、西医治疗

（一）慢性心肌缺血综合征

1. 药物治疗

（1）改善缺血：①β 受体阻滞剂：可以通过抑制 β 肾上腺素受体，减慢心率、减弱心肌收缩力、降低血压，从而减少心肌耗氧量以减少心绞痛的发作。一般推荐使用无内在拟交感活性 β 受体阻滞剂。临床常用 β 受体阻滞剂包括美托洛尔、阿替洛尔、比索洛尔等。β 受体阻滞剂的使用剂量应该个体化，从小剂量开始，且用药后要求静息心率不低于 50 次 /min。患者如有严重心动过缓、高度房室传导阻滞、窦房结功能紊乱、明显支气管痉挛或支气管哮喘，则禁用 β 受体阻滞剂。②硝酸酯类药：可以减少心肌耗氧、改善心肌灌注，从而缓解心绞痛症状。心绞痛发作时舌下含服或喷雾用硝酸甘油可迅速缓解症状。长效硝酸酯药物可以降低心绞痛发作的频率和程度，增加运动耐量。常用硝酸酯类药物包括硝酸甘油、单硝酸异山梨酯以及缓释制剂等。其不良反应为头痛、面色潮红。③钙通道阻滞剂（CCB）：通过抑制心肌收缩、减少心肌耗氧量，扩张血管、改善冠状动脉血流，以缓解心绞痛。常用制剂包括氨氯地平、硝苯地平、地尔硫䓬。

（2）改善预后：①阿司匹林：通过抑制环氧化酶减少血栓素 A2 合成，从而达到抗血小板聚集的作用。阿司匹林应用剂量为每天 75~150mg。其主要不良反应为胃肠道出血，不能耐受阿司匹林者，则用氯吡格雷替代。②氯吡格雷：主要用于支架植入后患者以及阿司匹林不耐受者，常用维持剂量为 75mg，每天 1 次。③β 受体阻滞剂：可显著降低心肌梗死后患者死亡等心血管事件。④他汀类药物：可以有效降脂、抗炎、防止血栓形成、稳定斑块，降低心血管危险性。常用药物包括辛伐他汀、阿托伐他汀、普伐他汀、瑞舒伐他汀等。⑤ ACEI 或 ARB：可以降低主要终点事件的风险，合并左室收缩功能不全、高血压、糖尿病、心力衰竭的高危患者建议使用 ACEI。临床常用药物包括卡托普利、雷米普利、伊那普利等。对 ACEI 不耐受者使用 ARB 类药物。

2. 血运重建治疗

对强化药物治疗下仍有缺血症状及存在较大范围心肌缺血证据，且预判选择 PCI 或 CABG 治疗其潜在获益大于风险的稳定型心绞痛患者，可根据病变特点选择相应的治疗策略。

（二）急性冠状动脉综合征

1. ST 段抬高型心肌梗死

STEMI 的治疗原则是尽快恢复心肌的血液灌注（到达医院 30min 内开始溶栓或 90min 内开始介入治疗）以挽救濒死的心肌，防止梗死扩大或缩小心肌缺血范围，保护和维持心脏功能，及时处理严重心律失常、泵衰竭和各种并发症，防止猝死。

（1）住院后初始处理：所有 STEMI 患者入院后应立即给予 ECG、血压和血氧饱和度监测，动脉血氧饱和度（arterial oxygen saturation，SaO_2）＜ 90% 或动脉血氧分压（arterial partial pressure of oxygen，PaO_2）＜ 60mmHg 者给予吸氧；伴严重低氧血症者，需面罩加压给氧或气管插管并机械通气；镇痛治疗。STEMI 发生时，剧烈胸痛使患者交感神经过度兴奋，导致心动过速、血压升高和心肌收缩功能增强，从而增加心肌耗氧量，并易诱发快速性室性心律失常，应迅速给予有效镇痛剂，如吗啡 3mg 静脉注射，必要时每 5min 重复 1 次，总量不宜超过 15mg。不良反应包括恶心、呕吐、低血压和呼吸抑制。一旦出现呼吸抑制，可每隔 3min 静脉注射纳洛酮 0.4mg 拮抗（最多 3 次）。

（2）再灌注治疗：包括溶栓和急诊 PCI。

1）溶栓治疗：STEMI 急性期行直接 PCI 已成为首选方法，但由于能够直接开展 PCI 的医院不多，当前尚难以普遍应用。溶栓治疗具有快速、简便、经济、易操作的特点，静脉溶栓仍然是较好的选择，不能开展急诊 PCI 的基层医院或急诊 PCI 禁忌的患者可首选静脉溶栓。①溶栓治疗的适应证：ⓐ 2 个或 2 个以上相邻导联 ST 段抬高，或提示 STEMI 病史伴左束支传导阻滞（影响 ST 段分析），起病时间＜ 12h，年龄＜ 75 岁 [美国心脏病学会（American College of Cardiology，ACC）/ 美国心脏协会（American Heart Association，AHA）指南、ESC 指南均将其列为I类适应证]，对前壁心肌梗死、低血压（收缩压＜ 100mmHg）或心率增快（＞ 100 次 /min）患者治疗意义更大。ⓑ ST 段抬高，年龄＞ 75 岁，对此类患者，无论是否采取溶栓治疗，AMI 死亡的危险性均很大（ACC/AHA 指南将其列为Ⅱa 类适应证）。2017 年，ESC 指南未将年龄列入溶栓禁忌证，建议优先选用纤维蛋白特异性溶栓药物。对于 75 岁及以上高龄患者，TNK-tPA 剂量减半使用。ⓒST 段抬高，发病时间 12～24h，溶栓治疗获益不大，但在有进行性缺血性胸痛和广泛 ST 段抬高并经过选择的患者中，仍可考虑溶栓治疗（ACC/AHA 指南将其列为Ⅱb 类适应证）。ⓓ高危心肌梗死，就诊时收缩压＞180mmHg 和 / 或舒张压＞110mmHg，此类患者颅内出血的危险性较大，应认真权衡溶栓治疗的益处与出血性脑卒中的危险性。对此类患者应首先镇痛、降低血压（如静脉滴注硝酸甘油、应用 β 受体阻滞剂等），将血压降至 150/90mmHg 时再行溶栓治疗，但是否能降低颅内出血的危险性尚未得到证实。对此类患者若有条件应考虑直接行经皮冠状动脉腔内成形术（percutaneous transluminal coronary angioplasty，PTCA）或支架植入术（ACC/AHA 指南将其列为Ⅱb 类适应证）。ⓔ虽有 ST 段抬高，但起病时间＞24h，缺血性胸痛已消失或仅有 ST 段压低者不主张采取溶栓治疗（ACC/AHA 指南将其列为Ⅲ类适应证）。②溶栓治疗的禁忌证及注意事项（ESC2017 年 STEMI 指南）：绝对禁忌证：ⓐ既往任何时间发生过颅内出血或未知区域脑卒中；ⓑ近 6 个月发生过缺血性脑卒中；ⓒ中枢神经系统损伤、肿瘤或动静脉畸形；ⓓ近期有严重创伤 / 手术 / 头部损伤（近 2 个月内）；ⓔ近 1 个月内有胃肠道出血；ⓕ已知原因的出血性疾病（月经除外）；ⓖ主动脉夹层；ⓗ24h 内接受非可压迫性穿刺术（如肝脏活检、腰椎穿刺）。相对禁忌证：ⓐ近 6 个月内发生短暂性脑缺血发作（transient ischemic attack，TIA）；ⓑ口服抗凝药物；ⓒ妊娠或产后 1 周；ⓓ难治性高血压（收缩压＞180mmHg 和 / 或舒张压＞100mmHg）；ⓔ进展期肝病；ⓕ感染性心内膜炎；ⓖ活动性消化性溃疡；ⓗ长时间或有创复苏。③溶栓剂的使用方法：临床溶栓治疗应用促纤溶剂，使冠状动脉内新鲜血栓中的纤维蛋白降解，进而溶解血栓，使闭塞的冠状动脉和缺血心肌恢复血流再灌注，以挽救濒死的心肌。常用的溶栓药物包括：UK、SK、rt-PA、pro-UK、r-PA。

　　2）急诊 PCI：减少时间延误是 STEMI 实施再灌注治疗的关键问题，应尽量缩短首次医疗接触（first medical contact，FMC）至 PCI 的时间和 FMC 至医院转出时间，从而降低院内死亡风险。对初诊可开展急诊 PCI 的医院，要求 FMC 至 PCI 时间＜90min（Ⅰ，A）。对初诊不能开展急诊 PCI 的医院，当预计 FMC 至 PCI 的时间延迟＜120min 时，应尽可能将患者转运至有直接 PCI 条件的医院（IB）。根据我国国情，可请有资质的医生到有 PCI 设备的医院行直接 PCI，但要求 FMC 至 PCI 时间＜120min（Ⅱb，B）。如预计 FMC 至 PCI 的时间延迟＞120min，对有适应证的患者，应于 30min 内尽早启动溶栓治疗。

（3）抗栓治疗

1）抗血小板治疗：①阿司匹林：通过不可逆地抑制血小板内环氧化酶 –1（COX–1）防止 TXA2 形成，从而阻断血小板聚集，为首选抗血小板药物。对不能耐受阿司匹林者，氯吡格雷可作为替代治疗。所有患者如无禁忌证，均应立即口服水溶性阿司匹林或嚼服肠溶阿司匹林 300mg，继以 100mg/d 长期维持。②氯吡格雷：为第二代抗血小板聚集药物，主要通过选择性地与血小板表面的 ADP 受体结合，从而不可逆地抑制血小板聚集。目前，对于 ACS 患者主张强化抗血小板治疗，即阿司匹林 + 氯吡格雷双联用药。在首次或再次 PCI 之前或当时应尽快服用氯吡格雷初始负荷量 300mg（拟直接 PCI 者最好服用 600mg）。住院期间，所有患者继续服用氯吡格雷 75mg/d。出院后，未植入支架的患者，应使用氯吡格雷 75mg/d 至少 28 天，条件允许者建议用至 1 年。因 ACS 接受支架植入［无论是接受裸金属支架（baremetal stent，BMS）还是药物洗脱支架（drug eluting stent，DES）］的患者，术后均应使用氯吡格雷 75mg/d，至少 12 个月。对阿司匹林禁忌者，可长期服用氯吡格雷。③替格瑞洛：是一种新型的环戊基三唑嘧啶类（CPTP）口服抗血小板药物，替格瑞洛为非前体药，无须经肝脏代谢激活即可直接起效，与 P2Y12ADP 受体可逆性结合。④ GPⅡb/Ⅲa 受体拮抗剂：为强效抗血小板聚集药物，主要通过阻断血小板表面的 GPⅡb/Ⅲa 受体，抑制其与纤维蛋白原的交联，从而抑制血小板的聚集。中国临床常用制剂有替罗非班。可选择性用于有证据提示无复流或血栓负荷重的患者和 P2Y12 受体拮抗剂未给予适当负荷量的患者。⑤加用西洛他唑的三联抗血小板治疗：PCI 术后患者，即使按照指南进行标准的 DAPT，仍有 10% ～ 15% 的患者会发生血栓事件，在高危患者中，这一比例更高。实验室检查发现此类患者通常对常规抗血小板治疗药物反应低下，血小板活化及聚集得不到充分抑制，临床习惯将这一现象称为抗血小板药物抵抗。强化抗血小板治疗策略（如替格瑞洛）可能是解决抗血小板药物抵抗的最有效手段之一。

2）抗凝治疗：①普通肝素：为常用抗凝药，主要通过激活抗凝血酶而发挥抗凝作用。在使用中需要监测 APTT。②低分子肝素（LMWH）：是从普通肝素中衍生出的小分子复合物，可以皮下注射，无须监测 APTT，使用方便，其疗效等于或优于普通肝素。临床常用制剂包括达肝素、依诺肝素和那屈肝素。对于急诊 PCI 围术期可考虑常规静脉注射依诺肝素抗凝（Ⅱa/A），同时联合抗血小板治疗。③直接凝血酶抑制剂：不依赖于抗凝血酶Ⅲ，直接抑制溶解状态或与血栓结合的凝血酶发挥抗凝作用。临床常用制剂包括水蛭素、水蛭素衍生物（比伐芦定）和合成的凝血酶抑制剂（阿加曲班）。④磺达肝癸钠：是一种人工合成的、活化因子 X 选择性抑制剂，其抗血栓活性是抗凝血酶Ⅲ（AT Ⅲ）介导的对因子 Xa 选择性抑制的结果。通过选择性结合于 AT Ⅲ，磺达肝癸钠增强了（约 300 倍）AT Ⅲ对因子 Xa 原来的中和活性。而对因子

Xa 的中和作用阻断了凝血级联反应，并抑制了凝血酶的形成和血栓的增大。磺达肝癸钠不能灭活凝血酶（活化因子Ⅱ），并对血小板没有作用。不推荐在急诊 PCI 期间常规使用磺达肝癸钠（ⅢB）。⑤口服抗凝剂治疗：STEMI 急性期后，下述情况需口服抗凝剂治疗：超声心动图提示心腔内有活动性血栓，口服华法林 3~6 个月；合并心房颤动者，不能耐受阿司匹林和氯吡格雷者，可长期服用华法林，维持国际标准化比值（INR）2~3。若需在阿司匹林和氯吡格雷的基础上加用华法林时，需注意出血的风险，严密监测 INR，缩短监测间隔。

（4）抗心肌缺血治疗

1）硝酸酯类药物：为首选抗心肌缺血的血管扩张剂。作用机制：①扩张静脉血管、动脉阻力血管、减轻心脏前后负荷，有利于保护心功能，对心室重构产生有益作用；②扩张冠状动脉，增加缺血区心肌供血量，早期应用可明显缩小心肌梗死范围；③降低心力衰竭发生率和心室颤动发生率。AMI 早期通常给予硝酸甘油静脉滴注 24~48h。对 AMI 伴再发性心肌缺血、充血性心力衰竭或需处理的高血压患者更为适宜。静脉滴注硝酸甘油应由低剂量开始，即 10μg/min，可酌情逐渐增加剂量，每 5~10min 增加 5~10μg，直至症状控制、血压正常者动脉收缩压降低 10mmHg 或高血压患者动脉收缩压降低 30mmHg 为有效治疗剂量。在静脉滴注过程中如果出现明显心率加快或收缩压 ≤ 90mmHg 应减慢滴注速度或暂停使用。静脉滴注硝酸甘油的最高剂量以不超过 100μg/min 为宜，过高剂量可增加低血压的发生风险，对 AMI 患者同样是不利的。硝酸甘油持续静脉滴注的时限为 24~48h，开始 24h 一般不会产生耐药性，后 24h 若硝酸甘油的疗效减弱或消失可增加滴注剂量。静脉滴注二硝基异山梨酯的剂量为 2~7mg/h，起始剂量为 30μg/min，观察 30min 以上，如无不良反应可逐渐加量。静脉用药后可使用口服制剂（如硝酸异山梨酯或 5- 单硝酸异山梨酯等）继续治疗。硝酸异山梨酯常用口服剂量为 10~20mg/ 次，每天 3 次或 4 次；5- 单硝酸异山梨酯片为 20~40mg/ 次，每天 2 次；5- 单硝酸异山梨酯缓释片为 30mg/d 或 60mg/d，每天 1 次。硝酸酯类药物的不良反应包括头痛、反射性心动过速和低血压等。该药的禁忌证为 AMI 合并低血压（收缩压 ≤ 90mmHg）或心动过速（心率 > 100 次 /min），下壁伴右心室梗死时即使无低血压也应慎用。

2）β 受体阻滞剂：β 受体阻滞剂通过负性肌力和负性频率作用，降低心肌需氧量和增加冠状动脉灌注时间，因而有抗缺血作用。因此，在硝酸酯类药物效果不佳时，若无禁忌证，应早期使用，优先选用无内源性拟交感活性的 β 受体阻滞剂，但剂量应个体化。高危及进行性静息性疼痛患者，先静脉使用，然后改为口服。中低危患者可以口服 β 受体阻滞剂。常用的口服 β 受体阻滞剂为美托洛尔，常用剂量为 25~

50mg/ 次，每天 2 次或 3 次；阿替洛尔，6.25 ~ 25mg/ 次，每天 2 次。用药需严密观察，使用剂量必须个体化。β 受体阻滞剂治疗的禁忌证为：①心率＜ 60 次 /min；②动脉收缩压＜ 100mmHg；③中、重度左心衰竭（≥ Killip Ⅲ级）；④二度或三度房室传导阻滞或 P-R 间期＞ 0.24s；⑤严重慢性阻塞性肺疾病或哮喘；⑥末梢循环灌注不良。相对禁忌证为：①哮喘病史；②周围血管疾病；③胰岛素依赖性糖尿病。

3）CCB：对缓解冠状动脉痉挛有良好的效果，为变异型心绞痛的首选用药，也可作为持续性心肌缺血治疗的次选药物。不推荐使用短效二氢吡啶类 CCB。CCB 在 AMI 治疗中不作为一线用药。临床研究显示，无论是 AMI 早期或晚期、Q 波或非 Q 波心肌梗死、是否合用 β 受体阻滞剂，给予速效硝苯地平不能降低再梗死率和病死率，对部分患者甚至有害。因此，在 AMI 常规治疗中 CCB 被视为不宜使用的药物。①地尔硫䓬：对于无左心衰竭临床表现的非 Q 波 AMI 患者，服用地尔硫䓬可以降低再梗死率，有一定的临床益处。AMI 并发心房颤动伴快速心室率，且无严重左心功能障碍的患者，可静脉使用地尔硫䓬，缓慢注射 10mg（5min 内），随之以 5 ~ 15μg/（kg·min）维持静脉滴注，静脉滴注过程中需密切观察心率、血压变化，如心率低于 55 次 /min，应减少剂量或停用，静脉滴注时间不宜超过 48h。AMI 后频发梗死后心绞痛者以及对 β 受体阻滞剂禁忌的患者使用该药也可获益。对于 AMI 合并左心室功能不全、房室传导阻滞、严重窦性心动过缓及低血压（≤ 90mmHg）者，该药为禁忌。②维拉帕米：在降低 AMI 病死率方面无益处，但对于不适合使用 β 受体阻滞剂者，若左心室功能尚好，无左心衰竭的证据，在 AMI 数天后开始服用该药，可降低此类患者的死亡和再梗死复合终点的发生率。该药的禁忌证同地尔硫䓬。

4）尼可地尔：尼可地尔作为抗心肌缺血的首选治疗药物之一。作用机制：①通过开放 ATP 敏感性钾通道及鸟苷酸环化酶活化双重作用扩张冠状动脉血管，尤其是冠状动脉微小血管，缓解冠状动脉痉挛，显著增加冠状动脉血流量。②通过开放心肌细胞线粒体上的 ATP 敏感性钾通道，保护心肌线粒体，可以减少缺血 / 再灌注对心肌的损伤，减少心肌水肿及梗死面积。AMI 早期可给予尼可地尔 6mg/h，静脉滴注 24 ~ 48h。对 AMI 伴再发性心肌缺血、充血性心力衰竭或需处理的高血压患者更为适宜。与硝酸酯类药物相比，尼可地尔给药 24h 持续有效，与硝酸酯类无交叉耐药，头痛发生率低（仅 3.6%），对血压无显著影响。

（5）调脂治疗：他汀类药物除了能降低 TC、LDL-C、TG 水平和升高 HDL-C 水平外，还能稳定斑块，减轻斑块炎症，改善内皮功能，减少血小板性血栓沉积，降低基质金属蛋白酶（matrix metalloproteinase，MMP）活性，减少斑块血栓因子产生，防止组织因子释放。因此，应该及早应用，长期维持。临床常用他汀类药物有瑞舒伐他汀、阿托伐他汀、普伐他汀、辛伐他汀及氟伐他汀。

常见慢性疾病的中西医诊疗策略

（6）抗心律失常治疗。

（7）抗低血压和心源性休克治疗。

（8）心力衰竭治疗。

2. 不稳定型心绞痛和非 ST 段抬高型心肌梗死

（1）一般治疗：UA 急性期卧床休息 1~3 天，吸氧、持续心电监护。对于低危患者留院观察期间未再发生心绞痛、心电图也无缺血改变，无左心衰竭的临床证据，留院观察 12~24h，期间未发现 CK-MB 升高，肌钙蛋白正常，可留院观察 24~48h 后出院。对于中危或高危患者，特别是 cTnT 或 cTnI 升高者，住院时间相对延长，内科治疗也应强化。UA/NSTEMI 标准的强化治疗包括：抗缺血治疗、抗血小板和抗凝治疗。有些患者经过强化的内科治疗，病情即趋于稳定。另一些患者经保守治疗无效，可能需要早期介入治疗。关于在 UA/NSTEMI 时使用他汀类药物的疗效，目前已有循证医学证据，如 PROVEIT、AtoZ 和 MIRACL 等试验，证明其对 ACS 患者有益，因此建议在 ACS 时尽早使用。

（2）抗缺血治疗：①静息性胸痛正在发作的患者，床旁连续心电图监测，以发现缺血和心律失常。②舌下含服或口喷硝酸甘油后静脉滴注，以迅速缓解缺血及相关症状。③有发绀或呼吸困难的患者予吸氧。手指脉搏血氧仪或动脉血气测定动脉血氧饱和度（SaO_2）应 > 90%，缺氧时需要持续吸氧。④硝酸甘油不能即刻缓解症状或出现急性肺充血时，静脉注射硫酸吗啡。⑤如果有进行性胸痛，并且没有禁忌证，口服 β 受体阻滞剂，必要时静脉注射。⑥频发性心肌缺血并且 β 受体阻滞剂为禁忌时，在没有严重左心室功能受损或其他禁忌时，可以开始非二氢吡啶类 CCB（如维拉帕米或地尔硫䓬）治疗。⑦血管紧张素转换酶抑制剂用于左心室收缩功能障碍或心力衰竭、高血压患者，以及合并糖尿病的 ACS 患者。

（3）抗血小板与抗凝治疗：①应当迅速开始抗血小板治疗。首选阿司匹林，一旦出现胸痛的症状，立即给药并持续用药。②阿司匹林过敏或胃肠道疾病不能耐受阿司匹林的患者，应当使用氯吡格雷。③在不准备行早期 PCI 的住院患者，入院时除了使用阿司匹林外，应联合使用氯吡格雷 9~12 个月。④准备行 PCI 的住院患者，植入裸金属支架者，除阿司匹林外还应该使用氯吡格雷 1 个月以上，植入药物支架者除使用阿司匹林外应该使用氯吡格雷 12 个月。⑤准备行择期冠状动脉旁路移植术（CABG），并且正在使用氯吡格雷的患者，若病情允许，应当停药 5~7 天。⑥除了使用阿司匹林或氯吡格雷进行抗血小板治疗外，还应当使用静脉普通肝素或皮下低分子肝素 LMWH 抗凝。⑦准备行 PCI 的患者，除使用阿司匹林和普通肝素外，还可以使用血小板膜糖蛋白受体拮抗剂。也可以在开始 PCI 前使用 GpDMTa 受体拮抗剂。

（4）他汀类药物治疗：在 ACS 中的应用目前已有较多的证据（PROVEIT、AtoZ、

048

MIRACL等）显示，在ACS早期给予他汀类药物，可以改善预后，降低终点事件，这可能和他汀类药物抗炎症及稳定斑块作用有关。因此，ACS患者应在24h内检查血脂，在出院前尽早给予较大剂量他汀类药物。

（5）UA/NSTEMI的冠状动脉血运重建治疗：对于非ST段抬高的ACS患者进行血运重建的目的是治疗反复发作的心肌缺血以防进展为心肌梗死或猝死。造影所示的病变程度和特征将决定有无血运重建的指征和血运重建的首选方式。UA/NSTEMI患者行PCT和CABG的适应证和治疗选择：①严重左主干病变，特别是左主干分叉病变，首选CABG。②3支血管病变合并左心功能不全或合并糖尿病患者应首选CABG。③单支或双支冠状动脉病变（不包括前降支近端病变）可首选PCI。

五、中医病因病机

（一）概述

属于中医学的"胸痹""心痛""厥心痛"等范畴。"胸痹"一词最早见于《黄帝内经》，《灵枢·本脏》中记载"肺小则少饮，不病喘喝；肺大则多饮，善病胸痹"。对于胸痹的辨证，《金匮要略》论述为"阳微阴弦"，谓"夫脉当取太过不及，阳微阴弦，即胸痹而痛，所以然者，责其极虚也。今阳虚知在上焦，所以胸痹、心痛者，以其阴弦故也"。认为心痛是胸痹的表现，其病机以阳微阴弦为主，并设有瓜蒌薤白半夏汤、瓜蒌薤白白酒汤及人参汤等。

（二）病因

本病症的发生多与寒邪内侵、饮食失调、情志失节、劳倦内伤、年迈及久病体虚等因素有关。其病机有虚实两方面，实为寒凝、血瘀、气滞、痰浊、热毒，痹阻胸阳，阻滞心脉；虚为气虚、阴伤、阳衰，心脾肝肾亏虚，功能失调，心脉失养。在本病症的形成和发展过程中，大多先实而后致虚，亦有先虚而后致实者。但临床表现多虚实夹杂，或以实证为主，或以虚证为主。

1.寒邪内侵

寒主收引，既可抑遏阳气，所谓暴寒折阳；又可使血行瘀滞，发为本病。

2.饮食失调

饮食不节。如过食肥甘厚味，或嗜烟酒而成癖，以致脾胃损伤，运化失健，聚湿生痰，上犯心胸清旷之区，阻遏心阳，胸阳失展，气机不畅，心脉闭阻，而成胸痹。

3.情志失节

忧思伤脾，脾运失健，津液不布，遂聚为痰。郁怒伤肝，肝失疏泄，肝郁气滞，甚则气郁化火，灼津成痰。无论气滞或痰阻，均可使血行失畅，脉络不利，而致气血瘀滞，或痰瘀交阻，胸阳不运，心脉痹阻，不通则痛，而发胸痹。

4.劳倦内伤

劳倦伤脾，脾虚转输失能，气血生化乏源，无以濡养心脉，拘急而痛。积劳伤阳，心肾阳微，鼓动无力，胸阳失展，阴寒内侵，血气行滞，而发胸痹。

5.年迈体虚

本病多见于中、老年人，年过半百，肾气自半，精血渐衰，如肾阳虚衰，则不能鼓舞五脏之阳，可致心气不足或心阳不振，血脉失于温运，痹阻不畅，发为胸痹；肾阴亏虚，则不能濡养五脏之阴，水不涵木，又不能上济于心，因而心木火旺，致心阴耗伤，心脉失于濡养，而致胸痹；心阴不足，心火燔炽下汲肾水，又可进一步耗伤肾阴；心肾阳虚，阴寒痰饮乘于阳位，阻滞心脉。凡此均可在本虚的基础上形成标实，导致寒凝、血瘀、气滞、痰浊，而使胸阳失运，心脉阻滞，发生胸痹。

（三）病机

胸痹的主要病机为心脉痹阻，病位在心，涉及肝、脾、肾三脏。心主血脉，气血畅流其中，以保证机体的滋养，脏腑功能的协调。心病则不能推动血脉，血行瘀滞；肝病疏泄失职，肝气郁结，气血凝滞；脾虚失其健运，聚生痰湿，气血乏源。肾虚藏精失常，肾阴亏损，肾阳虚衰，均可引致心脉痹阻而发胸痹。其临床主要表现为本虚标实，虚实夹杂。其本虚有气虚、阴伤、阳衰，及阴损及阳、阳损及阴，而表现气阴两虚、阴阳两虚，甚至阳衰阴竭，心阳外越；标实为血瘀、寒凝、痰浊、气滞、热毒，且又可相互为病，如气滞血瘀、寒凝气滞、痰瘀交阻、瘀毒内蕴等。

胸痹发展趋势，由标及本，由轻转剧，轻者多为胸阳不振，阴寒之邪上乘，阻滞气机，临床表现胸中气塞，短气。重者则为痰瘀交阻或热毒蕴结胸中，气机痹阻，临床表现不得卧，心痛彻背。同时亦有缓作与急发之异，缓作者，渐进而为，日积月累，始则偶感心胸不舒，继而心痞痛作，发作日频，甚则心胸后背牵引作痛。急作者，素无不舒之感，或许久不发，因感寒、劳倦、七情所伤等诱因而心痛欲窒，甚则可"旦发夕死，夕发旦死"。

胸痹病机转化可因实致虚，亦可因虚致实。痰踞心胸，胸阳痹阻，病延日久，每可耗气伤阳，向心气不足或阴阳并损证转化；阴寒凝结，气失温煦，非唯暴寒折阳，日久寒邪伤人阳气，病向心阳虚衰转化；瘀阻脉络，血行滞涩，瘀血不去，新血不生，留瘀日久，心气痹阻，遏抑心阳。或瘀阻血脉，日久化热，酝酿成毒，瘀毒日久耗伤气阴，此四者皆因实致虚。心气不足，鼓动不力，易为风寒邪气所伤；心肾阴虚，津不化气，水亏火炎，炼液为痰；心阳虚衰，阴阳并损，阳虚生外寒，寒痰凝络，此三者皆由虚而致实。

六、辨证要点及治疗思路

基于本病病机为本虚标实、虚实夹杂，发作期以标实为主，缓解期以本虚为主的特点，其治疗原则应先治其标，后治其本，先从祛邪入手，然后再予扶正，必要时可根据虚实标本的主次，兼顾同治。标实当泻，针对气滞、血瘀、寒凝、痰浊、热毒而疏理气机、活血化瘀、辛温通阳、泄浊豁痰、清热解毒，尤重活血通脉治法；本虚宜补，权衡心脏阴阳气血之不足，有无兼见肺、肝、脾、肾等脏之亏虚，补气温阳，滋阴益肾，纠正脏腑之偏衰，尤其重视补益心气之不足。在胸痹的治疗中，尤其对真心痛的诊治，必须辨清证候之重危顺逆，一旦发现脱证之先兆，必须尽早投用益气固脱之品。

七、常用方药

（一）心血瘀阻

症状：心胸疼痛，如刺如绞，痛有定处，入夜为甚，甚则心痛彻背，背痛彻心，或痛引肩背，伴有胸闷，日久不愈，可因暴怒、劳累而加重。舌质紫黯，有瘀斑，苔薄，脉弦涩。

病机分析：胸中瘀血阻滞，不通则痛，故见心胸疼痛，甚则胸痛彻背。瘀阻心脉，气机不畅，且胸胁为肝经循行部位，肝气不舒，故见胸闷。暴怒可致气机逆乱，血行受阻加重；劳则气耗，不能推动血行，故见胸痛加重。舌质紫黯、有瘀斑、苔薄、脉弦涩均为内有瘀血之征。

治法：活血化瘀，通脉止痛。

方药：血府逐瘀汤。

常用药：桃仁、红花、当归、生地、川芎、赤芍、牛膝、桔梗、柴胡、枳壳、甘草。若疼痛较甚，可以合失笑散、延胡索、三七粉；瘀象较重，可加三棱、莪术、水蛭；舌苔白腻或黄腻，合并痰湿或痰热者，合瓜蒌薤白半夏汤或小陷胸汤。

（二）气滞心胸

症状：心胸满闷，胀痛阵发，痛无定处，时欲太息，遇情志不遂时容易诱发或加重，或兼有脘腹胀闷，得嗳气或矢气则舒。苔薄或薄腻，脉细弦。

病机分析：肝喜条达而恶抑郁，其经脉布胸胁。若情志不遂，肝失条达，气机不畅，故见心胸满闷、胀痛、痛无定处。肝疏泄失职，则情志抑郁，故时欲太息。肝气横逆犯胃，胃气失和，故见脘腹满闷，得嗳气或矢气而舒。苔薄或薄腻，脉细弦为肝郁血瘀之征。

治法：疏肝理气，活血通络。

方药：柴胡疏肝散。

常用药：醋炒陈皮、柴胡、川芎、香附、枳壳、白芍、炙甘草。若肝郁脾虚者，可用逍遥散加减；肝郁化火选丹栀逍遥散或龙胆泻肝汤，便秘严重者，可加用生大黄（后下）、决明子，或用当归芦荟丸；兼有血瘀，或胸痛明显，可合用失笑散；头痛者，川芎加量，另加白蒺藜；腹胀者，加木香；失眠多梦者，加合欢皮、郁金。

（三）痰浊闭阻

症状：胸闷重而心痛微，痰多气短，肢体沉重，形体肥胖，遇阴雨天而易发作或加重，伴有倦怠乏力，纳呆便溏，咳吐痰涎。舌体胖大且边有齿痕，苔浊腻或白滑，脉滑。

病机分析：痰浊盘踞，胸阳失展，气机痹阻，脉络阻滞，故见胸满闷较重、痰多、肢体沉重，遇阴雨天易发作或加重。痰浊困阻脾胃，脾虚亦易生痰湿，脾阳不振，故见怠倦乏力，纳呆便溏。肺为贮痰之器，痰阻胸肺，故见咳吐痰涎。舌体胖大且边有齿痕，苔浊腻或白滑，脉滑均为痰浊内阻之征。

治法：通阳泄浊，豁痰宣痹。

方药：瓜蒌薤白半夏汤合二陈汤加减。

常用药：瓜蒌、薤白、半夏、茯苓、陈皮、炙甘草。偏寒者，可选枳实薤白桂枝汤；偏热者，予小陷胸汤或黄连温胆汤；兼脾气虚者，加党参、炒白术、苍术；头昏不清者，加石菖蒲、荷叶、泽泻；脘痞腹胀者，加枳壳、厚朴；兼血瘀者，丹参、赤芍、红花、川芎、降香。

（四）寒凝心脉

症状：卒然心痛如绞，心痛彻背，喘不得卧，多因气候骤冷或骤感风寒而发病或加重，伴形寒，甚则手足不温，冷汗自出，胸闷气短，心悸，面色苍白。苔薄白，脉沉紧或沉细。

病机分析：素体阳虚，阴寒凝滞，气血痹阻，故见卒然心痛，冷则加剧。阳虚不能温煦，故见形寒肢冷，手足不温，面色苍白。心阳不振，不能鼓动气血运行，故见胸闷气短、心悸。苔薄白，脉沉紧或沉细为阳虚寒凝之征。

治法：辛温散寒，宣通心阳。

方药：枳实薤白桂枝汤合当归四逆汤加减。

常用药：枳实薤白桂枝汤：枳实、厚朴、薤白、桂枝、瓜蒌实。当归四逆汤：当归、桂枝、白芍、细辛、炙甘草、通草、大枣。若阴寒极盛，胸痹心痛重证，方用附子理中丸加减；发作期可含服麝香保心丸或予宽胸气雾剂。但此类药物属于芳香温通类，辛香走窜，可耗伤气阴，且冠心病患者多素体亏虚，故应中病即止，不可久服。

（五）热毒血瘀

症状：胸痛较甚，口苦口干，尿赤便秘。老舌，舌紫黯或黯红或红绛，苔厚腻，或剥苔，舌下络脉紫红或绛紫，脉弦数或滑数。

病机分析：素体偏热，或瘀久化热成毒，毒邪侵蚀血脉、瘀血阻于心脉，不通则痛，故见胸痛较重。热毒耗伤阴血，故见口苦口干、尿赤、便秘、老舌、剥苔。舌紫黯或黯红或红绛，舌下络脉紫红或绛紫为热毒血瘀内蕴之征。

治法：清热解毒，活血化瘀。

方药：四妙勇安汤加减。

常用药：金银花、玄参、当归、丹参、黄连、瓜蒌、虎杖、炙甘草。热像较重，可合大黄黄连泻心汤（大黄、黄连、黄芩）。

（六）气阴两虚

症状：心胸隐痛，时作时休，心悸气短，动则益甚，伴倦怠乏力，声息低微，面色白，易汗出。舌质淡红，舌体胖且边有齿痕，苔薄白，脉虚细缓或结代。

病机分析：久病或素体体虚，心气不足，阴血亏耗，心失所养，故见心胸隐痛，心悸气短。动则耗气，故动则益甚。气虚不能鼓动血行，故见倦怠乏力，声息低微，面色白。气虚不能固表，故见汗出。舌质淡红，舌体胖且边有齿痕，苔薄白，脉虚细缓或结代均为气阴两虚之征。

治法：益气养阴，活血通脉。

方药：生脉散合人参养荣汤。

常用药：生脉散：人参、麦门冬、五味子。人参养荣汤：黄芪、当归、桂心、炙甘草、橘皮、白术、人参、白芍、熟地、五味子、茯苓、远志。兼血瘀者可合桃红四物汤：当归、熟地、川芎、白芍、桃仁、红花。失眠多梦者，加百合、知母、夜交藤。

（七）心肾阴虚

症状：心痛憋闷，心悸盗汗，虚烦不寐，腰酸膝软，头晕耳鸣，口干便秘。舌红少津，苔薄或剥，脉细数或促代。

病机分析：心肾阴虚，心失所养，血脉不畅，故见心痛憋痛，心悸，脉细数或促代，痛势不甚。水不济火，虚热内灼，故见盗汗，虚烦不寐。腰酸膝软、头晕耳鸣、口干便秘、舌红少津、苔薄或剥均为肾阴不足之征。

治法：滋阴清火，养心和络。

方药：天王补心丹合炙甘草汤加减。

常用药：天王补心丹：生地、人参、丹参、玄参、白茯苓、远志、桔梗、五味子、当归身、天门冬、麦门冬、柏子仁、酸枣仁。炙甘草汤：炙甘草、生姜、人参、生地、桂枝、阿胶、麦门冬、麻子仁、大枣。虚火内扰心神可用酸枣仁汤：酸枣仁、茯苓、知母、川芎、甘草。肾阴虚明显可用左归饮，阴虚火旺明显者，予知柏地黄汤加减。

（八）心肾阳虚

症状：心悸而痛，胸闷气短，动则更甚，自汗，面色白，神倦怯寒，四肢欠温或肿胀。舌质淡胖，边有齿痕，苔白或腻，脉沉细迟。

病机分析：阳气虚衰，胸阳不振，气机痹阻，血行瘀滞，故见心悸而痛、胸闷。阳虚则必气虚，故见气短，动则更甚，自汗。阳虚失其温煦，故见面色白，神倦怯寒，四肢欠温或肿胀。舌质淡胖、边有齿痕、苔白或腻、脉沉细迟均为阳虚之征。

治法：温补阳气，振奋心阳。

方药：参附汤合右归饮加减。

常用药：参附汤：人参、炮附子。右归饮：熟地、山药、山茱萸、枸杞、炙甘草、杜仲、肉桂、制附子。

八、其他疗法

（一）针刺

1. 循经取穴治疗

"经脉所过，主治所及"，取直接循行于心的手少阴心经及其间接循行于心的相表里经手太阳小肠经，如《灵枢·热病》云："邪在心，则病心痛，喜悲时眩仆，视有余不足而调之其输也"。《素问·刺热论》中曰："心热病者，先不乐，数日乃热，热争则卒心痛，烦闷善呕，头痛面赤，无汗。壬癸甚，丙丁大汗。气逆则壬癸死，刺手少阴太阳。"

2.辨证取穴治疗

从《黄帝内经》可以看出，心痛并非局限于心脏本身，而是与五脏有密切关系，五脏均可致心痛，非独心也，并且明确提出对五脏心痛治疗的各自经络穴位。如《灵枢·杂病》中曰："心痛引腰脊，欲呕，取足少阴。心痛，腹胀，啬啬然，大便不利，取足太阴。心痛，引背不得息，刺足少阴；不已，取手少阳。心痛引小腹满，上下无常处，便溲难，刺足厥阴。心痛，但短气不足以息，刺手太阴。心痛，当九节刺之，按，已刺按之，立已；不已，上下求之，得之立已。"对于五脏心痛腧穴的选取主要选取五腧穴的腧（原）穴、荥、经穴为主。《灵枢·厥病》曰："厥心痛，与背相控，善瘛，如从后触其心，伛偻者，肾心痛也，先取京骨、昆仑，发狂不已，取然谷。厥心痛，腹胀胸满，心痛尤甚，胃心痛也，取之大都、大白。厥心痛，痛如以锥针刺其心痛甚者，脾心痛也，取之然谷、太溪。厥心痛，色苍苍如死状，终日不得太息，肝心痛也，取之行间、太冲。厥心痛，卧若徒居，心痛间，动作，痛益甚，色不变，肺心痛也，取之鱼际、太渊。真心痛，手足清至节，心痛甚，旦发夕死，夕发旦死。心痛不可刺者，中有盛聚，不可取于腧。"对于邪客少阴则明确提出用刺络放血及缪刺法，《素问·缪刺论》中曰："邪客于足少阴之络，令人卒心痛、暴胀、胸胁支满、无积者，刺然骨之前出血，如食顷而已，不已左取右，右取左。病新发者，取五日已"。此外，《灵枢·五邪》中也提到用三焦经井穴关冲穴治疗心痛："喉痹舌卷，口中干，烦心，心痛，臂内廉痛，不可及头，取手小指次指爪甲下，去端如韭叶"。

（二）灸法

（1）俞募配穴隔姜灸治疗寒凝心脉型胸痹：背俞穴选用大椎、厥阴俞（双）、心俞（双），在穴位上抹上少许凡士林，把新鲜姜切成直径为 2~3cm，厚度约为 0.3cm 薄片，并用 5 号注射针头在姜片上穿刺数孔放到背部 5 个穴位上。将艾绒做成高约 2cm、直径约 2cm 的圆锥形艾炷置于姜片上方，点燃艾炷让其充分燃烧，嘱患者太烫时可移动姜片以防烧伤局部皮肤。施灸 3 壮后，将姜片和艾灰去掉，嘱咐患者采取仰卧位，暴露上半身，选取胸腹部募穴巨阙、膻中，用同样的方法在上述穴位上进行施灸，每天 1 次，每穴灸治各 3 壮，10 次为 1 个疗程。

（2）艾灸选取主穴：内关、神门、巨阙、膻中、心俞。每天灸一次，每次 30min，20 天为一个疗程。绝大多数病例均在 1~2min 达到症状缓解与消失的目的。但在 6~8h 后，多数病例的症状仍有回升，故必须连续施治，方可使病情逐步缓解，进而巩固疗效。

（三）单方验方

1. 丹参

性味归经：苦，微寒，归心、肝经。

药理研究：丹参含丹参酮、丹参新酮、丹参醇、丹参酚、丹参醛等脂溶性成分以及水溶丹参素、丹参酸原儿茶酚酸、原儿茶醛等水溶性成分。丹参能抗心律失常，扩张冠状动脉，增加冠状动脉血流量，调节血脂，抗动脉粥样硬化；能改善微循环，提高耐缺氧能力，保护心肌；可扩张血管，降低血压；能降低血液黏度，抑制血小板聚集，对抗血栓形成；能保护肝细胞损伤，促进肝细胞再生，有抗肝纤维化作用；能改善肾功能、保护缺血性肾损伤。此外，丹参还有一定的镇静、镇痛、抗炎、抗过敏作用。

现代临床应用：丹参活血祛瘀，通经止痛，清心除烦，凉血消痈，可治疗瘀血阻滞之月经不调、痛经经闭、产后腹痛；血瘀胸痹心痛、脘腹冷痛、癥瘕积聚、跌打损伤，热痹疼痛及心烦不眠等。本品入心肝血分，性善通行，能活血化瘀，通经止痛，为治疗血瘀证之要药，治瘀血阻脉，胸痹心痛等，常配伍檀香、砂仁，如丹参饮（《时方歌括》）。

2. 川芎

性味归经：辛，温。归肝、胆、心包经。

药理研究：本品含藁本内酯、蛇床内酯、新蛇床内酯、洋川芎内酯等挥发油，川芎嗪等生物碱，阿魏酸等酚类及有机酸类成分，藁本内酯、新川芎内酯、洋川芎内酯等苯酞内酯类成分。川芎嗪可扩张冠状动脉、增加冠状动脉血流量，改善心肌的血氧供应，并降低心肌耗氧量。另外，还可扩张脑血管，降低血管阻力，显著增加脑及肢体血流量，改善微循环。并能降低血小板表面活性，抑制血小板凝集，预防血栓形成。

现代临床应用：川芎味辛性温，活血行气，祛风止痛，乃血中之气药。临床常用于治疗气滞血瘀型月经不调、经闭、痛经、月经不畅、产后瘀滞腹痛、胞衣不下、跌仆损伤，以及感受风邪引起的头痛、身痛等症。其治疗心脉瘀阻胸痹心痛，常配伍丹参、红花、降香等。

3. 三七

性味归经：甘、微苦，温。归肝、胃经。

药理研究：本品含人参皂苷、三七皂苷、三七多糖、三七素、槲皮素及多糖等有效成分，能缩短出血和凝血时间，具有抗血小板聚集及溶栓作用，促进多功能造血干细胞的增殖，具有造血作用；降低血压，减慢心率，对各种药物诱发的心律失常均有保护作用；降低心肌耗氧量和氧利用率，扩张脑血管，增强脑血管流量；提高体液免疫功能。此外，还有镇痛、抗炎、改善学习记忆、抗疲劳、抗衰老、抗肿瘤作用。

现代临床应用：三七散瘀止痛，消肿定痛，用于咯血、吐血、衄血、便血、崩漏、创伤出血、胸腹刺痛、跌仆肿痛。三七制剂多用于冠心病和心绞痛的患者，在临床上有止血定痛的作用，效果非常显著。三七还可以采用静脉滴入的方式给药，对于治疗缺血性心脏病效果良好。其作用机制源于三七对血液及血液系统的功效，三七能扩张冠状动脉，有效控制心肌代谢速度，降低心肌耗氧量。

4. 赤芍

性味归经：苦，微寒。归肝经。

药理研究：化学成分主要含芍药苷、羟基芍药苷、苯甲酰芍药苷、苯甲酰羟基芍药苷等单萜苷类及没食子酸葡萄糖、丹皮酚等多元酚类化合物。芍药苷对不同佐剂诱发的关节炎有显著的抑制作用，并能改善 IgE 复合体诱导的过敏反应；芍药苷有解热镇痛、镇静等作用；丹皮酚等多元酚类具有抗血小板聚集、抗血栓形成、抗心肌缺血、改善微循环等作用。此外，还具有保肝护肝、抗胃溃疡、调节免疫、抗氧化、抗肿瘤、抗抑郁等作用。

现代临床应用：赤芍清热凉血，散瘀止痛，善治热入营血、温毒发斑、血热吐衄，目赤肿痛，痈肿疮疡，肝郁胁痛，经闭痛经，癥瘕腹痛，跌仆损伤。本品苦寒，入血分，有化瘀止痛之功，可配伍柴胡、牡丹皮等，如赤芍药散等。

5. 红花

性味归经：辛，温。归心、肝经。

药理研究：本品含红花黄色素、黄色素、红花醌苷、新红花苷、红花苷和红花油。红花黄色素能扩张冠状动脉、改善心肌缺血，能扩张血管、降低血压，能对抗心律失常，能抑制血小板聚集，增强纤维蛋白溶解，降低全血黏度，对中枢神经系统有镇痛、镇静、抗惊厥作用。红花注射液、醇提物、红花苷能显著提高耐缺氧能力。红花煎剂对子宫和肠道平滑肌有兴奋作用。

现代临床应用：红花活血通经，散瘀止痛，治经闭，癥瘕，难产，死胎，产后恶露不行、瘀血作痛，痈肿，跌仆损伤，胸痹心痛等。治胸痹心痛，常配伍桂枝、瓜蒌、丹参等药。

6. 葛根

性味归经：甘、辛，凉。归脾、胃、肺经。

药理研究：本品主要含黄酮类成分：葛根素、黄豆苷元、黄豆苷、黄豆苷元8-O-芹菜糖（1-6）葡萄糖苷等；香豆素类；6，7-二甲基香豆素，4-二羟基香豆素等。葛根煎剂、葛根乙醇浸膏、葛根素等对实验性发热模型动物均有解热作用。葛根煎剂、醇浸剂、总黄酮、大豆苷、葛根素均能对抗垂体后叶素引起的急性心肌缺血。葛根总黄酮能扩张冠状动脉血管和脑血管，增加冠状动脉血流量和脑血流量，降低心肌耗氧量，增加氧供应。葛根能直接扩张血管，使外周阻力下降，而有明显降压作用，能较好缓解高血压患者的"项紧"症状。葛根素能改善微循环，提高局部微血流量，抑制血小板凝集。葛根所含不同成分分别具有收缩与舒张内脏平滑肌的作用。并有降血糖、降血脂、抗氧化等作用。

现代临床应用：葛根具有解肌退热、生津止渴、透疹、升阳止泻、通经活络、解酒毒的作用，用于治疗表证发热，项背强痛，麻疹不透，热病口渴，阴虚消渴，热泻热痢，脾虚泄泻。其治疗胸痹心痛可与丹参、三七、川芎等活血化瘀药物配伍，以其为君药的经方葛根芩连汤经郑一等研究证实了具有防治动脉硬化的应用。

7. 延胡索

性味归经：辛、苦，温。归肝、脾、心经。

药理研究：本品含延胡索甲素、乙素、丙素、丁素、庚素、辛素、壬素、寅素、丑素、子素等20余种生物碱。延胡索甲素、乙素和丑素有镇痛、催眠、镇静与安定作用。延胡索醇提物能扩张冠状动脉、降低冠状动脉阻力、增加冠状动脉血流量，提高耐缺氧能力。延胡索总碱能对抗心律失常。去氢延胡索甲素能保护心肌细胞、抗心肌缺血。延胡索乙素能扩张外周血管，降低血压，对脑缺血－再灌注损伤有保护作用。延胡索全碱及醇提物有抗溃疡，乙素能抑制胃液分泌。此外，延胡索还有一定的抗菌、抗炎、抗肿瘤作用和提高抗应激能力。

现代临床应用：延胡索具有活血、行气、止痛的功效。主要治疗气血瘀滞所致胸胁脘腹疼痛、胸痹心痛、经闭痛经、产后瘀阻、跌仆损伤等。本品辛散温通，既能活血，又能行气，具有良好的止痛功效。其治疗心血瘀阻之胸痹心痛，常与丹参、桂枝、薤白、瓜蒌等药同用。

8. 瓜蒌

性味归经：甘、微苦，寒。归肺、胃、大肠经。

药理研究：从瓜蒌中分离得到的氨基酸具有良好的祛痰效果，所含天门冬氨酸能促进细胞免疫，有利于减轻炎症，减少分泌物，并使痰液黏度下降而易于咳出。煎剂或浸剂对多种革兰阳性和阴性致病菌均有抑制作用。对某些皮肤真菌也有抑制作用。醇提物能明显降低胃酸分泌和胃酸浓度，抑制溃疡形成。瓜蒌能扩张冠状动脉，增加冠状动脉流量，较大剂量时，能抑制心脏，降低心肌收缩力，减慢心率，瓜蒌能延长缺氧动物生存时间，提高动物耐缺氧能力。所含瓜蒌酸能抑制血小板凝集，全瓜蒌有较强的抗癌作用。水提物可使血糖先上升后下降，最后复原，对肝糖原、肌糖原无影响。

现代临床应用：瓜蒌具有清热涤痰，宽胸散结，润燥滑肠的功效。治痰热咳嗽，胸痹，结胸，肺痿咯血，消渴，黄疸，便秘，痈肿初起。本品能利气开郁，导痰浊下行而奏宽胸散结之功。治痰气交阻，胸阳不振之胸痹心痛，喘息咳唾不得卧者，常与薤白、半夏同用，如瓜蒌薤白白酒汤、瓜蒌薤白半夏汤（《金匮要略》）。治痰热结胸，胸膈痞满，按之则痛者，则配黄连、半夏，如小陷胸汤（《伤寒论》）。

九、名医验案

1. 蒲辅周医案

金某，男，52岁，初诊（1963年10月14日）。患者去年9月发生心绞痛，一度严重，曾住某医院治疗7个月，诊为冠状动脉硬化，迄今未上班。心绞痛发作无规律，近来发作频繁，胸痛彻背，胸闷心慌，血压偏高已多年，高达180/130mmHg，现稳定在130/80mmHg，睡眠很不好，每晚皆服安眠药片。平时不吐痰，饮食、二便尚正常，面色灰暗，脉右沉濡，左沉弦细，舌正常无苔。西医诊断：冠心病，高血压3级（很高危）。中医诊断：胸痹，辨证属心气不足，营气不调证，治宜调和营卫，补益心气。处方：茯神二钱、党参一钱、枳实（炒）八分、炙甘草五分、法半夏一钱半、远志（炒）一钱、九节菖蒲八分、枣仁（炒）三钱、柏子仁一钱半、浮小麦三钱、大枣（擘）三枚。7剂，隔日1剂。

二诊（1963年10月21日）：开始服2剂药后，心慌及心区疼痛未犯，继服则仍有心前区疼，可能因气候突然转冷而诱发，脉舌如前，原方去法半夏加香橼皮一钱、黄芪一钱半、血琥珀粉三分（另包冲服）。7剂。后症状好转。

【按语】本例中医辨证属心气不足，故以枣仁、茯神养心气，菖蒲、远志通心气，炙甘草、浮小麦、大枣甘缓悦脾宁心，即《黄帝内经》所谓"虚则补之"之意。

2. 朱良春医案

吴某，女，50岁，素有冠心病、乙型肝炎病史。今日胸闷殊甚，神疲乏力，纳谷欠香，舌质紫黯，苔薄腻，脉细。西医诊断：冠状动脉粥样硬化性心脏病。中医诊断：胸痹，证属久病痰瘀互阻心脉，心气失展，治以调畅心脉，豁痰化瘀。处方以太子参15g、合欢皮15g、全瓜蒌20g、三七2g、薤白10g、法半夏10g、川芎10g、生山楂12g、甘草5g。加减共服15剂，胸膺宽舒，纳谷知香，体力渐复。

【按语】情志、血脉同受心、肝两脏所主宰和调节，而心脏疾患的心悸心痛、胸闷乏力等见症，除本脏致病外，恒与木失疏泄攸关。盖气滞则血瘀，心脉失畅，怔忡、惊悸作矣。因此，在治疗心脏疾患时，朱教授指出：需注重心肝同治，特别是气机郁结、气阴耗伤的冠心病等，心肝同治尤其多，用药首选太子参、合欢皮，用此二味，意在益气和阴、舒畅心脉，令心气旷达，木气疏和，则胸痹心痛可除。

3. 邓铁涛医案

患者 3 年前心前区感心悸、胸闷、间歇发作针刺样疼痛，偶有压迫感，跑步或上楼梯心痛、心慌、气急感加重。后患者上述症状发作较频，活动则气促、咳痰胸闷，四肢无力，饮食减退，睡眠梦多。心电图示：窦性心动过缓，ST 段异常。舌黯红，苔厚腻微黄，脉迟弦。西医诊断：冠状动脉粥样硬化性心脏病。中医诊断：胸痹，辨证属痰瘀痹阻型。治以化痰通瘀，芳香化浊。方选温胆汤加味。处方：太子参 30g、北沙参 20g、茯苓 12g、法半夏 6g、橘红 4.5g、炙甘草 2g、竹茹 10g、枳实 6g、合欢花 10g、夜交藤 30g、丹参 10g、毛冬青 20g。5 剂，每天 1 剂，水煎服。同时结合针灸治疗。治疗后第 3 天，患者自述心中舒畅，胸闷、心悸、气急、针刺样疼痛全部消退，饮食增加，心率增加至 75 次 /min。

【按语】本病例中患者间歇发作针刺样疼痛，并伴发心悸、胸闷，及咳痰等，辨证为痰瘀痹阻型，予茯苓、半夏等化痰，并佐以芳香化湿药物降浊，同时加用夜交藤以安眠，丹参凉血活血，共奏化痰通瘀之功。

4. 陈可冀医案

刘某，男，77 岁，主诉胸闷气短 9 年，加重 3 个月，于 2004 年 7 月就诊。患者 9 年前首次发生急性广泛前壁心肌梗死，当时在校医院内科用药治疗，未进行冠状动脉介入及溶栓治疗，以后症状不明显，只在天气变化及活动量大时发作胸闷、气短、乏力。近 3 个月外感后症状加重，伴自汗、盗汗、畏寒、口干喜饮，纳眠可，大便时有干结。经常服用中成药物治疗。既往高血压病史 10 余年，平时血压控制不稳。舌黯、苔根部厚腻发黑，脉沉细弦。血压 150/100mmHg，心率 76 次 /min，心界不大。超声心动图：心肌节段性运动障碍。心电图示：QRS、V1 ~ V4 呈 QS 型，陈旧性前壁心肌梗死。西医诊断：冠心病，陈旧性前壁心肌梗死，心功能Ⅱ级，高血压。中医诊断：胸痹，气虚血瘀痰阻。治疗原则：益气养阴，化痰活血。方选生脉散合瓜蒌薤白半夏汤及冠心Ⅱ号方加减。处方：全瓜蒌 30g、薤白 30g、半夏 10g、太子参 15g、麦门冬 15g、五味子 10g、丹参 15g、赤芍 12g、川芎 10g、红花 10g、郁金 10g、石斛 20g，水煎服，每天 2 次，共 14 剂。2004 年 8 月 4 日二诊，患者服前方诸症明显好转，尤以胸闷乏力气短改善明显，现明显畏风、明显汗出；舌黯苔腻且明显发黑，脉沉弦硬，上方加姜黄 20g、远志 20g，半夏加至 20g 以加强活血化瘀通心窍之功，续服 14 剂。2004 年 8 月 18 日三诊：畏风、汗出明显好转，近周乏力，大便软；舌黯苔白腻不黑，脉沉弦。上方去瓜蒌以减其通便泻下之性，加党参 15g、酸枣仁 30g 以加强益气安神之功。

【按语】陈教授认为临证冠心病时，不要孤立地认识心绞痛发作时的各种症状，既要重视局部病变，也要看到病理情况下的机体反应，体现整体和局部相结合的医疗思想，结合患者全身状况，采取相应的治法。

5. 王阶医案

蒋某，男，52岁，主因"阵发性心前区闷痛10年，冠状动脉介入术后4个月"于2009年6月13日初诊。患者10年来每于劳累后或活动时发作心前区闷痛，痛感向后背部放射，经过休息持续约5min可自行缓解，诊断为"冠心病心绞痛"，未曾规范治疗。4个月前发作后急诊行冠状动脉造影及冠状动脉支架植入术。术后患者感周身乏力，四肢发凉，夜重，稍劳累即感胸闷痛、短气、自汗，经休息调养无明显改善，故来诊求治。纳食少，口渴不欲饮，夜眠差，大便干，小便调。既往史：发现高血压4年，既往最高血压150/90mmHg，现服酒石酸美托洛尔片和坎地沙坦酯片，血压控制平稳。有高血脂病史，经药物治疗现血脂正常，否认有相关家族病史。体征：血压106/70mmHg，心率60次/min，心脏各瓣膜听诊区未闻及病理性杂音。舌质黯淡，舌苔薄，舌体边尖有齿痕，脉细弦。辅助检查：术后心电图大致正常。西医诊断：冠心病，心绞痛，冠状动脉介入术后。中医诊断：胸痹；辨证为气阴两虚兼痰瘀。治法：益气养阴，化痰通络。药用：黄芪30g、西洋参6g、麦门冬20g、瓜蒌20g、法半夏10g、酒薤白20g、当归20g、丹参30g、红花10g、桃仁10g、何首乌20g、葛根30g、白芍10g、绞股蓝20g、虎杖10g、生山楂30g。水煎服4剂，每天1剂，分3次服。二诊：患者感乏力及大便干稍减，肢凉、胸闷、短气、汗出同前，纳眠同前。心率63次/min，血压100/62mmHg，舌脉同前，颈动脉彩超示斑块形成。前方加肉苁蓉30g、淫羊藿10g。水煎服10剂，每天1剂，分3次服。三诊：患者感乏力、便干、胸闷、短气及汗出均减，纳眠较前改善，肢凉不减，心率63次/min，血压108/62mmHg，舌脉同前，前方加仙茅10g。水煎服20剂，每天1剂，分3次服。

【按语】冠心病属胸痹心痛范畴，有虚实之分。该患者久病体虚，结合纳食少，口渴不欲饮，夜眠差，大便干等症，辨证为气阴两虚兼痰瘀，故以益气养阴、化痰通络为法，以黄芪、西洋参、麦门冬等益气养阴，丹参、红花等活血通络，瓜蒌、法半夏等化痰，同时加用薤白温通心阳，并据兼证加减，共奏改善临床症状之功效。

参考资料

[1]姚成增. 心血管内科常见病诊疗手册[M]. 北京：人民卫生出版社，2018.

[2]霍勇. 国际高血压防治指南及解读[M]，第3版. 北京：人民卫生出版社，2014.

[3]王耀献. 常见慢性病中医防治手册·高血压、糖尿病、脑血管防治中医适宜技术（医师版）[M].

北京：人民卫生出版社，2014.

[4]林果为，王吉耀，葛均波.实用内科学 [M]，第 15 版.北京：人民卫生出版社，2017.

[5]邓小明，姚尚龙，于布为，等.现代麻醉学 [M]，第 4 版.北京：人民卫生出版社，2014.

[6]北京医轩国际医学研究院.常见病中西医结合诊治 [M].北京：化学工业出版社，2021.

[7]黄明艳，陈可冀，付长庚.国医大师陈可冀中西医结合治疗高血压的经验撷英 [J].中西医结合心脑血管病杂志，2021，19（01）：158-160.

[8]刘安平.国医大师张学文辨治难治性高血压思路与经验 [J].中华中医药杂志，2020，35（07）：3421-3424.

[9]周华.中医心脏病学 [M].北京：人民卫生出版社，2016.

[10]王阶.实用心血管病证中西医治疗学 [M].北京：人民卫生出版社，2019.

[11]孔繁立，王振亮.中西医结合实用心血管病学 [M].南京：东南大学出版社，1995.

[12]张京春.陈可冀学术思想及医案实录 [M].北京：北京大学医学出版社，2007.

[13]高新彦.冠心病中医诊疗经验集 [M].西安：西安交通大学出版社，2011.

[14]朱建平.朱良春精方治验实录（增补修订版）[M].北京：中国科学技术出版社，2017.

[15]高辉远.蒲辅周医案选 [M].北京：人民卫生出版社，2005.

[16]郑一，郭鹤，包永睿，等.基于 NF-κB/NLRP3/Caspase-1 通路介导的巨噬细胞焦亡探究葛根芩连汤对动脉粥样硬化易换斑块的干预机制 [J].中国实验方剂学杂志，2022，28（11）：70-78.

[17]郑一，郭鹤，罗曦，等.葛根芩连汤调控巨噬细胞极化趋势干预 ApoE（-/-）小鼠动脉粥样硬化易损斑块机制 [J].中国实验方剂学杂志，2022，28（11）：60-69.

（郑　一、郭　鹤）

第二章　呼吸系统疾病

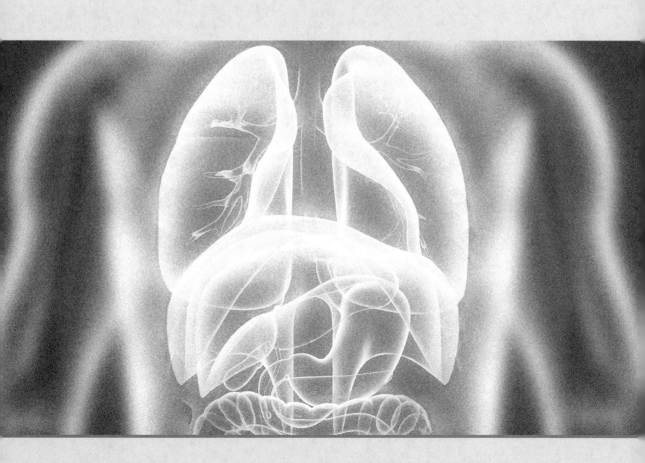

第一节　慢性阻塞性肺疾病
（chronic obstructive pulmonary disease）

一、概述

（一）慢性阻塞性肺疾病的定义和分期

慢性阻塞性肺疾病（chronic obstructive pulmonary disease，COPD）简称慢阻肺，是一种具有持续气流受限特征的疾病，气流受限不完全可逆，呈进行性发展，通常与显著暴露于有害颗粒或气体引起的气道和 / 或肺泡异常有关。COPD 主要累及肺部，但也可以引起肺外多器官的损害。

慢阻肺病程分期可分为急性加重期与稳定期。《慢性阻塞性肺疾病全球倡议》（GOLD 2016 年）将慢阻肺急性加重期（acute exacerbation of COPD，AE-COPD）定义为一种急性起病的过程，其特征是患者呼吸系统症状恶化，超出日常的变异，并需要改变药物治疗（包括增加支气管扩张剂的种类和剂量，使用抗生素或全身糖皮质激素等）。稳定期则指患者咳嗽、咳痰、气短等症稳定或症状轻微。

（二）慢性阻塞性肺疾病的流行病学概述

慢阻肺是一种严重危害人类健康的常见疾病，严重影响患者的生命质量，是导致死亡的重要病因，并给患者及其家庭以及社会带来沉重的经济负担。2007 年，钟南山院士牵头对我国 7 个地区 20245 名成年人的调查结果显示，40 岁及以上人群中慢阻肺的患病率高达 8.2%。2018 年，王辰院士牵头的"中国成人肺部健康研究"调查结果显示，我国 20 岁及以上成人慢阻肺患病率为 8.6%，40 岁以上人群患病率高达 13.7%，估算我国患者数近 1 亿，提示我国慢阻肺发病仍然呈现高态势。根据全球疾病负担调查，慢阻肺是我国 2016 年第五大死亡原因，2017 年第三大伤残调整寿命年的主要原因。世界卫生组织（WHO）关于病死率和死因的最新预测数字显示，随着发展中国家吸烟率的升高和高收入国家人口老龄化加剧，慢阻肺的患病率在未来 40 年将继续上升，预计至 2060 年死于慢阻肺及其相关疾患者数超过每年 540 万人。

二、发病机制

(一)炎症机制

慢阻肺与气道和肺对有害气体或颗粒的异常炎症反应有关。多种炎症细胞参与慢阻肺的气道炎症反应,包括巨噬细胞、中性粒细胞,以及 Tc1、Th1、Th17、CD8$^+$T 淋巴细胞和 ILC3 淋巴细胞等。激活的炎症细胞释放多种炎性介质作用于气道上皮细胞,诱导上皮细胞杯状化生和气道黏液高分泌;慢性炎症刺激气道上皮细胞释放生长因子,促进气道周围平滑肌和成纤维细胞增生,导致小气道重塑;Tc1 淋巴细胞释放颗粒酶穿孔素损伤肺泡上皮、导致不可逆性肺损伤,引发肺气肿。

(二)蛋白酶 - 抗蛋白酶失衡机制

大量证据表明慢阻肺患者体内存在蛋白酶和抗蛋白酶失衡。一方面,气道和肺实质蛋白酶如中性粒细胞弹性蛋白酶(NE)、基质金属蛋白酶(MMP)等增加、活性增强,引起肺实质细胞外基质代谢异常、肺弹力纤维破坏、刺激黏液分泌、增加基底膜通透性,刺激内皮细胞释放 IL-8 和巨噬细胞释放 LTB4,加重炎症反应。另一方面,抗蛋白酶 α1- 抗胰蛋白酶(α1-AT)、分泌型白细胞蛋白酶抑制剂和组织金属蛋白酶抑制剂缺乏、不足或部分失活。抗蛋白酶对弹性蛋白酶等多种蛋白酶具有抑制功能,其中 α1 抗胰蛋白酶(α1-AT)是活性最强的一种。蛋白酶增多或抗蛋白酶不足均可导致组织结构破坏,产生肺气肿。吸入有害气体和有害物质可以导致蛋白酶产生增多或活性增强,抗蛋白酶产生减少或灭活加快;同时氧化应激、吸烟等危险因素也可以降低抗蛋白酶的活性。先天性 α1-AT 缺乏多见于北欧血统的个体,我国尚未见正式报道。

(三)氧化应激机制

许多研究表明慢阻肺患者的氧化应激增加。氧化应激水平与 FEV1 占预计值百分比呈负相关。吸烟者和慢阻肺患者呼出气冷凝水中氧化物 H_2O_2 和 NO 增高,异前列腺素 F2a-Ⅲ增加。氧化物可直接作用并破坏许多生化大分子如蛋白质、脂质、核酸等,导致细胞功能障碍或细胞死亡,还可以破坏细胞外基质;引起蛋白酶抗蛋白酶失衡;促进炎症反应,如激活转录因子 NF-κB,参与多种炎症介质的转录,如 IL-8、TNF-a 以及诱导型一氧化氮合酶(NOS)和环氧合物酶等的转录。

（四）遗传

慢阻肺有遗传易感性，患者的子代和同卵双胞胎中发病率高于一般人群。参与发病的多种炎症因子、蛋白酶、抗蛋白酶、氧化还原酶和解毒酶等的遗传表型和基因多态性决定慢阻肺的易感性。α1-AT 的 ZZ 型与肺气肿以及肺功能的下降有关。某些基因（如编码 MMP12、GST 的基因）的多态性可能与肺功能的下降有关。全基因扫描显示 α 尼古丁乙酰胆碱受体、刺猬因子相互作用蛋白（HHIP）等与慢阻肺或者肺功能相关。国际慢阻肺遗传学联盟最新的研究发现 82 个与慢阻肺有关的基因位点，不同的基因与慢阻肺的不同病理或临床特征关联，从遗传基因的角度支持慢阻肺存在异质性。

（五）其他机制

自身免疫调控机制、自主神经功能失调、营养不良、气温变化因素等都有可能参与慢阻肺的发生、发展。

综上所述，慢阻肺是由多种病因引起，环境和遗传因素共同作用，最终产生两种重要病变：①小气道病变，包括小气道炎症、小气道纤维组织形成、小气道管腔黏液栓等，使小气道阻力明显升高。②肺气肿病变，使肺泡对小气道的正常拉力减小，小气道较易塌陷；同时肺气肿使肺泡弹性回缩力明显降低。这种小气道病变与肺气肿病变共同作用，造成慢阻肺特征性的持续性气流受限。不同表型的慢阻肺其发病机制可能有所不同。

三、临床表现及诊断

（一）诊断标准

COPD 的临床诊断应根据吸烟等发病危险因素、临床症状、体征及肺功能检查等综合分析确定，不完全可逆的气流受限是 COPD 诊断的必备条件。吸入支气管舒张剂后，FEV1/FVC < 70% 及 FEV1 < 80% 预计值者，可确定为不完全可逆性气流受限。少数患者并无咳嗽、咳痰、明显气促等症，仅在肺功能检查时发现 FEV1/FVC < 70%，而 FEV1 $\geq$ 80%，除外其他疾病后，亦可诊断为 COPD。

（二）病史

应全面详细了解患者病史，包括以下内容：①危险因素：遗传因素、年龄因素、低体重指数、吸烟史、染料烟雾、空气污染、职业性粉尘等；②既往史：包括哮喘史、过敏史、结核病史、儿童时期呼吸道感染及呼吸道传染病史如麻疹、百日咳等；③家族史：慢阻肺有家族聚集倾向；④发病规律：起病隐匿，缓慢渐进性进展，常有反复呼吸道感染及急性加重史，随着病情进展，急性加重愈渐频繁；⑤发病年龄、与季节的关系：多于中年以后发病，秋、冬寒冷季节症状明显；⑥并发症：心脏病、骨质疏松、骨骼肌肉疾病、肺癌、抑郁和焦虑等；⑦慢性呼吸衰竭和肺源性心脏病史：慢阻肺后期出现低氧血症和 / 或高碳酸血症，可合并慢性肺源性心脏病和右心衰竭。

（三）临床表现

（1）主要临床表现：慢阻肺的主要症状是慢性咳嗽、咳痰和呼吸困难。早期慢阻肺患者可以没有明显的症状，随病情进展日益显著；咳嗽、咳痰症状通常在疾病早期出现，后期以呼吸困难为主要表现。

（2）症状特征及演变：①慢性咳嗽：慢阻肺常见症状。咳嗽症状出现缓慢，迁延多年，以晨起和夜间阵咳为著。②咳痰：多为咳嗽伴随症状，痰液常为白色黏液浆液性，常于早起时剧烈阵咳，咳出较多黏液浆液样痰后症状缓解；急性加重时痰液可变为黏液脓性而不易咳出。③气短或呼吸困难：早期仅在劳力时出现，之后逐渐加重，以致日常活动甚至休息时也感到呼吸困难；活动后呼吸困难是慢阻肺的"标志性症状"。④胸闷和喘息：部分患者有明显的胸闷和喘息，此非慢阻肺特异性症状，常见于重症或急性加重患者。

（四）体格检查

慢阻肺的早期可不明显，随着疾病进展，胸部体检可见以下体征：①视诊及触诊：胸廓前后径增大、剑突下胸骨下角增宽；呼吸变浅、频率增快、呼气时相延长、辅助呼吸肌（如斜角肌和胸锁乳突肌）参加呼吸运动，重症患者可见胸腹呼吸矛盾运动、缩唇呼吸方式和 / 或前倾体位；合并低氧血症时可见患者黏膜和皮肤发绀。②触诊：双侧语颤减弱，可有剑突下心脏抬举感等。③叩诊：胸部叩诊可呈过清音，心浊音界缩小，肺下界和肝浊音界下降。④听诊：双肺呼吸音减低，呼气期延长，可闻及干啰音或哮鸣音和 / 或湿啰音。合并肺心病时检查患者下肢水肿、腹腔积液和肝脏肿大并压痛等体征；合并肺性脑病时偶可引出神经系统病理体征。

（五）实验室和辅助检查

1.肺功能检查

肺功能检查是判断持续气流受限的主要客观指标。检查指标及临床意义：①第一秒用力呼气容积占用力肺活量百分比 FEV1/FVC（%）＜70%，表示不完全可逆的气流受限。②肺总量（TLC）、功能残气量（FRC）、残气量（RV）增高和肺活量（VC）减低，提示肺过度充气。③ FEV1（%）预计值用于 COPD 病情严重程度的分级评估。④ CO 弥散量（DLco）及 DLco 与肺泡通气量（VA）的比值（DLco/VA）下降，表明肺弥散功能受损，提示肺泡间隔的破坏及肺毛细血管床的丧失。⑤支气管舒张试验，吸入短效支气管舒张剂后 FEV1 改善率 ≥ 12%，且 FEV1 绝对值增加超过 200mL，可鉴别 COPD 与支气管哮喘。

2. 胸部影像学检查

胸部 X 线检查，发病早期无异常，晚期可出现肺纹理增粗、紊乱等非特异性改变；X 线胸片对确定肺部并发症及与其他疾病（如肺炎、肺间质纤维化、肺结核等）的鉴别有重要意义。

胸部 CT 检查可见慢阻肺小气道病变的表现。高分辨 CT 可辨别小叶中心型或全小叶型肺气肿及确定肺大疱的大小和数量。

3. 血气分析

检查指标有 PaO_2、$PaCO_2$ 等，可帮助诊断低氧血症、高碳酸血症、酸碱平衡失调、呼吸衰竭及其类型。

4. 血常规检查

COPD 急性加重期或合并肺部感染时，可见血白细胞计数及中性粒细胞比例升高，合并气道高反应性者嗜酸性粒细胞可增高。

5. 其他

其他检查包括痰涂片、痰（血）培养及药敏试验。痰涂片及痰培养可帮助诊断细菌、真菌、病毒及其他非典型病原微生物感染；药物敏感试验有助于合理选择抗感染药物。

四、西医治疗

（一）慢阻肺稳定期治疗

1. 治疗原则

治疗目的在于减轻或消除症状，改善肺功能；防止疾病进展和并发症的发生，防治急性加重及减少病死率。

2. 药物治疗

（1）支气管舒张剂：慢阻肺的基础一线治疗药物，可依据患者病情严重程度（表 2-1），用药后患者的反应等因素选用。支气管舒张剂通过松弛气道平滑肌扩张支气管，改善气流受限，从而减轻慢阻肺的症状，降低急性加重风险。临床常用的支气管扩张剂分 3 类：β2 受体激动剂、胆碱能受体阻断剂和甲基黄嘌呤。联合应用不同药理机制的支气管扩张剂有协同作用，长效制剂优于短效制剂。

表 2-1　慢阻肺稳定期药物治疗

患者综合评估分组	特征	上一年急性加重次数	mMRC 分级或 CAT 评分	首选治疗药物
A 组	低风险，症状少	≤ 1 次	0 ~ 1 级或 < 10	SAMA 或 SABA
B 组	低风险，症状多	≤ 1 次	≥ 2 级或 ≥ 10	LAMA 或（和）LABA
C 组	高风险，症状少	≥ 2 次 *	0 ~ 1 级或 < 10	LAMA，或 LAMA 加 LABA/ICS
D 组	高风险，症状多	≥ 2 次 *	≥ 2 级或 ≥ 10	LAMA 加 LABA/ICS

注：SABA，短效 β2 受体激动剂；SAMA，短效胆碱能受体阻断剂；LABA，长效 β2 受体激动剂；LAMA，长效胆碱能受体阻断剂；ICS：吸入糖皮质激素；* 或因急性加重住院 ≥ 1 次。

1）β2 受体激动剂：兴奋气道平滑肌和肥大细胞膜表面的 β2 受体，舒张气道平滑肌，减少肥大细胞和嗜碱性粒细胞脱颗粒及其介质的释放，降低微血管的通透性，增加气道上皮纤毛运动等，起平喘作用。β2 受体激动剂分为短效和长效两种类型。短效 β2 受体激动剂（short-acting beta2-agonist，SABA）主要有特布他林、沙丁胺醇及左旋沙丁胺醇等，疗效持续 4 ~ 6h。长效 β2 受体激动剂（long-acting beta2-agonist，LABA）作用时间持续 12h 以上。早期应用于临床的药物包括沙美特罗和福莫特罗；近年来新型 LABA 起效更快、作用时间更长，包括茚达特罗、奥达特罗和维兰特罗等。常见的不良反应有窦性心动过速、肌肉震颤（通常表现为手颤）、头晕和头疼；不常见的不良反应有口咽部刺激；罕见的不良反应有心律失常、异常支气管痉挛以及心力衰竭人群的氧耗增加，与噻嗪类利尿剂联用可能出现低钾血症。文献报道 LABA 在合并心血管疾患的慢阻肺患者中仍有较好的安全性，合并心血管疾患的稳定期慢阻肺患者无须更改吸入剂类型。

2）抗胆碱能药物：主要阻断气道平滑肌上的 M3 胆碱受体，抑制胆碱能神经对气道平滑肌的作用，导致平滑肌松弛、气道扩张，改善气流受限和慢阻肺症状，是唯一可以降低气道迷走神经张力的支气管舒张剂。目前临床常用的药物是溴化异丙托溴铵和噻托溴铵。其中，溴化异丙托溴铵作用维持 3 ~ 6h，为短效制剂；噻托溴铵作用可持续 24h，为长效制剂。一项在我国开展的临床研究结果显示，对于没有症状或仅有轻微症状的早期慢阻肺患者，使用噻托溴胺可显著改善肺功能及生活质量。抗胆碱能药物的不良反应比较少见，报道的不良反应中常见的有口干、咳嗽、局部刺激、吸入相关的支气管痉挛、头痛、头晕；少见的有荨麻疹、闭角型青光眼、心率加快；

罕见的有过敏性反应（舌、唇和面部的血管性水肿）、眼痛、瞳孔散大、心悸、心动过速、喉痉挛、恶心及尿潴留。

3）茶碱类药物：属于甲基黄嘌呤类的衍生物，是临床常用的平喘药，具有强心、利尿、扩张冠状动脉、松弛支气管平滑肌和兴奋中枢神经系统等作用。茶碱类药物不良反应与个体差异和剂量相关，常见的有恶心、呕吐、腹痛、头痛、胸痛、失眠、兴奋、心动过速、呼吸急促。过量使用可出现心律失常，严重者可引起呼吸、心搏骤停。由于茶碱的有效治疗窗小，必要时需要监测茶碱的血药浓度，当血液中茶碱浓度 > 15mg/L 时不良反应明显增加。茶碱联合 LABA 对肺功能及呼吸困难症状的改善效果优于单独使用 LABA。茶碱与多种药物联用时要警惕药物相互作用。

（2）吸入糖皮质激素（inhaled corticosteroids，ICS）：对高风险患者，有研究显示长期吸入糖皮质激素与长效 β2 肾上腺素受体激动剂的联合制剂可增加运动耐量、减少急性加重频率、提高生活质量。目前，常用剂型有沙美特罗加氟替卡松、福莫特罗加布地奈德。总体而言 ICS 的不良反应发生率低，但 ICS 有增加肺炎发病率的风险；其他常见的不良反应有口腔念珠菌感染，喉部刺激、咳嗽、声嘶及皮肤挫伤；罕见的不良反应有过敏反应（皮疹、荨麻疹、血管性水肿和支气管痉挛）。

（3）祛痰药：痰液不易咳出者可应用祛痰药物。临床常用祛痰抗氧化药物主要有 N– 乙酰半胱氨酸（NAC）、羧甲司坦、厄多司坦、福多司坦和氨溴索等。研究结果显示，长期使用 NAC（1200mg/d）可以减少慢阻肺急性加重风险。

（4）其他药物：磷酸二酯酶 –4 抑制剂罗氟司特用于具有慢阻肺频繁急性加重病史的患者，可以降低急性加重风险。大环内酯类药物（红霉素或阿奇霉素）应用 1 年可以减少某些频繁急性加重的慢阻肺患者的急性加重频率，但可能导致细菌耐药及听力受损。

3. 非药物治疗

（1）教育与管理：通过医务人员的教育和患者的自我教育，可以提高患者和有关人员对慢阻肺的认识及自身处理疾病的能力，更好地配合治疗，其中最重要的是劝导吸烟患者戒烟、嘱脱离污染环境。

（2）康复治疗：制订锻炼计划，坚持适量的有氧运动，进行呼吸方式训练，增强抵抗力，减少急性发作次数。

（3）长期家庭氧疗：可延长患者生存期，改善活动能力、睡眠和认知能力。$PaO_2 \leq 55mmHg$，或 $SaO_2 \leq 88\%$，并发或不并发高碳酸血症的患者；或 PaO_2 在 $55 \sim 60mmHg$，或 SaO_2 为 88%，并存在肺动脉高压、右心衰竭或红细胞增多症（血细胞比容 > 55）的患者，需要长期氧疗。一般鼻导管吸氧 $1 \sim 2L/min$，$10 \sim 15h/d$，使 COPD 患者静息状态下 $PaO_2 \geq 60mmHg$ 和 / 或动脉饱和度 SaO_2 升至 90%。

（4）免疫调节治疗：应按时接种流感病毒疫苗、肺炎链球菌疫苗、卡介菌多糖核酸等，可防止 COPD 患者的反复感染。

4. 内科介入治疗

慢阻肺的内科介入治疗是基于外科肺减容术的原理和患者获益分析，为减少外科肺减容术相关并发症及病死率，而开展经支气管镜肺减容术（bronchoscopic lung volume reduction，BLVR）。BLVR 目标为减少肺容积，改善肺、胸壁和呼吸肌力学特征，目前在国际上应用最广且我国批准临床应用的是支气管内活瓣（endobronchial valve，EBV）植入肺减容术。

5. 外科干预

外科方法仅适用于少数有特殊指征的患者，如伴有肺大疱、呼吸困难，可行切除术、肺减容术；呼吸衰竭、需长期氧疗者可考虑肺移植。

（二）慢阻肺急性加重期治疗

1. 治疗原则

慢阻肺急性加重的治疗目标是最小化本次急性加重的影响，预防再次急性加重的发生。急诊处理时，应首先治疗低氧血症，并尽快评估本次加重是否危及生命、确定急性加重的原因（最多见的原因是细菌或病毒感染），而决定后续门诊或住院治疗。

2. 药物治疗

（1）支气管舒张剂：药物同稳定期，推荐优先选择单用 SABA 或联合 SAMA 吸入治疗。有严重喘息症状者可给予较大剂量雾化吸入治疗，如应用沙丁胺醇 500μg，或异丙托溴铵 500μg，或沙丁胺醇 1000μg 加异丙托溴铵 250～500μg，通过吸入治疗以缓解症状。

（2）抗感染：抗感染治疗在急性加重期的治疗中非常重要。当患者出现脓痰伴痰量增加或气急加重，应根据当地常见病原菌类型和药敏试验结果给予抗生素治疗。门诊可用阿莫西林/克拉维酸、头孢唑肟、头孢呋辛、左氧氟沙星、莫西沙星口服治疗；较重者可应用第三代头孢菌素，如头孢曲松静脉滴注。住院患者应根据预计的病原菌及当地细菌耐药情况选用抗生素，如 β 内酰胺类/β 内酰胺酶抑制剂、大环内酯类，或呼吸喹诺酮类，一般多静脉滴注给药。

（3）糖皮质激素：急性加重期住院患者宜在应用支气管舒张剂基础上口服或静脉使用糖皮质激素。全身应用糖皮质激素和抗生素能够缩短康复时间，改进肺功能（FEV1）和动脉血氧分压（PaO_2），并降低早期复发的危险性，减少治疗失败的概率和缩短住院时间。推荐口服泼尼松龙 30～40mg/d，也可静脉给予甲泼尼龙

40～80mg/d。

（4）祛痰药：给予祛痰药物，如盐酸氨溴索、乙酰半胱氨酸、溴己新等。

3. 非药物治疗

（1）低流量吸氧：低流量吸氧是COPD加重期住院患者的基础治疗。发生低氧血症者可用鼻导管吸氧，吸入的氧浓度为28%～30%，避免吸入氧浓度过高引起二氧化碳潴留。

（2）机械通气：对于并发症较严重呼吸衰竭的患者可行机械通气治疗。

（3）其他治疗措施：合理补充液体和电解质以保持身体水、电解质平衡。注意补充营养，对不能进食者需经胃肠补充要素饮食或给予静脉高价营养。可通过吸痰、物理排痰等方式辅助气道痰液清除。

五、中医病因病机

（一）概述

本病发展缓慢，临床主要表现为咳嗽、咳痰、气喘，甚至呼吸困难、唇甲发绀等。如患者处于气流受限的慢性支气管炎阶段，临床表现可轻可重，轻者仅有咳嗽和少量咳痰，痰量偶尔较多，多为泡沫状或黏液状。常在秋冬气候变冷或上呼吸道感染时引起发作，此时可出现脓性黄痰，可伴有恶寒、发热等症，有些患者可见有喘息症状。如果患者处于阻塞性肺气肿阶段，则主要表现为劳力性气短、呼吸困难，或有胸部闷塞胀满感，病情进展可出现发绀等症。

根据本病的临床表现，一般将其归类于中医学"喘证""肺胀"等病证范畴。病因既有外感又有内伤，外感之中虽有"风、寒、暑、湿、燥、火"六气，但尤以感受风寒、风热和烟尘粉毒为多见，内伤因素则有饮食不当、情志所伤、劳欲久病几方面。病机有虚实之别，稳定期证候类型包括肺气虚、肺脾气虚等，病位以肺为主病之脏，同时涉及脾、肾等脏器。

（二）病因

1. 外邪侵袭

风寒外袭，或从口鼻，或经皮毛，内舍于肺，壅遏肺气，肺气不得宣畅，气机升降失常，肺气上逆，发为咳喘。

风热犯肺，肺气壅实，肺失宣肃；或邪热内盛，蒸液为痰，痰热蕴肺，清肃失司，肺气上逆，发为喘咳。

烟雾灰尘，熏灼肺津，损及肺体，壅阻气道，肺之清肃之令不行而为咳喘；同时，烟火熏灼，煎熬津液，炼津为痰，痰阻气道，气失宣畅，也可导致咳喘发作。

2. 饮食不当

过食生冷肥甘，或嗜酒伤中，脾失健运，痰浊内生，上干于肺，壅阻肺气，升降不利，气逆而喘。如复加外感诱发，可见痰浊与风寒、邪热等内外合邪的错杂证候。若湿痰寒化，可见寒饮伏肺，常因外邪袭表犯肺，引动伏饮，壅阻气道，发为喘促。

3. 情志所伤

情志失调，情志不遂，忧思气结，肝失调达，气失疏泄，肺气痹阻；或郁怒伤肝，肝气上逆于肺，肺气不得肃降，升多降少，气逆而喘。

4. 劳欲久病

肺系久病，久咳伤肺；或久病脾气虚弱，肺失充养，肺之气阴不足，以致气失所主而喘促。若久病迁延，由肺及肾，或劳欲伤肾，精气内夺，肺之气阴亏耗，不能下荫于肾，肾之真元伤损，根本不固，则气失摄纳，上出于肺，出多入少，逆气上奔为喘。

（三）病机

本病大多迁延，病机总属本虚标实。本病属慢性久病，邪恋正虚，肺脾肾不足。在慢性支气管炎阶段，邪实为主，多由感受外邪致肺气失宣，失于布津，痰阻气逆，出现咳嗽、咳痰；痰阻气滞，肺气痹阻，则可见胸部闷塞、喘促之症；痰阻邪留，胸阳不振，则可见咳喘胸痹之候；痰郁化热，痰热蕴阻，肺失清肃，则见咯吐黄痰、口干、便结等症；发病延久，肺气渐损而痰恋难去，邪滞正伤，以致反复感邪，咳喘反复发作。至阻塞性肺气肿阶段，本虚为主，可兼标实。本虚多为肺、肾、脾的亏虚，标实则有外邪、痰留、气郁、血瘀的不同。

初期多为肺脾不足。肺虚有气虚和阴虚之别。反复感受寒邪，或寒痰内饮久伏，常可导致肺气亏虚或肺气虚寒；风热燥邪犯肺，或邪热壅肺日久，肺阴受灼，常致肺阴亏虚。脾为肺之母，肺虚子盗母气，也可致脾气亏虚，失于健运，致痰饮易生。后期由肺及肾，或年老体衰，劳欲过度，病及于肾，均可耗伤肾之精气，肾虚失于摄纳则咯吐咸痰，喘促气急，动则为甚。肾虚多为肾气（阳）亏虚为主。由于心肾水火互济，心阳根于命门，肾气肾阳亏虚，导致心气心阳衰惫，血脉鼓动无力，可致心悸、发绀，甚至出现喘促、虚脱，亡阳亡阴之危候。

标实为有外邪、痰阻、气郁、血瘀。风寒、风热、烟尘毒物侵袭肺卫，肺失宣肃，卫表失和，可见咳嗽、喘逆、咳痰、胸闷、恶寒发热、头身疼痛等。外邪反复袭肺，肺气益伤；肺虚卫表失固，又易复感外邪，愈伤愈感，愈感愈伤，反复不已。

痰之生成；或由肺气郁闭，气不布津，津凝成痰；或由热壅于肺，灼津成痰；或由脾失健运，内生痰浊，上渍于肺，痰阻肺气，肺失宣降。肺有痰饮，易为外邪引动，外邪痰饮相搏，阻遏气道，致使咳喘加重。气郁者，是指肺脏气郁，气机痹阻。外邪、痰浊阻肺，或肝气犯肺，邪阻肺壅，清气不易吸入，浊气不易呼出，痹阻胸廓，胸阳不振，症见胸膺闷塞、喘息气促等。血瘀者，或由肺气痹阻，气滞而血涩；或由痰阻肺络，血行瘀滞；或由肺失治节，心血运行不畅，心脉瘀阻；也由病久气阳虚衰，不能鼓动血脉运行，而致血行滞涩，可见唇黯舌紫，舌下青筋紫黯，或颈部青筋暴露等。

六、辨证要点及治疗思路

(一) 辨证要点

1. 辨虚实病理

虚实之辨可从呼吸状态、咳嗽声音、脉象、病势及全身症状来辨别。一般 COPD 属实者，呼吸深长有余，以呼出为快，气粗声高，咳声有力或咳嗽连声，脉象有力，病势多急，无全身性虚弱症候表现；COPD 属虚者，喘亦短促难续或气怯声低，咳声低怯无力，脉多微弱无力或浮大中空，病势多缓或反复久延，或遇劳易发，可伴有全身性虚弱症候表现，如体倦乏力、气短懒言、纳少便溏、四肢不温、头昏腰酸等症。

2. 辨外感内伤

外感证多为外邪（风寒或风热）自皮毛而入，外邪袭肺致使肺卫不和，可出现发热恶寒、无汗或汗出、头痛身痛、鼻塞流涕、咳嗽痰多、或气喘、胸闷、脉浮、苔薄等，多见于 COPD 急性加重早期。内伤里证则多为表邪入里或由他脏累及肺脏所致，临床可见咳嗽、咳痰，或有气喘和其他脏腑见症，但无寒热外感症状。

3. 虚喘辨病位

肺虚者劳作后气短不足以息，喘息较轻，常伴有面色㿠白，自汗，易感冒；肾虚者静息时亦气喘，动则喘甚，伴有面色苍白、畏寒，或腰膝酸软、头晕耳鸣；心气心阳虚者，喘息持续不已，难以平卧，伴有心悸、水肿、发绀、脉结代。

(二) 治则治法

喘证的辨证首分虚实，实喘又当辨外感内伤。其治疗原则是按虚实论治。实喘治肺，以祛邪利气为主。应区别寒、热、痰、气的不同，分别采用温化宣肺、清化肃肺、化痰理气的方法。虚喘以培补摄纳为主，或补肺，或健脾，或补肾，阳虚则温补之，阴虚则滋养之。对于虚实夹杂、下虚上实、寒热互见者，当按具体情况分清标本，权衡主次，灵活辨证。此外，由于喘证多由其他急慢性疾病发展而来，还应当注意积极治疗原发病，不能见喘治喘。

七、常用方药

（一）肺气阴虚证

（1）症状及分析：喘咳日久，气短息促，咳声低弱或嘶哑，咳痰无力，吸气不利，语声低弱，体倦乏力，形体消瘦，或面红、口干、心烦，舌淡或舌红少苔，脉细弱或细数。

（2）治法：补肺益气，养阴肃肺。

（3）主方及分析：生脉散合补肺汤加减。前方益气养阴，后方重在补肺益肾。若咳逆，咳痰稀薄者，加紫菀、款冬花、紫苏子、钟乳石等温肺止咳定喘；阴虚者，加沙参、玉竹、百合、诃子滋养肺阴；咳痰稠黏，加川贝母、百部、桑白皮化痰肃肺；肾虚，喘促不已，动则尤甚，加山萸肉、胡桃肉、蛤蚧等补肾纳气；肺脾两虚，中气下陷者，合补中益气汤加减治疗。

（二）表寒里热证

（1）症状及分析：喘逆上气，息粗鼻扇，胸胀或痛，咳而不爽，吐痰稠黏，伴形寒，身热，烦闷，身痛，有汗或无汗，口渴；舌质红，苔薄白或黄，脉浮数或滑。多见于本病初期感受外寒未及表散，里已化热者。

（2）治法：解表清里，化痰平喘。

（3）主方及分析：麻杏石甘汤加减。麻黄辛温解表、宣肺平喘，石膏清泄肺热，两者相伍，解表宣肺，清泄里热。若表寒重者，加桂枝；痰热重，痰黄黏稠量多者，加瓜蒌、贝母；痰鸣息涌者，加葶苈子、射干泻肺化痰；津伤渴甚者，加天花粉、沙参、麦门冬、芦根。

（三）痰浊阻肺证

（1）症状及分析：喘咳痰鸣，胸中满闷，甚则胸盈仰息，痰多黏腻色白，咳吐不利，呕恶纳呆，口黏不渴，舌质淡，苔白腻，脉滑或濡。

（2）治法：祛痰降逆，宣肺平喘。

（3）主方及分析：二陈汤合三子养亲汤加减。前方燥湿化痰，理气和中，后方降气化痰。若痰湿较重，舌苔厚腻者，加苍术、厚朴燥湿理气，以助化痰定喘；脾虚，纳少，神疲，便溏者，加党参、白术健脾益气；痰从寒化，色白清稀，畏寒者，加干姜、细辛温化寒痰。

（四）外寒内饮证

（1）症状及分析：咳逆喘促，痰稀泡沫状，量多，口干不欲饮；或伴恶寒重，发热，肢体酸楚，身痛无汗，严重时面浮目肿，唇舌发青；或胸部膨隆胀满，不得卧，舌淡黯，苔白滑，脉浮紧。本证多见于慢阻肺合并哮喘患者，素体肺虚，在肺气壅遏的基础上，外受寒邪而诱发或加重者。

（2）治法：宣肺散寒，温化水饮。

（3）主方及分析：小青龙汤加减。若饮郁化热者加生石膏；若喉中痰鸣者，加杏仁、紫菀、射干；若鼻塞、涕多者，加辛夷、白芷；若下肢水肿者，加茯苓；若怕冷咳嗽明显，可加制附、鹅管石以增温肺散寒止咳之力。

（五）痰阻气痹证

（1）症状及分析：喘息咳嗽，气憋胸闷，咽喉如窒，气急，或胸痛，常伴有精神抑郁，失眠或心悸，大便干结，苔黏腻，脉弦滑。本证多见于平素性情抑郁内向的患者。

（2）治法：开泄化痰，宣痹降气。

（3）主方及分析：瓜蒌薤白半夏汤合五磨饮子加减。气逆喘甚，加旋覆花、代赭石增强降气镇逆作用；气郁夹痰，见咳而喘逆，喉中痰响，加紫苏子、射干、杏仁能降气化痰开郁；若伴有心悸、失眠，加百合、合欢花、远志以宁心解郁、止咳化痰。

八、中成药

珠贝定喘丸、固本咳喘片、先声咳喘宁、小青龙汤冲剂、生脉胶囊、消咳喘胶囊，蛤蚧定喘丸等。

九、名医验案

1. 国医大师晁恩祥经验方

组成：西洋参、冬虫夏草、山萸肉、枸杞子、女贞子、淫羊藿、丹参、茯苓、银杏。

主治：慢性阻塞性肺疾病缓解期肺肾两虚证。

2. 国家级名老中医胡翘武——阳和平喘汤治疗肾督虚冷、痰瘀凝滞型肺胀

组成：熟地 30g、淫羊藿 20g、当归 10g、麻黄 6g、紫石英 30g、肉桂 3g、白芥子 6g、鹿角片 20g、五味子 4g、桃仁 10g、皂角 3g。

主治：慢性阻塞性肺疾病属肾督虚冷、痰瘀凝滞而致咳喘经久不已者。

加减：阳虚及阴者，去肉桂，加山药 20g、山茱萸 10g；寒痰化热者，去白芥子，加葶苈子 10g、泽漆 15g；气急喘甚者，加紫苏子 10g、沉香 3g（后下）；大便秘结者，加肉苁蓉 20g、紫菀 20g；胃脘饱满，纳食不香者，加砂仁 6g、麦芽 30g、谷芽 30g；痰浊消减者，去白芥子、皂角，加橘红 10g、茯苓 20g。

3. 国医大师洪广祥医案

李某，男，78 岁，初诊（2010 年 4 月 8 日）。

主诉：患者咳嗽喘气 12 年，加重 1 周。现症：咳嗽，咳白色泡沫样痰，日咳痰量约 120mL，胸满气短，动则喘甚，爬楼后伴劳累，不能平卧，无汗，微恶风寒，口淡不渴，纳差乏力，脘腹微胀，起则头眩，二便平。舌质暗，苔白厚腻，脉浮弦滑。

西医诊断：慢阻肺急性加重期。

中医诊断：肺胀；宗气虚衰，外寒内饮证。

治以补益宗气、温肺散寒、涤痰平喘，初诊选方补中益气汤、温肺煎合用千缗汤加减：生黄芪 30g、西党参 30g、白术 10g、当归 10g、陈皮 10g、升麻 10g、柴胡 10g、生麻黄 10g、细辛 3g、紫菀 10g、款冬花 10g、矮地茶 20g、天浆壳 15g、法半夏 10g、小牙皂 6g、炙甘草 10g、生姜 3 片。7 剂，水煎温服，每天 2 次。

二诊（2010 年 4 月 15 日）：服药后咳嗽、咳痰减少，但出现呼吸气促，腰膝酸软，神疲易呆，动则胸闷气喘，背寒肢冷，早晨精神不振，下午夜间精神可，焦虑明显，大便不成形，3 次/d，舌质暗红，苔白腻，脉弦滑。更方为补元汤合苓桂术甘汤加减：生黄芪 30g、西党参 30g、白术 10g、当归 10g、陈皮 10g、升麻 10g、炙甘草 6g、柴胡 10g、锁阳 20g、山茱萸 15g、熟附子 10g、补骨脂 10g、云苓 30g、桂枝 10g、牡荆子 20g、青皮 20g。7 剂，煎服法同前。

三诊（2010 年 4 月 22 日）：患者咳嗽，咳少量白痰，量不多，易咳出，自汗，无胸闷气促，无畏寒发热，口干欲饮，胃纳可，夜寐安，舌质淡，前 1/2 舌苔较少，后 1/2 苔白黄腻，脉弦滑。听诊：双肺未闻及明显干湿性啰音。选方益气护卫汤合参苓白术散加减：生黄芪 30g、西党参 30g、防风 15g、白术 10g、仙茅 10g、淫羊藿 15g、桂枝 10g、白芍 10g、生姜 3 片、红枣 6 枚、炙甘草 10g、太子参 30g、茯苓 15g、莲子肉 10g、炒扁豆 10g、桔梗 15g、山药 15g、薏苡仁 20g、陈皮 15g、柯子肉 10g、益智仁 10g、金樱子 15g、猪苓 15g、五味子 10g、麦门冬 10g、泽泻 15g、白蔻仁 6g。7 剂，煎服法同前。3 周后复诊，诸症自平，未因病情加重而住院治疗。

【按语】此例患者病程长，病情迁延，久病喘咳，伤及宗气，复感外寒，形成外寒内饮之急候，初诊选用补中益气汤以补益宗气，扶正祛邪；温肺煎外散表寒，内化寒饮，兼收止咳化痰之功，合用千缗汤涤痰平喘，以祛除痰涎壅肺之标实。二诊时患者外寒已散，然邪去正虚，气虚及阳，表现为阳虚内寒的症候，在甘温补气基础上加用辛热助阳之品，选方补元汤加熟附子、补骨脂以温肾扶阳；患者咳嗽减轻，痰量较前减少，然痰液未尽，合用苓桂术甘汤健脾化痰，以绝痰源。三诊时患者寒证已除，然自汗，选用益气护卫汤以补肺固卫。伴口干欲饮，苔白黄腻，此为气阴耗伤之证，合用参苓白术散以健脾益气，祛湿养阴。3周后复诊，患者诸证自平。本案洪教授联合运用了温散、温化、温补（补气、扶阳）之法，获得良好的临床疗效，笔者认为，在慢阻肺的治疗过程中，辨证运用温法是根治慢阻肺的有效途径，也更进一步证实了国医大师提出的"治肺不远温"学术思想的正确性。

第二节　支气管哮喘 (bronchial asthma)

一、概述

（一）支气管哮喘的定义和分期

支气管哮喘（bronchial asthma），简称哮喘，是一种由多种细胞以及细胞组分参与的以慢性气道炎症和气道高反应性为特征的异质性疾病。主要特征包括气道慢性炎症，气道对多种刺激因素呈现的高反应性，多变的可逆性气流受限，以及随病程延长而导致的一系列气道结构的改变，即气道重构。临床表现为反复发作的喘息、气急、胸闷或咳嗽等症，常在夜间及凌晨发作或加重，多数患者可自行缓解或经治疗后缓解。

哮喘可分为急性发作期、慢性持续期和临床缓解期：

（1）急性发作期是指喘息、气急、胸闷或咳嗽等症突然发生或症状加重，伴有呼气流量降低，常因接触变应原等刺激物或治疗不当所致。哮喘急性发作时其程度轻重不一，病情加重可在数小时或数天内出现，偶尔可在数分钟内即危及生命，故应对病情做出正确评估并及时治疗。急性发作时严重程度可分为轻度、中度、重度和危重4级（表2-2）。

表 2-2　哮喘病情严重程度分级

临床特点	轻度	中度	重度	危重
气短	步行、上楼时	稍事活动	休息时	休息时，明显
体位	可平卧	喜坐位	端坐呼吸	端坐呼吸或平卧
谈话方式	连续成句	单字	单字	不能讲话
精神状态	可有焦虑，尚安静	时有焦虑或烦躁	常有焦虑、烦躁	嗜睡或意识模糊
出汗	无	有	大汗淋漓	大汗淋漓
呼吸频率	轻度增加	增加	常 > 30 次 /min	常 > 30 次 /min
辅助肌活动及三凹征	常无	可有	常有	胸腹矛盾运动
哮鸣音	散在、呼吸末期	响亮、弥漫	响亮、弥漫	减弱乃至无
脉率（次 /min）	< 100	100 ~ 120	> 120	脉率变慢或不规则
奇脉	无，< 10mmHg	可有，10 ~ 25mmHg	常有，> 25mmHg（成人）	无，提示呼吸肌疲劳
最初支气管舒张剂治疗后 PEF 占预计值或个人最佳值 %	> 80%	60% ~ 80%	< 60%，或 < 100L/min，或持续时间 < 2h	无法完成检测
PaO_2（吸空气，mmHg）	正常	≥ 60	< 60	< 60
$PaCO_2$（mmHg）	< 45	≤ 45	> 45	> 45
SaO_2（吸空气，%）	> 95	91 ~ 95	≤ 90	≤ 90
pH	正常	正常	正常或降低	降低

注：只要符合某一严重程度的指标 ≥ 4 项，即可提示为该级别的急性发作；1mmHg=0.133kPa。

（2）慢性持续期是指患者虽然没有哮喘急性发作，但在相当长的时间内仍有不同频度和不同程度的喘息、咳嗽、胸闷等症，可伴有肺通气功能下降。目前，应用最为广泛的慢性持续期哮喘严重性评估方法为哮喘控制水平，哮喘控制水平可分为完全控制、部分控制和未控制 3 个等级（表 2-3）。

表 2-3　控制水平分级

临床特点	完全控制 （满足以下所有条件）	部分控制 （任何 1 周内出现以下 1~2 项特征）	未控制 （任何 1 周内）
白天症状	无（或 ≤ 2 次 / 周）	> 2 次 / 周	出现部分控制特征 ≥ 3 项
活动受限	无	有	
夜间症状 / 憋醒	无	有	
需要使用缓解药的次数	无（或 ≤ 2 次 / 周）	> 2 次 / 周	
肺功能（PEF 或 FEV1）	正常或 ≥ 正常预计值 / 本人最佳值的 80%	< 正常预计值（或本人最佳值）的 80%	
急性加重	无	≥ 每年 1 次	出现 1 次

（3）临床缓解期是指患者无喘息、气急、胸闷、咳嗽等症，并维持 1 年以上。

（二）支气管哮喘的流行病学概述

哮喘是世界上最常见的慢性疾病之一，无地域和种族的局限性，也无年龄和性别的明显差异。根据 2015 年全球疾病负担研究［Global Burden of Disease（GBD）Study］结果显示，全球哮喘患者达 3.58 亿，患病率较 1990 年增加了 12.6%。亚洲的成人哮喘患病率为 0.7% ~ 11.9%（平均不超 5%），近年来哮喘平均患病率也呈上升趋势。一般认为发达国家哮喘患病率高于发展中国家，城市高于农村。我国地域辽阔，哮喘的患病率也有很大差异，波动在 0.5% ~ 5.92%，全国估计有 1000 万 ~ 2000 万哮喘患者。哮喘病死率在（1.6 ~ 36.7）/10 万，多与哮喘长期控制不佳、最后一次发作时治疗不及时有关，其中大部分是可预防的。我国已成为全球哮喘病死率最高的国家之一。

二、发病机制

（一）病因

哮喘是一种复杂的、具有多基因遗传倾向的疾病，其发病具有家族集聚现象，亲缘关系越近，患病率越高。具有哮喘易感基因的人群发病与否受环境因素的影响较大，深入研究基因 – 环境相互作用将有助于揭示哮喘发病的遗传机制。

环境因素包括变应原性因素，例如室内变应原（如尘螨、家养宠物、蟑螂）、室外变应原（如动物毛屑、花粉、真菌、二氧化硫）、职业性变应原（如油漆、活性染料）、感染（如病毒、细菌、支原体、衣原体等）、食物（如鱼、虾、蛋类、牛奶）、药物（如阿司匹林、抗生素等），和非变应原性因素，例如大气污染、吸烟、运动、肥胖等。

（二）发病机制

哮喘的发病机制目前尚未完全阐明，目前可以概括为气道炎症机制、神经调节机制、气道高反应性及其相互作用。气道慢性炎症被认为是哮喘基本病理改变和反复发作的主要病理生理机制，神经因素被认为是哮喘发病的重要环节，气道高反应性是哮喘发生、发展的重要因素。

1. 气道炎症机制

气道慢性炎症反应是由多种炎症细胞、炎症介质和细胞因子共同参与、相互作用的结果。外源性变应原通过吸入、食入或接触等途径进入机体后，被抗原提呈细胞内吞并激活 T 细胞。一方面，活化的辅助性 Th2 细胞产生白介素（如 IL-4、IL-5 和 IL-13 等）激活 B 淋巴细胞并合成特异性 IgE，后者结合于肥大细胞和嗜碱性粒细胞等表面的 IgE 受体。若变应原再次进入体内，可与结合在细胞表面的 IgE 交联，使该细胞合成并释放多种活性介质，导致气道平滑肌收缩、黏液分泌增加和炎症细胞浸润，产生哮喘的临床症状，这是一个典型的变态反应过程。另一方面，活化的辅助性 Th2 细胞分泌的白介素等细胞因子可直接激活肥大细胞、嗜酸性粒细胞及巨噬细胞等，并使之聚集在气道。这些细胞进一步分泌多种炎症因子，例如组胺、白三烯、前列腺素、活性神经肽、嗜酸性粒细胞趋化因子、转化生长因子（TGF）等，构成了一个与炎症细胞相互作用的复杂网络，导致气道慢性炎症。嗜酸性粒细胞在哮喘发病中不仅发挥着终末效应细胞的作用，还具有免疫调节作用。Th17 细胞在以中性粒细胞浸润为主的激素抵抗型哮喘和重症哮喘发病中起到了重要作用。

根据变应原吸入后哮喘发生的时间，可分为早发型哮喘反应、迟发型哮喘反应和双相型哮喘反应。早发型哮喘反应几乎在吸入变应原的同时立即发生，15~30min 达高峰，2h 后逐渐恢复正常。迟发型哮喘反应约 6h 后发生，持续时间长，可达数天。约半数以上患者出现迟发型哮喘反应。

2. 神经调节机制

神经因素是哮喘发病的重要环节之一，而神经原性机制可以强化或调节炎症反应。自主神经系统调节着气道功能的许多方面，例如气道张力、气道分泌、微血管内皮的通透性和炎性细胞的释放。然而，自主神经功能紊乱很可能是并发于炎症或因治疗所致，例如炎症介质能调节气道神经，刺激受体和 C- 纤维末梢的神经递质释放，它们直接作用于自主受体，例如胃食管反流所致的支气管收缩反射。此外，非肾上腺素能及非胆碱能神经系统在哮喘发病机制中的地位愈受关注。当气道上皮暴露时，感觉神经末梢就暴露出来，导致强有效的神经肽类物质的释放。感觉神经末梢被触发所致的神经原性炎症可导致气道"增生"，出现咳嗽和胸闷症状。因此，神经原性炎症能通过释放神经肽类物质而引起哮喘发作。

3. 气道高反应性

气道高反应性（airway hyperresponsiveness，AHR）是指气道对各种刺激因子（如变应原、理化因素、运动、药物等）呈现的高度敏感状态，表现为患者接触这些刺激因子时气道出现过强或过早的收缩反应。AHR 是哮喘的基本特征，可通过支气管激发试验来量化和评估，有症状的哮喘患者几乎都存在 AHR。目前，普遍认为气道慢性炎症是导致 AHR 的重要机制之一，当气道受到变应原或其他刺激后，多种炎症细胞释放炎症介质和细胞因子，引起气道上皮损害、上皮下神经末梢裸露等，从而导致气道高反应性。长期存在无症状的气道高反应性者出现典型哮喘症状的风险明显增加，AHR 的程度通常与哮喘的临床严重程度和个体的治疗药量有关。然而，出现AHR 者并非都是哮喘，例如长期吸烟、接触臭氧、病毒性上呼吸道感染、慢性阻塞性肺疾病等，也可出现 AHR，但程度相对较轻。

三、临床表现及诊断

（一）诊断标准

1）反复发作喘息、气急、胸闷或咳嗽，多与接触变应原、冷空气、物理、化学性刺激、病毒性上呼吸道感染、运动等有关。

2）发作时在双肺可闻及散在、弥漫性，以呼气相为主的哮鸣音，呼气相延长。

3）上述症状可经治疗缓解或自行缓解。

4）除外其他疾病所引起的喘息、气急、胸闷和咳嗽。

5）临床表现不典型者（如无明显喘息或体征）应有下列 3 项中至少 1 项阳性：①支气管激发试验或运动试验阳性；②支气管舒张试验阳性；③昼夜 PEF 变异率 ≥ 20%。

符合 1~4 条或 4、5 条者，可以诊断为支气管哮喘。

（二）症状

哮喘典型症状为发作性伴有哮鸣音的呼气性呼吸困难，可伴有气促、胸闷或咳嗽，严重者被迫坐位或呈端坐呼吸、干咳或咳大量白色泡沫痰，甚至出现发绀等。症状可在数分钟内发作，并持续数小时至数天，可经平喘药物治疗后缓解或自行缓解。夜间及凌晨发作或加重是哮喘的重要临床特征。有些患者尤其是青少年，其哮喘症状在运动时出现，称为运动性哮喘。有时咳嗽为唯一的症状，称为咳嗽变异性哮喘。哮喘的具体临床表现形式及严重程度在不同时间表现为多变性。

（三）体征

发作时典型的体征为双肺可闻及广泛的哮鸣音，呼气音延长。但非常严重的哮喘发作，哮鸣音反而减弱，甚至完全消失，表现为"沉默肺"，提示气道通气极度不良，是病情危重的表现。另外，严重哮喘患者可出现心率增快、脉搏强弱不等（奇脉）、胸腹反常运动、发绀和意识异常。非发作期体检可无异常发现，故未闻及哮鸣音，不能排除哮喘；长期反复发作者可有轻度肺气肿征。

（四）实验室和辅助检查

1. 痰嗜酸性粒细胞计数

如患者无痰咳出时可通过诱导痰方法进行检查。大多数患者诱导痰液中嗜酸性粒细胞计数增高（＞2.5%），且与哮喘症状相关。诱导痰嗜酸性粒细胞计数可作为评价哮喘气道炎症指标之一，也是评估糖皮质激素治疗反应性的敏感指标。

2. 肺功能检查

（1）通气功能检测：哮喘发作时呈阻塞性通气功能障碍表现，呼气阻力增加，有关呼气流速的全部指标均显著下降。用力肺活量（FVC）正常或下降，第1s用力呼气容积（FEV1）、1s率（FEV1/FVC%）以及最高呼气流量（PEF）均下降；残气量及残气量与肺总量比值增加。其中以 FEV1/FVC% ＜ 70% 或 FEV1 低于正常预计值的80% 为判断气流受限的最重要指标。缓解期上述通气功能指标可逐渐恢复。病变迁延、反复发作者，其通气功能可逐渐下降。

（2）支气管激发试验（BPT）：用于测定气道反应性。BPT 适用于非哮喘发作期、FEV1 在正常预计值 70% 以上患者的检查。常用吸入激发剂为醋甲胆碱和组胺，观察指标包括 FEV1、PEF 等。如 FEV1 下降 ≥ 20%，可诊断为激发试验阳性，提示存在气道高反应性。激发试验阳性是哮喘的典型表现但不特异，需注意排除其他一些气道炎性疾病。

（3）支气管舒张试验（BDT）：用于测定气道的可逆性改变。试验前测定基础FEV1，若小于 70% 预计值，给予吸入支气管舒张剂，如沙丁胺醇、特布他林。吸入支气管舒张剂 20min 后重复测定肺功能，阳性诊断标准：① FEV1 较用药前增加 12% 或以上，且其绝对值增加 200mL 或以上；② PEF 较治疗前增加 60L/min 或增加 ≥ 20%。

（4）呼吸流量峰值（PEF）及其变异率测定：PEF 可反映气道通气功能的变化，哮喘发作时 PEF 下降。由于哮喘有通气功能时间节律变化的特点，监测 PEF 日间、周间变异率有助于哮喘的诊断和病情评估。24h 内 PEF 或昼夜 PEF 波动率 ≥ 20%，提示存在气道可逆性的改变。

3. 胸部 X 线 /CT 检查

早期哮喘发作时胸部 X 线片可见两肺透亮度增加，呈过度通气状态；缓解期多无明显异常；并发呼吸道感染时，可见肺纹理增加及炎症浸润阴影，同时注意肺不张、气胸或纵隔气肿等并发症的存在。胸部 CT 在部分患者可见支气管壁增厚、黏液阻塞。

4. 特异性变应原检测

哮喘患者大多数伴有过敏体质，对众多的变应原和刺激物敏感，测定变应性指标结合病史有助于对患者的病因诊断和脱离致敏因素的接触。外周血变应原特异性 IgE 增高结合病史有助于病因诊断；血清总 IgE 测定对哮喘诊断价值不大，但其增高的程度可作为重症哮喘使用抗 IgE 抗体治疗及调整剂量的依据。体内变应原试验包括皮肤变应原试验和吸入变应原试验。

5. 动脉血气分析

严重哮喘发作时可出现缺氧。由于过度通气可使动脉血二氧化碳分压（$PaCO_2$）下降，pH 上升，表现为呼吸性碱中毒。若病情进一步恶化，可同时出现缺氧和 CO_2 滞留，表现为呼吸性酸中毒；当 $PaCO_2$ 较前增高，即使在正常范围内也要警惕严重气道阻塞的发生。

6. 呼出气一氧化氮（Fractional exhaled nitric oxide，FeNO）检测

哮喘患者呼出气中一氧化氮（NO）浓度明显高于正常人，经抗感染治疗后 NO 浓度可下降，因此 FeNO 测定可以作为评估气道炎症和哮喘控制水平的指标，也可以用于判断吸入激素治疗的反应。

四、西医治疗

（一）治疗原则

气道炎症存在于哮喘的所有时段，虽然哮喘目前尚不能根治，但以抑制炎症为主的规范治疗能够控制哮喘的临床症状。哮喘治疗的目标是长期控制症状、预防未来风险的发生，即在使用最小有效剂量药物治疗的基础上或不用药物，能使患者与正常

人一样生活、学习和工作。治疗采取综合治疗，包括避免接触过敏原及其他哮喘触发因素、规范化的药物治疗、特异性免疫治疗及患者教育。

（二）确定并减少危险因素接触

部分患者能找到引起哮喘发作的变应原或其他非特异性刺激因素，采取环境控制，让患者尽可能减少暴露，是防治哮喘最有效的方法。

（三）药物治疗

1. 药物分类和作用特点

哮喘的药物可以分为控制药物和缓解药物，以及重度哮喘的附加治疗药物。

控制药物：需要每天使用并长时间维持的药物，这些药物主要通过抗炎作用使哮喘维持临床控制，其中包括吸入性糖皮质激素（inhale corticosteroids，ICS）、全身性激素、白三烯调节剂、长效 β2 受体激动剂（long-acting inhale bete 2-agonist，LABA）、茶碱、甲磺司特、色甘酸钠等。

缓解药物：又称急救药物，这些药物在有症状时按需使用，通过迅速解除支气管痉挛从而缓解哮喘症状，包括速效吸入和短效口服 β2 受体激动剂、吸入性抗胆碱能药物、短效茶碱和全身性激素等。

重度哮喘的附加治疗药物：主要为生物靶向药物，如抗 IgE 单克隆抗体、抗 IL-5 单克隆抗体、抗 IL-5 受体单克隆抗体和抗 IL-4 受体单克隆抗体等，其他还有大环内酯类药物等。

（1）糖皮质激素：糖皮质激素是最有效的控制哮喘气道炎症的药物。主要作用机制是抑制炎症细胞的迁移和活化，抑制炎症介质的释放；增强平滑肌细胞 β2 受体的反应性。可吸入、口服和静脉用药。慢性持续期哮喘主要通过吸入和口服途径给药，吸入为首选途径。

1）吸入给药：ICS 局部抗炎作用强，药物直接作用于呼吸道，所需剂量较小，全身性不良反应较少，是目前推荐长期治疗哮喘最常用的方法。常用药物有倍氯米松（beclomethasone）、布地奈德（budesonide）、氟替卡松（fluticasone）等。通常需规律吸入 1~2 周或以上方能起效。根据哮喘病情选择吸入不同 ICS 剂量。虽然吸入 ICS 全身不良反应少，但少数患者可出现口咽念珠菌感染、声音嘶哑或呼吸道不适，吸入药后用清水漱口可减轻局部反应和胃肠吸收。长期高剂量吸入激素（> 1000μg/d）者应注意全身不良反应，如骨质疏松、肾上腺皮质轴抑制及增加肺炎发生的危险等。为减少吸入大剂量糖皮质激素的不良反应，可与长效 β2 受体激动剂、缓释茶碱或白三烯调节剂联合使用。

2）口服给药：常用泼尼松和泼尼松龙，用于吸入糖皮质激素无效或需要短期加强的患者，起始 30～60mg/d，症状缓解后逐渐减量至 ≤ 10mg/d，然后停用或改用吸入剂。不主张长期口服激素用于维持哮喘控制的治疗。

3）静脉给药：重度或严重哮喘发作时应及早静脉给予糖皮质激素。可选择琥珀酸氢化可的松，常用量 100～400mg/d；或甲泼尼龙，常用量 80～160mg/d。地塞米松因半衰期较长、不良反应较多，宜慎用。无激素依赖倾向者，可在短期（3～5 天）内停药；有激素依赖倾向者应适当延长给药时间，症状缓解后逐渐减量，然后改口服和吸入剂维持。

（2）β2 受体激动剂：β2 受体激动剂的主要作用是扩张支气管，是控制哮喘急性发作的首选药物。

1）短效 β2 受体激动剂（short-acing inhale bete 2-agonist，SABA）：常用药物如沙丁胺醇（salbutamol）和特布他林（terbutaline）等。给药途径有吸入、口服和静脉给药，首选吸入给药。可供吸入的 SABA 包括气雾剂、干粉剂和雾化溶液等。按需每次吸入 100～200μg 沙丁胺醇或 250～500μg 特布他林，必要时每 20min 重复 1 次。这类药物应按需间歇使用，不宜长期、单一使用，也不宜过量应用。注射给药虽然平喘作用较为迅速，但因全身不良反应的发生率较高，不推荐使用。

2）长效 β2 受体激动剂（long-acing inhale bete 2-agonist，LABA）：常用的 LABA 包括沙美特罗和福莫特罗，多为吸入剂型。沙美特罗给药后 30min 起效，平喘作用维持 12h 以上，推荐剂量 50μg，每天 2 次吸入。福莫特罗给药后 3～5min 起效，平喘作用维持 8～12h，推荐剂量 4.5～9.0μg，每天 2 次吸入。福莫特罗起效最快，也可作为缓解药物按需使用。长期单独使用 LABA 有增加哮喘死亡的风险，不推荐长期单独使用 LABA，应在医生指导下联合吸入激素和 LABA 治疗哮喘。

（3）ICS+LABA 复合制剂：具有协同的抗炎和平喘作用，可获得相当于或优于加倍剂量 ICS 的疗效，并可增加患者的依从性、减少大剂量 ICS 的不良反应，尤其适合于中至重度慢性持续哮喘患者的长期治疗。目前，在我国临床上应用的 ICS+LABA 复合制剂有不同规格的丙酸氟替卡松 – 沙美特罗干粉剂、布地奈德 – 福莫特罗干粉剂、丙酸倍氯米松 – 福莫特罗气雾剂和糠酸氟替卡松 – 维兰特罗干粉剂等。

（4）白三烯调节剂：通过调节白三烯的生物活性而发挥抗炎作用，同时可以舒张支气管平滑肌，是目前除 ICS 之外可单独应用的长期控制性药物之一，可作为轻度哮喘 ICS 的替代治疗药物和中、重度哮喘的联合用药。服用方便，尤适用于阿司匹林哮喘、运动性哮喘和伴有过敏性鼻炎哮喘患者的治疗。常用药物包括孟鲁司特 10mg，每天 1 次；扎鲁司特 20mg，每天 2 次。不良反应通常较轻微，主要是胃肠道症状，少数有皮疹、血管性水肿、转氨酶升高，停药后可恢复正常。最近美国 FDA 警示，使用白三烯受体拮抗剂时，要注意出现精神症状的不良反应。

（5）茶碱：通过抑制磷酸二酯酶，提高平滑肌细胞内的环磷酸腺苷（CAMP）浓度，拮抗腺苷受体，增强呼吸肌的力量以及增强气道纤毛清除功能等，从而起到舒张支气管和气道抗炎作用，是目前治疗哮喘的有效药物之一。

1）口服给药：用于轻至中度哮喘急性发作以及哮喘的维持治疗，常用药物有氨茶碱和缓释茶碱，常用剂量每天每千克体重 6～10mg。口服缓释茶碱尤适用于夜间哮喘症状的控制。小剂量缓释茶碱与 ICS 联合是目前常用的哮喘控制性药物之一。

2）静脉给药：适用于哮喘急性发作且近 24h 内未用过茶碱类药物的患者。氨茶碱首剂负荷剂量为每千克体重 4～6mg，维持剂量为 0.6～0.8mg/（kg·h）。茶碱的主要不良反应包括恶心、呕吐、心律失常、血压下降及多尿，偶可兴奋呼吸中枢，严重者可引起抽搐乃至死亡。静脉注射速度过快可引起严重不良反应，甚至死亡。发热、妊娠、小儿或老年，患有肝、心、肾功能障碍及甲状腺功能亢进者尤须慎用。

（6）抗胆碱能药物：对有吸烟史的老年哮喘患者较为适宜。抗胆碱药物可通过气雾剂、干粉剂和雾化溶液给药。本品与 β2 受体激动剂联合应用具有互补作用。雾化吸入异丙托溴铵与 SABA 沙丁胺醇复合制剂是治疗哮喘急性发作的常用药物。妊娠早期，青光眼、前列腺肥大的患者应慎用此类药物。

新近上市的 ICS+LABA+ 长效抗胆碱能拮抗剂（LAMA）三联复合制剂糠酸氟替卡松 - 维兰特罗 - 乌美溴铵干粉剂、布地奈德 - 福莫特罗 - 格隆溴铵气雾剂，都是在 ICS+LABA 复合制剂基础上再加上 LAMA，重度哮喘患者使用吸入的三联复合制剂更为方便。

（7）甲磺司特：是一种选择性 Th2 细胞因子抑制剂，可抑制 IL-4、IL-5 的产生和 IgE 的合成，减少嗜酸粒细胞浸润，减轻气道高反应性。该药为口服制剂，安全性好，适用于过敏性哮喘患者的治疗。

（8）生物靶向药物：已经上市的治疗哮喘的生物靶向药物包括抗 IgE 单克隆抗体、抗 IL-5 单克隆抗体、抗 IL-5 受体单克隆抗体和抗 IL-4 受体单克隆抗体，这些药物主要用于重度哮喘患者的治疗。抗 IgE 单克隆抗体可应用于血清 IgE 水平增高的哮喘患者，目前主要用于经过吸入 ICS 和 LABA 联合治疗后症状仍未控制的严重哮喘患者。

（9）过敏原特异性免疫疗法（allergen specific immune therapy，AIT）：通过皮下注射常见吸入过敏原（如尘螨、猫毛、豚草等）提取液，可减轻哮喘症状和降低气道高反应性，适用于过敏原明确、且在严格的环境控制和药物治疗后仍控制不良的哮喘患者。AIT 存在过敏反应的风险，应在医生指导下进行。舌下给药较皮下注射方便，过敏反应发生率低，但其长期疗效尚待进一步验证。

（10）其他治疗哮喘药物：第二代抗组胺药物（H1 受体拮抗剂）（如氯雷他定、阿司咪唑、氮卓司汀、特非那定）、其他口服抗变态反应药物［如曲尼司特（tranilast）、瑞吡司特（repirinast）等］。抗组胺药物在哮喘治疗中作用较弱，主要用于伴有变应性鼻炎的哮喘患者，不建议长期使用抗组胺药物。

2. 哮喘的治疗

（1）急性发作期的治疗

急性发作的治疗目标是尽快缓解气道痉挛，纠正低氧血症，恢复肺功能，预防进一步恶化或再次发作，防治并发症。

1）轻度：可在家庭和社区治疗。每天定时吸入糖皮质激素 200～500μg。发作时吸入短效 β2 受体激动剂，可间断吸入。效果不佳时可口服 β2 受体激动剂控释片或小量茶碱控释片（200mg/d），或加用抗胆碱药（如异丙托溴铵）气雾剂吸入。

2）中度：吸入剂量一般为每天 500～1000μg；规律吸入 β2 激动剂或联合抗胆碱药，吸入或口服长效 β2 受体激动剂，亦可加用口服白三烯调节剂（如孟鲁司特）。若不能缓解，可持续雾化吸入 β2 受体激动剂（或联合用抗胆碱药吸入），或口服糖皮质激素（＜60μg/d）。必要时可用氨茶碱静脉注射。

3）重度至危重度：持续雾化吸入 β2 受体激动剂，或合并抗胆碱药；或静脉滴注氨茶碱或沙丁胺醇，加用口服白三烯调节剂。静脉滴注糖皮质激素如琥珀酸氢化可的松或甲泼尼龙或地塞米松。待病情控制和缓解后（一般 3～5 天），改口服给药。注意维持水、电解质平衡，纠正酸碱失衡，当 pH ＜ 7.20，且合并代谢性酸中毒时，应适当补碱；可给予氧疗，如病情恶化缺氧不能纠正时，进行无创通气或插管机械通气；若并发气胸，在胸腔引流气体下仍可机械通气；应预防下呼吸道感染等。

对所有急性发作的患者都要制订个体化的长期治疗方案。

（2）慢性持续期的治疗

哮喘经过急性期的治疗，症状得到控制，但哮喘的慢性炎症病理生理改变仍然存在，因此必须制订哮喘的长期治疗方案。哮喘慢性持续期的治疗原则是以患者病情严重程度和控制水平为基础，选择合适的治疗方案（阶梯式）（表 2-4）。

对哮喘患者进行哮喘知识教育和控制环境、避免诱发因素应贯穿于整个治疗过程。其他可供选择的缓解药物包括吸入性抗胆碱能药物、短效或长效 β2 受体激动剂、短效茶碱等。除非规律地联合使用吸入性糖皮质激素，否则不建议规律使用短效或长效 β2 受体激动剂。

由于哮喘的复发性及多变性，需不断评估哮喘的控制水平，治疗方案则依据控制水平进行调整。如果目前的治疗方案不能够控制哮喘，治疗方案应该升级直至达到哮喘控制为止。当哮喘控制并维持至少 3 个月，且肺功能恢复并维持平稳状态，治疗方案可以降级，如减少药物种类、剂量等。若患者使用最低剂量控制药物达到哮喘控制 1 年，并且哮喘症状不再发作，可考虑停用药物治疗。

以上方案为基本原则，但必须个体化，以最小量、最简单的联合、不良反应最少、达到最佳哮喘控制为原则。

表 2-4 哮喘患者长期（阶梯式）治疗方案

药物	1级	2级	3级	4级	5级
推荐选择控制药物	按需 ICS- 福莫特罗	低剂量 ICS 或按需 ICS+ 福莫特罗	低剂量 ICS+LABA	中剂量 ICS+ LABA	参考临床表型加抗 IgE 单克隆抗体，或加抗 IL-5，或加抗 IL-5R，或加抗 IL-4R 单克隆抗体
其他选择控制药物	按需使用 SABA 时即联合低剂量 ICS	白三烯受体拮抗剂（LTRA）			
低剂量茶碱	中 / 低剂量 ICS 加 LTRA，或加茶碱	高剂量 ICS 加 LAMA，或加 LTRA，或加茶碱	高剂量 ICS+LABA 加其他治疗，如加 LAMA，或加茶碱，或加低剂量口服激素（注意不良反应）		
首选缓解药物	按需使用低剂量 ICS+ 福莫特罗，处方维持和缓解治疗的患者按需使用低剂量 ICS+ 福莫特罗				
其他可选缓解药物	按需使用 SABA				

注：ICS，吸入性糖皮质激素；LABA，长效 β2 受体激动剂；SABA，短效 β2 受体激动剂；LAMA，长效抗胆碱能药物。LTRA，白三烯受体拮抗剂

五、中医病因病机

（一）概述

哮喘发作时临床主要表现为咳嗽、喘鸣、呼气性呼吸困难、胸闷、严重者会出现呼吸频率增加、口唇发青变紫等症。常在夜间和 / 或清晨发作、加剧，部分患者有季节性发作或加重的表现。根据本病的临床表现，一般将其归类于中医学的"哮病""哮证""哮喘"范畴。哮病是一种发作性的痰鸣气喘疾患。病因系宿痰伏肺，复因外邪侵袭、饮食不当、情志刺激、体虚病后等触动诱发。病机为痰阻气道，肺失宣降。病位在肺，与脾肾密切相关。哮病为本虚标实之证，标实为痰浊，本虚为肺脾肾虚，本虚与标实互为因果。发作时以邪实为主，有寒哮、热哮之分，治以疏风

散寒、祛痰平喘；未发时以正虚为主，表现为肺、脾、肾等脏气虚弱之候，治以温阳补肾、益肺健脾。平素宜避免寒冷、海膻发物等诱发因素，调护正气，提高抗病能力。

（二）病因

1. 外邪侵袭

气候变化为哮喘病发作的主要诱因。外邪侵袭，内合于肺，"伏痰"遇感引触，痰随气升，气因痰阻，相互搏结，壅塞气道，而致痰鸣如吼，气息喘促；或寒温失调，失于表散，邪蕴于肺，壅阻肺气，气不布津，聚液生痰而发；或吸入花粉、烟尘、异味气体等，影响肺气的宣发，津液凝聚，痰浊内生而致哮。

2. 饮食不当

过食生冷，寒饮内停，或嗜食酸咸甘肥，积痰蒸热，或禀赋异常者，进食海膻发物，以致脾失健运，痰浊内生，上干于肺，壅塞气道而发。

3. 情志刺激

肝主疏泄，性喜条达。忧郁恼怒、思虑过度等情志刺激，使肝失条达，气机不畅，气郁化火，气火循经上逆犯肺，或肝气郁结，疏泄失职，津液失布，凝而成痰，或肝郁化火，郁火灼津，炼液成痰，或肝气郁滞，横克脾土，脾失健运，酿液为痰，上贮于肺，以致肺失肃降，发为哮喘。

4. 体虚病后

体质虚弱，易发哮喘病。若病后体弱，如幼年患麻疹、顿咳，或反复感冒、咳嗽日久等，以致肺气亏虚，气不化津，痰饮内生，或病后阴虚火旺，热蒸液聚，痰热胶固而致哮。体质不强者多以肾虚为主，而病后所致者多以肺脾虚为主。

（三）病机

本病发作时的基本病理变化为"伏痰"遇感引触，痰随气升，气因痰阻，相互搏结，壅塞气道，气道狭窄，通畅不利，肺气宣降失常，引动停积之痰，而致痰鸣如吼，气息喘促。病理因素以痰为主，朱丹溪认为"哮喘专主于痰"。痰的产生主要由于人体津液不归正化，凝聚而成，如伏藏于肺，则成为发病的潜在"夙根"，因各种诱因如气候、饮食、情志、劳累等诱发。如《景岳全书·喘促》："喘有夙根，遇寒即发，或遇劳即发者，名哮喘。"

本病的病位主要在肺，同时与肝、脾、肾密切相关。肺主气，主宣发肃降，若外邪侵袭或他脏病气上犯，皆可使肺失宣肃，气机上逆，发为哮鸣气喘。如因情志失调，肝失疏泄，气机不利，津滞为痰，上逆犯肺；饮食不当，脾失健运，积湿生痰，上贮于肺，均可影响肺气的升降；肺为气之主，肾为气之根，哮病日久，肺虚及肾，摄纳失常，每可使病情发作加重。若长期反复发作，寒痰伤及脾肾之阳，痰热耗灼肺肾之阴，则可从实转虚，在平时表现为肺、脾、肾等脏气虚弱之候。如长期不愈，反复发作，病由肺脏影响及脾、肾、心，可导致肺气胀满，不能敛降的肺胀重症。

六、辨证要点及治疗思路

（一）辨证要点

哮病总属邪实正虚之证，当辨虚实寒热。发时以邪实为主，多见寒哮、热哮，也可见寒包热、风痰、虚哮等兼证，还要注意寒痰、热痰之分，是否兼表之别；未发时以正虚为主，宜辨阴阳之偏虚，肺、脾、肾之所属。若日久不愈，虚实错杂，当辨主次，按病程新久及全身症状辨别。

1. 辨发作期与缓解期

发作期气粗声高，呼吸深长、呼出为快，脉象有力；缓解期气怯声低，呼吸短促难续、吸气不利，脉象沉细或细数。发作期主要辨寒哮、热哮；缓解期主要辨肺虚、脾虚或肾虚。

2. 辨寒热

发作期尤当辨别寒热之属性及其相兼、转化的演变。寒哮多由感受风寒之邪，气促哮鸣，痰稀色白，面色晦暗，口不渴或渴喜热饮，形寒畏冷；舌质淡，苔白滑，脉弦紧或浮紧。热哮常可因感暑热之邪，气粗息涌，痰稠色黄，面赤口苦，渴喜冷饮，不恶寒；舌质红，苔黄腻，脉滑数或弦滑。寒哮、热哮发作日久易化热，热哮迁延不愈可转寒。

3. 辨肺脾肾虚损

肺虚者，肺气耗散，面色淡白无华，气短懒言，声低乏力，自汗畏风，四肢不温，极易感冒；若脾虚不运，停湿生痰，则见食少脘痞，咳嗽痰多，面色萎黄；若病久肾虚，摄纳失职，气逆于上，可见动则气喘，腰酸膝软，形寒怕冷，大便清冷。

（二）治则治法

哮病当以"发时治标，平时治本"为基本治疗原则。发作期以攻邪治标，祛痰利气为主。寒痰宜温化宣肺，热痰当清化肃肺，寒热错杂者，当温清并施，表证明显者兼以解表，属风痰为主者又当祛风涤痰。反复日久，正虚邪实者，又当兼顾，不可单纯拘泥于祛邪。若发生喘脱危候，当急予扶正救脱。缓解期应扶正治本，阳气虚者应予温补，阴虚者则予滋养，分别采取补肺、健脾、益肾等法，通过补益肺脾肾，以冀预防和减少复发。

七、常用方药

(一) 发作期

1. 寒哮

（1）症状：呼吸急促，喉中痰鸣，胸中满闷如窒，难以平卧，咳嗽，痰色白清稀多泡沫，小便清长，口不渴。初起可伴有恶寒、发热、头痛。舌质淡或淡红，苔白或腻，脉浮紧。

（2）治法：宣肺散寒，豁痰平喘。

（3）方药：射干麻黄汤或小青龙汤加减。前方长于降气祛痰，后方解表散寒力强。若表寒明显、寒热身痛者，配桂枝、生姜辛散风寒；痰涌气逆、不得平卧者，加葶苈子、紫苏子、杏仁、白前、橘皮等；咳逆上气、汗多者，加白芍。

2. 热哮

（1）症状：气粗息涌，咳呛阵作，喉中哮鸣，胸高胁胀，烦闷不安，汗出，口渴喜饮，面赤口苦，咳痰色黄或色白，黏浊稠厚，咳吐不利，不恶寒。舌质红，苔黄腻，脉滑数或弦滑。

（2）治法：清热宣肺，涤痰平喘。

（3）方药：定喘汤加减。高热烦渴、痰多、色黄稠、难咯出者，加生石膏、青天葵、薄荷清肺热，解表里之热邪；大便不通、腹胀满、舌苔黄厚而干者，加大黄、枳壳以清里热、通腑气。如患者对地龙过敏或服后有恶心、呕吐、胃肠不适者，可去地龙加葶苈子。

(二) 缓解期

1. 肺气虚

（1）症状：喘促气短，语声低微，面色㿠白，自汗畏风，咳痰清稀色白，多因气候变化而诱发，发前喷嚏频作，鼻塞流清涕。舌质淡红，苔薄白，脉细弱或虚大。

（2）治法：益气固表，补肺平喘。

（3）方药：玉屏风散加减。若恶风明显，加用桂枝汤；咳嗽气逆，加杏仁、桔梗以宣降肺气；汗多表虚不固，重用黄芪，另加糯稻根、麻黄根、五味子、生牡蛎以固表敛汗。

2. 脾气虚

（1）症状：倦怠无力，食少便溏，面色萎黄无华；痰多而黏，咳吐不爽，胸脘满闷，恶心纳呆；或食油腻易腹泻，每因饮食不当而诱发。舌质淡，有齿印，苔白，脉濡弱。

（2）治法：益气健脾，培土生金。

（3）方药：六君子汤加减。咳嗽痰多，可加前胡、枇杷叶以宣肺祛痰；汗多表虚，加麻黄根、五味子敛汗；纳少便溏，加山药、砂仁、佩兰以健脾化湿。

3. 肾气虚

（1）症状：平素息促气短，动则为甚，呼多吸少；咳痰质黏起沫，脑转耳鸣，腰酸腿软，心悸，不耐劳累；或五心烦热，颧红，口干；或畏寒肢冷，面色苍白。舌淡苔白质胖，或舌红少苔，脉沉细或细数。

（2）治法：补肾纳气，降逆平喘。

（3）方药：金匮肾气丸或七味都气丸。前方偏于温肾助阳，后方偏于益肾纳气。阳虚甚，酌加附片、肉桂、补骨脂、淫羊藿、鹿角片；阴虚甚，加生地黄、冬虫夏草；若肾失潜纳，气不归原，加蛤蚧、胡桃肉、沉香。

缓解期虽可见肺、脾、肾虚单独出现，但临床上更多的是多证并见，包括虚实夹杂，治疗上当具体辨证施治。

八、中成药

冷哮丸、小青龙颗粒、桂龙咳喘宁胶囊、蛤蚧定喘丸、雷公藤总苷片、广地龙胶囊、珠贝定喘丸、痰咳净、玉屏风颗粒等。

九、名医验案

1. 国医大师朱良春经验方

参蛤三七散是国医大师朱良春先生治喘名方，适合于久病哮喘正气较虚者。

由人参100g、蛤蚧2对（去头足，焙黄）、三七10g、炙麻黄20g、紫苏子20g、地龙30g、补骨脂30g、巴戟天30g、钩藤30g组成，研细末，每次3g，每天3次，口服，7天为1个疗程。待咳喘缓解，每天服1次，长期坚守，以巩固疗效。临床上亦可改为汤剂，随症加味。本散具有补益脾肺、纳气平喘的功效。

2. 国医大师洪广祥医案

王某，男，26岁，初诊（1998年3月6日）。

主诉、现病史及既往史：患者近日因受风寒，胸闷气喘，难以平卧，咳嗽咳痰，痰色白质黏，伴鼻塞，易出冷汗，四肢不温，口干欲饮水，唇、甲颜色暗紫，舌暗苔白腻，脉浮滑弦。既往有哮喘病史，听诊双肺布满哮鸣音。

西医诊断：支气管哮喘。

中医诊断：哮病，证属于风寒犯肺，痰瘀气阻，郁而化热。

治法为温肺散寒，利气平喘，兼清郁热。选方小青龙汤合蠲哮汤加减。药用：麻黄 10g、桂枝 10g、细辛 5g、干姜 10g、法半夏 10g、白芍 10g、五味子 10g、炙甘草 10g、葶苈子 15g、青皮 10g、厚朴 10g、杏仁 10g、石膏 30g。5 剂，水煎，日服 1 剂，分 2 次温服。

二诊（1998 年 3 月 11 日）：服 1 剂后症状改善大半，3 剂后症状缓解。予以益气温阳护卫汤加茯苓 15g、白术 10g 以扶正固本。

后嘱患者继续坚持门诊口服中药治疗，以控制或减少哮喘发作，并以益气温阳护卫汤为主方调理数月，患者无特殊明显不适，期间未见哮喘发作，病情稳定。

【按语】本案以全程温法治疗，患者得到了显著疗效。患者因受风寒而发病，及时选用温宣、温散、温化之力小青龙汤为主方治疗，针对痰瘀气阻，方中加葶苈子、青皮、厚朴以舒畅气机，以达到"治痰治瘀以治气为先"目的，同时用石膏以清解郁热，故全方以温法温药为主，同时将温宣、温散、温化、温通、温清之法并用，从而使症状迅速缓解。随之后面的治疗巩固中，重点关注到素体气阳虚弱和宿根痰瘀的因素，仍以温药为主线，结合患者的实际情况，将温补和温化之法结合，以控制或减少哮喘的日后发作。

第三节　支气管扩张症（bronchiectasis）

一、概述

（一）支气管扩张的定义

支气管扩张症（简称支扩）最早由病理学家 Laennec 在 1819 年首先描述，主要是指急、慢性呼吸道感染和支气管阻塞后，反复发生支气管化脓性炎症，致使支气管壁结构破坏，引起支气管异常、持久性扩张和管壁增厚的一类异质性疾病的总称。临床表现为慢性咳嗽、大量咳痰和／或间断咯血、伴或不伴气促和呼吸衰竭等轻重不等的症状。支扩可以是原发或继发，主要分为囊性纤维化（cystic fibrosis, CF）导致的支气管扩张和非囊性纤维化（non-cystic fibrosis bronchiectasis, NCFB）导致的支气管扩张。由于国内极少见到 CF 患者，故 CF 不在此讨论，本节主要讨论非囊性纤维化支气管扩张。

（二）支气管扩张的流行病学概述

近年来国际上报道的支气管扩张发病率和患病率有所升高。据统计，截至 2013 年英国人群的支扩发病率增长到 31.1/10 万，患病率增长到 525.8/10 万，西班牙人群在 2012 年支扩发病率约为 48.1/10 万，美国成人支扩患病率约为 139/10 万。我国目前尚无大规模支扩流行病学调查数据，2013 年发表的一项在 7 省市城区 40 岁以上居民的调查研究结果显示，1.2%（135/10811）的居民曾被诊断为支气管扩张症，其中男性患病率为 1.5%（65/4382），女性患病率为 1.1%（70/6429），支扩的患病率随着年龄增长而增加。部分慢阻肺患者合并支气管扩张症的比例高达 30%。支气管扩张患者反复发生呼吸道感染，导致肺功能下降，最后出现呼吸衰竭，整体预后较差。慢阻肺合并支气管扩张者病死率增加一倍。

二、发病机制

支气管扩张症的主要发病因素为支气管－肺组织的感染和支气管阻塞，感染引起管腔黏膜的充血、水肿，使管腔狭小，分泌物阻塞管腔导致引流不畅而加重感染，两者相互影响促使支气管扩张的发生和发展。国内研究表明，支扩患者肺组织病理切片中支气管和细支气管均有上皮增生，包括杯状细胞增生和 / 或肥大，以中性粒细胞浸润为主，证实支扩患者存在异常上皮重塑伴黏膜纤毛结构受损，导致炎症和感染。支气管壁由于水肿、炎症和新血管形成而变厚；周围间质组织和肺泡的破坏导致了纤维化肺气肿，或两者兼有。因此，支扩本质上是一种慢性气道炎症性疾病。

支扩是由多种疾病导致气道结构破坏的共同终点，其原因多种多样。支扩的主要已知病因如下：

（1）既往下呼吸道感染：既往下呼吸道感染，尤其是婴幼儿和儿童时期下呼吸道感染是支扩最常见的病因，如麻疹、百日咳、肺结核、肺炎（包括细菌病毒和支原体），部分患者会在感染后出现支扩症状。此外，铜绿假单胞菌（*pseudomonas aeruginosa*，PA）的感染或定植与支扩病情发生发展的关系尤为密切，会影响支扩的急性加重频率及预后（如肺功能较差、肺功能下降速度更快、病死率更高）。

（2）免疫功能缺陷：免疫缺陷分为原发性和继发性。常见的原发性免疫缺陷有低免疫球蛋白血症，如免疫球蛋白 G（immunoglobulin G，IgG）亚群的缺陷（IgG2、IgG4）、免疫球蛋白 A（immunoglobulin A，IgA）缺乏症、普通变异性免疫球蛋白缺乏症（common variable immunodeficiency，CVID）、慢性肉芽肿性疾病、补体缺陷、特异性抗体产生功能下降等。常见的继发性免疫缺陷有长期服用免疫抑制药物、人类免疫缺陷病毒（human immunodeficiency virus，HIV）感染等。发生严重、持续、反复感染的患者，尤其是反复肺炎、多部位感染、机会性感染者，应注意免疫功能缺陷的可能。

（3）遗传因素：一些先天性疾病，如 α1- 抗胰蛋白酶缺乏、纤毛功能缺陷［如原发性纤毛运动障碍（primary ciliary dyskinesia，PCD）］、CF、巨大气管 – 支气管症、软骨缺陷等也会导致支扩。除支扩自身的临床表现外，常伴有其他系统症状。因此，对于支扩患者应详细采集病史，如呼吸道和全身症状等。

（4）气道阻塞和反复误吸：儿童最常见的气道阻塞的原因是气道异物吸入，成人也可因吸入异物或气道内肿瘤阻塞导致支气管扩张，但相对少见。此外，毒性物质吸入直接损害气道、吞咽困难或胃食管反流导致反复误吸，也可能出现支扩。因此，对于支扩患者均应注意询问有无气道阻塞和误吸史。

（5）其他肺部疾病：相当一部分的变应性支气管肺曲霉病（allergic broncho pulmonary aspergillosis，ABPA）因反复痰栓阻塞而形成中心性支扩，是支扩的一种特殊病因。慢阻肺和哮喘常与支扩共同存在、互相影响，此类共患病患者呼吸道症状更明显，肺功能损害程度更严重，预后更差。支扩是非结核分枝杆菌（non-tuberculosis mycobacteria，NTM）肺病常见的易患因素，而 NTM 肺病也可导致支扩，两者孰因孰果至今仍未阐明。弥漫性泛细支气管炎后期多合并有支扩的影像学表现。

（6）其他系统疾病：部分类风湿性关节炎（rheumatic arthritis，RA）患者胸部高分辨率 CT（high-resolution computed tomography，HRCT）检查发现支气管扩张，因此 RA 被认为是支扩的可能病因之一。其他结缔组织疾病，如原发性干燥综合征、系统性红斑狼疮、抗中性粒细胞胞质抗体相关性血管炎、强直性脊柱炎等，这类患者中均有不同比例的支扩发生。有报道支扩与炎症性肠病（inflammatoryboweldisease，IBD）具有相关性，炎症性肠病患者出现慢性咳嗽、咳痰症状时，应排查是否合并支扩。

三、临床表现及诊断

（一）诊断标准

根据反复咳脓痰、咯血病史和既往有诱发支气管扩张的呼吸道感染病史，胸部高分辨 CT（HRCT）显示支气管扩张的异常影像学改变，即可明确诊断为支气管扩张。诊断支气管扩张症的患者还应进一步仔细询问既往病史、评估上呼吸道症状、根据病情完善相关检查以明确病因诊断。

（二）病史

一般患者幼年曾有麻疹、百日咳、支气管肺炎、肺结核等病史。此外，应询问患者有无人类免疫缺陷病毒感染史、实体器官或骨髓移植史、接受免疫抑制治疗史等。

（三）症状

支气管扩张的典型症状是慢性咳嗽、咳大量脓痰和反复咯血。

50%～90%的患者具有慢性咳嗽、咳大量脓痰症状，多在患者体位改变时（如晨起或入夜卧床时）咳嗽加重，痰液较多。慢性咳嗽、咳痰，痰量和痰的性质不等。早期较轻可完全无症状，随着病情进一步发展和合并感染，则咳嗽加重，痰量增多；其严重度可用痰量估计：轻度，< 10mL/d；中度，10～150mL/d；重度，> 150mL/d。痰液多呈黄绿色脓样，收集后分为三层：上层为泡沫、中间为黄绿色浑浊脓液、下层为脓性坏死组织沉淀物。如痰有恶臭味，提示合并有厌氧菌感染。

50%～70%患者有咯血，咯血量多少不等，可为痰中带血丝到大咯血。咯血量与病变范围和程度不一定成正比。

反复继发感染患者可有全身中毒症状，如发热、乏力、食欲减退、消瘦、贫血等，严重者可出现气促与发绀。

（四）体征

早期及轻症者无异常体征，病变重或继发感染时，常可闻下胸部持续性湿啰音，部分排痰后啰音可暂时消失。部分患者后期并发肺气肿、肺心病等并发症时会出现相应体征。慢性化脓性支气管扩张患者呼出气息发臭，且有杵状指（趾），全身营养情况也较差。

（五）实验室和辅助检查

主要影像学检查包括胸部 X 线和 HRCT；实验室检查包括血常规及炎症标志物，如 C 反应蛋白（c-reactive protein，CRP）、痰培养及药敏试验、血气分析；还有肺功能支气管镜检查。

（1）X 线检查：X 线胸片可无明显异常，或可见一侧或双侧下肺叶肺纹理明显增粗、增多、排列紊乱、边缘模糊，在增多的肺纹理中可有管状透亮区——"轨道征"。严重者肺纹理可呈网状，其间有透亮区，类似蜂窝状。

（2）HRCT 检查：胸部 HRCT 是目前国内外诊断支气管扩张最常用的影像学工具，其中扫描层厚 ≤ 1mm 的薄层 CT 对支扩的诊断具有重要的意义。支气管扩张在

HRCT 上的主要表现为支气管呈柱状或囊状改变、气管壁增厚（支气管内径 < 80% 外径）、黏液阻塞、"树芽征"及"马赛克征"。当 CT 扫描层面与支气管平行时，扩张的支气管呈"双轨征"或"串珠"状改变；当 CT 扫描层面与支气管垂直时，扩张的支气管呈环形或厚壁环形透亮影，与伴行动脉形成"印戒征"；当多个囊状扩张的支气管彼此相邻时，则表现为"蜂窝"或"卷发"状改变。

（3）血常规及炎症标志物：血常规白细胞计数、中性粒细胞分类及 C 反应蛋白升高，提示急性细菌感染。晚期红细胞减少，患者呈现轻度或中度贫血。

（4）痰培养及药敏试验：包括常规痰培养和分枝杆菌培养，痰培养及药敏试验可判断致病微生物、有助于明确潜在病因，并对抗菌药的选择有重要的指导意义。

（5）血气分析：帮助评价患者的肺功能受损程度，判断患者是否合并低氧血症和 / 或高碳酸血症。

（6）肺功能检查：FEV1、最大通气量、FEV1/FVC、FEE 均降低，而残气量 / 肺总量升高。病变较局限者肺功能影响小；严重者及并发肺纤维化和 COPD 患者肺功能受影响，表现为阻塞性通气功能障碍。肺功能检查可指导临床使用支气管舒张剂。

（7）支气管镜检查：支气管镜有助于对引起局限支气管扩张的管腔内肿物、结核病灶及异物做出诊断，对咯血的定位诊断也有重要意义，同时可以吸引留取深部痰送检，对治疗有指导作用。

（8）其他：次要检查包括鼻窦 CT、血 IgE 测定、特异性 IgE、烟曲霉皮试、类风湿因子、抗核抗体、细胞免疫功能检查、CF 和 PCD 相关检查，如汗液氯化钠、鼻呼出气 NO、基因检测、黏膜纤毛电镜检查，以及必要时纤支镜检查等。

四、西医治疗

（一）治疗原则

支气管扩张症是支气管解剖结构的破坏性改变，是不可逆的，因此，支气管扩张的治疗原则是去除病因，促进痰液排出，控制感染以及必要时手术治疗。治疗目的是治疗潜在病因以延缓疾病进展，减少急性加重次数，减轻症状，维持和改善肺功能，提高患者的生活质量。

（二）抗感染治疗

支气管扩张症患者出现痰量增多及其脓性成分增加等急性感染征象时，需应用抗感染药物，其目的是在急性加重期间控制细菌感染，减少细菌负荷，阻断炎症恶性循环。急性加重期开始用抗菌药物治疗前应常规送痰培养，根据痰培养和药敏结果选用抗菌药物，但在痰培养结果出来前或培养阴性时即应开始经验性抗菌药物治疗：早期急性加重时，推荐口服阿莫西林，第二、第三代头孢菌素，左氧氟沙星，莫西沙星。存在铜绿假单胞菌感染时可口服环丙沙星或高剂量左氧氟沙星。严重感染或合并肺实质炎症时，必须静脉用药，可以选用具有抗假单胞菌活性的 β- 内酰胺类药物（如头孢他啶、头孢吡肟、哌拉西林 / 他唑巴坦、头孢哌酮 / 舒巴坦）、碳青霉烯类（如亚胺培南、美罗培南）、氨基糖苷类（妥布霉素、阿米卡星）、喹诺酮类（如环丙沙星、左氧氟沙星），可单独应用或联合应用。如有阳性的痰培养结果，应根据药敏调整用药，一般主张两药联合，抗菌药物的疗程并不统一，一般疗程为 10 ~ 14 天，常用 14 天方案。

（三）祛痰治疗

祛痰治疗在支气管扩张治疗中的地位相当重要，包括物理排痰和祛痰药物。

1. 物理排痰

对于痰量多或排痰困难的患者，气道廓清治疗能够帮助患者有效排痰，改善气道阻塞，控制咳痰症状，提高通气效率，保持或提高运动耐量。常见的气道廓清技术包括主动循环呼吸技术、自主或体位引流、胸部叩击振动等。

目前这一方面国内则相对薄弱，临床常用的气道廓清治疗有体位引流、高频胸壁振荡，必要时还可以经纤维支气管镜吸痰。体位引流一般头低臀部抬高，可配合震动拍击背部协助痰液引流；如体位引流痰液仍难排出，可经纤支镜吸痰，用生理盐水冲洗稀释痰液。

2. 祛痰药物

祛痰药物包括黏液活性药和吸入高渗制剂等。祛痰药物根据不同作用机制分为：高渗制剂（如生理盐水、甘露醇）、黏液溶解剂（如口服或雾化用乙酰半胱氨酸、桉柠蒎等）、黏液动力剂（如氨溴索口服及雾化剂）、黏液调节剂（如福多司坦等）。

对于排痰困难、生活质量差以及体位引流等效果不佳的支扩患者，可尝试长期使用（≥ 3 个月）一种祛痰药物。对于伴有气流受限或气道高反应的支扩患者，使用祛痰药物或高渗制剂前建议吸入支气管舒张剂。吸入支气管舒张剂后，再吸入祛痰药物，能显著增加祛痰药在小气道的沉积，改善黏液纤毛清除功能和排痰作用。

（四）改善气流受限

长效支气管舒张剂（长效 β2 受体激动剂、长效抗胆碱能药物、吸入糖皮质激素 / 长效 β2 受体激动剂）可改善气流受限并帮助清除分泌物，对伴有气道高反应及可逆性气流受限的患者常有一定疗效。

（五）并发症治疗

咯血：咯血是支气管扩张最常见的并发症，常由于气道炎症反应加剧和 / 或血管畸形引起。对于小量咯血的患者，推荐适当口服止血及抗菌药物治疗。大咯血（一次咯血量超过 100mL 或 24h 咯血量超过 500mL 为大咯血，目前定义存在争议）是支扩致命的并发症，严重时可导致窒息。对于大咯血的患者，在处理上首先应保证气道通畅，改善氧合状态，稳定血流动力学状态，嘱患者患侧卧位休息。大咯血时，药物治疗首选静脉给予垂体后叶素；在垂体后叶素禁忌或无效时，可使用酚妥拉明；经内科治疗无效，可考虑支气管动脉栓塞术，辅助止血药物治疗；有介入禁忌的患者，可行支气管镜下止血或外科手术治疗。

（六）外科治疗

一般来说，内科药物治疗有效的情况下不考虑外科手术治疗。主要适应证为：反复发作急性下呼吸道感染或大咯血，病变范围局限于一侧，不超过 2 个肺叶，药物治疗控制欠佳，全身情况良好者，可根据病变范围做肺段或肺叶切除术；反复大咯血时可采用支气管动脉栓塞术止血。对于采取了所有治疗仍致残的病例，合适者可考虑肺移植。

（七）预防

（1）预防感染：防治麻疹、百日咳、支气管肺炎及肺结核等急、慢性呼吸道感染，可考虑接种疫苗以减少急性发作。

（2）戒烟：吸烟者应戒烟，避免吸入有害气体。

（3）增强体质：加强锻炼，预防感冒，提高机体抵抗力对保持肺功能有一定作用。

五、中医病因病机

（一）概述

支气管扩张症是指由于气管及其周围组织慢性炎症，破坏管壁以致支气管扩张和变形性疾病，主要的临床症状是慢性咳嗽、咯脓痰和反复的咯血，以及肺部固定而持久的局限性粗湿啰音。支气管扩张按其发病的不同程度和阶段，可归纳入中医"咳嗽""肺痈""咯血"范畴，多为燥热内盛，化火动血所为，当以清热凉血，宁络止血为治。支气管扩张症病程长，病情缠绵，病理变化错综复杂，目前仍为难治性咳喘疾病之一。该病为本虚标实，肺脾气虚为本，虚是支扩主要的发病基础；痰、热、瘀为标,"痰热"是支扩辨证论治的一个主要矛盾。急则治标,缓则治本,中医对该病的分期治疗是个很好的思路,其中尤其强调缓解期的持续治疗,以控制疾病反复发作,防止进一步恶化,这也是中医治疗本病的优势所在。

(二)病因

支气管扩张根据其发病过程的不同阶段,中医学认为其病因为外因和内因2个方面。外因指外感风、湿、燥、火之邪,内因多指肺体亏虚、饮食不当及七情内伤。临床上内因与外因又互为因果可致恶性循环。

1. 感受外邪

外感六淫,肺失清肃,津液不布,蒸液成痰,出现咳嗽咳痰加重;或外邪化热,热伤肺络,出现咯血。

2. 痰浊内蕴

久病肺虚,津液不布,聚而成痰;子病及母,脾虚亏虚,水谷不化,聚而成痰;郁久化热,痰热内蕴,出现黄脓痰;热伤血脉,出现咯血。

3. 饮食不当

嗜食肥甘之物,或暴饮暴食,损伤脾胃,水谷不化,聚而成痰;嗜食辛辣煎炸之物,胃热内生,浊伤阴津,灼津成痰。

4. 内伤情志

怒伤肝,喜伤心,忧伤肺,思伤脾,恐伤肾;木火刑金或相火灼金皆可出现咯血。

5. 脏腑亏虚

久咳肺虚,肺失宣降,津液不布,聚津成痰;脾虚失司,水谷不化,聚而成痰;肾气亏虚,蒸液无力,聚津成痰;另外,气虚失摄,血溢脉外;肾阴不足,相火妄动,相火灼金,肺络受损,出现咯血。

(三)病机

肺为娇脏,喜润恶燥,不耐寒热,如唐容川在《血证论》中讲"肺为娇脏,无论外感、内伤,但一伤其津液,则阴虚火动,肺中被刑,金失清肃下降之令,其气上逆,嗽痰咳血"。本病患者常为正气不足,卫外不固之体,复因感受风热或风寒郁而化热,及素有痰热内涵,内外合邪,郁滞于肺。邪热蒸液成痰,阻塞肺窍,进而又致气机不畅,血滞为瘀。痰热与痰血互结,蕴酿成痈,血败肉腐,化脓外馈。本病急性期可应外感淫邪化热或痰热内蕴而出现咳嗽咳痰、咯血;亦可肝火犯肺、相火灼金导致咯血;病变后期或反复发作耗伤气阴,成正虚邪恋。迁延期可因久病肺脾两虚,津液不布,水谷不化,痰浊内蕴,则长期咳嗽、咳痰。

六、辨证要点及治疗思路

(一) 辨证要点

辨证首先区分急性期及迁延期；其次掌握肺、脾、肾的相互关系；再次辨虚实，实证多为痰浊、郁热；虚证多为肺虚、脾虚、肾虚。

(二) 治则治法

治疗宜分期进行辨证施治。急性期以祛邪为主，急则治其标，采用清热解毒、化瘀排脓、邪去正安。迁延期，正虚邪恋，虚实夹杂，宜化痰排脓为主，佐以扶正。针对复杂病机时，既要全面考虑，又需分清主次，恰当运用"祛邪以安正"和"扶正以祛邪"的治则。

七、常用方药

(一) 急性期

1. 痰热蕴肺

(1) 症状及分析：

咳嗽、咯大量脓样黄白色稠痰，其气味或腥臭；口干、口渴，可伴发热恶寒、胸痛、大便结、尿黄、舌质红、苔黄腻、脉滑数或浮数。

(2) 治法：清热化痰，宣肺止咳。

(3) 主方及分析：

清金化痰汤。咯血者，加仙鹤草、侧柏叶、白及以凉血止血；热盛，加黄连、黄芩以清肺泄热；痰多，加瓜蒌、胆南星、冬瓜仁以清热化痰；大便秘结不通，加大黄泄热通腑；血色瘀黯、缠绵不止，加三七末冲服止血。

2. 肝火犯肺

(1) 症状及分析：咳嗽、咳黄色脓痰、咯血、烦躁易怒、胸胁疼痛、口干、口苦、舌质红、舌苔薄黄干、脉弦数。

(2) 治法：清肝泻火，凉血止血。

(3) 主方及分析：黛蛤散合泻白散加减。胸胁痛明显者加柴胡、郁金以疏肝行气化瘀以止痛；痰多加浙贝母、金荞麦清热涤痰。

3. 相火灼金

(1) 症状及分析：咳嗽咳痰或干咳无痰、痰中带血或反复咯血、口干咽燥、潮热盗汗、面赤颧红、舌质红少苔或无苔、脉细数。

（2）治法：滋阴养血、凉血止血。

（3）主方及分析：百合固金汤加减。痰多，加枇杷叶、天花粉加强清热化痰；反复咯血，加生蒲黄、白茅根养阴止血；舌涸津伤，以生藕汁代茶徐徐咽下清热生津止血。

4.气不摄血

（1）症状及分析：

痰中带血或咳吐纯血。面色无华，神疲乏力，头晕目眩，耳鸣心悸，或肢冷畏寒，冷汗淋漓。舌质淡，脉虚细或虚数或芤。

（2）治法：益气温阳摄血。

（3）主方及分析：

拯阳理劳汤加减。人参、黄芪、白术、肉桂、甘草益气温阳；仙鹤草、白及、阿胶珠、三七粉止血；当归、陈皮行气活血，使止血而不留瘀。全方合用可收益气摄血，收敛之效。无寒象者去肉桂。

（二）迁延期

1.痰浊阻肺

（1）症状及分析：

反复长期咳嗽、咯大量脓痰、痰色虽黄白黏稠，但易咯出，尤以早晚或变换体位后咳痰更多；舌质淡、苔白厚腻、脉滑。

（2）治法：祛痰止咳平喘。

（3）主方及分析：二陈汤加减。若湿痰化热，加鱼腥草、苇茎以加强清解肺热；痰黄稠难咯出加金荞麦、煅礞石清热化痰。

2.肺脾两虚

（1）症状及分析：反复咳嗽、咳痰量多、痰白，气短、少气懒言，胃纳减少、形体消瘦，易患伤风感冒，舌质淡红、舌苔白润、脉细弱。

（2）治法：补肺健脾、祛痰止咳。

（3）主方及分析：补肺汤。喘重，加厚朴、银杏以宽胸下气；兼伤风感冒，加防风、荆芥穗、柴胡以疏解风邪。

八、中成药

蛇胆陈皮液、蛇胆川贝液、鲜竹沥口服液、百合固金丸、云南白药散剂（胶囊）等。

九、名医验案

1. 国医大师洪广祥经验方

组成：青黛 10g、海蛤壳 20～30g、桑白皮 15g、生栀子 10g、黄芩 10g、瓜蒌皮 15g、白头翁 15～30g、秦皮 15g、生大黄 10g。

主治：呛咳阵作，咳时面赤，咽干，急躁易怒，形体消瘦，痰黄稠黏或痰中带血，血色鲜红，舌质黯红，以舌边红为著，苔黄或腻，脉弦数。

加减：若出血量大，可酌情选用收敛止血的白及末 3g（冲服）、血余炭 10g、火炭母 10g；痰多咳嗽频作，加炙麻黄 10g、浙贝母 15g 化痰止咳。

2. 国医大师邓铁涛经验方

组成：太子参 30g、白术 15g、茯苓 15g、甘草 5g、紫苏子 10g、莱菔子 10g、白芥子 10g、五爪龙 30g、鹅管石 30g。

主治：反复咳嗽，咯大量脓痰，气短，少言，神昏，舌淡红，苔白腻，脉细。

加减：咳嗽甚，加百部 10g、紫菀 10g、橘络 10g 以润肺化痰；喘甚，加麻黄 6g、地龙 10g 以顺气平喘；食滞，加杜果壳 10g、布渣叶 10g 以行气消滞。

3. 国医大师洪广祥经验方

生黄芪 30g、防风 10～15g、白术 10～15g、桂枝 10g、白芍 10g、大枣 6 枚、生姜 3 片、炙甘草 6g、仙茅 10g、淫羊藿 10～15g 等组成，诸药共奏温阳益气、调和营卫、振奋真元之功效。若阳虚明显者，可将仙茅、淫羊藿易为补骨脂 10～15g、葫芦巴 10～15g，名为温阳护卫汤。本方适用于卫阳（气）虚弱型支气管扩张症，患者常见形寒肢冷，自汗畏风，不耐风寒，易伤风感冒等表现。

4. 国医大师郭子光经验方

组成：白及 15g、百合 15g、桑白皮 15g、黄芩 15g、麦门冬 20g、生地黄 20g、藕节 20g、鱼腥草（后下）30g，桃仁 15g、瓜蒌皮 15g、连翘 15g、白茅根 50g。每天 1 剂，水煎 2 次，混匀后分 2 次温服。

主治：清肺化痰，止咳止血。用于支气管扩张，症见咳嗽痰黄，大口咯血，或痰血交混，胸高气短、心烦、口干、舌红、脉滑数者。

方剂分析：方中黄芩、连翘、鱼腥草清泄肺热；生地、白茅根、白及、藕节有凉血止血、收敛止血之效，配合桃仁止血不留瘀，瓜蒌皮、桑白皮清肺化痰；百合、麦门冬养阴润肺，防止血热伤阴，同时肺阴充足则肺热易除。

5. 国医大师洪广祥医案

患者某，女，48 岁，初诊（1992 年 4 月 16 日）。

主诉：反复咳嗽咳痰 10 余年。自诉患支气管扩张症，病情控制不佳。初诊时见形体消瘦，神疲乏力，咳嗽咳痰，每天咳痰量约 100mL，伴见黄脓痰，约占痰量的 1/3，无血痰，胸闷气憋，时有胸痛，平素怯寒肢冷，易自汗，面色暗滞，口唇紫暗，舌质暗红，苔白厚腻，脉虚、弦、滑，右关弦滑，右寸细滑。

西医诊断：支气管扩张症。

中医诊断：咳嗽，阳气虚弱、痰热瘀阻证。

治以清泄肺热，涤痰行瘀。处方：生麻黄 10g、杏仁 10g、黄芩 10g、生甘草 10g、夏枯草 20g、金荞麦根 30g、桔梗 30g、浙贝母 15g、海蛤壳 20g、瓜蒌壳 15g、广郁金 15g、生黄芪 30g、白术 15g。7 剂，日 1 剂，水煎，早晚分服。

二诊（1992 年 4 月 23 日）：患者诉痰易排出，胸闷憋气感减轻，黄脓痰如前。嘱继续守方服用。14 剂，煎服法同前。

三诊（1992 年 5 月 7 日）：晨起及午后痰量较多，痰白质黏，黄脓痰量明显减少，无胸闷憋气感，苔白厚腻，舌质暗红，脉象虚弦滑。改用阳和汤合补中益气汤加减。药物组成：生麻黄 10g、鹿角霜 20g、肉桂 6g、炮姜炭 10g、炒白芥子 10g、熟地黄 15g、生甘草 10g、生黄芪 30g、党参 30g、白术 15g、陈皮 10g、当归 10g、败酱草 15g、夏枯草 15g、桔梗 30g。7 剂，煎服法同前。

四诊（1992 年 5 月 14 日）：精神好转，体力增强，自汗消除，痰量减少，厚腻苔亦减少。守上方继服 1 个月。

五诊（1992 年 6 月 11 日）：黄痰已基本消失，每天痰量仅 10～20mL，无胸闷气憋，精神改善，食欲渐复，二便正常，舌质偏暗红，舌苔薄腻，面色、口唇已无暗滞现象，脉细滑，右关弦滑之证显著缓和。效不更方，继续按上方加减扶正固本，治疗持续近 2 年。随访期间未见咯血，病情稳定无复发。

【按语】该病例基本病机是本虚标实。初诊时标实证候突出，先予清化热痰方药，并伍黄芪、白术健脾益气，体现了"祛邪不伤正"的治则。二诊守方不动，仍予祛邪方药。三诊时阳虚痰瘀症状显露，果断施予阳和汤合补中益气汤。全方补虚泻实、攻补兼施。四诊疗效渐起，痰量明显减少，充分说明了方药的有效性。五诊时痰瘀症状缓解，食欲、精神改善，右关弦滑之证显著缓和。说明宗气渐复，脾胃健运，疾病得到初步遏制。但久病体虚，元气亏损，痰瘀宿根不易清除，治疗上重在补虚，兼顾痰瘀，缓图调治。故继续进阳和汤合补中益气汤加减以温阳宣通，补益肺脾。从本病案可看出洪教授重视补益宗气，扶正固本，同时注意"清痰热""排痰"的方药运用，做到扶正不助邪，祛邪不伤正，减少了疾病的复发，值得进一步探讨和研究。

第四节　肺炎 (pneumonia)

一、概述

(一) 肺炎的定义和分类

肺炎 (pneumonia) 是指终末气道、肺泡和肺间质的炎症，以发热、咳嗽、气促、呼吸困难以及肺部固定湿啰音为其共同临床表现，是呼吸系统感染的常见和多发病。可由病原微生物、理化因素、免疫损伤、过敏及药物所致，以感染最为常见，故本节主要讨论由各种病原微生物引起的感染性肺炎。

由于肺炎病原学诊断仍然存在诸多困难，如检查阳性概率偏低、培养结果的滞后，而流行病学研究表明，不同途径感染获得方式以及不同宿主的肺炎在病原学上具有不同分布规律，临床亦各具特点。故目前在临床上，按感染场所不同可分为社区获得性肺炎 (community-acquired pneumonia，CAP) 和医院获得性肺炎 (hospital-acquired pneumonia，HAP)；按病因学分类可分为细菌、病毒、支原体、真菌、立克次体、衣原体和原虫等感染性肺炎。为有利于治疗，目前诊断多先按感染场所，再按病因学分类。社区获得性肺炎是指在医院外罹患的肺实质 (含肺泡壁，即广义上的肺间质) 炎症，包括具有明确潜伏期的病原体感染在入院后于潜伏期内发病的肺炎。HAP 亦称医院内肺炎，指患者在住院期间没有接受有创机械通气、也未处于病原感染的潜伏期，且入院 ≥ 48h 后新发生的肺炎 (包括在医院内获得感染而在出院后 48h 内发生的肺炎)。

(二) 肺炎的流行病学概述

据估计，我国每年约有 250 万人患肺炎，死亡约 12.5 万人，病死率 10/10 万，居各种死因第 5 位。

1. 社区获得性肺炎的流行病学

欧洲及北美国家成人 CAP 的年发病率为每年 (5 ~ 11) /1000 人，随着年龄增加而逐渐升高。日本的研究结果显示，15 ~ 64 岁、65 ~ 74 岁及 ≥ 75 岁 CAP 的年发病率分别为 3.4/1000、10.7/1000 和 42.9/1000。我国目前仅有 CAP 年龄构成比的研究，尚无成人 CAP 的发病率数据，2013 年一项国内研究结果显示，16585 例住院的 CAP 患者中 ≤ 5 岁 (37.3%) 及 > 65 岁 (28.7%) 人群的构成比远高于 26 ~ 45 岁青壮年

（9.2%）。CAP 的病死率随患者年龄增加而升高，CAP 总体病死率为 1% ~ 5%，其中重症肺炎病死率可达到 40% ~ 50%，甚至更高。目前，我国缺少 CAP 年发病率和病死率的数据。

2. 医院获得性肺炎的流行病学

国外的研究结果表明，HAP 的发病率为（5 ~ 10）/1000 例住院患者 / 年，占重症监护病房内感染总数的 25.0%。发生 HAP 后平均住院时间延长 7 ~ 10 天，住院医疗费用大幅度增加。HAP 也是最终导致危重患者死亡的直接原因，由其引起的相关病死率高达 15.5% ~ 38.2%。

中国 13 家大型教学医院的 HAP 临床调查结果显示，在呼吸科病房与呼吸重症监护病房中，HAP 的平均发生率为 1.4%，其中呼吸重症监护病房为 15.3%，普通病房为 0.9%。HAP 平均全因病死率为 22.3%。发生 HAP 后平均住院时间达（23.8 ± 20.5）天，较非 HAP 患者延长 10 天，抗感染治疗的疗程平均达（19 ± 17）天，人均住院诊疗费用与非 HAP 住院患者比较增加了 9.0 万余元，其中 6.6 万余元医疗费用发生在 HAP 之后，治疗 HAP 的抗菌药物费用人均达 2.7 万余元。

二、病因与发病机制

正常呼吸道免疫防御机制（支气管内黏液 – 纤毛运载系统、肺泡巨噬细胞等细胞防御的完整性等）使气管隆凸以下的呼吸道免除于细菌等致病菌感染。当患者机体抵抗力降低、免疫力下降时，病原体可通过空气吸入、血行播散、邻近感染部位蔓延、上呼吸道定植菌的误吸、胃肠道的定植菌的误吸（胃食管反流）、通过人工气道吸入环境中的致病菌而引起肺部炎症。医院获得性肺炎则更多是通过误吸胃肠道的定植菌（胃食管反流）和 / 或通过人工气道吸入环境中的致病菌引起。病原体直接抵达下呼吸道后，滋生繁殖，引起肺泡毛细血管充血、水肿、肺泡内纤维蛋白渗出及细胞浸润。肺炎的发病主要取决于两个因素：病原体因素和宿主因素。

（一）病原体因素

肺炎一般由细菌、病毒、真菌、寄生物等病原体感染引起，以细菌感染多见。这些病原体分为外源性感染和内源性感染。外源性病原体来自环境、空气、水、器械、医务人员的手等；内源性病原体来自患者自身的正常菌群，因患者自身抵抗力下降、体内菌群失调、菌群异位等因素引起。CAP 和 HAP 常见病原体分布见表 2–5。

表 2-5　CAP 和 HAP 的病原体分布

社区获得性肺炎（CAP）	医院获得性肺炎（HAP）
肺炎链球菌（30%～70%）	早期细菌感染
流感嗜血杆菌（8%～20%）	肺炎链球菌（5%～20%）
金黄色葡萄球菌（非流感期感染率为 1%～5%，流感期发病率可达 25%）	流感嗜血杆菌（<5%～15%）
军团菌（2%～6%）	晚期细菌感染（≥20%～60%）
革兰阴性菌（约 20%）	需氧革兰阴性杆菌
肺炎克雷白杆菌属	铜绿假单胞菌
不动杆菌	肠道杆菌
变形杆菌	不动杆菌
沙雷菌属	肺炎克雷白菌
肺炎衣原体（5%～15%）	大肠埃希菌
肺炎支原体（占老年 CAP 患者的 2%～30%）	革兰阳性菌（20%～40%）
	金黄色葡萄球菌
	厌氧菌（0～35%）
	军团菌（0～10%）

（二）宿主因素

患者受到外界环境的影响，如突然受凉、饥饿、疲劳、醉酒、上呼吸道病毒感染等，自身抵抗力会降低，免疫功能下降，容易诱发感染；另外在昏迷、麻醉、镇静剂过量等非正常生理状态下易发生异物吸入、病原菌迁移等引起肺部感染；伴有基础病（患如免疫缺陷、糖尿病、肾衰竭、肿瘤）的患者为肺炎的易感人群。

三、临床表现及诊断

（一）诊断标准

1.社区获得性肺炎

（1）社区发病。

（2）肺炎相关临床表现：新近出现的咳嗽、咳痰或原有呼吸道疾病症状加重，伴或不伴脓痰、胸痛、呼吸困难及咯血；发热；肺实变体征和/或闻及湿性啰音；外

周血白细胞计数 > 10×10^9/L 或 < 4×10^9/L，伴或不伴细胞核左移。

（3）胸部影像学检查显示新出现的斑片状浸润影、叶或段实变影、磨玻璃影或间质性改变，伴或不伴胸腔积液。

符合（1）、（2）及（3）中任何一项，并除外肺结核、肺部肿瘤、非感染性肺间质性疾病、肺水肿、肺不张、肺栓塞、肺嗜酸粒细胞浸润症及肺血管炎等后，可建立临床诊断。

2. 医院获得性肺炎

HAP 的临床表现及病情严重程度不同，从单一的典型肺炎到快速进展的重症肺炎伴脓毒症、感染性休克均可发生，目前尚无临床诊断的"金标准"。肺炎相关的临床表现满足的条件越多，临床诊断的准确性越高。

胸部 X 线或 CT 显示新出现或进展性的浸润影、实变影或磨玻璃影，加上下列 3 种临床症候中的 2 种或以上，可建立临床诊断：①发热，体温 > 38℃；②脓性气道分泌物；③外周血白细胞计数 > 10×10^9/L 或 < 4×10^9/L。在排除其他基础疾病，如肺不张、心力衰竭和肺水肿、药物性肺损伤、肺栓塞和急性呼吸窘迫综合征后，可做出临床诊断。

（二）病史

病前常有受凉淋雨、疲劳、醉酒、病毒感染史。肺炎球菌性肺炎常有受寒、劳累、雨淋等诱因或伴慢性阻塞性肺疾病、心力衰竭等基础疾病。金黄色葡萄球菌性肺炎多见于老人和小儿，常继发于流感、麻疹等呼吸道病毒感染或继发于皮肤疮疖等感染。革兰阴性杆菌性肺炎常见于年老、嗜酒、久病体弱、慢性肺部疾病、长期使用抗生素或免疫抑制剂者。支原体性肺炎好发于儿童及青少年，常有家庭、学校或兵营的小流行。病毒性肺炎多发于婴幼儿，也可见于老年体弱者，常有病毒感染病史。军团菌肺炎一般为流行性，也可散发，易发生于中老年，尤其是激素治疗的患者。

（三）临床表现

肺炎的临床体征随病变的部位、大小及病程的不同，以及是否存在并发症而不同。肺炎球菌性肺炎、金黄色葡萄球菌性肺炎、肺炎杆菌性肺炎等细菌性肺炎典型者，其患侧胸部叩诊呈浊音，语颤及语音增强，听诊可闻及管状呼吸音和湿啰音或胸膜摩擦音。支原体肺炎和病毒性肺炎的肺部体征多不明显，少数患者偶有干湿啰音。危重患者有不同程度的意识障碍、面色苍白、发绀、伴有休克者可见血压下降及四肢湿冷、少尿或无尿、脉速而细弱等表现。各种病原体肺炎的临床表现见表 2-6。

表 2-6　常见肺炎的临床表型

病原体	病史、症状	体征	X 线征象
肺炎链球菌	上感史；起病急，寒战、高热（39～40℃）、咳铁锈色痰、胸痛	肺实变体征，听诊支气管呼吸音、局部湿啰音	肺叶或肺段实变，无空洞，可伴胸腔积液
金黄色葡萄球菌	上感史；起病急，寒战、高热（39～40℃）、脓血痰、气急、毒血症状、休克	早期无体征，其后两肺可闻及散在性湿啰音；气胸或脓气胸有相应体征	肺叶或小叶浸润，早期空洞，脓胸，可见液气囊腔
肺炎克雷白杆菌	病前上感症状；起病急骤，寒战、高热（39℃左右）、气急、发绀、咳红棕色胶冻状痰、胸痛	肺实变体征，或有呼吸音减弱和湿性啰音	肺叶或肺段实变、蜂窝状脓肿、叶间隙下坠
铜绿假单胞菌	院内感染、支气管扩张患者；起病急慢不一，高热、咳蓝绿色脓痰、呼吸困难、发绀；严重时易并发呼吸衰竭、肾功能不全、休克等	可闻及散在性湿性啰音，部分出现肺部实变体征	弥漫性支气管肺炎、早期肺脓肿
大肠埃希菌	慢性病史；发热、脓痰、呼吸困难	可闻及散在性湿性啰音，肺部实变体征	支气管肺炎、脓胸
流感嗜血杆菌	上感史；高热、呼吸困难、呼吸衰竭	肺部实变体征	支气管肺炎、肺叶实变、无空洞
厌氧菌	吸入病史；起病急，高热、腥臭痰、毒血症状明显	患侧可闻及湿啰音，肺实变体征，空瓮音	支气管肺炎、脓胸和脓气胸，多发性肺脓肿
军团菌	吸入污染的水；亚急性，高热（39～40℃）、头痛、肌痛、相对缓脉	干咳、胃肠道症状、意识模糊	肺下叶斑片状浸润、进展迅速、无空洞
支原体	接触史；起病缓，可小范围流行、咽痛、头痛、肌痛、发热（38℃左右）、少量黏痰、阵发性刺激性咳嗽	无明显体征，咽部充血	肺部多种形态浸润影；节段分布，肺下野多见
念珠菌	慢性病史；畏寒、高热，咳白色泡沫黏痰，有酵臭味，或呈胶冻状，有时咯血	急性细菌性肺炎的临床体征	双下肺纹理增多，支气管肺炎表现；均匀大片浸润影，可有空洞
曲霉菌	免疫力低下；发热、干咳或棕黄色痰、胸痛、咯血、喘息	气急、呼吸困难，哮喘样发作	胸膜为基底的多发楔形阴影或空洞，空洞内可有球影并随体位移动；晕轮征、新月体征、戒指征、轨道征
病毒	上感病史；起病急，头痛、全身酸痛，倦怠，中、低热，少量白色黏液痰	重症表现为呼吸困难，甚至休克，发绀、嗜睡、精神萎靡，肺部干湿性啰音	双肺弥漫性结节性浸润

(四) 实验室和辅助检查

1. 血液检查

白细胞总数可升高 > 9×10^9/L，中性粒细胞分类增高；病毒性肺炎白细胞不升或下降。C 反应蛋白（c-reactive protein，CRP）和降钙素原（procalcitonin，PCT）是临床上最常用的鉴别感染与否的生物标志物。CRP 视肺内炎症反应程度而定，一般会有不同程度的升高，但特异程度较低；PCT 对于细菌感染和脓毒症反应迅速，是较 CRP 更特异性的细菌性感染指标。应强调的是：CRP 和 PCT 不能代替微生物学检查；任何与感染相关的生物标志物均需要与临床表现结合，综合判断，其动态变化往往比绝对值高。

2. 痰细菌涂片和细菌培养

有呼吸道分泌物的尽量送检微生物检查，尤其是住院患者及中到重度的患者。痰标本送检有一定要求，收集痰液标本前先漱口（饮用水，而非漱口水）避免口腔的污染，尽快送检（不超过 2h）。送检的痰标本可用于涂片、细菌培养。尽量在应用抗生素之前，一旦应用抗生素，痰培养往往阳性率很低。痰涂片可用于初步判断下呼吸道感染细菌的类型。

合并 COPD、支气管扩张的患者，在稳定期痰中即存在一定数量的定植菌，痰培养和涂片的临床意义较小。

血培养对发热者有重要意义，血培养阳性就有临床意义，建议所有 CAP 患者在入院时都做血培养。肺炎球菌、流行性嗜血杆菌导致的 CAP 经常出现血培养阳性，而卡他莫拉菌的阳性率较低。一般在患者发生寒战的时候抽取血液标本，并且使用抗生素前阳性率往往较高。

3. 血清抗体滴度

血清学标本采集应采集间隔 2～4 周的急性期和恢复期双份血清标本，主要用于非典型病原体或呼吸道病毒特异性抗体滴度的检测。恢复期血清抗体 IgG 浓度高于发病初期 4 倍以上有诊断意义，一般经过 2～4 周的时间抗体达到较高的水平，可持续半年以上。常见的有诊断意义的是支原体、衣原体和军团菌。单次查出上述病原体抗体阳性没有实际临床意义，而抗体阴性也不能排除上述病原体的感染。

4. 尿抗原测定

军团菌尿抗原测定的特异性和敏感性比较高，其他类型目前诊断价值不大。临床高度怀疑，或中重度 CAP，或有局部暴发性 CAP 时，均应检查。肺炎链球菌的尿抗原测定阳性提示存在感染，特异性和敏感性较好，所有中到重度患者均应送检。

5.分子生物学

推荐用于肺炎支原体、肺炎衣原体、病毒导致 CAP 的诊断。PCR 技术已经用于微生物学诊断，在流感病毒的诊断上发挥了重要作用。针对细菌的检查，已经采用包括 16sRNA 的多重 PCR 技术。目前，有少数实验室批准用于临床诊断，是不依赖于培养的快速实验室诊断的重要手段之一。

6.影像学

影像学 X 线或 CT 检查肺部有无实质性 / 渗出性病变。对治疗无反应，怀疑有其他病变者；以及所有需要住院治疗的 CAP 均需要影像学检查。不同病原菌 X 线征象见表 2-6。

四、西医治疗

（一）治疗原则

肺炎治疗包括抗感染治疗、呼吸治疗（如吸氧）和机械通气、免疫治疗、器官功能支持治疗以及痰液引流等。其中抗感染治疗是最主要的治疗方式，包括经验性抗感染治疗和病原（目标）治疗。

（二）抗感染治疗

经验性抗感染治疗：首先要根据本地区的肺炎病原体流行病学、年龄、有无基础疾病、有无误吸、社区或医院获得、肺炎的严重程度、以前抗生素疗效，选择覆盖可能病原体的抗菌药物和给药途径。

病原（目标）治疗：3 ~ 5 天后根据病原学的培养结果、肺组织标本的培养、病理结果以及药物敏感试验结果，选择体外试验敏感的抗菌药物。

抗菌药物治疗应尽早进行，一旦怀疑为肺炎即应马上给予首剂抗菌药物，越早治疗预后越好。

社区获得性肺炎：多选择大环内酯类 + 第二代头孢菌素或 β 内酰胺类 /β 内酰胺酶抑制剂；呼吸喹诺酮类。不同人群 CAP 患者初始经验性抗感染治疗的建议详见表 2-7。

医院获得性肺炎：多选择氟喹诺酮类或氨基糖苷类 + 抗绿脓杆菌 β 内酰胺类或 β 内酰胺类 /β 内酰胺酶抑制剂、碳青霉烯类 + 万古霉素。

表 2-7　不同人群 CAP 患者初始经验性抗感染治疗的建议

人群	常见病原体	初治抗菌药选择
青壮年或无基础疾病	肺炎链球菌、肺炎支原体、肺炎衣原体、流感嗜血杆菌	①青霉素类（青霉素、阿莫西林等）；②多西环素（强力霉素）；③大环内酯类；④第一代或第二代头孢菌素；⑤呼吸喹诺酮类（如左旋氧氟沙星莫西沙星等）
老年人或有基础疾病	肺炎链球菌、流感嗜血杆菌、需氧革兰阴性杆菌、金黄色葡萄球菌、卡他莫拉菌等	①第二代头孢菌素（头孢呋辛、头孢丙烯、头孢克洛等）单用或联合大环内酯类；②β- 内酰胺类 /β- 内酰胺酶抑制剂（如阿莫西林 / 克拉维酸、氨苄西林 / 舒巴坦）单用或联合大环内酯类；③呼吸喹诺酮类
需要住院但不需要入住 ICU 的患者	肺炎链球菌、流感嗜血杆菌、混合感染（包括厌氧菌）、需氧革兰阴性杆菌、金黄色葡萄球菌、肺炎支原体、肺炎衣原体、呼吸道病毒等	①静脉注射第二代头孢菌素单用或联合静脉注射大环内酯类；②静脉注射呼吸喹诺酮类；③静脉注射 β- 内酰胺类 /β- 内酰胺酶抑制剂（如阿莫西林 / 克拉维酸、氨苄西林 / 舒巴坦）单用或联合静脉注射大环丙酯类；④头孢噻肟、头孢曲松单用或联合静脉注射大环内酯类
需要入住 ICU 的重症患者（需静脉给药）		
A 组：无铜绿假单胞菌感染的危险因素	肺炎链球菌、需氧革兰阴性杆菌、嗜肺军团菌、肺炎支原体、流感嗜血杆菌、金黄色葡萄球菌等	①头孢曲松或头孢噻肟联合静脉注射大环内酯类；②静脉注射呼吸喹诺酮类联合氨基糖苷类；③静脉注射 β 内酰胺类 /β- 内酰胺酶抑制剂（如阿莫西林 / 克拉维酸氨苄西林 / 舒巴坦）联合静脉注射大环内酯类；④厄他培南联合静脉注射大环内酯类
B 组：有铜绿假单胞菌感染因素	A 组常见病原体 + 铜绿假单胞菌	①具有抗假单胞菌活性的 β- 内酰胺类抗生素（如头孢他啶、头孢吡肟、哌拉西林 / 他唑巴坦、头孢哌酮 / 舒巴坦、亚胺培南、美罗培南等）联合静脉注射大环内酯类，必要时还可同时联用氨基糖苷类；②具有抗假单胞菌活性的 β- 内酰胺类抗生素联合静脉注射喹诺酮类；③静脉注射环丙沙星或左旋氧氟沙星联合氨基糖苷类

肺炎的病原治疗，如下：

（1）肺炎球菌肺炎治疗：青霉素 G 静滴，热退 3 天可改口服，疗程 7～10 天。如患者对青霉素耐药，则选用氟喹诺酮类、头孢曲松或万古霉素。对青霉素过敏者，可选用红霉素每天 1.2g；阿奇霉素每天 0.5g；克林霉素每天 1.2～2.4g；左氧氟沙星每天 0.3～0.5g，静脉滴注。

（2）金黄色葡萄球菌性肺炎治疗：目前葡萄球菌对青霉素 G 耐药率达 95%，故一般首选新青霉素Ⅱ每天 4～6g，分次静脉滴注；或用头孢噻吩每天 2～4g，头孢呋辛每天 3g，分次静注或静滴；对青霉素及头孢类过敏者可选用克林霉素每天 1.2～2.4g，分次静滴，或氟喹诺酮类。对甲氧西林耐药的金黄色葡萄球菌（MRSA）

则应选用万古霉素每天 1~2g，分次静滴，或替考拉宁或利奈唑胺等。

（3）革兰阴性杆菌肺炎治疗：①对于肠杆菌科细菌（大肠埃希菌、肺炎克雷白杆菌、阴沟杆菌、产气杆菌）可选用第三、第四代头孢菌素，氟喹诺酮类联合氨基糖苷类抗生素。②对于产生超广谱 β 内酰胺酶的菌株（大肠埃希菌、肺炎克雷白杆菌）选用碳青霉烯类抗生素。③不动杆菌属感染选用 β 内酰胺类抗生素联合 β 内酰胺酶抑制剂（头孢哌酮 - 舒巴坦、哌拉西林 - 他唑巴坦）。④假单胞菌属感染选用头孢他啶、头孢哌酮或环丙沙星联合氨基糖苷类抗生素。⑤产头孢菌素酶 AmpC 革兰阴性杆菌选用头孢吡肟治疗。⑥嗜麦芽窄食单胞菌感染选用 β 内酰胺类抗生素 /β 内酰胺酶抑制剂联合制剂（头孢哌酮 - 舒巴坦）+ 米诺环素。

（4）流感嗜血杆菌性肺炎治疗：可用氨苄西林，每天 6~8g，分次静滴。目前由于对氨苄西林耐药日趋普遍，已不主张作为第一线用药，主张用二代、三代头孢菌素治疗较为适当。

（5）军团菌肺炎治疗：首选红霉素，每天 1~2g，口服，重症患者可静脉滴注加用利福平 0.45g，口服，也可选用阿奇霉素、四环素、多西环素、环丙沙星、左旋氧氟沙星。

（6）厌氧杆菌性肺炎治疗：首选青霉素 G，静脉滴注；也可选用克林霉素，每天 1.2~1.8g，分次静滴，或与甲硝唑、替硝唑联用。

（7）支原体肺炎治疗：可选用阿奇霉素、红霉素或喹诺酮类（如莫西沙星）。红霉素，每天 1~1.5g；或四环素，每天 1.0~2.0g，分次口服，也可静滴。

（8）立克次体肺炎治疗：可选用四环素、多西环素、红霉素。首选四环素，每天 4 次，每次 0.5g。

（9）病毒性肺炎治疗：①利巴韦林（病毒唑）有广谱抗病毒作用。②阿昔洛韦抗疱疹病毒。③更昔洛韦治疗巨细胞病毒感染。④奥司他韦为神经氨酸酶抑制剂，治疗流感病毒感染。⑤金刚烷胺用于流感病毒感染治疗。

（10）肺念珠菌病治疗：选择氟康唑、两性霉素 B 抗念珠菌治疗。

（11）肺曲霉病治疗：选用伏立康唑和两性霉素 B、卡泊芬净，变态反应型加用糖皮质激素。

抗生素治疗 72h 后评估疗效，如无效则考虑以下可能：①抗生素未覆盖致病菌或致病菌对所用抗生素耐药；②病变系由特殊病原体如结核杆菌、真菌、病毒引起；③患者出现并发症，如免疫抑制、营养不良、痰栓堵塞支气管、炎症引流不畅；④肺部浸润非感染因素导致。

（三）其他治疗

（1）氧疗与呼吸支持：由于气道阻塞和通气功能障碍，出现低氧血症，特别是肺炎累及大片肺叶或伴有基础心肺疾病的患者，应立即给予氧疗。对有高碳酸血症风险患者，在获得血气结果前，血氧饱和度宜维持在88%～92%。

（2）咳嗽、咳痰处理

①适当补液，必要时可给予雾化。②给予镇咳、祛痰药物，如以干咳为主，可首选镇咳药物右美沙芬，备选喷托维林。如痰液分泌不正常及排痰功能不良，可首选化痰药物氨溴索、乙酰半胱氨酸，备选羧甲司坦。③体位引流和翻身拍背，如无力咳嗽可给予气道吸引。

（3）发热处理：体温过高时，应给予物理降温并多饮水；如体温持续不降或增高，可使用解热退热药物，宜从小剂量开始。首选对乙酰氨基酚，备选吲哚美辛。

（4）营养支持：对重症肺炎患者，一定要保证足够的水、热量及蛋白质的摄入。

五、中医病因病机

（一）概述

肺炎是由多种病原体（如细菌、病毒、真菌、寄生物等）引起的肺实质的炎症，是肺系的外感热病，起病急骤，传变迅速，以发热、恶寒、咳嗽、胸痛、口渴、汗出为主症，属于中医学"风温""肺热病""咳嗽"等范畴。肺炎四季皆可发病，而多发于冬春两季。本病的发生，常为体质虚弱，冒雨受寒，感受六淫之邪或患病者相互染疫而发病，也有外邪伏肺择机发病者。致使肺失宣降，肺气不宣，气逆不降而发病，而六淫之邪则是本病的主要发病基础。病理表现为正虚邪盛或邪气亢盛。

（二）病因

寒温失调、劳倦或醉后当风，或素体虚弱，或病后体虚，正气不足，肺卫不固者，最易感受风热病邪。风热病邪从口鼻而入，乘虚侵犯肺经。

（三）病机

本病病位在肺系，与肝、心、肾关系密切，属外感病。因外邪侵袭，肺卫受感或正气内虚，病理产物积聚，抗邪无力而发病。前者以外感为主，邪袭肺卫为其突出表现，病程中可产生化火生痰、伤津耗液、逆传心包等病机变化；后者以正气内虚为内因，体内积生痰湿、水饮、瘀血等病理产物，抗病能力下降，易感受外邪而使病情加重，多罹患慢性疾病（如肺胀、消渴、虚劳、胸痹等）。病机以肺胃热盛、痰热壅肺为主，常兼有气阴两虚；肺炎恢复期多以气阴两虚为主，或兼有痰热壅肺。若失治或误治，则邪进正衰，正气不固，形成邪陷正脱。

六、辨证要点及治疗思路

肺热病的主要治疗原则是祛邪扶正。外感初期、急性期以邪袭肺卫为主要表现，治疗重在解表散邪，病程中可产生化火化痰、伤津耗液、邪陷心包等变化，应辅以清肺化痰、养阴润肺、豁痰开窍等治法；体虚外感、久病复感，以肺胃热盛、痰热壅肺为主，常兼有气阴两虚，治疗宜标本兼顾，后期及恢复期多以气阴两虚为主，或兼有痰热壅肺，宜益气养阴，辅以清肺化痰，邪陷正脱者，应固脱为主辨证治疗。

七、常用方药

（一）风热犯肺

（1）症状：发病急骤，发热，恶寒，无汗或少汗，咳嗽，痰白或黄，咽痛喉痛，口渴，舌边尖红，苔薄白或微黄，脉浮数。

（2）治法：辛凉解表，宣肺化痰。

（3）方药：桑菊饮合银翘散加减。肺热内盛加鱼腥草、大青叶、黄芩以清泄肺热；口渴明显加天花粉、南沙参以清热生津；痰黄黏稠加浙贝母、天竺黄以清热化痰；咽痛明显加板蓝根、山豆根以清热利咽。

（二）燥邪犯肺

（1）症状：咳嗽少痰，或略有黏痰不易出，或痰中带有血丝，咽干、咽痛，唇、鼻干燥。咳甚则胸痛，初起或有恶寒发热等表证。舌苔薄白或薄黄而干，舌尖红，脉细数或无变化。

（2）治法：清肺润燥，疏风清热。

（3）方药：桑杏汤合清燥救肺汤。痰中带血者，加白及、生地黄、芦根；口干舌红、口渴甚者，加天花粉、玄参；发热恶寒、无汗、舌苔薄白干、脉浮紧者，此为凉燥，可选用杏苏散合止咳散加减；气短、乏力者，可加西洋参、黄芪。

（三）痰热壅肺

（1）症状：发热，咳嗽，痰多痰鸣，痰黏或黄或带血，胸痛，气粗而喘，口渴烦躁，小便黄赤，大便干燥，舌红苔黄腻，脉弦滑数。

（2）治法：清热化痰，宣肺平喘。

（3）方药：麻杏石甘汤合苇茎汤加减。痰热壅盛，加鱼腥草、桑白皮、金银花、浙贝母以加强清热化痰解毒之力；咯血，加侧柏叶、白茅根以凉血止血；胸痛，加郁金、丝瓜络以活络止痛；腑实便秘，加生大黄（后下）、玄明粉冲服以通腑泄热；表证未解，仍有恶寒、发热，则用生麻黄，若表证已解，可用炙麻黄。

（四）邪陷心包

（1）症状：咳嗽气促，痰声辘辘，烦躁，神昏谵语，高热不退，甚则四肢厥冷，舌质红绛，苔黄而干，脉细滑数。

（2）治法：清心泄热，豁痰开窍。

（3）方药：清营汤合菖蒲郁金汤。高热烦躁为主者，可加安宫牛黄丸化开冲服，以清心解毒、开窍安神；神昏谵语为主，可服 1 丸至宝丹以化痰开窍；高热惊厥者，可加服紫雪丹，以镇痉开窍、清热解毒；兼腑便秘者，加大黄（后入）、芒硝（冲服），以通腑醒神。

（五）邪陷正脱

（1）症状及分析：呼吸短促，鼻翼翕动，面色苍白，大汗淋漓，甚则汗出如油，四肢厥冷，发绀，烦躁不安，身热骤降；或起病无身热，面色淡白，意识逐渐模糊。舌质淡紫，脉细数无力，或脉微欲绝。

（2）治法：益气固脱，潜阳益阴。

（3）主方及分析：参附汤合生脉散。若意识昏迷者，加石菖蒲，醒神开窍；若面色发绀者，加丹参、川芎，以活血化瘀。若汗出明显者，加山茱萸、煅龙骨、牡蛎。肢冷息微者，加炮附子，急煎频服。

八、中成药

银翘解毒片、通宣理肺丸、羚羊清肺丸、金荞麦片、裸花紫珠片、连花清瘟胶囊（颗粒）、蛇胆川贝液、急支糖浆、清开灵注射液、热毒宁注射液、痰热清注射液等。

九、名医验案

1. 国家级名老中医汪履秋经验方

组成：金银花15g、连翘10g、薄荷10g、石膏30g、杏仁10g、桔梗5g、甘草3g。

主治：用于治疗肺炎早、中期的卫气同病证，症见壮热微恶寒或不恶寒，汗出不畅，头痛，咳嗽，咳痰白黏夹黄，或伴胸痛，苔黄脉数。加减：若表证较重可加荆芥、桑叶；里热炽盛时，用知母、黄芩、金荞麦等加强清泄肺热之品；如咳嗽痰多则佐入桑白皮、瓜蒌皮、浙贝母、半夏以清化痰热。

2. 名中医魏长春经验方

组成：桑白皮9g、地骨皮9g、桑叶9g、枇杷叶9g、鲜芦根60g、白茅根30g、知母9g、浙贝母9g、苦杏仁9g、冬瓜仁9g、北沙参9g、南沙参9g。主治大叶性肺炎。

症见：发热咳喘，痰中带血，意识清楚，二便通调，舌红燥，苔薄白，脉滑数。

加减：如症见高热而赤、口渴烦躁、脉洪数，可去北沙参，加生石膏；如高热炽盛、舌质绛者，可加神犀丹；如高热而意识昏迷者，则加紫雪丹1~2g，研碎鼻饲，并以玄参易北沙参；如见苔黄腻者，可去二参，加黄芩、焦山栀清降肺火。大便秘结者，可加瓜蒌仁，如便秘而邪热炽盛，则加生大黄；如痰红或吐血、舌赤者，可去二叶、浙贝母，加仙鹤草、旱莲草。若津亏舌绛者可用玄参易南沙渗，去二叶加二冬（天门冬、麦门冬）、生地黄、石斛。

3. 国医大师周仲瑛医案

张某，男，24岁。月初因感寒而致恶寒发热，经投辛凉解表剂汗出热不衰，乃予住院治疗。症见壮热有汗不解，不恶寒，咳嗽气急，胸闷，右胸作痛，痰多色白质黏起沫，面赤心烦，口干苦，喜饮但饮水不多，入暮时有错语，溲黄，大便近数日下稀水，色深黄气臭，日二行，舌尖红，苔淡黄浊腻，脉浮滑数。检查：体温40.5℃，脉搏120次/min，血压90/60mmHg。胸片：右肺第一、二前肋间可见大片状密度增加阴影。查血：白细胞11×10^9/L，中性粒细胞85%，淋巴细胞15%。痰培养：草绿色链球菌4次，肺炎球菌1次。

西医诊断：大叶性肺炎。

辨证施治：温邪上受，风热夹痰浊痹阻于肺，邪恋气分，深虑内传心包，热入营血，邪闭正脱生变。

先予辛凉重剂清热宣肺，仿麻杏甘膏汤加味，药后汗出蒸蒸，但夜间身热仍在

40～40.5℃，痰热郁阻肺气，翌晨取白虎合千金苇茎汤意，入晚身热持续，咳嗽痰黏，仿三黄石膏汤意增减。

处方：灸麻黄 3g、杏仁 9g、石膏 60g、甘草 3g、黄连 3g、黄芩 6g、豆豉 9g、山栀 9g、连翘心 9g、竺黄 9g、郁金 9g、胆南星 3g。另万氏牛黄丸 1 粒，化服。

第 3 日体温 39.6℃，神清，邪气从营转气，再投大剂清化痰热药。

处方：葶苈子 9g、全瓜蒌 9g，川贝 6g、竺黄 9g、连翘 5g、银花 30g、黄芩 9g、黄连 2g、郁金 9g、桑白皮 9g、山栀子 9g，鱼腥草 30g、芦根 30g。

早晨体温降至 38.6℃，气急得平，咳嗽亦减。

处方：原方去川贝、桑白皮，加荸荠 7 枚、海蜇 60g。

暮夜神清安静，胸痛得减，至第 5 日热平，继而转予清宣泄化。1 周后胸透复查：右上肺部炎症吸收。

第五节　特发性肺纤维化
（idiopathic pulmonary fibrosis）

一、概述

（一）特发性肺纤维化的定义和分期

特发性肺纤维化（idiopathic pulmonary fibrosis，IPF）是一种慢性、进行性、纤维化性间质性肺炎，组织学和 / 或胸部高分辨率 CT 特征性表现为普通型间质性肺炎（UIP），病因不清。特发性肺纤维化属于间质性肺疾病的一种类型。特发性肺纤维化病变局限在肺脏，以弥漫性肺泡炎和肺泡结构紊乱最终导致肺间质纤维化为特征，主要表现为进行性加重的呼吸困难，伴限制性通气功能障碍和气体交换障碍，导致低氧血症、甚至呼吸衰竭，预后差。IPF 多为散发，发病年龄多在中年及以上，男性多于女性。

自然病程：IPF 患者的自然病程呈现异质性，大多数患者表现为缓慢渐进性病程，几年内病情稳定。部分患者病情进展较为迅速，少部分患者经历一次或几次急性加重，进展为呼吸衰竭或死亡。这些不同自然病程的 IPF 患者是否代表着不同的临床表型以及影响自然病程的危险因素尚不清楚。合并肺动脉高压和肺气肿可能影响 IPF 疾病病程。

IPF 急性加重：IPF 急性加重（acute exacerbation of IPF，AE-IPF）是指在无明

显诱因时，IPF 患者在短期内出现新的弥漫性肺泡损伤导致急性或显著的呼吸功能恶化。AE-IPF 的诊断标准为：①过去或现在诊断 IPF；② 1 个月内发生显著的呼吸困难加重；③ CT 表现为 UIP 背景下出现新的双侧磨玻璃影伴或不伴实变影；④不能完全由心力衰竭或液体过载解释。AE-IPF 患者病情危重，进展迅速，预后差，是 IPF 患者死亡的重要原因。

（二）特发性肺纤维化的流行病学概述

IPF 是临床最常见的一种特发性间质性肺炎，其发病率呈现上升趋势。美国 IPF 的患病率和年发病率分别是 （14 ~ 42.7）/10 万人口和 （6.8 ~ 16.3）/10 万人口。我国缺乏相应的流行病学资料，但是临床实践中发现近年来 IPF 病例呈明显增多的趋势。

二、病因与发病机制

IPF 病因不明。危险因素包括吸烟和环境暴露（如金属粉尘、木尘等），吸烟是 IPF 公认的最重要的暴露因素，吸烟者发生 IPF 的相对危险度是不吸烟者的 1.6 ~ 9.4 倍。还有研究提示了 IPF 与病毒感染（如 EB 病毒）的关系，但是病毒感染在 IPF 的确切作用不明确。IPF 常合并胃食管反流（gastroesophageal reflux，GER），提示胃食管反流致微小吸入可能与 IPF 发病有关，但是两者之间的因果关系还不十分清楚。家族性 IPF 病例的报道提示 IPF 存在一定的遗传易感性，可能与 MUC5B 基因有关，但其高表达与肺纤维化的肺泡上皮内环境紊乱的关系尚不清楚。

目前认为，IPF 发病机制是肺泡上皮细胞反复损伤后超常修复所致，而非过去简单认为的炎症驱动的纤维化形成。IPF 的发生过程可分为 3 步：①损伤：上皮细胞和内皮细胞损伤，肺泡毛细血管膜基底膜破坏，血管渗出，血小板激活，纤维连接蛋白凝块激活；②上皮细胞 – 成纤维细胞互相作用：促纤维化细胞因子释放，（肌）成纤维细胞募集、增殖和分化，暂时的基质形成，血管生成，有缺陷的再上皮化；③异常修复：细胞外基质过多累积，基质降解缺失，进行性肺重构，蜂窝肺改变。其中肺泡上皮损伤是启动 IPF 的关键性步骤。肺泡上皮损伤特别是Ⅱ型肺泡上皮细胞损伤致正常上皮不能有效重建，诱导间质中的成纤维细胞分化为肌成纤维细胞。成肌纤维细胞在肺中本不存在，其在肺组织出现和分化是对组织损伤的反应，它能够移动且具收缩能力，是胶原和其他基质蛋白的重要产生者。驱动这个过程的是复杂的细胞因子网络，包括 TNF-α、TGF-β、MCP1/CCL2、MCP1α/CCL3 和 Th2- 趋化因子等。新近发现和关注的有关免疫学机制、氧化应激反应、内质网应激等在 IPF 发病机制中的作用正在深入研究中。

三、临床表现

(一) 诊断标准

(1) 排除其他已知原因的间质性肺疾病，如环境和职业暴露、药物和结缔组织疾病等。

(2) 对没有接受外科肺活检的患者，高分辨率 CT (HRCT) 表现为典型 UIP 型，即可诊断。

(3) 对接受外科肺活检患者，根据 HRCT 和外科肺活检的结果联合诊断。

(二) 病史

详细病史询问 (患者的职业接触史和用药史、发病经过和伴随症状、既往史和治疗经过等) 是诊断的重要线索。重要的既往史包括心脏病、结缔组织疾病、肿瘤、脏器移植等；药物应用史，尤其一些可以诱发肺纤维化的药物，例如胺碘酮、氨甲蝶呤等；家族史；吸烟史包括每天吸烟支数、烟龄及戒烟时间；职业或家居环境暴露史，宠物嗜好或接触史。根据病史及相关检测，除外或确诊 IPF。

(三) 临床症状与体征

IPF 通常隐性起病，主要症状为干咳和劳力性气促，并呈进行性加重，进展的速度有明显的个体差异，临床表现有：

(1) 呼吸困难：劳力性呼吸困难并进行性加重，呼吸浅速，可有鼻翼翕动和辅助肌参与呼吸，超过 80% 两肺底可闻及吸气末期 Velero 啰音，大多没有端坐呼吸。

(2) 咳嗽、咳痰：早期无咳嗽，以后可有干咳或少量黏液痰，后期咳嗽加剧；继发感染易出现黏液脓性痰或脓痰，偶见血痰。

(3) 全身症状：较少见消瘦、乏力、食欲减退、关节酸痛等；急性型或继发感染后可有发热。

(4) 体征：20%～50% 有杵状指 (趾)，后期发绀加重；胸廓扩张和膈肌活动度降低 (桶状胸)；终末期出现呼吸衰竭和肺源性心脏病的表现。

(四) 实验室和辅助检查

(1) 胸部 X 线：早期 X 线胸片呈磨玻璃样阴影。随病变发展，双肺显示弥漫性结节状、网状、网状结节状阴影，双下肺和外周明显，严重者出现蜂窝肺样变和下叶肺容积减低。

（2）胸部 HRCT：HRCT 已成为诊断 IPF 的重要方法，可以代替外科肺活检。HRCT 可见双肺下叶周边部及胸膜下的网格改变，伴有囊性小气腔形成（蜂窝状改变）并对其中细胞成分及有关物质进行病理分析；有助于疾病的诊断、鉴别诊断和治疗。

（3）呼吸功能检查：主要表现为限制性通气功能障碍、弥散量减少伴低氧血症或 I 型呼吸衰竭，肺活量和肺总量降低，残气量随病情进展而减低。早期静息肺功能可以正常或接近正常，但运动肺功能表现为肺泡动脉血氧分压差 P（A-a）O_2 增加、氧分压降低。

（4）血液检查：血沉加快、血乳酸脱氢酶增高、免疫球蛋白增高、血液涎液化糖链抗原（KL-6）增高；类风湿因子和抗核抗体阳性。

（5）支气管肺泡灌洗（BALF）：应用纤维支气管镜对右肺中叶或左肺舌叶用生理盐水进行局部灌洗，收集回收。BALF 细胞分析多表现为中性粒细胞和 / 或嗜酸性粒细胞增加。不足 15% 的 IPF 患者 BALF 显示淋巴细胞增高，预示其对激素治疗较佳。BALF 对 IPF 无诊断意义。

（6）肺组织活检：对于高分辨率 CT 呈不典型 UIP 改变，诊断不清楚，没有手术禁忌证的患者应该考虑外科肺活检。通过纤维支气管镜进行经支气管肺活检和电视胸腔镜肺活检或局部开胸，选肺组织标本进行病理检查，有助于诊断。IPF 的组织病理类型是 UIP，UIP 的病理诊断标准为：①明显纤维化 / 结构变形伴或不伴蜂窝肺，胸膜下、间质分布；②斑片肺实质纤维化；③成纤维细胞灶。

四、西医治疗

（一）治疗原则

IPF 不可能治愈，治疗目的是延缓疾病进展，改善生活质量，延长生存期。包括抗纤维化药物治疗、非药物治疗、并发症治疗、姑息治疗、疾病的监测、患者教育和自我管理。

（二）药物治疗

（1）吡非尼酮（pirfenidone）：吡非尼酮是一种多效性的吡啶化合物，具有抗炎、抗纤维化和抗氧化特性。吡非尼酮属于抗纤维化药物，体外研究显示它可调控促纤维化和促炎细胞因子的级联反应，抑制动物模型中纤维化细胞增殖和胶原合成。吡非尼酮能够显著地延缓用力呼气肺活量下降速率，可能在一定程度上降低病死率，但常见不良反应包括胃部不适和厌食、皮疹、神经系统损伤，以及疲劳和体重下降等。不良反应轻微，多可恢复，无明显后遗症，安全性及耐受性相对良好。吡非尼酮不适用于肺功能严重损害或有其他严重并发症的 IPF 患者，患者在接受治疗前必须了解所有潜在的不良反应和昂贵的治疗费用。

（2）尼达尼布（nintedanib）：尼达尼布是一种多靶点酪氨酸激酶抑制剂，能够抑制血小板衍化生长因子受体（PDGFR）、血管内皮生长因子受体（VEGFR）以及成纤维细胞生长因子受体（FGFR）等多种生长因子受体。最常见不良反应是腹泻和恶心，大多数病情不严重，无严重不良事件发生。与吡非尼酮一样，该药仅适用于轻中度肺功能损害患者，应当告知患者可能的不良反应和高费用负担。

（3）抗酸药物：IPF 合并高发的胃食管反流病，其中近 50% 患者没有临床症状。慢性微吸入包括胃食管反流是继发气道和肺脏炎症的危险因素，可能引起或加重 IPF。应用抗酸药物包括质子泵抑制剂或组织胺 H_2 受体拮抗剂，可能降低胃食管反流相关肺损伤的风险。虽然没有足够的证据证实抗酸药物治疗能够延缓 IPF 肺功能的下降，抗酸治疗也不能降低 IPF 患者的全因病死率或住院率，但是鉴于慢性微吸入包括胃食管反流可能的肺损伤作用，IPF 患者可以规律应用抗酸治疗。

（4）N- 乙酰半胱氨酸（NAC）能够打破黏蛋白的二硫键，降低黏液的黏稠度，作为一种祛痰药，高剂量（1800mg/d）时具有抗氧化，进而抗纤维化作用，部分 IPF 患者可能有用。N- 乙酰半胱氨酸在 IPF 患者体内可以转化为谷胱甘肽前体，间接提高肺脏上皮细胞衬液中谷胱甘肽水平，起到抗氧化作用。N- 乙酰半胱氨酸单药治疗可以改善 IPF 患者的咳痰症状，长期服用安全性好。有研究表明，NAC 治疗 IPF 虽然肺功能轻度改善，但疾病无进展生存期并无延长，也不能降低 IPF 急性加重频率和病死率，但对于部分 TOLLIP 基因表型的 IPF 患者，N- 乙酰半胱氨酸有一定疗效。并且 N- 乙酰半胱氨酸联合吡非尼酮治疗中晚期 IPF 患者优于单用吡非尼酮。

（三）非药物治疗

（1）氧疗：氧疗可以改善患者的缺氧状况。IPF 患者尽可能进行肺康复训练，静息状态下存在明显低氧血症（$PaO_2 < 55mmHg$）的患者还应该实行长程氧疗，氧疗时间 > 15h/d。

（2）机械通气：对于预后不良的终末期肺纤维化患者，气管插管机械通气治疗不能降低病死率。医生应该权衡利弊，与患者及家属充分沟通。一般不推荐使用机械通气治疗 IPF 所致的呼吸衰竭，机械通气可能是极少数 IPF 患者进行肺移植之前的过渡方式。无创正压通气可能改善部分 IPF 患者的缺氧，延长生存时间。

（3）肺康复：肺康复是针对有症状及日常活动能力下降的慢性肺疾病患者的一

项干预手段，旨在减轻症状，改善机体功能，稳定或延缓疾病发展，降低医疗花费。肺康复的内容包括呼吸生理治疗、肌肉训练（全身性运动和呼吸肌锻炼）、营养支持、精神治疗和教育。肺康复已经用于呼吸功能障碍的慢性阻塞性肺疾病患者的治疗，IPF 患者肺康复治疗的研究虽然有限，大多数 IPF 患者可以推荐接受肺康复治疗。

（4）肺移植：是终末肺（蜂窝肺）阶段唯一有效的治疗方法，合适的患者应积极推荐肺移植。肺移植可以改善 IPF 患者的生活质量，提高生存率，5 年生存率达50% ~ 56%。但由于对技术要求高、供体肺脏稀缺、免疫排斥副作用及费用昂贵等因素，限制了肺移植在临床的开展实施。

（5）并发症治疗：积极治疗并发存在的胃 - 食管反流及其他并发症，但是对 IPF 合并的肺动脉高压多不推荐给予波生坦等进行针对性治疗。

（6）姑息治疗：姑息治疗的目的是减轻患者的症状，安慰患者，而不是治疗疾病本身。姑息性治疗的具体目标包括缓解躯体症状和减轻心理的焦虑和痛苦，提高生活质量，给患者和家属精神上的支持。对于终末期 IPF 患者，应给予临终关怀。

大多数 IPF 患者有咳嗽症状，咳嗽导致患者生活质量下降。应根据不同患者的情况和需要，进行个性化的治疗，减轻患者因咳嗽、呼吸困难、焦虑带来的痛苦。针对 IPF 目前尚无特效治疗药物，缺乏中医药治疗循证医学依据的现状，可以酌情考虑以辨证施治的原则，采用中医药减轻 IPF 患者症状。

（四）IPF 急性加重的治疗

由于 IPF 急性加重病情严重，病死率高，虽然缺乏随机对照研究，临床上仍然应用激素冲击（甲泼尼龙 500 ~ 1000mg/d）或高剂量激素治疗［泼尼松 ≥ 1mg/（kg·d）］。激素的剂量、使用途径和疗程尚没有形成一致的意见；也可以联用免疫抑制剂，如环磷酰胺、环孢素 A 等。氧疗、防控感染、对症支持治疗是 IPF 急性加重患者的主要治疗手段。一般不推荐使用机械通气治疗 IPF 所致的呼吸衰竭，但酌情可以使用无创机械通气。

五、中医病因病机

（一）概述

特发性肺纤维化是一种原因不明的间质性肺疾病。本病通常为隐袭性起病，主要症状是干咳和劳力性气促，主要体征为浅快呼吸；随着肺纤维化的发展，发作性干咳和气促逐渐加重，进展的速度有明显的个体差异，经过数月或数年发展为呼吸衰竭和肺心病。

根据本病的临床表现，一般将其归类于中医学"肺痹""肺痿"等范畴，两者分别是间质性肺疾病的不同病理阶段。肺之气血运行不畅，痰瘀互结阻滞肺之络脉时，可称之为肺痹；久病肺脏虚损，肺叶枯萎不用时，可称之为肺痿。无论是肺痹还是肺痿，都表示肺脏处于病理状态，两者并不相互矛盾，详审肺痹与肺痿，分清虚实主次、轻重缓急，可以指导辨证用药思路和方向，以求效佳。

（二）病因

1. 肺气亏虚，易感外邪而致瘀

在正常情况下，肺脏通过其主宣发肃降的功能将卫气输布于体表，发挥其"温分肉，充皮肤，肥腠理，司开阖"的作用，以护卫机体，抵御外邪。由于禀赋不足或后天失养，导致肺气虚，卫外失固，营卫失和，则外邪容易侵袭而致病。气虚血瘀，加之毒邪伤肺，瘀毒互结，肺络受损，是早期间质性肺疾病的基本病机表现。

2. 慢性消耗，气阴亏虚，痰瘀互结

病久耗气，肺气虚甚，子盗母气，脾气受损，脾虚不能化生水谷精微，聚津成痰，痰瘀交阻，瘀阻更甚。肺气郁闭，气机不畅，郁而化火，火热伤津，阴液亏耗；或气虚及阳，阳气虚甚，肺气清冷，不能化生津液，亦可导致阴虚。阴津不足，气阴亏虚，痰瘀互结，以致病势更加缠绵难愈。

3. 久病及肾，虚喘更甚，阴损及阳

疾病日久，累及肾气。肾者气之根，与肺同司气体之出纳，肾气虚不能纳摄，气浮于上，以至虚喘动甚。阴阳互根，阴损及阳；或气虚渐甚，阳气受累。阳虚不能制水，水液泛滥，溢于肌肤，上凌心肺，病情危重。

（三）病机

本病"因虚而毒侵，虚毒入络成痰；因痰而风起，风痰日久生瘀"。风、痰、虚、瘀、毒为本病主要病机属性，病变涉及肺、肾、心、脾诸脏。肺肾亏虚是发病的内因，外感六淫、疠气及环境毒邪侵袭是疾病发生的外因。其中，肺气亏虚为间质性肺疾病的主要病因；瘀血痰浊为基本病理产物；痰瘀互结、肺络痹阻为发病关键；毒邪侵袭、反复外感，风邪侵袭，外风扰动内风，加重疾病进展，痰浊瘀毒痹阻肺络更致气阴两虚。因此，本病多因虚致病，因虚致瘀，痰瘀互结，虚实夹杂，病位在肺，涉及心脾肾。虚痰瘀毒，痹阻肺络，缠绵难愈，萎废不用。气虚血瘀痰结为基本病机表现，并贯穿疾病始终，病机复杂，预后不佳。

六、辨证要点及治疗思路

(一) 辨证要点

当辨标本虚实。本病以本虚为主，本虚当分清虚热肺燥、肺中虚冷，抑或两者兼夹。虚热肺燥伴火逆上气之证，常兼咳逆喘息；肺中虚冷伴温摄不足之证，常兼头眩、小便数或遗尿。若标实亦较明显，当分清痰、瘀偏重，并重视络病因素，不可固执肺痿虚论，妄略邪实不顾。虚实亦可兼夹，以肺中虚冷与痰瘀阻络兼夹为多，盖津血得温易行，遇寒则凝。

(二) 治则治法

本病属本虚标实之证。治疗上，应以急则治其标，缓则治其本为治疗原则，根据六淫、气滞、血瘀、痰浊等不同邪气及病理产物的不同，治标一般采用清热化痰、燥湿化痰、宣肺化痰、温肺化饮等治则。治本则根据脏腑气血阴阳虚损不同而益气生津，兼清余邪。应时刻注意保护津液，重视调理脾肾：脾胃为后天之本，肺金之母，培土有助于生金；肾为气之根，司摄纳，温肾可以助肺纳气，补上制下。

七、常用方药

(一) 虚热证

(1) 症状：咳吐浊唾涎沫，其质较黏稠，或咳痰带血，咳声不扬，甚则喑哑、气急喘促，口渴咽燥，午后潮热盗汗，形体消瘦，皮毛干枯。舌红而干，脉虚数。

(2) 治法：滋阴清热，生津润肺。

(3) 方药：麦门冬汤合清燥救肺汤加减。前方润肺生津、降逆下气，后方养阴润燥、清金降火。肺胃火盛，虚烦呛咳者，加芦根、竹茹、竹叶等；咳嗽浊痰，口渴者加天花粉、知母、川贝母等；津伤较著者加沙参、天门冬、玉竹等；潮热较著者，加胡黄连、银柴胡、地骨皮、白薇等；大便稀薄者加葛根。

(二) 虚寒证

(1) 症状：咳吐涎沫，其质清稀量多，不渴，短气不足以息，头眩，神疲乏力，食少，形寒，小便数，或遗尿，舌质淡，脉虚弱。

(2) 治法：温肺益气，生津润肺。

(3) 方药：甘草干姜汤或生姜甘草汤加减。前方辛甘化阳、温养肺胃，后方补脾助肺、益气生津。若肺虚失约，唾沫多而尿频者，加益智仁、银杏等；肾虚不能纳气，喘息，短气者，加钟乳石、五味子，另吞服蛤蚧粉。

（三）痰浊阻肺

（1）症状：咳嗽胸满胀闷，痰多色白黏腻，咯吐涎沫，短气喘息，不能平卧，稍劳即甚，怕风易汗，食纳减少，倦怠乏力。舌质偏淡，苔浊腻，脉滑。

（2）治法：降气化痰，宣肺止咳。

（3）方药：高氏燥湿邪肺咳方。方中法半夏、陈皮、石菖蒲、紫苏叶、杏仁、荆芥、枳壳、胆南星、天竺黄、瓜蒌皮、前胡、浙贝、甘草。诸药合用，功可降气化浊、宣肺止咳。口渴者，加天花粉；大便稀薄者，加葛根；胁痛者，加三七。

（四）痰瘀阻肺

（1）症状：气短憋闷，偶咳无痰，神疲乏力，动则气喘加重，消瘦，还多见周身皮肤硬化、肤色黯褐、指端发绀、口唇发绀。舌质瘀斑或紫黯，脉细涩。

（2）治法：活血化瘀。

（3）方药：血府逐瘀汤加减。血瘀明显者加三七、丹参，气短明显者加黄芪、党参。

八、中成药

参七虫草胶囊、肺痿冲剂、肺纤康颗粒、复痿膏、血府逐瘀胶囊等。

九、名医验案

国医大师周仲瑛医案

患者某，女，40 岁，初诊（2012 年 11 月 1 日）。

患者原有多发性皮肌炎，因肺间质病变伴感染，住南京鼓楼医院 ICU 治疗，并见左下肢深静脉血栓，曾前往会诊 3 次，病情基本缓解，出院。目前行走活动后仍有气喘，吸气困难，偶有咳嗽，无痰，左上腹痛，查有慢性浅表性胃炎，夜晚烦热，掌心热，尿不黄，大便日行 3～4 次，先干后软。面黄少华。出院时复查肺部 CT：两肺弥漫性肺泡渗出伴间质增厚；两肺下叶陈旧性病变，右上肺结节。苔淡黄薄腻，质暗淡，有齿印。脉小弦滑。

西医诊断：结缔组织相关间质性肺疾病。

中医诊断：肺痹（痰瘀阻肺、肺热内蕴、气阴两伤）。

处方：南沙参12g、北沙参12g、麦门冬10g、太子参15g、炒玉竹10g、五味子3g、知母10g、炒黄芩15g、鱼腥草20g、冬凌草20g、老鹳草20g、炙桑皮15g、葶苈子15g、泽漆20g、丹参15g、桃仁10g、紫苏子10g、金沸草10g、法半夏10g、陈皮6g、厚朴花5g、西洋参（另煎兑入）5g。

患者坚持上方加减治疗近1年，喘促较前明显改善，病情基本控制，但觉疲劳乏力，咳嗽不多，痰少，口干不欲饮，纳差，转从脾虚肺弱、气阴两伤论治。

处方：南沙参12g、北沙参12g、麦门冬10g、太子参15g、炒玉竹10g、五味子4g、鱼腥草20g、老鹳草15g、紫苏子10g、苏梗10g、潞党参12g、焦白术10g、茯苓10g、炙甘草3g、生芪30g、羊乳15g、平地木20g、西洋参（另煎兑入）5g、炙百部15g、仙鹤草15g、砂仁（后下）5g、法半夏10g、陈皮6g、六曲10g、桃仁10g、杏仁10g、穿山龙30g、三七粉（分吞）4g、诃子肉10g，后随诊1年余，病情平稳，偶有行走时稍感气短。

【按语】周仲瑛教授治疗疑难杂症主张治有主次、机圆法活、以平为期等策略。此病患的病机矛盾是肺肾气阴两伤，兼有痰瘀郁热为患。前期虚实兼顾，重在泻实通络，清肺化痰平喘，少佐沙参、麦门冬等益气养阴，其中，"老鹳草"可谓治疗本病的奇兵，《纲目拾遗》载其："祛风，疏经活血，健筋骨，通络脉；治损伤，痹症，麻木，皮风，浸酒常饮"，用在此处既活血通络，又兼顾多发性皮肌炎；随后病情控制则侧重补虚固本，在益气养阴、平调肺脾肾三脏的同时，少佐鱼腥草、桃杏仁、平地木、三七粉等兼治痰瘀郁热。全程布局严谨，谨守病机，复法制方，多方兼顾。从本病案的诊疗中可以看出本病往往虚实夹杂，迁延难愈，需守法长治。

参考资料：

[1]中华医学会呼吸病学分会慢性阻塞性肺疾病学组，中国医师协会呼吸医师分会慢性阻塞性肺疾病工作委员会.慢性阻塞性肺疾病诊治指南（2021年修订版）[J].中华结核和呼吸杂志，2021，44（3）：170-205.

[2]葛均波，徐永健，王辰.内科学（第9版）[M].北京：人民卫生出版社，2018.

[3]林果为，王吉耀，葛均波.实用内科学（第15版）[M].北京：人民卫生出版社，2017.

[4]李云霞，王静.呼吸系统疾病[M].北京：人民卫生出版社，2014.

[5]史锁芳.中西医结合治疗慢性阻塞性肺病[M].北京：人民卫生出版社，2013.

[6]吴勉华，石岩.中医内科学（新世纪第五版）[M].北京：中国中医药出版社，2021.

[7]李顺民，彭立生.呼吸系统疾病中医特色疗法[M].北京：人民卫生出版社，2018.

[8]林琳，张忠德.呼吸科专病中医临床诊治（第3版）[M].北京：人民卫生出版社，2013.

[9]龚年金，兰智慧，朱伟，张元兵，刘良徛.国医大师洪广祥温法治疗慢性阻塞性肺疾病经验探析[J].中华中医药杂志，2019，34（03）：1029–1031.

[10]中华医学会呼吸病学分会哮喘学组.支气管哮喘防治指南（2020年版）[J].中华结核和呼吸杂志，2020，43（12）：1023–1048.

[11]北京医轩国际医学研究院组织编写.常见病中西医结合诊治[M].北京：化学工业出版社，2021.

[12]孙朋，叶超，喻强强，洪广祥，余建玮，朱倩，薛汉荣.国医大师洪广祥全程温法治哮喘经验探析[J].中华中医药杂志，2019，34（10）：4610–4613.

[13]中国成人支气管扩张症诊断与治疗专家共识[J].中华结核和呼吸杂志，2021，44（04）：311–321.

[14]张元兵，王丽华，洪广祥.洪广祥从"治肺不远温"辨治支气管扩张[J].上海中医药杂志，2013，47（02）：1–4+19.

[15]莫丽莎，朱伟，兰智慧，张元兵，李少峰，刘良徛.国医大师洪广祥治疗支气管扩张症经验探析[J].中华中医药杂志，2020，35（12）：6105–6107.

[16]瞿介明，曹彬.中国成人社区获得性肺炎诊断和治疗指南（2016年版）[J].中华结核和呼吸杂志，2016，39（04）：253–279.

[17]成人社区获得性肺炎基层合理用药指南[J].中华全科医师杂志，2020，19（09）：783–791.

[18]特发性肺纤维化急性加重诊断和治疗中国专家共识[J].中华医学杂志，2019（26）：2014–2023.

[19]黄慧，李珊，张倩，徐作军.特发性肺纤维化诊断临床指南（摘译）[J].中华结核和呼吸杂志，2018，41（12）：915–920.

[20]孙明月，王志英，黄瑞欧.国医大师周仲瑛教授辨治间质性肺疾病经验初探[J].中华中医药杂志，2017，32（11）：4949–4951.

（王靖宇）

第三章　消化系统疾病

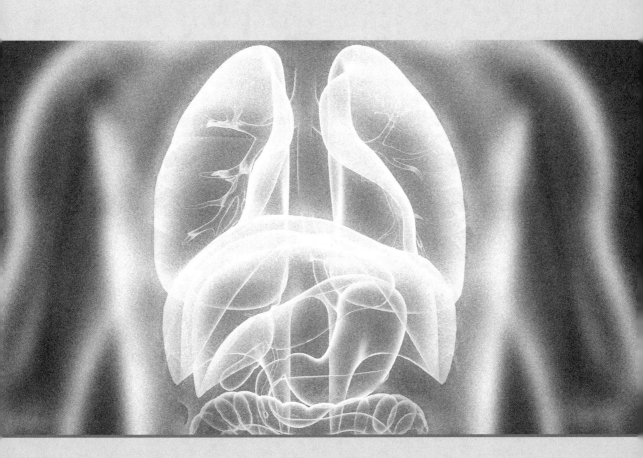

第一节 胃食管反流病

(gastroesophageal reflux disease)

一、概述

(一) 胃食管反流病的定义

胃食管反流病 (GERD) 是指胃十二指肠内容物反流入食管, 引起烧心等不适症状, 部分患者反流物可到达咽喉部及喉腔, 引起食管外症状。正常情况下, 食管与胃的交界处有抗反流屏障存在, 当屏障结构或功能发生异常, 会导致此病发生。

(二) 流行病学概述

GERD 是一种常见疾病, 发病率随年龄增长而增加, 在特定年龄段达到高峰, 男女发病无明显差异。有研究显示, 西方国家 GERD 的发病率约为 10% ~ 20%, 并有逐年上升的趋势; 亚洲国家也是如此, 随着人们生活方式的西式化以及生活水平的普遍提高, 患病率亦呈增加趋势, 从 2.5% ~ 4.8% 上升至 5.2% ~ 8.5%。

(三) 分类

根据 GERD 是否导致食管黏膜糜烂、溃疡以及柱状上皮化生, 可分为非糜烂性反流病 (nonerosive reflux disease, NERD)、反流性食管炎 (reflux esophagitis, RE) 及巴雷特食管 (barrett esophagus, BE) 3 种。

二、发病机制

(一) 抗反流屏障结构与功能异常

食管括约肌、膈肌, 以及附近的肌束和韧带等通过协同作用, 在胃食管交界处形成高压带, 能有效地阻止胃内容物发生反流。贲门术后、食管裂孔疝、腹内压升高 (如妊娠、肥胖、腹腔积液等) 以及长期胃内压增高 (如胃排空延迟、胃扩张等) 均可导致食管下括约肌结构受损。某些激素（如胰高血糖素、血管活性肠肽等）、高脂肪食物、药物（如地西泮、钙通道阻滞剂）等可引起食管下括约肌功能障碍或一过性松弛延长。

（二）食管清除作用降低

食管可以通过自身蠕动和唾液的中和作用来清除食管内的物质，通过食管蠕动可以清除约 90% 的反流物，站立或坐位可让食管蠕动依靠重力作用将食物推进胃内消化。平躺时重力作用下降，食管蠕动减弱；干燥综合征患者唾液分泌减少，食管蠕动功能下降；食管裂孔疝可改变食管括约肌结构，也可降低食管对反流物的清除。

（三）食管黏膜屏障功能降低

当食管黏膜功能受损，无法抵御反流物的损害，亦可导致 GERD 的发生，如长期吸烟、饮酒、进食刺激性食物等。

三、病理变化

GERD 患者，胃镜下可见糜烂及溃疡，如：①复层鳞状上皮细胞层增生；②固有层内中性粒细胞浸润；③食管鳞状上皮细胞间隙增宽；④食管下段鳞状上皮发生柱状上皮化生。①、②见于反流性食管炎，③见于非糜烂性反流病，④见于巴雷特食管。

四、临床表现

GERD 的典型症状烧心与反流。烧心指胸骨后或剑突下烧灼感，并线上延伸；反流指在没有恶心以及不用力的情况下，呈酸性的胃内容物涌入咽部及口腔的感觉。此症状通常在餐后 1h 左右出现，平卧、弯腰或腹压增高时易发生，也可在夜间入睡时出现。

非典型症状可出现胸痛、吞咽疼痛和吞咽困难等。胸痛一般发生在胸骨后，严重时可出现剧痛，放射至后背、颈部等；吞咽困难多由于食管痉挛或功能紊乱所致，呈间歇性；吞咽困难为少数表现，一般由食管狭窄引起，呈进行性加重。如反流刺激物或损伤食管以外的组织或器官，还可引起如咽喉炎、慢性咳嗽以及哮喘等发生。

五、临床诊断

（一）胃食管反流病患者诊断性评估

诊断性评估的内容包括以下 3 方面：①明确患者有无典型症状，确定是否为 GERD。②与心源性胸痛以及食管癌等进行鉴别诊断。③判断患者有无相关并发症。从而判断 GERD 病因及严重程度，并指导诊断与治疗。

（二）病史

全面详细了解患者病史，包括以下内容：①家族史：询问患者有无 GERD 的家族史。②病程：患者 GERD 的时间、类型、严重程度及是否接受过相关治疗，以及有无疗效与不良反应。③症状及既往史：目前及既往有无反酸、烧心、胸痛、吞咽疼痛、吞咽困难、咽喉不适、咳嗽、哮喘、腹腔积液、上消化道出血等症及治疗情况。④生活方式：高脂肪或刺激性食物摄入量，有无饮酒的习惯及摄入量，吸烟数量，工作量，饮食、作息是否规律，及体重变化等情况。⑤激素或药物引起的 GERD：是否使用缩胆囊素、胰高血糖素、血管活性肠肽、地西泮、钙通道阻滞剂等。⑥社会心理因素：包括家庭情况、工作环境、文化程度等。

（三）辅助检查

基本项目：内镜检查、食管测压。
推荐项目：质子泵抑制剂试验、食管 X 线钡餐，食管 24h pH 监测以及 24h 阻抗监测。
选择项目：食管滴酸试验。

六、西医治疗

（一）治疗原则

GERD 的直接损伤因素是胃酸、胃蛋白酶及胆汁等反流物，有效降低这些损伤因素的作用，是目前最主要的治疗措施。在控制症状的基础上，还应对因治疗，达到减少复发、防治并发症的出现。

（二）药物治疗

常用于治疗 GERD 的药物主要分两大类，分别是促进胃肠动力类药物、抑酸药。临床上常用的促胃肠动力药有多潘立酮、莫沙必利、伊托必利等，这类药物可通过增加食管下括约肌压力、改善食管蠕动功能、促进胃排空，从而达到减少反流次数及在食管的暴露时间。目前此类药物多用于轻症患者，或作为辅助与抑酸药合用。

抑酸药是治疗本病的主要措施，能有效降低损伤因素的作用，分为 PPI 和 H_2 受体阻滞剂两类（详见本章第二节和第三节）。PPI 通常适用于症状重者，疗程一般为 4~8 周，疗效不佳者可加倍使用，或联合促胃肠动力药，并延长疗程；H_2 受体阻滞剂适用于中等或轻症患者，疗程一般为 8~12 周。

（三）其他治疗

本病一般预后良好，但应坚持改善生活习惯、饮食习惯并去除病因，如：①过度肥胖者会增大腹压而促成反流，所以应避免摄入促进反流的高脂肪食物，减轻体重；②少吃多餐，睡前 4h 内不宜进食，以使夜间胃内容物和胃压减到最低限度，必要时将床头抬高 10cm。这对夜间平卧时的反流甚为重要，利用重力来清除食管内的有害物；③避免在生活中长久增加腹压的各种动作和姿势，包括穿紧身衣及束紧腰带，有助于防止反流；④戒烟、戒酒，少食巧克力和咖啡等。

必要时可选择维持治疗，维持治疗建议选择 PPI，具体用药剂量请参考本章第三节。

七、中医病因病机

（一）概述

中医内科学中"泛酸"的症状表现与本病十分契合，泛酸指胃酸上泛之证；自觉酸水上泛至咽，旋即吞咽而下，称吞酸，两者可交替、单独出现，常与胃痛、痞满兼见。

（二）病因

1. 饮食不节

平素喜食辛辣刺激之物，或嗜烟好酒，或饥饱无常，积滞中焦，久郁化热，郁热化火，因而作酸；或好食生冷、性寒之品，客寒犯胃，损伤脾胃，顷刻成酸。

2. 肝气犯胃

素体脾胃虚弱，土虚木乘，或肝郁化热，横犯脾胃，脾失健运，胃失和降，发为本病。

（三）病机

本病基本病机为肝气犯胃、胃失和降，可分热、寒两类。脾胃乃后天之本，受纳运化水谷精微物质，若饮食不节，食积可久郁化热，因热化酸，亦可寒邪客胃，因寒化酸。"夫酸者肝木之味也"，肝在味为酸，当肝郁化热，或素体脾胃虚弱，肝木乘脾土，肝气犯胃，胃失和降，发为本病。

八、辨证要点及治疗思路

（一）辨证要点

本病需通过寒热辨证，以热证居多，凡心烦易怒，口干口苦，舌红苔黄，属热证者，多由肝郁化热，胃失和降所致；凡喜唾涎沫，饮食喜热，四肢不温，属寒证者，多因肝气犯胃，脾胃虚弱而成。

（二）治则治法

因肝气犯胃、胃失和降为泛酸的基本病机，病性又有寒、热之分，故治疗原则应以和胃降逆为主，兼清肝泻火，或温中散寒，以达到制酸的目的。

九、常用方药

（一）热证

（1）症状及分析：

吞酸时作，嗳腐气秽——胃失和降，完谷不化；

胃脘闷胀，两胁胀满，心烦易怒——肝郁化火；

口干口苦，咽干口渴，舌红苔黄，脉弦数——郁热于胃之证。

（2）治法：左金丸加味。

（3）主方及分析：口干口苦，郁热较重者，可加黄连、黄芩、栀子；吞酸严重者，可加乌贼骨、煅瓦楞子。

（二）寒证

（1）症状及分析：

吐酸时作，嗳气酸腐，胸脘胀闷——中焦无力，气机阻滞；

喜唾涎沫，饮食喜热，四肢不温，大便溏泄——中阳虚衰，脾虚不运；

舌淡苔白，脉沉迟——脾胃虚寒之证。

（2）治法：温中散寒，降逆制酸。

（3）主方及分析：香砂六君子汤加味。四肢不温较重者，可加干姜、吴茱萸；

胀闷或便溏甚者，可加苍术、藿香。

十、中成药

胃苏颗粒、气滞胃痛冲剂、柴胡疏肝散、四逆散、左金丸、理中丸、附子理中丸、摩罗丹、胃复春、沙参麦门冬丸、益胃丸等按照说明书辨证使用。

十一、名医验案

江苏省名中医徐进康验案

李某，女，58 岁。初诊（2019 年 2 月 1 日）。

主诉：间断反酸 1 年余。自诉 1 年来间断出现反酸、烧心，夜间尤甚，伴胸骨后疼痛，时有烧灼感，口苦，进食后胃脘部嘈杂，否认胃痛等其他不适，纳可，夜寐差，大便日行 2～3 次，小便调。曾行胃镜提示反流性食管炎，间断口服抑酸护胃药（具体不详）症状缓解，停药后病情反复。刻下：反酸，烧心，胸骨后灼痛，胃脘部嘈杂，夜寐差，舌红苔黄腻，脉弦数。

西医诊断：反流性食管炎。

中医诊断：吐酸（胆热犯胃）。

治以清泄肝胆，和胃降逆。方选五花芩钱汤加味。处方：菊花 10g、绿萼梅 10g（后下）、玫瑰花 10g、合欢花 10g、旋覆花 12g（包）、黄芩 10g、金钱草 15g、八月礼 10g、麦门冬 10g、清半夏 10g、木蝴蝶 6g、煅瓦楞子 30g（先煎）、浙贝母 10g、酸枣仁 30g。14 剂，每天 1 剂，水煎，早晚分服。

二诊（2019 年 2 月 15 日）：患者诉反酸、烧心减轻，胸骨后灼痛、口苦症状较前明显缓解，睡眠无改善，舌脉同前。上方去黄芩，加制远志 10g，续服 14 剂。

三诊（2019 年 3 月 1 日）：患者诉反酸、烧心偶发，胸骨后灼痛、嘈杂基本消失，纳可，夜寐改善，二便调，守上方巩固治疗，14 剂，随访后未复发。

【按语】患者以反酸、烧心为主症，兼见胸骨后疼痛，口苦，嘈杂，夜寐差，舌红苔黄腻，脉弦数，病机系胆热犯胃，肝胆失疏，气机阻滞，郁而化热，脾胃升降失调，胃气上逆，夹热上犯食管。治以五花芩钱汤清胆泄热、和胃降逆，加酸枣仁安神定志。二诊时，胆热已去，症状缓解，为防止泄热伤阴，去苦寒之黄芩。三诊时守方治疗，稳固疗效。

第二节　慢性胃炎 (chronic gastritis)

一、概述

（一）慢性胃炎的定义

慢性胃炎是指胃黏膜对胃内各种刺激因素的慢性炎症反应，为最常见的消化系统疾病之一。在胃镜下，胃黏膜呈非糜烂的炎性改变，如色泽不均、颗粒状增殖及黏膜皱襞异常等，组织学以炎细胞浸润、上皮异常增殖、胃腺萎缩及瘢痕形成等为特点。

（二）慢性胃炎的流行病学概述

慢性胃炎，尤其是慢性萎缩性胃炎的患病率一般随年龄增长而上升，幽门螺杆菌（helicobacter pylori，Hp）感染是最常见的病因。据估计，人群中的 Hp 感染率大致相当于慢性胃炎的患病率，我国人群中的 Hp 感染率为 40% ~ 60%。据此，估计人群中慢性胃炎患病率约为 50%。自身免疫性胃炎在北欧较多见，我国仅有少数病例报道。

（三）慢性胃炎的临床分类

结合我国实际情况，临床上根据病理改变的不同可分为慢性浅表性胃炎（chronic superficial gastritis）、慢性萎缩性胃炎（chronic atrophic gastritis）、慢性肥厚性胃炎（chronic hypertrophic gastritis）和疣状胃炎（gastritis verrucosa）四类。根据胃内的发病位置不同还可分为胃窦炎、胃体炎和全胃炎三类。

二、发病机制

（一）Hp 感染

Hp 是一种微弯曲状革兰阴性杆菌，经口进入胃内后部分被胃酸杀灭，部分则定居于胃窦黏液层与胃窦黏膜上皮细胞表面，可分泌尿素酶、细胞毒素相关蛋白及细胞空泡毒素等物质而致病。尿素酶能水解尿素，产生氨和二氧化碳，可抵御胃酸对细菌的杀灭作用，形成有利于 Hp 定居和繁殖的环境，使感染慢性化。

慢性胃炎的内镜活检标本中，Hp 具有较高的检出率，目前认为 Hp 是慢性胃炎的主要病因，其感染与慢性胃炎密切相关。

（二）长期慢性刺激

长期饮酒、吸烟、滥用水杨酸类药物、喜食热烫或刺激性食物、急性胃炎反复发作，可引起慢性胃炎。

（三）十二指肠液反流

由胃肠慢性炎症、消化吸收不良及动力异常等引起，可导致胃黏膜屏障破坏，常为亚洲人慢性胃炎的病因之一。

（四）自身免疫性损伤

体内出现抗壁细胞抗体和抗内因子抗体，导致壁细胞受损，血清维生素 B_{12} 水平降低，出现巨幼红细胞性出血；胃底腺萎缩、胃酸分泌明显降低等，多见于欧美国家。

三、病理变化

（一）慢性浅表性胃炎

又称慢性单纯性胃炎，是胃黏膜最常见的病变之一，国内胃镜检出率高达 20% ~ 40%，以胃窦部最为常见。胃镜下，病变部胃黏膜充血、水肿，呈淡红色，可伴有点状出血，表面有灰黄色或灰白色黏液性渗出物覆盖。光镜下，病变主要位于黏膜浅层，即黏膜层上 1/3，呈灶状或弥漫分布，胃黏膜充血、水肿，表浅上皮坏死脱落，固有层有炎细胞浸润。大多数经治疗可痊愈，少数转变为慢性萎缩性胃炎。

（二）慢性萎缩性胃炎

病变以黏膜萎缩变薄，黏膜腺体减少或消失，出现肠上皮化生或胃黏膜上皮异型增生，固有层内有大量炎细胞浸润为特点。本型胃炎分为 A、B 两型：A 型多见于欧美国家，属于自身免疫性疾病，患者血中抗壁细胞抗体和抗内因子抗体检查阳性，胃酸分泌减少，伴有恶性贫血；B 型为我国患者多见，病变多见于胃窦部，上述抗体检查阴性，胃酸可分泌正常，不伴发恶性贫血，但容易恶性变。

光镜下，病变部胃黏膜变薄，腺体缩小、减少，可有囊性扩张；固有层可见大量炎细胞浸润；黏膜内可见纤维组织增生；出现腺上皮化生，有肠上皮化生（较常见）和假幽门腺化生两种。

（三）慢性肥厚性胃炎

又称巨大肥厚性胃炎，病变常发于胃底及胃体部，目前原因尚不明确。胃镜下可见：黏膜皱襞粗大变宽，呈脑回状；黏膜皱襞上可见横裂；黏膜隆起的顶端可伴有糜烂。光镜下可见腺体肥大增生，腺管延长，有时腺体可穿过黏膜肌层。

（四）疣状胃炎

目前原因不明，病变多见于胃窦部。病变处胃黏膜可见中心凹陷的疣状突起病灶，光镜下可见病灶中心凹陷处胃黏膜上皮变性坏死并脱落，伴有急性炎性渗出物覆盖。

四、临床表现

大多数患者常无症状或表现为中上腹不适、饱胀、钝痛、烧灼感等，也可呈食欲不振、嗳气、泛酸、恶心等消化不良症状。症状常常反复发作，可出现无规律性腹痛，疼痛经常出现于进食中或餐后，多位于上腹部或脐周，部分患者位置不固定，轻者呈间歇性隐痛或钝痛，严重者为剧烈绞痛。体征多不明显，可有上腹轻压痛。伴有恶性贫血患者常有全身衰弱、疲软、有明显的厌食、体重下降、贫血，一般消化道症状较少。

五、临床诊断

（一）慢性胃炎患者诊断性评估

诊断性评估的内容包括以下两方面：①与功能性消化不良、消化性溃疡、急性胃炎、胃癌等疾病相鉴别区分，并确定慢性胃炎类型。②判断慢性胃炎的病因，明确有无 Hp 感染、贫血、抗壁细胞抗体、抗内因子抗体以及癌前病变等。从而找出慢性胃炎病因及严重程度，并指导诊断与治疗。

（二）病史

应全面详细了解患者病史，包括以下内容：①家族史：询问患者有无急慢性胃炎、胃溃疡、胃癌的家族史。②病程：患者慢性胃炎的时间、类型、严重程度，是否接受过相关治疗，以及有无疗效与不良反应。③症状及既往史：目前及既往有无上腹痛、脐周痛、恶心、嗳气、食欲不振、厌食、乏力、贫血等症及治疗情况。④生活方式：辛辣、热烫、油腻等刺激性食物摄入量，有无饮酒的习惯及摄入量，吸烟数量，饮食、作息是否规律及体重变化等情况。⑤药物引起的慢性胃炎：是否服用能抑制胃黏膜或腺体分泌、促进胃酸或胃蛋白酶分泌等有刺激性的药物，例如保泰松、吲哚美辛、布洛芬、泼尼松、阿司匹林、红霉素、四环素、呋喃唑酮、利血平以及洋地黄类等。⑥社会心理因素：包括家庭情况、工作环境、文化程度等。

（三）体格检查

体格检查有助于慢性胃炎的诊断与鉴别诊断，体格检查包括：观察有无面色苍白或萎黄、精神萎靡；触诊上腹部、脐周判断有无腹痛、压痛、反跳痛、腹肌紧张及腹部异常包块等。

（四）内镜检查

慢性胃炎临床症状程度和组织学之间没有明显联系，因此胃镜及组织学检查检查是慢性胃炎诊断的关键。

（五）实验室检查

基本项目：胃液分析、Hp 检测（$^{13}C-$ 或 $^{14}C-$ 尿素呼气试验）。

推荐项目：血常规检查、维生素 B_{12} 水平测定（用于贫血患者）、粪便常规及隐血试验。

选择项目：快速尿素酶试验、胃黏膜组织切片染色或细菌培养、血清抗壁细胞抗体测定、内因子抗体测定、胃泌素 G17 和胃蛋白酶原测定。

六、西医治疗

（一）治疗原则

大多数成年人胃黏膜均有非活动性、轻度慢性浅表性胃炎，可视为生理性黏膜免疫反应，避免进食对胃黏膜有强刺激的饮食及药物、戒烟忌酒、注意饮食卫生、防止暴饮暴食、加强锻炼提高身体素质，不需要药物治疗。

如慢性胃炎波及黏膜全层或呈活动性，出现癌前状态如肠上皮化生、假幽门腺化生、萎缩及不典型增生可予短期或长期间歇治疗。

（二）药物治疗

1.慢性胃炎常用药物及分类

常用的治疗慢性胃炎药物大致可分为五类，分别是抑制胃酸分泌类、抗生素类、保护胃黏膜类、激素类以及改善胃肠动力类。

抑制胃酸分泌类药物主要有质子泵抑制剂（PPI）以及 H_2 受体拮抗剂两种，在治疗慢性胃炎时，临床上以质子泵抑制剂（PPI）为主，有埃索美拉唑、奥美拉唑、兰索拉唑、泮托拉唑以及雷贝拉唑等。与 H_2 受体拮抗剂相比，PPI 具有很强的抑酸能力强且作用时间久，可以使 H^+-K^+-ATP 酶失去活性，从而使胃内达到无酸的水平，可长达 72h。此外，PPI 可增强杀灭 Hp 抗生素的杀菌作用。

抗生素类药物主要有甲硝唑、替硝唑、阿莫西林、克拉霉素、四环素、喹诺酮类抗生素以及呋喃唑酮等。目前考虑耐药菌株的出现、抗菌药物不良反应、胃内酸性环境下的抗菌效果、患者依从性等因素，单独应用上述抗生素，部分患者胃内的 Hp 并不能有效根除，因此需要因人而异制订多种根除方案，如联合抑制胃酸分泌类药物使用。

保护胃黏膜类药物主要有铋剂和弱碱性抗酸剂两种。临床上，对于慢性胃炎主要使用铋剂，例如枸橼酸铋钾、果胶铋、碱式碳酸铋等。酸性环境下，这类药物呈胶体状，在胃内形成复合物，可以阻断胃酸对黏膜的消化，起到保护胃黏膜的作用。此外，铋剂还可以降低 Hp 的代谢，起到杀菌的作用。

对于明确的自身免疫性胃炎需要使用激素类药物，主要是糖皮质激素，包括长效、中效以及短效三类。其中长效糖皮质激素如地塞米松，具有较强的抗炎、抑制免疫的作用，但伴有较强的升血糖效果；中效糖皮质激素如泼尼松、甲基泼尼松龙；短效糖皮质激素（如氢化可的松），由于半衰期较短，对于抗炎免疫作用相对较弱，但对于水、电解质的影响较强。此外，对于恶性贫血者还需终生注射维生素 B_{12}。

改善胃肠动力的药物主要有多潘立酮、莫沙必利、伊托必利、曲美布汀、复方消化片、多酶片以及复合维生素等。此类药物可助消化，改善胃肠动力，改善胃肠营养等作用，对于十二指肠 – 胃反流、胃黏膜营养因子缺乏等原因引起的慢性胃炎患者尤为适宜。

2.联合用药的方法

对于 Hp 感染相关的胃炎，单独应用任何类型的药物，均不能根治，故上述具有杀灭和抑制 Hp 作用的药物需联合使用，临床上一般使用三联药物或四联药物进行抗菌治疗。

3. 联合用药的方案

临床上常用的联合方案有：①三联药物使用：一种 PPI+ 两种抗生素或一种铋剂 + 两种抗生素，疗程 7～14 天，例如奥美拉唑 + 克拉霉素 + 甲硝唑、果胶铋 + 克拉霉素 + 甲硝唑；②四联药物使用：一种 PPI+ 一种铋剂 + 两种抗生素，疗程 7～14 天，例如奥美拉唑 + 枸橼酸铋钾 + 克拉霉素 + 甲硝唑。各地区抗生素耐药情况不同，因此抗生素的选择及疗程视当地情况而定。

（三）癌前病变治疗

慢性胃炎癌变前兆大多数有明显症状，如上腹疼痛时间较长、进行性消瘦、饱胀感、大便隐血阳性等症，应及时做胃镜检查。对于重度炎症、肠化、萎缩以及异型增生等需及时用药，并适量补充复合维生素和含硒食物等。胃镜确定没有淋巴转移时，可采取黏膜下剥离术，对于药物不能逆转且伴有局部淋巴结肿大的病灶，应考虑手术治疗。

七、中医病因病机

（一）概述

中医通过痞满、胃痛、泛酸、呕吐等病症来认识慢性胃炎的病因病机，其发病主要与饮食不节、情志失调、药物所伤等因素有关。中医认为胃与脾同属中焦，主受纳、腐熟水谷，以通为用，以降为顺，共有"后天之本"之称，当上述因素出现，导致中焦气机不利，脾胃升降失职，故发为此病。现代医家多认为慢性胃炎与中医内科学中的"痞满"病名更为贴切，主要病位在胃，涉及脾、肝等脏腑，病性有虚实之分，实即为实邪内阻，虚则为脾胃虚弱，虚实夹杂则两者兼而有之。

（二）病因

1. 饮食不节

平素嗜食辛辣、生冷，或饥饱无常，或过食肥甘厚味，或茶酒无度，损伤脾胃，影响纳运，饮食内停，痰湿中阻，升降失司，形成痞满。

2. 情志失调

情志不畅，忧思伤脾，脾气受损，运化无力，气机不畅，脾胃升降失常，或恼怒伤肝，肝郁气滞，失于疏泄，乘脾犯胃，脾胃失和，发为痞满。

3. 药物所伤

错用、过用药物，或因长期大量应用大寒、大热或有毒药物，损伤脾胃，寒热内生，中焦气机阻塞，升降失司，形成痞满。

（三）病机

脾胃同属中焦，主受纳运化，共司水谷精微的消化、吸收与输布，同时脾主升清，胃主降浊，清升浊降，气机通畅。肝主疏泄，调节脾胃气机，肝气条达，则脾升胃降。当上述病因出现，均可影响到胃，并涉及脾、肝，导致中焦气机不利，脾胃失和，升降失职，发为痞满。

痞满有虚实之分，初期多为实证，如饮食、药物等实邪犯胃，导致脾胃运纳失常，痰湿中阻，中焦气机不畅，升降失司，出现痞满；若为热性药物所伤，或食滞、痰湿内停日久，热邪内生，困阻脾胃而成痞；若因过食生冷，或寒性药物所伤，则导致寒邪内生，阻塞中焦气机，升降失司成痞；如情志失调，肝郁气滞，横犯脾胃，致脾胃气机阻滞而成痞。实痞日久，可致虚痞，如饮食、药物等实邪日久失治，或痰湿困脾日久，正气损耗，或素体脾胃虚弱，均可致脾胃运化无力，形成气虚之痞；若为湿热之邪，或因肝气郁积化火，肝胃郁热日久，胃阴亏耗，形成阴虚之痞。实邪之所以内阻，多因中虚不运，升降无力有关，反之中焦运转无力，有又易招致实邪内侵，两者常常互为因果，如脾胃虚弱，运化失司，即可饮停内生，又可食滞内停，而实邪内阻，又会进一步损伤脾胃，终致虚实并见，所以临床之上，可见虚实互见，寒热错杂，且时轻时重，反复发作。

八、辨证要点及治疗思路

（一）辨证要点

1. 辨虚实

凡形体壮实，痞满不消，食后为甚，按之显著，多食，大便秘结，苔厚腻，脉实有力则为实痞。凡形体瘦弱，痞满时作，食后迟发，按之得减，喜揉喜按，食少纳呆，大便清稀，脉虚无力则为虚痞。

2. 辨寒热

痞势较急，遇热则甚，喜动，口渴，喜冷饮，口干口苦，大便秘结，舌红苔黄，脉数则为热痞。痞势较缓，遇寒则甚，喜静，口淡不渴，或渴不欲饮，四肢发冷，舌淡苔白，脉沉则为寒痞。

（二）治则治法

痞满的基本病机是中焦气机不利，脾胃升降失职，故主要治疗原则为调理脾胃升降，行气消痞除满。根据实者泻之，虚者补之，实者分别施以泄热、消食、化痰、理气，虚者则重在补益脾胃，或养阴益胃。对于虚实并见之候，则宜攻补兼施，补消并用。在治疗中应注意无论是补虚还是泻实都不可用药峻猛，以免重伤脾胃。

九、常用方药

（一）实痞

1. 饮食内停证

（1）症状

脘腹满闷而胀，进食尤甚——饮食内停；

嗳腐吞酸，恶心呕吐，厌食——脾胃失和，升降失司；

大便不调，矢气频作，臭如败卵——完谷不化，气机壅塞；

苔厚腻，脉弦滑——饮食内停之证。

（2）治法：消食和胃，行气消痞。

（3）方药：保和丸加减。食积较重者，可加鸡内金、谷芽、麦芽；胀满明显者，可加枳实、厚朴、大腹皮；食积化热，大便秘结者，加大黄、槟榔导滞通便，或改用枳实导滞丸；脾虚便溏者，加白术、白扁豆，或改用枳实消痞丸。

2. 痰湿中阻证

（1）症状

脘腹痞满，闷塞不舒，胸膈满闷——痰湿内阻，阻塞气机；

头重如裹，身重肢倦，纳呆呕恶——脾失健运，升降失司；

小便不利，舌体胖大，边有齿痕——脾虚不运，湿盛于内；

舌苔白厚腻，脉沉滑——痰湿中阻之证。

（2）治法：燥湿化痰，理气和中。

（3）方药：平胃散合二陈汤加减。气逆不降，可加旋覆花、代赭石；胸膈满闷较甚者，可加薤白、枳实、瓜蒌；痰湿较盛者，可加紫苏梗、藿香；痰湿愈久化热者，可改用黄连温胆汤。

3. 湿热阻胃证

（1）症状

脘腹胀闷不舒，灼热嘈杂，心中烦热——湿热内蕴，邪热扰心；

恶心呕吐，咽干口苦，不欲饮水——湿热困阻脾胃；

大便干结或黏滞不畅，小便短赤——热邪内蕴，气机不利；

舌红，苔黄腻，脉滑数——湿热阻胃之证。

（2）治法：清热化湿，和胃消痞。

（3）方药：泻心汤合连朴饮加减。灼热嘈杂甚者，可加连翘、蒲公英、瓦楞子；便秘心烦者，可加全瓜蒌、栀子；口渴欲饮者，可加花粉、连翘；恶心呕吐明显者，可加竹茹、白蔻仁、生姜；寒热错杂，用半夏泻心汤。

4. 肝胃不和证

（1）症状：

脘腹痞闷不舒，胸胁胀满——肝气郁结，肝胃不和；

心烦易怒，喜太息，常因情志因素而加重——情志不畅，肝郁气滞；

恶心嗳气，或吐苦水，大便不爽——肝气犯胃，气机逆乱；

舌红苔薄白，脉弦——肝胃不和之证。

（2）治法：疏肝解郁，和胃消痞。

（3）方药：枳术丸和越鞠丸加减。气郁较甚者，可加柴胡、郁金、枳壳；气郁化火者，可加龙胆草、川楝子；胀满较甚者，可加柴胡、大腹皮，或改用五磨饮子；心烦不寐者，可加合欢皮、郁金。

（二）虚痞

1. 脾胃虚弱证

（1）症状：

胃脘痞闷，胀满时减——脾胃升降失司，健运失职；

喜温喜按，纳呆便溏——脾胃虚弱，中焦运化无力；

神疲乏力，少气懒言，语声低微——脾胃气虚，脾气不升；

舌质淡，苔薄白，脉细弱或虚大无力——脾胃虚弱之证。

（2）治法：健脾益气，升清降浊。

（3）方药：补中益气汤加减。胀满重者，可加枳壳、木香、厚朴；纳呆厌食者，可加砂仁、神曲；四肢不温，出现阳虚之证者，可加制附子、干姜，或改用理中丸；苔厚腻者，可改用香砂六君子加减。

2. 胃阴不足证

（1）症状：

脘腹痞满，嘈杂不舒——胃阴亏虚，气机不利；

饥不欲食，恶心嗳气，口燥咽干——胃失濡养，脾胃运化失司；

大便秘结，舌红少苔，脉细数——胃阴不足之证。

（2）治法：养阴益胃，调中消痞。

（3）方药：益胃汤加减。若阴虚较重，可加石斛、花粉、百合；食欲不振者，加山楂、谷芽、麦芽；若腹胀较重，加佛手、厚朴花；便秘者，加火麻仁、玄参。

十、中成药

香砂养胃丸、保和丸、疏肝健脾丸、沉香化气丸、参苓白术散、胃苏颗粒等，按照说明书辨证使用。

十一、名医验案

中医名家杨继荪医案

陆某，男，47 岁。初诊（1992 年 3 月 31 日）。

主诉：食后脘胀伴反复腹泻 5 年。

病史：患者在 1987 年曾做胆囊手术，术后曾 2 次胃出血，纳食减退，食后腹胀，且经常腹泻。在日本检查诊断为反流性胃炎。心电图示：预激综合征。

苦于上述病症，请杨氏诊治。

诊查：胆囊术后，经常食后腹胀，纳减，易腹泻、头昏、自汗，苔薄黄，脉细。

辨证：术后脾胃虚弱，脾失健运，胃之受纳、腐熟和降功能紊乱，胃腑浊气扰动，清阳之气不展，致心失所养、心气虚弱而汗出、头晕。

中医诊断：痞证（脾胃虚弱）。

西医诊断：胆囊术后，反流性胃炎。

治则：先调脾胃，理气健脾，和胃运中。

处方：厚朴 12g、炒枳壳 12g、太子参 20g、炒白扁豆衣 12g、炒薏苡仁 30g、姜半夏 9g、广木香 9g、川黄连 4g、吴茱萸 1g、郁金 12g、鸡内金 9g、炒丹参 18g。14剂。药后纳增，腹胀改善。胃镜检查示：萎缩性胃炎。继以益气活血、宽中健脾之剂续进。

二诊，上法服药近 50 剂，腹胀已宽，胃纳已增，偶寐况欠佳。

胃镜复查示：浅表性胃炎，胃窦部轻度糜烂（未见萎缩），苔薄黄，脉细弦。再宗原意。

处方：太子参 30g、黄芪 12g、川黄连 2g、蒲公英 30g、制厚朴 12g、炒酸枣仁12g、甘草 5g、炒丹参 30g、广木香 6g、石菖蒲 6g、炒枳壳 12g、炒陈皮 9g。7 剂。

【按语】本例胆囊术后，胆汁仍郁滞不畅，反流入胃。2 次胃出血，平时食入易胀，易腹泻、头昏、汗出。胃镜检查：萎缩性胃炎。杨氏认为此证虚中夹实，虚不受补。胃不受纳，反复泄泻，补则不能收功，故先予疏运和中，调其脾胃，待纳增、腹胀缓解，再逐增补气健脾之味，增其剂量，加强体质，渐去洞泄之虚。服药50余剂，胃镜复查未见萎缩。原方巩固。

第三节　消化性溃疡 (peptic ulcer)

一、概述

（一）消化性溃疡的定义

消化性溃疡指胃肠道黏膜被自身消化而形成的溃疡，可发生于胃液接触到的任何部位，例如食管、胃、十二指肠、胃-空肠吻合口附近以及具有异位胃黏膜的Meckel憩室。其中胃和十二指肠球部的溃疡最为常见，故又称为胃、十二指肠溃疡。

（二）流行病学概述

消化性溃疡是一种全球性常见疾病，估计约10%的人在一生中患过本病，消化性溃疡可以发生在任何年龄段，其中十二指肠溃疡（duodenal ulcer）多见于青壮年，而胃溃疡（gastric ulcer）多见于中老年。前者的发病高峰一般比后者早10年左右。临床上十二指肠球部溃疡的发生率是胃溃疡的3倍左右，同时无论是胃溃疡还是十二指肠球部溃疡，男性比女性多发。

（三）分类

消化性溃疡的发病机制复杂，发病部位不一，因此有多种分类方式。如：①根据其发病部位的不同，可分为胃溃疡、十二指肠溃疡、球后溃疡、幽门管溃疡、复合溃疡、对吻溃疡等；②根据溃疡的数目，可分为单发性溃疡、多发性溃疡；③根据溃疡的大小，可分为一般溃疡、巨大溃疡；④根据发病年龄，可分为老年人溃疡、儿童期溃疡；⑤根据其特殊性，可分为无症状性溃疡、穿透性溃疡、难治性溃疡、应激性溃疡。

由于消化性溃疡多位于胃和十二指肠部，因此消化性溃疡主要指发生于胃和十二指肠的慢性溃疡。

二、发病机制

(一) Hp 感染

胃溃疡和十二指肠溃疡的患者中，Hp 感染率高达 90% 左右，因此 Hp 感染是本病的主要病因，感染人群中消化性溃疡的患病率很高，同样根除 Hp 可加速溃疡的愈合，并显著减少复发概率。

目前研究表面 Hp 在本病的发病机制中主要有以下作用：①释放细菌型血小板激活因子，促进黏膜毛细血管内血栓形成，导致黏膜缺血，黏膜防御屏障受损；②分泌多种酶类，损伤黏膜屏障；③分泌具有生物活性的白细胞三烯，有助于胃酸直接进入黏膜内；④能促进胃黏膜 G 细胞增生，使胃酸分泌增多；⑤ Hp 的趋化作用，促使次氯酸和一氯化氨的合成，导致黏膜上皮细胞受损，诱发溃疡。

(二) 长期服用非甾体消炎药 (NSAIDs)

长期服用 NSAIDs 是引起消化性溃疡的另一个主要原因，阿司匹林等非固醇类消炎药物的持续使用，可直接刺激胃黏膜，还可通过抑制胃黏膜前列腺素的合成，影响血液循环而损伤胃黏膜，从而诱发消化性溃疡、延缓溃疡愈合、增加溃疡的复发率以及出血、穿孔等并发症的发生概率。

(三) 胃酸分泌过多

虽然有些消化性溃疡患者胃酸水平并不高，而且胃酸高者也不一定会发生溃疡，但目前研究表明，胃酸与胃蛋白酶可以使胃、十二指肠黏膜防御屏障破坏，导致溃疡形成的原因如下：①胃黏液分泌不足或黏膜上皮受损时，胃酸损伤黏膜毛细血管，引起局部血液循环障碍，黏膜组织受损；②胃液中的氢离子能促使胃蛋白酶原分泌，加强胃液消化作用，导致溃疡形成；③十二指肠溃疡时可见壁细胞数量增多，造成胃酸分泌增加；④胃酸中的氢离子进入胃黏膜的弥散能力在十二指肠最强，其次是胃窦部，故溃疡好发于此。

(四) 其他

应激、吸烟、长期精神紧张、进食无规律等也是消化性溃疡发生的常见诱因，但在机制上都是因胃酸分泌增多以及胃黏膜防御屏障破坏为主。其他与消化性溃疡相关的病因和疾病在表 3-1 中列出。

表 3-1　其他与消化性溃疡相关的病因和疾病

病因	疾病
感染	Hp、单纯疱疹病毒、结核、巨细胞病毒、海尔曼螺旋杆菌
药物	NSAIDs、糖皮质激素、氯吡格雷、化疗药物、双膦酸盐、西罗莫司
遗传	高胃酸
胃排空障碍	十二指肠 – 胃反流
激素	胃窦 G 细胞功能亢进、促胃液素瘤、系统性肥大细胞增生症
血供不足或血流瘀滞	休克、肝硬化
浸润性疾病	克罗恩病、结节病
术后状态	胃窦切除术后
放射治疗	

三、病理变化

(一) 胃溃疡病变

胃镜下观察胃溃疡多位于胃小弯侧，近幽门处，以胃窦部多见。溃疡通常为单发，呈圆形或椭圆形，直径一般在 2cm 以内，溃疡边缘整齐，周围胃黏膜皱襞呈放射状，底部平坦，溃疡通常穿过黏膜下层，深达肌层甚至浆膜层。光镜下可见溃疡底部分为四层：表层为炎性渗出物覆盖；其次为坏死组织；再下为肉芽组织；最下为瘢痕组织。

(二) 十二指肠溃疡病变

十二指肠溃疡病变与胃溃疡相似，多发生于十二指肠球部的前壁或后壁，溃疡一般较小，直径常在 1cm 以内，溃疡较浅易愈合，可因反复发作，而形成假性憩室。

四、临床表现

(一) 典型溃疡

消化性溃疡的病程长，属于慢性过程，病史可长达数年或 10 余年。上腹痛是其的主要症状，也可有无疼痛症状，NASIDs 导致的溃疡常无症状。疼痛的特点如下：①部位多位于上腹中部，胃溃疡一般偏左，十二指肠溃疡偏右；②性质可表现为钝痛、隐痛、胀痛、灼痛、剧痛或饥饿样痛；③呈周期性发作，发作期可为数周或数月，缓解期长短不一，每年春秋季节变化时易发病；④有与进餐相关的节律性，十二指肠溃疡疼痛常发生在两餐之间、餐前或夜间，胃溃疡疼痛一般在餐后 1h 内，经过 1~2h 后可缓解；⑤服用制酸剂可缓解。

消化性溃疡在缓解期大多无明显体征，发作时剑突下可有局限性压痛。

（二）特殊溃疡

1. 复合溃疡

指胃溃疡和十二指肠溃疡同时存在的复合性溃疡，多见于男性，先患十二指肠溃疡者居多，可导致功能性幽门梗阻，进而十二指肠液反流刺激胃，形成胃溃疡。复合溃疡的出血率较高，但恶性变率较低。

2. 幽门管溃疡

缺乏典型的周期性和节律性疼痛，多数为餐后迅速出现疼痛，早期可出现呕吐，反复炎症刺激易出现幽门梗阻，出血率较普通溃疡高，穿孔也较多见。

3. 球后溃疡

指发生在十二指肠降段、水平段的溃疡。疼痛较球部溃疡更剧烈，可向右肩放射，可有出血、穿孔等并发症。由于部位较下，器械检查容易漏诊。

4. 巨大溃疡

指发生在十二指肠球部的溃疡，直径＞2cm，疼痛剧烈，多放射至背部。常见于有 NSAIDs 服用史的老年患者，巨大溃疡需要与恶性溃疡进行鉴别。

5. 老年人溃疡

多无典型临床表现，或症状不明显，疼痛多无规律，容易出现体重减轻、贫血。胃溃疡多位于胃体部，溃疡较大，需要与胃癌进行鉴别。由于 NSAIDs 的广泛使用，目前此类性溃疡有增加的趋势。

6. 儿童期溃疡

有婴儿型、继发性、慢性型、并发于内分泌腺瘤的溃疡四类，主要发生于学龄儿童，发病率低于成人。腹痛多在脐周，常出现呕吐，随着年龄的增长，表现与成年人相近。

7. 难治性溃疡

指经正规抗溃疡治疗而仍未愈合的溃疡。造成溃疡难治性的因素很多，例如病因未去除、穿透性溃疡、特殊病因以及误诊等，处理的关键在于找准原因。

五、并发症

(一) 出血

发生率为 10% ~ 15%，是消化性溃疡最常见的并发症，其中以十二指肠溃疡并发出血较多见。出血是由于溃疡侵蚀周围血管造成，出血的表现由发生部位、速度以及出血量决定，一般表现为呕血或黑便。胃镜下根据溃疡出血病灶的内镜特点可评估病灶再出血的概率。例如，活动性动脉出血的再出血率约为 90%、裸露血块再出血率约为 50%、血凝块再出血率约为 3%、溃疡不伴有血迹再出血率一般 < 5%。

(二) 穿孔

溃疡病灶向深部发展穿透浆膜层会引起穿孔，发生率为 2% ~ 7%，多见于十二指肠溃疡，表现为突发上腹部剧烈疼痛，如刀割样，可迅速遍及全腹，服用抑酸剂不能缓解。可有三种后果：①溃破入腹腔引起弥漫性腹膜炎；②溃破穿孔并受阻于毗邻实质性器官（如肝、胰、脾等），形成穿透性溃疡；③穿入空腔器官形成瘘管。

(三) 幽门梗阻

发病率为 2% ~ 4%，大多数由十二指肠溃疡或幽门溃疡引起，分功能性梗阻和器质性梗阻。功能性梗阻是由溃疡周围组织炎性充血、水肿或幽门平滑肌痉挛而造成，梗阻为暂时性，炎症消退即可好转，内科治疗有效；器质性梗阻是由溃疡愈合瘢痕收缩或粘连造成的，梗阻为持久性，需外科手术治疗。临床上表现为上腹持续性胀痛、嗳气、反酸，且餐后加重，呕吐大量呈酸腐味的宿食，呕吐后腹部症状减轻，严重及频繁呕吐者可致失水或低氯、低钾性碱性中毒、营养不良等。腹部可见胃型、蠕动波、可闻及振水音。

(四) 癌变

十二指肠溃疡极少发生癌变。胃溃疡发生癌变的概率 < 1%。临床上对年龄在 45 岁以上、有长期胃溃疡病史、溃疡顽固不愈者、大便隐血试验持续阳性者应提高警惕，胃镜检查可帮助确诊，胃镜检查要取多点活检做病理检查，必要时定期复查。

六、临床诊断

（一）消化性溃疡患者诊断性评估

诊断性评估的内容包括以下三方面：①确定消化性溃疡的重要病史并判断病因；②通过辅助检查明确消化性溃疡的类型以及有无并发症；③应与其他引起慢性上腹痛的疾病、胃癌以及 Zollinger-Ellison 综合征等做鉴别诊断，从而评估患者溃疡的严重程度，以指导诊断与治疗。

（二）病史

应全面详细了解患者病史，包括以下内容：①家族史：询问患者有无消化性溃疡、慢性胃炎、肝胆胰疾病、功能性消化不良的家族史。②病程：患者消化性溃疡的时间、类型、严重程度、是否接受过相关治疗，以及有无疗效与不良反应。③症状及既往史：目前及既往有无上腹钝痛、灼烧痛、胀痛、饥饿样不适、餐前腹痛、餐后腹痛、夜间痛、腹胀、厌食、反酸等症及治疗情况。④生活方式：辛辣、热烫、生冷等刺激性食物摄入量，有无饮酒的习惯及摄入量，吸烟数量，饮食、作息是否规律及体重变化等情况。⑤药物引起的消化性溃疡：是否服用 NSAIDs、糖皮质激素、氯吡格雷、化疗药物、双膦酸盐、西罗莫司等药物。⑥社会心理因素：包括家庭情况、工作环境、文化程度、疾病知识等。

（三）体格检查

消化性溃疡的体格检查包括：观察患者有无面色苍白或萎黄、精神萎靡；评估意识状态、营养情况；腹部检查判断剑突下有无局限性的压痛、胃型、胃肠蠕动波、局限性或弥漫性腹膜炎等体征；必要时肛门指诊检查有无黏液、脓血等。

（四）辅助检查

基本项目：血常规检查、肝功能检查、Hp 检测（$^{13}C-$ 或 $^{14}C-$ 尿素呼气试验）、X 线钡餐。

推荐项目：胃镜及黏膜活检、粪便常规及隐血试验。

选择项目：胃液分析、血清胃泌素测定、快速尿素酶试验。

七、西医治疗

（一）治疗原则

消化道溃疡治疗原则及目标为：去除病因、消除症状、促进溃疡愈合、预防溃疡复发和避免并发症的出现。通常包括根除 Hp、停止或减少服用 NSAIDs、服用促进溃疡愈合的药物。

除药物治疗外还应注意生活规律、劳逸结合、清淡饮食、戒烟忌酒，必要时进行手术治疗，根据不同病因及发病机制，定制个体化治疗方案。

（二）药物治疗

1. 消化性溃疡常用药物及分类

（1）根除 Hp：消化性溃疡无论活动与否，都应彻底消除 Hp，一般采用三联或四联疗法，不推荐单药物治疗，推荐 PPI+ 铋剂 + 两种抗生素的四联疗法，疗程为 10～14 天，药物选用可参考本章第二节。

（2）抑制胃酸分泌：H_2 受体拮抗剂是抑酸药的一种，治疗消化性溃疡的主要药物之一，可以竞争性抑制胃壁组胺受体，能够明显地抑制基础胃酸和夜间胃酸分泌，也能够抑制由组胺、五肽胃泌素等刺激的泌酸作用。特点是疗效好，用药方便，价格适中，长期使用不良反应少。通常治疗胃溃疡和十二指肠溃疡的 6 周愈合率能达到 90% 左右。

常用的 H_2 受体拮抗剂有：①法莫替丁，推荐治疗剂量 20mg，每天 2 次，维持剂量 20mg，每晚 1 次；②尼扎替丁，推荐治疗剂量 150mg，每天 2 次，维持剂量 150mg，每晚 1 次；③雷尼替丁，推荐治疗剂量 150mg，每天 2 次，维持剂量 150mg，每晚 1 次。

PPI 是目前抑酸能力最强的一类药物，在酸性的胃壁细胞分泌小管内，转化为次磺酸和亚磺酰胺，后者与 H^+–K^+–ATP 酶 α 亚单位的巯基共价结合使酶失活，减少胃酸分泌。由于药物与酶的结合不可逆，因此其抑制胃酸分泌的作用强大并且持久，同时使胃蛋白酶的分泌减少。PPI 一般能在 2～3 天控制症状，溃疡愈合率略高于 H_2 受体拮抗剂，对于难治性溃疡疗效优于 H_2 受体拮抗剂。

常用的 PPI 有：①埃索美拉唑，推荐治疗剂量 40mg，每天 1 次，维持剂量 20mg，每天 1 次；②兰索拉唑，推荐治疗剂量 30mg，每天 1 次，维持剂量 30mg，每天 1 次；③奥美拉唑，推荐治疗剂量 20mg，每天 2 次，维持剂量 20mg，每天 1 次；④泮托拉唑，推荐治疗剂量 40mg，每天 1 次，维持剂量 20mg，每天 1 次；⑤

雷贝拉唑，推荐治疗剂量20mg，每天1次，维持剂量10mg，每天1次。

（3）保护胃黏膜：铋剂是一种黏膜保护剂，在酸性环境下产生沉淀，形成弥散性的保护层覆盖于溃疡面上，促进溃疡黏膜再生和溃疡愈合。同时具有降低胃蛋白酶的活性、增加黏蛋白分泌、促进黏膜释放前列腺素2等作用，从而起到黏膜保护的作用。此外，铋剂可以通过抑制Hp所产生的蛋白酶、尿激酶和磷脂酶，起到干扰其代谢的作用。铋剂止痛效果较缓慢，治疗消化性溃疡的6周愈合率能达到90%左右。注意，肾脏为铋的排泄器官，因此肾功能不良者禁用。

弱碱性抗酸剂：常用的药物有铝碳酸镁、硫糖铝、氢氧化铝凝胶等。这类药物可以中和胃酸，短暂地缓解疼痛，由于此类药物能够促进前列腺素合成，增加黏膜血流量，刺激胃黏膜分泌碳酸氢根和黏液，故称为黏膜保护剂。

2. 消化性溃疡的治疗方案

抑制胃酸分泌药物一般使用4~6周，也可使用8周，溃疡愈合率能超过90%。根除Hp的疗程一般为1~2周，可在抑酸疗程后，也可在抑酸的疗程中进行。

溃疡愈合后可停药，对于溃疡复发、Hp阴性以及无其他危险因素的患者，可给予维持治疗，疗程可为3~6个月、1~2年或更长时间，具体因人而异。

（三）其他治疗

（1）生活规律，注意劳逸结合，避免过度劳累及精神紧张。

（2）注意饮食卫生，公共场合就餐时使用公筷，注意分餐。

（3）结合自身病情，酌情停用或减少服用NSAIDs，如阿司匹林、布洛芬等。

（4）溃疡活动期控制饮食，避免辛辣食物、咖啡、浓茶、酒精的摄入，同时戒烟忌酒，可有利于溃疡愈合，减少溃疡复发。

八、中医病因病机

（一）概述

中医内科学中的"胃痛"是指以上腹胃脘部近心窝处发生疼痛为主症的病证，消化性溃疡与其十分贴切，其发病主要由外邪犯胃、饮食不节、情志失调、脾胃素虚以及药物损害等因素引起。中医认为胃主受纳，腐熟水谷，以通为用，当胃气郁滞，失于和降，不通则痛，则发为本病。主要病位在胃，与肝、脾两脏关系密切。本病病性有寒热、虚实之分，日久可出现寒热错杂、虚实兼夹、气滞血瘀的复杂变化，甚至导致危重病证发生。

（二）病因

1. 外邪犯胃

外感寒、热、湿诸邪，内客于胃，皆可导致胃脘气机阻滞，不通则痛。其中以寒邪犯胃为多见，寒性收引，易使气机郁滞，胃气不和，进而胃痛发作。若素体中阳虚弱，则更易感寒而发病。

2. 饮食不节

长期过饥过饱，或暴食生冷，或偏食辛辣，或饮酒无度，或嗜食肥甘厚味，皆可损伤脾胃，导致胃气壅滞，发生胃痛。胃为水谷之海，主受纳和腐熟水谷，饮食不节是胃痛最常见的病因。

3. 情志失调

忧思恼怒，气结气逆，损伤肝脾，肝失疏泄，横逆犯胃，脾失健运，胃气阻滞，均致胃失和降，而发胃痛。

4. 脾胃素虚

若素体中阳虚弱，或脾胃虚寒，或胃阴亏虚，皆可导致脾胃运化失司，气机不畅，发为胃痛，若又遇饮食失调、外感邪气、情志刺激等则易加重。

5. 药物损害

过服寒凉、燥热的药物，损伤胃体，耗伤胃气，脾失健运，胃失和降，气机壅滞，不通则痛。

（三）病机

胃主受纳、腐熟水谷，为五脏六腑之大源，以通为用，以降为顺。胃痛的病因很多，但基本病机为胃气郁滞，失于和降，不通则痛。病理因素主要有气滞、寒凝、热郁、湿阻、血瘀、食积等。

本病病位在胃，与肝脾关系密切。中医认为土得木而达，脾胃的受纳运化，中焦气机的升降，有赖于肝的疏泄功能。若忧思恼怒，情志不遂，肝失疏泄，肝郁气滞，横逆犯胃，以致胃气失和，胃气阻滞，即可发为胃痛；肝郁日久，又可化火生热，邪热犯胃，导致肝胃郁热而痛；肝失疏泄，气机不畅，血行瘀滞，又可形成血瘀，发生瘀血胃痛；肝与胆相表里，皆属木，胆之通降，有助于脾之运化及胃之和降，若胆病失于疏泄，胆腑通降失常，胆气不降，逆行犯胃，致胃气失和，肝胆胃气机阻滞，也可发生胃痛。脾与胃相表里，同居中焦，共奏受纳运化水谷之功，脾气主升，胃气主降，胃之受纳腐熟，赖脾之运化升清，所以胃病常累及于脾，脾病常累及于胃。若素体不足，或劳倦过度，或饮食所伤，或过服寒凉药物，或久病脾胃受损，均可引起脾胃虚弱，中焦虚寒，致使胃失温养，发生胃痛；热病伤阴，或胃热火郁，灼伤胃阴，或久服香燥理气之晶，耗伤胃阴，胃失濡养，也可引起胃痛。

本病的病机演变复杂多异，主要是虚实、寒热、气血之间的演变和转化。常见寒邪客胃、饮食停滞、肝气犯胃、肝胃郁热、脾胃湿热等症，表现为实证；久则常见由实转虚，如寒邪日久损伤脾阳，热邪日久耗伤胃阴，多见脾胃虚寒、胃阴不足等症，则属虚证。从虚实来看，因实致虚，或因虚致实，皆可形成虚实并见证，如胃热兼有阴虚，脾胃阳虚兼见内寒，以及兼夹瘀、食、气滞、痰饮等。从寒热来看，寒邪克胃日久，过用辛热，可以郁而化热；邪热内郁日久，过用苦寒，可以寒化形成寒证，皆可致寒热错杂、寒热互结等复杂病机。从气血来看，气滞日久，气病及血，可见血瘀；瘀血阻滞，气行不利，使气滞更重。

九、辨证要点及治疗思路

（一）辨证要点

1. 辨虚实

虚证胃痛多见于久病体虚者，其胃痛隐隐，痛势徐缓而无定处，或摸之莫得其所，时作时止，痛而不胀或胀而时减，饥饿或过劳时易诱发疼痛或致疼痛加重，揉按或得食则疼痛减轻，伴有食少乏力，脉虚等症；实证胃痛多见于新病体壮者，其胃痛兼胀，表现胀痛、刺痛，痛势急剧而拒按，痛有定处，食后痛甚，伴有大便秘结，脉实等症。

2. 辨寒热

寒证胃痛多见胃脘冷痛，因饮冷受寒而发作或加重，得热则痛减，遇寒则痛增，伴有面白、口淡不渴、舌淡、苔白等症；热证胃痛多见胃脘灼热疼痛，进食辛辣燥热食物易于诱发或加重，喜冷恶热，胃脘得凉则舒，伴有口干口渴、大便干结、舌红、苔黄少津、脉数等症。

3. 辨气滞、血瘀

初痛在气，久痛在血。胃痛且胀，以胀为主，痛无定处，时痛时止，常由情志不舒引起，伴胸脘痞满，喜叹息，得嗳气或矢气则痛减者，多属气分；胃痛久延不愈，其痛如刺如锥，持续不解，痛有定处，痛而拒按，伴食后痛增，舌质紫暗，舌下脉络紫暗迂曲者，多属血分。

（二）治则治法

胃痛的治疗，以理气和胃止痛为基本原则。旨在疏通气机，恢复胃腑和顺、通降之性，通则不痛，从而达到止痛的目的。胃痛属实者，治以祛邪为主，根据寒凝、食停、气滞、热郁、血瘀、湿热之不同，分别用温胃散寒、消食导滞、疏肝理气、泄热和胃、活血化瘀、清热化湿诸法；属虚者，治以扶正为主，根据虚寒、阴虚之异，分别用温中益气、养阴益胃之法。虚实并见者，则扶正祛邪之法兼而用之。

十、常用方药

（一）寒邪客胃证

（1）症状：

病机分析：①胃痛暴作，甚则拘急作痛——寒凝胃脘，不通则痛；②得热痛减，遇寒痛增——寒邪，遇温则减，遇寒则增；③口淡不渴，或喜热饮，苔薄白，脉弦紧——寒邪客胃之证。

（2）治法：温胃散寒，理气止痛。

（3）方药：良附丸加味。寒邪较重，或胃脘突然拘急，掣痛拒按，甚则隆起如拳状者，可加吴茱萸、干姜、丁香、桂枝；气滞重者，可加木香、陈皮；郁久化热，寒热错杂者，可改用半夏泻心汤；见寒热身痛等表寒证者，可加紫苏、生姜，或改用香苏散；兼见胸脘痞闷不食，嗳气呕吐者，可加枳壳、神曲、鸡内金、半夏；胃寒较轻者，可局部温熨，或改服生姜红糖汤即可散寒止痛。

（二）饮食伤胃证

（1）症状：

病机分析：①胃脘疼痛，胀满不消，疼痛拒按——脾胃运化失司，中焦气机不畅，不通则痛；②得食更甚，嗳腐吞酸，或呕吐不消化食物，其味腐臭，不思饮食，厌食，大便不爽——中焦水谷不化，胃失和降；③吐后痛减，得矢气及便后稍舒——食滞于内，不通则痛，通后稍减；④舌苔厚腻，脉滑有力——水谷不消，饮食伤胃之证。

（2）治法：消食导滞，和胃止痛。

（3）方药：保和丸加减。脘腹胀甚者，可加枳实、厚朴、槟榔；食积化热者，可加黄芩、黄连；大便秘结者，可合用小承气汤；胃痛急剧而拒按、大便秘结、苔黄燥者，可合用大承气汤。

（三）肝气犯胃证

（1）症状：

病机分析：①胃脘胀满，攻撑作痛，脘痛连胁——肝失疏泄，横逆犯胃；②胸闷嗳气，喜长叹息，大便不畅，得嗳气、矢气则舒——肝气郁结、气机不畅；③遇烦恼郁怒，则痛作或痛甚，苔薄白，脉弦——胃气阻滞，肝气犯胃之证。

（2）治法：疏肝理气，和胃止痛。

（3）方药：柴胡疏肝散加减。胀满重者，可加青皮、郁金、木香助理气解郁之功；痛甚者，可加川楝子、延胡索；嗳气频作者，可加半夏、旋覆花，或改用沉香降气散；泛酸者，可加左金丸；气郁化热，肝胃郁热者，可改用化肝煎或丹栀逍遥散合左金丸；热郁迫血妄行者，可加大黄、地榆、白及粉。

（四）湿热中阻证

（1）症状：

病机分析：①胃脘灼热疼痛，嘈杂泛酸，口干口苦，渴不欲饮——湿热郁阻中焦；②纳呆恶心，身重肢倦，小便色黄，大便不畅——胃气痞阻，湿热蕴结；③舌苔黄腻，脉象滑数——湿热中阻证。

（2）治法：清热化湿，理气和中。

（3）方药：清中汤加减。热盛便秘者，可加金银花、蒲公英、大黄、枳实；湿盛者，可加苍术、藿香；气滞腹胀者，可加厚朴、大腹皮；兼见食积者，可加炒三仙、莱菔子；寒热互结，心下痞硬者，可改用半夏泻心汤加减。

（五）瘀血停胃证

（1）症状：

病机分析：①胃脘疼痛，痛如针刺刀割，痛有定处，按之痛甚——瘀停胃络，不通则痛；②食后加剧，入夜尤甚，或见吐血、黑便——瘀血内停，脉络壅滞；③舌质紫暗或有瘀斑，脉涩——瘀血停胃之证。

（2）治法：活血化瘀，理气止痛。

（3）方药：失笑散合丹参饮加减。痛甚者，可加延胡索、三七粉、三棱、莪术；血瘀胃痛，伴吐血、黑便者，应先去檀香、砂仁，加大黄、茜草根、三七粉等，当以止血为先。

（六）脾胃虚寒证

（1）症状：

病机分析：①胃痛隐隐，绵绵不休，冷痛不适，喜温喜按——中焦虚寒；②空腹痛甚，得食则缓，劳累、食冷或受凉后疼痛发作或加重——中阳虚弱，胃失温养；③泛吐清水，食少，神疲乏力，手足不温，大便溏薄——脾阳不足，水失健运；④舌淡苔白，脉虚弱——脾胃虚寒之证。

（2）治法：温中健脾，和胃止痛。

（3）方药：黄芪建中汤加减。泛吐清水较重者，可加干姜、吴茱萸、半夏、茯苓；寒盛者，可改用附子理中汤，或大建中汤；脾虚湿盛者，可合用二陈汤；兼见腰膝酸软，头晕目眩，形寒肢冷等肾阳虚证者，可加附子、肉桂、巴戟天、仙茅，或合用肾气丸、右归丸。

（七）胃阴不足证

（1）症状：

病机分析：①胃脘隐隐灼痛，似饥而不欲食——胃失濡养；②口燥咽干，口渴思饮，消瘦乏力，大便干结——胃阴亏虚，阴虚内热；③舌红少津或光剥无苔，脉细数——胃阴不足之证。

（2）治法：养阴益胃，和中止痛。

（3）方药：益胃汤加减。胃阴亏损较甚者，可加干石斛；饮食停滞者，可加神曲、山楂；痛甚者，可加香橼、佛手；脘腹灼痛，嘈杂反酸者，可合用左金丸；胃热偏盛者，可加生石膏、知母、芦根，或改用清胃散；肝肾阴虚日久者，可加山茱萸、玄参；胃阴虚日久难复者，可加乌梅、山楂肉、木瓜。

十一、中成药

保和丸、疏肝健胃丸、香砂养胃丸、小建中胶囊、安胃疡胶囊、胃苏颗粒、复方陈香胃片等按照说明书辨证使用。

十二、名医验案

国医大师张磊医案

患者，男，67岁，初诊（2013年1月18日）。

主诉：间断性胃痛 10 余年，便秘 3 年。

症见：胃痛，纳呆，便秘，身乏力，眠差多梦，夜眠 1~5h，尿等待，尿频，夜尿 4~5 次，口中乏味，舌有火辣感，舌质红，苔黄厚、偏干，脉沉滞。

现病史：患者平素食欲差，间断性胃痛，稍食不慎则胃内隐痛不适；近 3 年出现便秘，每 3~5 天 1 次，大便开始如栗状，后虽为条状，但仍干。

既往史：椎间盘突出 3 年，前列腺炎 10 余年，脑血管硬化（未见单）。

中医诊断：胃痛。中医辨证：气滞血瘀。治则：理气化瘀。

方用血府逐瘀汤加减，处方：当归 15g、生地黄 30g、桃仁 10g、红花 6g、赤芍 10g、柴胡 6g、川芎 6g、桔梗 6g、炒枳壳 6g、怀牛膝 15g、决明子 30g、制首乌 30g、生甘草 6g、肉苁蓉 30g。15 剂，每天 1 剂，水煎服。

二诊：大便每 2~3 天 1 次，不太干，仍眠差多梦，醒后难以入睡，耳鸣如蝉，头目不清醒，纳食可，小便夜间 2~3 次，口内涩，右胁部不适，冬季手脚冰凉，舌质淡，苔黄厚，舌烧灼感，脉细。

方用六味地黄丸加减，处方：生地黄 30g、山萸肉 10g、泽泻 10g、生山药 15g、牡丹皮 10g、茯苓 10g、黄芩 10g、菊花 10g（后下）、槐角 30g、决明子 30g、炒莱菔子 10g、砂仁 3g（后下）。再 25 剂，病愈。

【按语】通常久病之人又经他医，屡治乏效者，可先用血府逐瘀汤疏其气血。前人云："百药不效，逐瘀一法。"虽示人治病之门径，但若以此指导血府逐瘀汤之运用，确有牵强之处，临床仍需以辨证为前提。本例患者胃痛 10 余年，几经他医诊治乏效。因不通则痛，久痛致瘀，故用血府逐瘀汤疏达气血之壅滞，此即张师疏利法之拓展运用。二诊时，大便已改善，但仍 2~3 天 1 次，胃痛已不发作，结合患者年龄已高及有头蒙耳鸣、右胁不适、小便多等症，可知其病机为肝肾之阴不足，故给予六味地黄丸加减，补肝肾之阴。国医大师张磊指出：临证不可因大便难，妄用峻利之药。

第四节　肠结核 (intestinal tuberculosis)

一、概述

（一）肠结核的定义

肠结核是指结核分枝杆菌引起的肠道慢性特异性感染，包括原发性和继发性两种。原发性很少见，多见于小儿，多因饮用含有牛型结核分枝杆菌的牛奶引起；继发性常继发于肺结核，表现为腹痛、发热、盗汗、排便习惯改变等。本病多见于 40 岁以下青壮年，一般预后良好，不影响寿命。

（二）肠结核的流行病学概述

90 年代后耐药菌株的产生，肠结核的发病率呈上升趋势。本病好发于中青年人，女性稍多于男性，约为 1.85:1。主要经口感染，也可由血行播散，或腹腔内结核病灶直接蔓延引起。

（三）肠结核的临床分类

肠结核除分为原发性和继发性以外，根据其病变特点不同，还可为溃疡型肠结核和增生型肠结核两类。较为多见的是溃疡型，临床上有腹痛、腹泻与便秘交替、营养不良和结核中毒症状；增生型较为少见，主要表现为慢性不全性肠梗阻，右下腹可触及包块，需要与肿瘤鉴别。

二、发病机制

90% 以上肠结核是由人型结核分枝杆菌引起的，少数可由牛型结核分枝杆菌引起。结核分枝杆菌引起肠道感染的途径主要有：①肠源性：肺结核患者咽下含有结核杆菌的痰液，或饮用未经消毒的带菌牛奶或乳制品，或与开放性肺结核患者共用餐具，灭菌消毒不彻底等；②血源性：结核分枝杆菌经血行播散而引起肠结核，见于粟粒性肺结核；③直接蔓延：由邻近组织及器官的结核病变经淋巴或直接蔓延引起，如肠系膜淋巴结核、结核性腹膜炎、结核性盆腔炎、肾结核等。

三、病理变化

（一）溃疡型肠结核

结核杆菌侵入肠壁淋巴组织，形成结核结节，进而发生干酪样坏死，病变处黏膜溃破，形成溃疡，溃疡通常呈半环状，与肠管长轴垂直。溃疡愈合时，因纤维组织增生和瘢痕收缩会导致肠腔狭窄，受累肠壁多与邻近组织粘连。

（二）增生型肠结核

其特点是肠壁内有结核性肉芽组织、纤维组织增生，肠壁增厚变硬，肠腔狭窄，黏膜有浅表性溃疡及息肉形成。

四、临床表现

(一) 腹痛

多位于右下腹或脐周疼痛，多为隐痛或钝痛。有时进餐可诱发腹痛伴便意，排便后即有不同程度缓解，并发肠梗阻时有腹绞痛，常位于右下腹或脐周，伴有腹胀、肠鸣音亢进、肠型与蠕动波。

(二) 大便习惯改变

便秘多见于增生型肠结核患者，溃疡型肠结核患者多表现为腹泻，排便次数增加，粪便成糊状，多无脓血，不伴里急后重。患者可见腹泻与便秘交替。

(三) 腹部包块

常位于右下腹，一般比较固定，中等质地，伴有轻度或中度压痛。腹部包块主要见于增生型肠结核，也可见于溃疡型肠结核合并有局限性腹膜炎，病变肠段和周围组织粘连，或同时有肠系膜淋巴结结核。

(四) 结核性中毒症状

多见于溃疡型肠结核，有低热、盗汗、乏力、消瘦、贫血等症；增生型患者全身情况一般较好。

五、临床诊断

(一) 肠结核患者诊断性评估

诊断性评估的内容包括以下三方面：①确定患者有无肠外结核，主要是肺结核。②与克罗恩病、右侧结肠癌、伤寒等疾病进行鉴别。③明确病理变化，判断有无并发症及相关临床情况。从而对肠结核病因及分型做出判断，以指导诊断与治疗。

(二) 病史

临床需了解患者病史，包括以下内容：①家族史：询问患者有无肺结核等肠外结核疾病的家族史。②病程：患结核病的时间，是否接受过抗结核药物治疗及其疗效与不良反应。③症状及既往史：目前及既往有无腹痛、腹胀、腹鸣、腹泻、便秘、长期低热、盗汗、消瘦、贫血、乏力、肠梗阻等症及治疗情况。④生活方式：有无公共就餐，餐具是否消毒，摄入乳制品是否卫生，体力活动量以及身体素质等情况。⑤心理社会因素：包括家庭情况、工作环境、文化程度及有无精神创伤史。

（三）体格检查

体格检查有助于肠结核的诊断，体格检查包括：观察就诊者精神状态、形体，检测体温，触诊右下腹部有无压痛、肠蠕动波、包块，听诊有无肠鸣音亢进等。

（四）辅助检查

基本项目：血液常规、红细胞沉降率、肝功能、X线钡剂灌肠、结核菌素试验。

推荐项目：结肠镜、病理活检、X线胃肠钡餐造影。

选择项目：粪便检查、腹部CT、抗结核抗体测定、混合淋巴细胞培养、干扰素测定。

六、西医治疗

（一）治疗原则

以消除症状、改善全身情况、促使病灶愈合及防治并发症为主要目的。强调早期、及时治疗，采用抗结核药物和自身支持治疗相结合。

（二）药物治疗

1.抗结核化学药治疗

抗结核是本病治疗的关键，该类药物具有杀死结核分歧杆菌的作用，并防止耐药菌产生。常用抗结核病药物有：异烟肼（H）、利福平（R）、吡嗪酰胺（Z）、乙胺丁醇（E）、链霉素（S）、抗结核药品固定剂量复合制剂等。

每天用药方案：①强化期：异烟肼、利福平、吡嗪酰胺和乙胺丁醇，顿服，2个月；②巩固期：异烟肼、利福平，顿服，4个月。简写为：2HRZE/4HR。

2.对症药物治疗

根据患者出现的不同症状，可予以对症治疗。如出现腹痛严重，可选用抗胆碱能药物；摄入不足或腹泻严重者，需纠正水、电解质与酸碱平衡紊乱；对不完全肠梗阻患者，需要进行胃肠减压，缓解近端肠管膨胀和潴留。

（三）手术治疗

常用手术方法及适应证：①修补术，适用于病变穿孔形成局限性脓肿或肠瘘；②肠段切除吻合术，适用于溃疡性病变伴瘢痕形成或增生型病变形成肠梗阻者；③分段切除吻合术，适用于多发性病变；④回盲部切除术，适用于回盲部增生性病变。

七、中医病因病机

（一）概述

结核菌在中医即为"痨虫"，故肠结核在中医内科学中被称为"肠痨"，主要症状为腹痛、腹泻，或便秘腹泻交替、低热、盗汗等，是一种具有传染性的慢性消耗性疾病。肠痨是因痨虫侵及肠道，肠道络脉受损，瘀浊壅滞，耗伤营气所致。病因有内外之分，感染痨虫为外因，正气虚弱为内因，证候多为本虚标实，其病位在肠，与脾、胃、肾关系密切。

（二）病因

1. 外因——感染痨虫

与患有肺痨或其他痨虫感染患者直接接触，导致痨虫侵入人体为害。

2. 内因——正气虚弱

素体禀赋不足、先天素质不强，或营养不良、体虚不能抗邪，痨虫入侵致病；或酒色过度，耗损精血，或大病、久病、胎产后失于调治、调养，正虚受感；或素有其他痨虫感染之病，现痨虫侵及肠道而致病。

（三）病机

肠痨发病，无外乎内外两端，痨虫感染是原因，正气虚弱是基础，两者可以互为因果。正气旺盛，即使感染痨虫后，也未必发病，正气不足，则感染后易于发病。可以说痨虫感染是发病的必备条件，也是耗伤人体气血的直接原因，但病情的轻重与内在正气的强弱同样有重要关系。

痨虫侵及肠道，肠道脉络受损，气血运行不畅，瘀阻肠内，则发生腹痛、刺痛、痛处固定不移等症；素体虚弱，加之痨虫耗损，脾胃运化无力，升降失司，则出现纳差、呕恶、腹胀等症；耗气伤阴严重，出现气阴两亏，则导致神疲乏力、自汗、盗汗、低热等症的出现；痨虫致病又易伤阴动热，会出现潮热盗汗、腹泻与便秘交替等症；久病伤及肾阳，则发生畏寒肢冷、黎明腹泻、小便清长等症。

八、辨证要点及治疗思路

(一) 辨证要点

1. 辨标本虚实

本病以血瘀为标，正气虚衰为本，初期瘀血阻滞于肠道，以标实为主，后期正气日渐损耗，以本虚为主，成本虚标实之候。

2. 辨病理性质

若耗气伤阴，气阴两伤，导致气阴亏虚之证，或伤阴动热，导致阴虚火旺之候，或久病气虚而致阳虚，导致脾肾阳虚之证。

(二) 治则治法

治疗以补虚培元、抗结核杀虫为原则。杀灭痨虫，绝其根本，同时根据体质强弱，标本虚实，治标兼顾补虚，达到标本同治，增强正气，提高抗病能力的效果。

九、常用方药

(一) 肠道瘀滞证

(1) 症状及分析：

腹痛以右下腹为主，痛势较剧，刺痛或胀痛——脉络不通，不通则痛；

或可触及包块，固定不移——瘀血内停；

低热，消瘦，纳差——脾胃虚弱；

五更泄泻，大便或带脓血——脾肾阳虚；

舌质紫暗或有瘀斑，脉弦涩——肠道瘀滞之证。

(2) 治法：活血化瘀、理气散结。

(3) 主方及分析：少腹逐瘀汤加减。虚热明显者，加十大功劳叶、百部；瘀血日久发热者，可加丹参、丹皮、王不留行；有寒象、腹痛喜温者，可加小茴香、干姜、肉桂。

(二) 气阴亏虚证

(1) 症状及分析：

腹胀痛，神疲乏力，消瘦，纳差——脾气虚弱、运化无力；

口燥咽干不欲多饮，盗汗、自汗——气阴两伤，津液不能输布；

手足心热，大便溏薄与秘结交替——阴虚生热；

舌红少苔或舌淡苔薄黄，脉细数无力——气阴亏虚之证。

（2）治法：益气养阴。

（3）主方及分析：五阴煎加减。骨蒸潮热者，可加十大功劳叶、女贞子；自汗，恶风者，可加桂枝、大枣、党参、黄芪；大便溏薄较重者，可加扁豆、薏苡仁、莲肉、橘白。

（三）阴虚火旺证

（1）症状及分析：

腹痛腹胀，潮热盗汗，两颧红赤，五心烦热——肾阴亏虚，虚热内炽；

口干咽燥，神疲乏力，便秘或腹泻与秘结交替——阴虚失润；

舌红苔薄黄或少苔，脉细数——阴虚火旺之证。

（2）治法：滋阴降火。

（3）主方及分析：清肠饮加减。虚热较甚者，可加丹皮、生地、十大功劳叶、白芍；口干口渴明显者，可加石斛、沙参、天花粉；湿热内盛，大便带血者，可加黄檗、秦皮、白头翁。

（四）脾肾阳虚证

（1）症状及分析：

腹痛，腹胀，常因进食而诱发或加重纳差，呕恶——脾胃虚衰、升降失和；

畏寒肢冷，黎明腹泻，大便稀溏，小便清长——命门火衰，阳虚不能温煦；

头晕，耳鸣，腰膝酸软，舌淡苔白滑，脉沉细无力——脾肾阳虚之证。

（2）治法：温补脾肾。

（3）主方及分析：附子理中汤合四神丸加减。肾阳虚衰明显者，可加肉桂；脾阳不足者，可加莲子肉、芡实米；中气下陷者，可加黄芪、党参，或改用补中益气汤合四神丸。

十、中成药

四神丸、参苓白术散、少腹逐瘀丸、香砂养胃丸、补脾益肠丸、固本益肠丸等按说明书辨证使用。

第五节　溃疡性结肠炎（ulcerative colitis）

一、概述

（一）溃疡性结肠炎的定义

溃疡性结肠炎是一种病因尚不十分清楚的结肠和直肠慢性非特异性炎症性疾病。主要表现为慢性腹泻或亚急性腹泻、黏液脓血便、腹痛等症，病变多位于乙状结肠和直肠，也可延伸至降结肠，甚至整个结肠。本病病程漫长，常反复发作，可发生在任何年龄，以 20～40 岁最多见。

（二）溃疡性结肠炎的流行病学概述

溃疡性结肠炎发病率和发病地区的经济发展状况密切相关，且随着社会经济的发展呈快速增高趋势。北美和欧洲等发达地区的患病率高于亚洲和中东地区。中国大陆地区患病率约为 11.6/10 万。本病常发生于青壮年期，亦可见于儿童或老年，男女发病率无明显差别。我国溃疡性结肠炎近年来患病率明显增加，患者病情虽较欧美国家轻，但重症也较常见。

（三）溃疡性结肠炎的类型

对于溃疡性结肠炎，根据其病程、范围、病期以及程度可进行综合分类。

依据临床类型分类，可分为：①初发型：首次发作；②复发型：临床上较多见，活动期与缓解期交替；③持续型：症状持续，间以症状加重的急性发作；④急性型：急性起病，病情严重，全身毒血症，可伴有中毒性巨结肠、肠穿孔、败血症等并发症。

依据病变范围，可分为：①直肠型：发生在直肠；②左半结肠型：发生在结肠脾曲以下；③广泛结肠型：病变扩展至结肠脾曲以上或全结肠。

依据病情分期，可分为：①活动期：一般有腹泻、腹痛、黏液血便、里急后重等症；②缓解期：基本没有症状，各项生化指标也正常，甚至肠镜检查也正常，也可能有肠道功能紊乱的症状，但无便血。

依据严重程度，可分为：①轻度：大便次数每天少 4 次，体温不超过 37.5℃，脉搏每分钟低于 90 次，血红蛋白 > 11.5g/dL，血沉高于正常值，但低于 20mm/h，

C反应蛋白正常；②中度：大便次数每天4~6次，体温不超过37.8℃，脉搏每分钟低于90次，血红蛋白不低于10.5g/dL，血沉在20~30mm/h，C反应蛋白高于正常值，但不超过30mm/h；③重度：大便次数每天多于6次，体温超过37.8℃，脉搏每分钟超过90次，血红蛋白低于10.5g/dL，血沉高于30mm/h，C反应蛋白高于30mm/h。

二、发病机制

溃疡性结肠炎的病因至今仍不明。目前认为炎性肠病的发病是外源物质引起宿主反应、基因和免疫三个因素相互作用的结果。外源物质即指环境、感染等因素，环境如饮食、吸烟、卫生条件等，感染指多种微生物参与了本病的发生与发展，其发病与患者肠道内菌群种类、数目紊乱和功能异常有关。基因指遗传因素，目前研究表明溃疡性结肠炎的发病有家族聚集特征和遗传倾向。免疫方面主要是各种原因引起炎症因子分泌增多，如IL-1、IL-4、IL-6、IL-8、TNF-α、IFN-γ等参与肠黏膜屏障的免疫损伤。

综上本病发病机制可概括为：环境因素作用于遗传易感者，在肠道菌群的参与下，启动了难以停止的、发作与缓解交替的肠道天然免疫及获得性免疫反应，导致肠黏膜屏障损伤、溃疡不易愈合、炎性增生等病理改变。

三、病理变化

病变主要局限于大肠黏膜与黏膜下层，呈连续性、弥散性分布。多从直肠开始，逆行向近段发展，可累及全结肠甚至末段回肠。活动期结肠固有膜内弥漫性淋巴细胞、浆细胞、单核细胞等细胞浸润，黏膜糜烂、溃疡及隐窝炎、隐窝脓肿。慢性期隐窝结构紊乱、腺体萎缩变形、排列紊乱、数目减少、出现潘氏细胞化生及炎性息肉。

本病结肠病变一般限于黏膜及黏膜以下，很少深入肌层，因此像穿孔、瘘管或周围脓肿等并发症较少见。少数重症患者病变累及结肠壁全层，可发生中毒性巨结肠，出现肠壁重度充血、肠腔膨大、肠壁变薄，溃疡累及肌层至浆膜层，可引起急性穿孔。

四、临床表现

（一）典型症状

1. 腹泻和黏液脓血便

见于绝大多数患者，是溃疡性结肠炎的最主要症状，也是判断疾病是否处于活动期的重要依据。大便次数、便血程度以及粪便的性质可反应病情轻重，轻者排便每天 2~3 次，很少便血，重者每天排便超过 10 次，可伴有脓血或便血。病变限于直肠或乙状结肠的患者，可以出现便秘的症状，一般是由直肠排空障碍所致，情况较重时，可出现里急后重。

2. 腹痛

疼痛部位多为左下腹或下腹阵痛，也可表现为全腹痛。常表现为疼痛时有便意，便后疼痛缓解。病情较轻时无腹痛或腹部稍有不适，并发中毒性巨结肠或炎症波及腹膜时，表现为持续性剧烈腹痛。

3. 其他症状

可有腹胀、食欲不振、恶心、呕吐等。

（二）伴随症状

1. 全身反应

发热常见于中、重型患者活动期，病情比较严重或发生并发症则可能出现高热；营养不良（如衰弱、消瘦、贫血、低蛋白血症等情况）多见于重症或病情持续活动的患者。

2. 肠外表现

在结肠炎控制或结肠切除后可以缓解或恢复的表现有：外周关节炎、结节性红斑、坏疽性脓皮病、巩膜外层炎、前葡萄膜炎、口腔复发性溃疡等；可与本病共存，但与病情变化无关的表现有：骶髂关节炎、强直性脊柱炎、原发性硬化性胆管炎等。

五、临床诊断

（一）溃疡性结肠炎患者诊断性评估

诊断性评估的内容包括以下三方面：①确定有无溃疡性结肠炎的典型症状。②排除细菌性痢疾、阿米巴痢疾、慢性吸血虫病、肠结核等感染性肠炎及克罗恩病、结直肠癌、缺血性肠炎、放射性肠炎等。③明确有无并发症。从而评估溃疡性结肠炎的严重程度、分期等，并指导诊断与治疗。

（二）病史

应全面详细了解患者病史，包括以下内容：①家族史：询问患者有无溃疡性结肠炎或其他炎症性肠炎的家族史。②病程：患肠炎的时间、严重程度、是否接受过治疗，及其疗效与不良反应。③症状及既往史：目前及既往有无腹泻、腹痛、腹胀、黏液脓血便、里急后重、食欲不振、恶心呕吐、发热、营养不良等症及治疗情况。④有无提示重症溃疡性结肠炎的症状：如每天排便次数 10 次以上，粪质如稀水样；有无腹肌紧张、反跳痛、肠鸣音减弱等表现，提示中毒性巨结肠、肠穿孔等并发症；有无发热、营养不良等，提示重症或有严重感染。⑤生活方式：每天吸烟支数，饮食、卫生条件等情况。⑥心理社会因素：包括家庭情况、工作环境、文化程度及有无精神创伤史。

（三）体格检查

严格的体格检查有助于溃疡性结肠炎及有无并发症的诊断及鉴别诊断，体格检查主要包括：视诊患者的精神状态、有无贫血貌；听诊有无肠鸣音减弱；触诊左下腹有无压痛、反跳痛、肌紧张、痉挛、肠型；必要时检查肛周、会阴部以及直肠指检等。

（四）辅助检查

基本项目：血液常规检查、血沉、C 反应蛋白、纤维结肠镜检查。

推荐项目：大便常规检查、结肠 CT 检查、腹部 X 线平片、自身抗体检测。

选择项目：气钡灌肠、肠道超声检查、肿瘤标志物检查。

六、西医治疗

（一）治疗原则

本病治疗原则：控制急性发作，促进黏膜愈合，维持缓解期，减少复发，防止并发症。由于溃疡性结肠炎病程漫长会增加癌变风险，应积极治疗，一般选择药物治疗可有较好疗效；若出现出血、穿孔、重型患者尤其是并发中毒性巨结肠及经内科治疗无效且伴有严重毒血症者，应紧急手术治疗。

（二）药物治疗

1. 5- 氨基水杨酸

5- 氨基水杨酸通过抑制肠黏膜的前列腺素合成和炎症介质白三烯的形成，可以在结肠内发挥局部黏膜抗炎作用。由于 5- 氨基水杨酸在胃酸作用下会分解失效，因此常采用特殊的方式使其进入肠道，以发挥其药理作用，主要有以下 3 种。

柳氮磺吡啶：通过偶氮键使 5- 氨基水杨酸与磺胺吡啶连接，使之通过胃进入肠道。在结肠内，偶氮键被细菌打断，5- 氨基水杨酸得以释放，发挥其抗炎作用，为治疗轻、中度或经糖皮质激素治疗已有所缓解的重度溃疡性结肠炎常用药物。优点为价格便宜；缺点为不良反应较多。

奥沙拉嗪：通过偶氮键连接 2 分子的 5- 氨基水杨酸，使其在胃和小肠内不被吸收或分解，到达结肠后，在细菌的作用下，偶氮键断裂，分解 2 分子的 5- 氨基水杨酸并发挥其作用。优点为疗效与柳氮磺吡啶相同，但不良反应率降低；缺点是价格昂贵，故适用于柳氮磺吡啶不耐受者。

美沙拉嗪：由乙基纤维素包裹 5- 氨基水杨酸，通过灌肠的方式给药，在肠道中碱性环境下释放出 5- 氨基水杨酸。此类灌肠剂适用于病变局限在直肠及乙状结肠者，栓剂适用于病变局限在直肠者。

2. 糖皮质激素

糖皮质激素作用机制为非特异性抗炎和抑制免疫反应，涉及免疫系统的多个环节。主要适用于中重度溃疡性结肠炎，以及 5- 氨基水杨酸类制剂疗效不佳的轻、中型患者，尤其适合重型活动期患者，对急性发作期有较好疗效。

3. 免疫抑制剂

常用免疫抑制剂有硫唑嘌呤、6- 巯嘌呤、氨甲蝶呤、环孢素 A 和他克莫司。硫唑嘌呤和 6- 巯嘌呤可用于对激素治疗效果不佳或对激素依赖的患者，对严重溃疡性结肠炎急性发作，静脉使用糖皮质激素治疗无效时，可应用环孢素 A 静脉滴注，大部分患者可以暂时缓解症状而避免急症手术。

（三）手术治疗

手术一般采用全结肠切除加回肠肛门小袋吻合术。紧急手术指征为：并发大出血、肠穿孔、重型患者合并中毒性巨结肠经药物治疗无效，且伴有严重毒血症者。择期手术指征为：并发结肠癌，慢性持续型病例，内科治疗效果不理想且影响生活质量，或虽用糖皮质激素可控制病情，但因不良反应而不能耐受者。

七、中医病因病机

(一) 概述

溃疡性结肠的主要症状是以腹痛、腹泻、黏液脓血便、里急后重等，与中医内科学中的"痢疾"十分类似。痢疾是指由于邪蕴脏腑、气血凝滞、大肠脂膜血络损伤，传导失司，以腹痛、里急后重、下痢赤白脓血为主的病证。

本病主要病因是外感时邪疫毒，内伤饮食不洁。病位在肠，与脾、胃有密切关系。病机为湿热、疫毒、寒湿结于肠腑，气血壅滞，脂膜血络受损，化为脓血，大肠传导失司，发为痢疾。暴痢多为实证，久痢多属虚证。实证以湿热痢多见，亦见于寒湿痢。疫毒痢因病势凶险，应及早救治。虚证又有阴虚痢和虚寒痢之不同。若下痢不能进食，或入口即吐，又称噤口痢。对于日久迁延不愈的休息痢，因病情缠绵，往往形成虚实夹杂之势，宜采取综合措施，内外同治。痢疾的治疗，以初痢宜通，久痢宜涩，热痢宜清，寒痢宜温，寒热虚实夹杂者宜通涩兼施、温清并用。

(二) 病因

1. 外感时邪疫毒

主要指感受暑湿热之邪，痢疾多发于夏秋之交，气候正值热郁湿蒸之际，湿热之邪内侵人体，蕴于肠腑，乃是本病发生的重要因素。

2. 饮食内伤

指平素饮食过于肥甘厚味或夏月恣食生冷瓜果，损伤脾胃，或因食用馊腐不洁之物，疫邪病毒从口而入，积滞腐败于肠间，发为痢疾。

(三) 病机

痢疾的主要病机是邪蕴肠腑，气血壅滞，传导失司，脂膜血络受伤而成痢。湿热、疫毒、寒湿、食积等内蕴肠腑，与肠中气血相搏结，大肠传导功能失司，通降不利，气血瘀滞，肠络受损，腐败化为脓血而痢下赤白；气机阻滞，腑气不通，故见腹痛，里急后重。

痢疾为病，发于夏秋之交，这个季节暑、湿、热三气交蒸，互结而侵袭人体，加之饮食不节和不洁，邪从口入，滞于脾胃，积于肠腑。饮食不节和不洁，邪从口入，滞于脾胃，积于肠腑。故痢疾的病理因素有湿、热（或寒）、毒、食等，湿热疫毒之邪为多，寒湿之邪较少。病位在肠腑，与脾胃有关，这是因邪从口而入，经胃脾而滞于肠之故。

初期多为实证，因湿热或寒湿所致。外感湿热或湿热内生或疫毒内侵，壅滞腑气，熏灼肠道，下痢鲜紫脓血，壮热口渴，皆属热证。寒湿阴邪所致者为寒证。下痢日久，可由实转虚或虚实夹杂，寒热并见。如痢疾失治，迁延日久，或收涩太早，关门留寇，正虚邪恋，可发展为下痢时发时止，日久难愈的休息痢。

八、辨证要点及治疗思路

（一）辨证要点

1. 辨虚实

一般说来，起病急骤，形体强壮，腹痛胀满，痛而拒按，痛时窘迫欲便，便后里急后重暂时减轻，脉滑实有力，病程短者属实；起病缓慢，形体薄弱，腹痛绵绵，痛而喜按，便后里急后重不减，坠胀甚，脉虚弱无力，病程长者多虚。

2. 辨寒热

痢下脓血鲜红，或赤多白少，黏稠臭秽，身热面赤，口渴喜饮，舌红苔黄腻，脉滑数者属热；痢下白色黏冻涕状，或赤少白多，清稀而不甚臭秽，面白肢冷形寒，口和不渴，舌淡苔白，脉沉细者属寒。

3. 辨气血

下痢白多赤少，为湿邪伤及气分；赤多白少，或以血为主者，为热邪伤及血分。

（二）治则治法

痢疾的治疗应根据病症的寒热虚实确定治疗原则：热痢清之，寒痢温之，初痢则通之，久痢虚则补之。寒热交错者，清温并用；虚实夹杂者，通涩兼施。赤多者重用血药，白多者重用气药。始终把握祛邪与扶正的辨证关系、顾护胃气贯穿于治疗的全过程。

九、常用方药

（一）湿热痢

（1）症状：

病机分析：①腹痛阵阵，痛而拒按，便后腹痛暂缓——气血瘀滞，传导失司，不通则痛；②痢下赤白脓血，黏稠如胶冻，腥臭——湿热壅滞，肠络受损；③肛门灼热，小便短赤，舌苔黄腻，脉滑数——湿热之证。

（2）治法：清肠化湿，解毒，调气行血。

（3）方药：芍药汤加减。兼表证者，可加荆芥、防风，或改用荆防败毒散；兼食滞者，可加莱菔子、山楂、神曲；痢下赤多白少、肛门灼热、口渴喜冷饮、热重于湿者，可加白头翁、黄檗、秦皮；痢下白多赤少、舌苔白腻、湿重于热者，可去黄芩、当归，加茯苓、苍术、厚朴、陈皮；痢下鲜红者，可加地榆、丹皮、仙鹤草、侧柏叶。

（二）疫毒痢

（1）症状：

病机分析：①起病急骤，壮热口渴，头痛烦躁——疫邪热毒，上饶清窍；②恶心呕吐，大便频频，痢下鲜紫脓血——毒邪壅滞肠中，损伤肠络；③腹痛剧烈，后重感特著，甚者神昏惊厥——疫毒燔灼气血，蒙蔽清窍；④舌质红绛，舌苔黄燥，脉滑数或微欲绝——疫毒致病之证。

（2）治法：清热解毒，凉血止痢。

（3）方药：白头翁汤合芍药汤加减。热毒秽浊壅塞肠道，腹中满痛拒按，大便滞涩，臭秽难闻者，可加大黄、枳实、芒硝；神昏谵语，甚则痉厥，舌质红，苔黄糙，脉细数，属热毒深入营血，神昏高热者，可改用犀角地黄汤、紫雪丹；热极风动、痉厥抽搐者，可加入羚羊角、钩藤、石决明。

（三）寒湿痢

（1）症状：

病机分析：①腹痛拘急，里急后重——气血凝滞，传导失司；②痢下赤白黏冻，白多赤少，或纯为白冻——寒湿留滞肠道；③脘胀腹满，头身困重，舌苔白腻，脉濡缓——寒凝湿盛之证。

（2）治法：温中燥湿，调气和血。

（3）方药：不换金正气散加减。兼表证者，可加荆芥、苏叶、葛根；挟食滞者，可加山楂、神曲；湿邪偏重、白痢如胶冻、腰膝酸软、腹胀满、里急后重甚者，可改用胃苓汤加减。

（四）阴虚痢

（1）症状：

病机分析：①痢下赤白，日久不愈，脓血黏稠，或下鲜血——阴虚营亏，湿热蕴结；②脐下灼痛，虚坐努责，食少，心烦口干，至夜转剧——邪滞肠间，阴虚热盛；③舌红绛少津，苔少或花剥，脉细数——阴虚之证。

（2）治法：养阴和营，清肠化湿。

（3）方药：黄连阿胶汤合驻车丸加减。虚热灼津而见口渴、尿少、舌干者，可加沙参、石斛；痢下血多者，可加丹皮、旱莲草；湿热未清，有口苦、肛门灼热者，可加白头翁、秦皮。

（五）虚寒痢

（1）症状：

病机分析：①久痢缠绵不已，痢下赤白清稀或白色黏冻，无腥臭，甚则滑脱不禁——下痢日久，关门不固；②腹部隐痛，喜按喜温，肛门坠胀，或虚坐努责，便后更甚——脾气不足，中气下陷；③食少神疲，形寒畏冷，四肢不温，腰膝酸软——脾阳不足，肾阳虚弱；④舌淡苔薄白，脉沉细而弱——虚寒之证。

（2）治法：温补脾肾，收涩固脱。

（3）方药：桃花汤合真人养脏汤加减。肾阳虚衰者，可加附子、破故纸；肛门下坠者，可去木香，加黄芪、升麻；下痢不爽者，可减用收涩之品；滑脱不禁者，可加芡实、莲米、龙骨、牡蛎。

（六）休息痢 – 发作期

（1）症状：

病机分析：①腹痛，里急后重，大便夹有脓血——邪滞肠腑；②倦怠怯冷，嗜卧，食少——中焦气虚兼阳虚；③舌质淡，苔腻，脉濡软或虚数——病久正伤，正虚邪恋。

（2）治法：温中清肠，调气化滞。

（3）方药：连理汤加减。里急后重明显者，可加槟榔、木香、枳实调气化滞。

（七）休息痢 – 缓解期 – 脾气虚弱证

（1）症状：

病机分析：①食少腹胀，大便溏薄或夹少量黏液——久痢损伤脾胃，健运失职；②肢体倦怠，神疲乏力——脾气虚弱；③少气懒言，面色萎黄，或脱肛——脾不升轻，中气下陷；④舌质淡，苔白或腻，脉缓弱——脾气虚弱之证。

（2）治法：补中益气，健脾升阳。

（3）方药：补中益气汤加减。脾阳虚衰，形寒气怯者，可改用附子理中汤；脾阳虚衰，肢体水肿者，可改用苓桂术甘汤；脾病及肾者，大便滑脱不禁者，可改用桃花汤或真人养脏汤。

（八）休息痢 – 缓解期 – 寒热错杂证

（1）症状：

病机分析：①胃脘灼热，烦渴——虚火灼胃，胃失濡养；②腹痛绵绵，畏寒喜暖，下痢稀溏，时夹少量黏冻——脾阳不足，水湿不化；③饥而不欲食，强食则吐，四肢不温——久病伤及厥阴；④舌质红，苔黄腻，脉沉缓——寒热错杂之证。

（2）治法：温中补虚，清热化湿。

（3）方药：乌梅丸加减。食滞者，可加神曲、山楂、莱菔子；寒凝较重者，可加黄连、黄檗。

（九）休息痢 – 缓解期 – 瘀血内阻证

（1）症状：

病机分析：①腹部刺痛，拒按，下痢色黑，腹痛固定不移，夜间加重——久痢不愈，瘀血阻滞；②面色晦暗，或腹部结块，推之不移——瘀血蓄积肠腑，气机阻滞；③舌质紫暗或有瘀斑，脉细涩——瘀血内阻之证。

（2）治法：活血祛瘀，行气止痛。

（3）方药：少腹逐瘀汤加减。脾肾虚弱者，可与六君子汤间服；里急后重者，可加黄连、白头翁。

十、中成药

参苓白术散、固本益肠丸、理中丸、附子理中丸、四神丸、葛根芩连丸、香连丸、乌梅丸等按说明书辨证使用。

十一、名医验案

国家名老中医谢晶日教授验案

患者，女，60 岁，2014 年 10 月 19 日初诊。

主诉：腹痛、腹泻、便脓血反复发作 2 年余。患者 2012 年 11 月确诊为溃疡性结肠炎，期间采用奥沙拉秦钠胶囊、康复新液灌肠等治疗后病情缓解，病情反复，缠绵难愈，影响患者正常生活。患者初次就诊时腹痛、腹泻并夹有脓血，4~5 次/d，便时右下腹痛、畏寒、乏力、饮食欠佳，舌质黯红，体胖，边齿痕，苔白腻，脉弦滑。肠镜诊断：溃疡性直肠炎（轻度）；便常规示：可见脓细胞，便隐血：弱阳性。患者自诉自确诊至今，中西药皆有尝试，治疗效果皆不明显，遂前来就诊，经谢晶日教授辨病辨证结合，确定诊断为痢疾（脾肾阳虚，寒湿血瘀证），治以温肾助阳，燥湿止泻法，用自拟方：柴胡 15g、补骨脂 25g、肉豆蔻 15g、诃子 10g、黄檗 15g、土茯苓 20g、苍术 15g、薏苡仁 25g、炒白术 15g、黄芪 15g、延胡索 10g。10 剂，每天 1 剂，水煎服。

二诊：大便好转，仍有 3 次 /d，少量脓血，畏寒好转，舌脉同前。上方加五味子 15g、五倍子 15g，10 剂，继续巩固治疗。

三诊：半个月后就诊患者自诉大便已成形，有少量黏液，余无明显不适。病情控制稳定，嘱其注意饮食调养，调畅情志，予以柴胡 15g、补骨脂 25g、肉豆蔻 15g、薏苡仁 25g、炒白术 15g、陈皮 10g、马齿苋 10g，续服 1 个月，以调肝理脾。1 年后复查，溃疡性结肠炎肠镜下转阴。

【按语】本案难点为老年女性反复不愈，机体缺乏防御能力，很难维持机体的阴阳平衡的状态，故治疗上谢教授以四神丸为主要药物温肾阳助脾阳，配伍健脾益气之芪、术，激发人体自身的保护机制，加上升阳助运之柴胡，既有调气助运之功，又有助脾运化之效，在调肝理脾中柴胡为君药对气机进行调整。加上健脾清热燥湿之黄檗、薏苡仁、土茯苓等治疗疾病之标，二诊随症加减，便中无脓血，故以收涩之五味子、五倍子治其标，无闭门留寇之忧。三诊诸症好转，去掉收涩药和清热药，以相对平和之补脾肾、调气机之剂，继续巩固治疗，纵览全方配伍精当，治疗老年性的反复难愈性溃疡性结肠炎。

第六节　脂肪性肝病（fatty liver disease）

一、概述

（一）脂肪性肝病的定义

脂肪性肝病是指以肝细胞脂肪过度堆积和脂肪变性为特征的临床病理综合征。其临床表现可无症状，或右上腹不适、乏力、食欲差等。不同种族、不同年龄男女均可发病，以 40~49 岁的发病率最高，我国成人患病率为 15%~25%，今年呈上升趋势，且患病年龄日趋提前。一般而言，脂肪性肝病是可逆的，早期诊断并及时治疗常可恢复正常。临床上根据有无长期过量饮酒分为非酒精性脂肪性肝病和酒精性脂肪性肝病。

（二）脂肪性肝病的流行病学概述

全球 1/4 以上的成人有脂肪肝，东西方国家患病率无显著差异。脂肪性肝病正严重威胁国人的健康，成为仅次于病毒性肝炎的第二大肝病，发病率在不断升高，且发病年龄日趋年轻化，儿童脂肪肝日益增多。主要原因包括：①高脂肪、高糖、高热量的膳食结构；②多坐少动的生活方式；③酒精消耗量的增加；④遗传易感。在肥胖、代谢综合征、2 型糖尿病以及长期过量饮酒患者中，脂肪性肝病的患病率高达 50% 以上。

（三）脂肪性肝病的分类

非酒精性脂肪性肝病是指除酒精外和其他明确的肝损害因素所致的，以弥漫性肝细胞大泡性脂肪变为主要特征的临床病理综合征，包括单纯性脂肪性肝病以及其演变的脂肪性肝炎、脂肪性肝纤维化和肝硬化。目前，非酒精性脂肪性肝病是我国最常见的慢性肝病之一。

酒精性脂肪性肝病是由于长期大量饮酒所致的慢性肝病。初期多表现为脂肪性肝病，进而可发展成酒精性肝炎、酒精性肝纤维化和酒精性肝硬化。本病在欧美国家多见，近年来我国的发病率也有上升，成年人患病率为 4% ~ 6%。

二、发病机制

（一）非酒精性脂肪性肝病

非酒精性脂肪性肝病的发病机制尚未完全明确，主要易感因素有肥胖、2 型糖尿病、高脂血症等。"二次打击"学说作为非酒精性脂肪性肝病的经典发病机制，已经被广泛接受。脂类在肝脏细胞的细胞质内的聚集（第一次打击）触发了一系列的细胞毒素事件（第二次打击），导致了肝脏的炎症反应。非酒精性脂肪性肝病的发生与进展主要包括胰岛素、瘦素抵抗，游离自由基的大量产生，内脏脂肪的过多堆积，脂肪组织、肝脏组织的炎症反应等。

首次打击主要是指脂肪在肝脏实质细胞内的过度聚集。这一过程已经被证实与胰岛素抵抗有关，胰岛素抵抗会导致细胞内甘油三酯的合成与转运功能紊乱。第二次打击为氧化应激反应，是在首次打击的基础上，由活性氧诱导的发生在肝脏实质细胞内的炎症反应。

（二）酒精性脂肪性肝病

乙醇损害肝脏可能涉及多种机制：①乙醇的代谢物乙醛能与蛋白质结合，形成的复合物可以直接损伤肝细胞，还可作为新抗原诱导细胞及体液免疫反应，导致肝细胞受到自身免疫攻击。②乙醇代谢的耗氧过程导致肝小叶中央区缺氧。③乙醇在肝细胞微粒体乙醇氧化途径中产生活性氧，损伤肝细胞。④乙醇代谢过程中，会引起肝内代谢紊乱导致高脂血症和本病的发生。⑤长期饮酒会导致肝脏微循环障碍和低氧血症，造成肝功能异常。

增加酒精性脂肪性肝病发生的危险因素有：①饮酒量及时间，如短期反复大量饮酒可发生酒精性肝炎，或日均摄入 80g 乙醇达 10 年以上可发酒精性肝硬化。②遗传易感。③性别，同等乙醇摄入量，女性较男性易患本病。④其他肝病。⑤继发性营养不良。

三、病理变化

（一）非酒精性脂肪性肝病

1. 单纯性脂肪性肝病

肝小叶内超过 30% 的肝细胞发生脂肪变，以大泡性脂肪变性为主，根据累及范围可分为轻、中、重三型。不伴有肝细胞变性坏死、炎症及纤维化。

2. 非酒精性脂肪性肝炎

腺泡 3 区出现气球样肝细胞，腺泡点灶状坏死，门管区炎症和 / 或门管区周围炎症。腺泡 3 区出现窦周 / 细胞周纤维化，可扩展到门管区及其周围，出现局灶性或广泛的桥接纤维化。

3. 脂肪性肝硬化

肝小叶结构完全毁损，代之以假小叶形成和广泛纤维化，为小结节性肝硬化。根据纤维间隔有无界面性肝炎，分为活动性和静止性。脂肪性肝硬化发生后肝细胞内脂肪变性可减轻甚至完全消退。

（二）酒精性脂肪性肝病

1. 酒精性脂肪肝

乙醇所致肝损害首先表现为肝细胞脂肪变性，轻者散在单个细胞或小片状肝细胞受累，主要分布在肝小叶中央区，进一步发展呈弥漫分布。可分为轻、中、重度三个等级。肝细胞无炎症、坏死，小叶结构完整。

2. 酒精性肝炎

酒精性肝炎的特征为肝细胞坏死、中性粒细胞浸润、小叶中央区肝细胞内出现酒精性透明小体等，严重时可出现融合性坏死和 / 或桥接坏死。

3. 酒精性肝硬化

肝小叶结构完全毁损，代之以假小叶形成和广泛纤维化，大体形态为小结节性肝硬化。根据纤维间隔有无界面性肝炎，分为活动性和静止性。

四、临床表现

非酒精性脂肪性肝病多起病隐匿，发病缓慢，常无症状。少数患者可有乏力、右上腹轻度不适、肝区隐痛或上腹胀痛等非特异症状。严重脂肪性肝炎可出现黄疸、食欲不振、恶心、呕吐等症。常规体检时部分患者可发现肝大。

酒精性脂肪性肝病的临床表现差异较大，与乙醇的摄入量、摄入频率，个体对乙醇的敏感性以及肝组织损伤的程度有关。多数表现为无症状或轻微症状，可有乏力、食欲不振、右上腹隐痛或不适，多在近期饮酒后发生，肝脏可呈不同程度的肿大。部分患者可有低热、黄疸，严重者发生急性肝衰竭。

五、临床诊断

（一）脂肪性肝病患者诊断性评估

诊断性评估的内容包括以下三方面：①确定存在脂肪肝后，了解患者是否有饮酒习惯。②非酒精性脂肪肝需判断是否伴有代谢综合征，并确定肝功分级。③酒精性肝病需判断从酒精性脂肪肝、酒精性肝炎、酒精性肝硬化中做出鉴别诊断，并确定肝功分级。从而评估患者疾病风险度，以指导诊断与治疗。

（二）病史

全面了解患者病史有助于疾病的诊断与治疗，包括以下内容：①家族史：询问患者有肝炎、代谢综合征、糖尿病、冠心病、脂肪性肝病、肝癌等疾病的家族史。②病程：患脂肪性肝病的时间，何种类型，是否接受过降压治疗及其疗效与不良反应。③症状及既往史：目前及既往有无腹胀、乏力、纳差、腹泻、肝区不适、黄疸、糖尿病、痛风、多囊、病毒性肝炎、自身免疫性肝病、血脂异常、恶心、肝脏肿大、肝区痛或上腹痛等症及治疗情况。④无过量饮酒，提示非酒精性脂肪性肝病；转氨酶升高，提示非酒精性肝炎；长期饮酒史，提示酒精性脂肪肝。⑤生活方式：酒精、脂肪、糖的摄入量，饮酒的频率，吸烟支数，体力活动量以及体重变化等情况。⑥心理社会因素：包括家庭情况、工作环境、文化程度及有无精神创伤史。

（三）体格检查

观察患者形体胖瘦，计算体质指数，检查皮肤、巩膜有无发黄，有无蜘蛛痣、肝掌，测量患者血压，腹部触诊右上腹有无压痛、放射痛、腹胀、腹腔积液、肝大、脾大等。

（四）辅助检查

基本项目：心电图、血常规、血压、血糖、血脂、肝功能、肾功能、腹部超声。

推荐项目：病毒性肝炎标志物检测、腹部 CT、腹部磁共振。

选择项目：肝穿刺活检、铜蓝蛋白检测、自身抗体检测、甲胎蛋白检测。

六、西医治疗

（一）治疗原则

脂肪性肝病无论是酒精性还是非酒精性都与长期不良生活方式有关，因此需要长期综合治疗。以阻止肝病进一步发展为前提，进行对症治疗，防治并发症。除戒酒以及药物治疗以外，还需改变生活方式，例如合理膳食、体育锻炼、保持良好心态等。

（二）药物治疗

非酒精性脂肪性肝病中，单纯性脂肪肝性肝病一般无须进行药物治疗；对于脂肪性肝炎可选用多烯磷脂酰胆碱、维生素 E、还原型谷胱甘肽等，可减轻脂质过氧化；合并 2 型糖尿病的患者，可选用胰岛素受体增敏剂如二甲双胍、噻唑烷二酮类药物；伴有血脂增高时，肝功能无异常可加降血脂药物，必要时可联合护肝药物；进展到肝硬化时期，相关治疗请参考本章第七节。

治疗酒精性脂肪肝时，选择多烯磷脂酰胆碱可稳定肝窦内皮细胞膜和肝细胞膜，降低脂质过氧化，减轻肝脂肪变性、炎症和纤维化；酒精中毒时可用美他多辛；必要时，对于重症酒精性肝炎，可用糖皮质激素改善生化指标。

七、中医病因病机

（一）概述

根据脂肪性肝病的病因病机及临床症状，本病与中医内科学中的"积聚""肥气"十分相似，应属"积聚"的范畴。积聚是由于体虚复感外邪、情志饮食所伤，以及它病日久不愈等原因引起的，以正气亏虚，脏腑失和，气滞、血瘀、痰浊蕴结腹内为基本病机，以腹内结块；或胀或痛为主要临床特征的一类病证。

（二）病因

1. 情志失调

情志致病，首先病及气分，使肝气不舒，脾气郁结，导致肝脾气机阻滞。继则由气及血，使血行不畅，脉络瘀阻。若偏重影响气机的运行，则为聚；气血瘀滞，日积月累，凝结成块则为积。

2. 饮食所伤

由于饮酒过度，或嗜食肥甘厚味、辛辣刺激之品；或饮食不节，损伤脾胃，使脾失健运，以致湿浊内停，甚至凝结成痰。痰浊阻滞之后，又会进一步影响气血的正常运行，形成气机郁滞，血脉瘀阻，气、血、痰互相搏结，而引起积聚。亦有因饮食不调，因食遇气，食气交阻，气机不畅而成聚证者。

3. 外邪侵袭

寒、湿、热等多种外邪及邪毒如果长时间地作用于人体，或侵袭人体之后留着不去，均可导致受病脏腑失和，气血运行不畅，痰浊内生，气滞血瘀痰凝，日久形成积聚。

4. 他病转归

黄疸病后，或黄疸经久不退，湿邪留恋，阻滞气血；或久疟不愈；湿痰凝滞，脉络痹阻；或感染血吸虫，虫阻脉道，肝脾气血不畅，脉络瘀阻。以上几种病证，日久不愈，均可转归演变为积证。

（三）病机

积聚是正虚感邪、正邪斗争而正不胜邪的情况下，邪气踞之，逐渐发展而成。情志抑郁，饮食损伤，感受邪毒及他病转归是引起此病的主要原因。其中，情志、饮食、邪毒等致病原因常交错夹杂，混合致病。积聚的发生主要关系到肝、脾两脏；气滞、血瘀、痰结是形成积聚的主要病理变化。其中聚证以气机阻滞为主，积证则气滞、血瘀、痰结三者均有，而以血瘀为主。正气亏虚则是积聚发病的内在因素，积聚的形成及演变，均与正气的强弱密切相关。

聚证日久不愈，或因虚极，或因燥热，或因痰浊，或因瘀阻而加重病情，进而由气入血转化成伏梁、痞气、肥气等积证。病久伤及脉道，络瘀脉损，血脉不通，瘀血留滞心脉，心脉痹阻，出现胸痹、心痛、心悸等症；留滞脑窍，则见卒中偏瘫、眩晕口僻，甚至昏迷不醒；肾络瘀阻，浊邪留积，壅塞三焦，开阖不利，则出现腰痛、水肿、关格等。

八、辨证要点及治疗思路

（一）辨证要点

1. 辨积与聚

积证具有积块明显，固定不移，痛有定处，病程较长，多属血分，病情较重，治疗较难等特点；聚证则无积块，腹中气时聚时散，发有休止，痛无定处，病程较短，多属气分，一般病情较轻，相对地治疗亦较易。

2. 辨虚实

积证大体可分为初、中、末 3 期，一般初期正气未虚，邪气不甚，表现为积块较小、质地较软，虽有胀痛不适，而一般情况尚可。中期正气渐衰而邪气渐甚，表现为积块增大、质地较硬、疼痛持续，并有饮食日少，倦怠乏力，形体消瘦等症。末期正气大虚而邪气实甚，表现为积块较大、质地坚硬、疼痛剧烈，并有饮食大减，神疲乏力，面色萎黄或黧黑，明显消瘦等症。

3. 辨部位

积块的部位不同，标志着所病的脏腑不同，症状、方药也不尽相同。右胁腹内积块，伴见胁肋刺痛、黄疸、纳差、腹胀等症者，病在肝；胃脘部积块伴见反胃、呕吐、呕血、便血等症者，病在胃；右腹积块伴腹泻或便秘、消瘦乏力，以及左腹积块伴大便次数增多、便下脓血者，病在肠。

4. 辨标本缓急

本病发展过程中，常可出现一些危重急症。如血热妄行、气不摄血或瘀血内积而出现吐血、便血；胃失和降，胃气上逆而出现剧烈呕吐；肝胆郁滞、胆汁外溢而出现黄疸等。这些证候皆属于标，应按照急着治其标，或标本兼治的原则进行处理。

（二）治则治法

聚证病在气分，以疏肝理气、行气消聚为基本治则，重在调气；积证病在血分，以活血化瘀、软坚散结为基本治则，重在活血。根据不同阶段，掌握攻补分寸。积证初期，积块不大，软而不坚，正气尚可，治疗以攻邪为主，予以行气活血、软坚消积；中期积块渐大，质渐坚硬，而正气渐伤，邪盛正虚，治宜攻补兼施；末期积块坚硬，形瘦神疲，正气伤残，治宜扶正培本为主，酌加理气、化瘀、消积之品，切忌攻伐太过。

九、常用方药

(一) 聚证 – 肝气郁结证

(1) 症状及分析：

腹中气聚，攻窜胀痛，时聚时散——肝失疏泄、气聚腹中；

脘胁之间时或不适，病情常随情绪而起伏——肝郁，气机不畅；

苔薄，脉弦——肝气郁结之证。

(2) 治法：疏肝解郁，行气消聚。

(3) 主方及分析：逍遥散加减。有瘀象者，可加延胡索、莪术；有热象者，可合用左金丸；寒湿中阻，脘腹痞满，苔白腻者，可改用木香顺气散。

(二) 聚证 – 食滞痰阻证

(1) 症状及分析：

腹胀或痛，便秘，纳呆——食滞于内，运纳无力；

时有如条状物聚起在腹部，重按则胀痛更甚——痰浊交阻，气聚成结；

舌苔腻，脉弦滑——食滞痰阻之证。

(2) 治法：理气化痰，导滞通腑。

(3) 主方及分析：六磨汤加减。痰浊中阻，呕恶苔腻者，可加半夏、陈皮、生姜；痰湿重，兼食滞，腑气通，苔腻者，可加苍术、厚朴；脾虚，便溏纳差者，加党参、白术、炒麦芽；反复发作，脾气受损者，可常服香砂六君子汤。

(三) 积证 – 气滞血阻

(1) 症状及分析：

积证初起，积块软而不坚——气滞郁阻；

固着不移，胀痛并见——血瘀痹阻脉络；

舌苔薄白，脉弦——气滞血瘀之证。

(2) 治法：理气活血，消积散瘀。

(3) 主方及分析：柴胡疏肝散合失笑散加减。烦热口干、舌红脉细弦者，可加丹皮、山栀、黄芩；气滞血阻较重，兼有寒象者，可加肉桂、吴茱萸、当归，或改用大七气汤。

（四）积证 – 瘀血内结证

（1）症状及分析：

腹部积块渐大，按之较硬，痛处不移——瘀结不消，正气渐损；

饮食减少，体倦乏力，面暗消瘦——脾虚不运，气血瘀滞；

时有寒热，女子或见经闭不行——寒热错杂，血虚精亏；

舌质青紫，或有瘀点瘀斑，脉弦滑或细涩——瘀血内结之证。

（2）治法：祛瘀软坚，补益脾胃。

（3）主方及分析：膈下逐瘀汤加减。积块疼痛较甚，可加五灵脂、延胡索、佛手；痰瘀互结者，可加白芥子、半夏、苍术；脾胃气虚较甚，可合用六君子汤。

（五）积证 – 正虚瘀结证

（1）症状及分析：

积块坚硬，疼痛逐渐加剧——癥积日久，不通则痛；

饮食大减，面色萎黄或黧黑，消瘦脱形——中虚失运，气血衰少；

舌质色淡或紫，舌苔灰糙或舌光无苔，脉弦细或细数——正虚瘀结之证。

（2）治法：补益气血，化瘀消积。

（3）主方及分析：八珍汤合化积丸加减。头晕目眩、舌光无苔、脉细数者，可加生地、玄参、枸杞、石斛；畏寒肢肿、舌苔淡白、脉沉细者，可加黄芪、附子、肉桂、泽泻。

十、中成药

水飞蓟宾胶囊、护肝片、水飞蓟宾、护肝片、大黄利胆胶囊、三七脂肝丸、红花清肝十三味丸、化滞柔肝颗粒等按说明书辨证使用。

十一、名医验案

全国优秀中医临床人才吴耀南验案

苏某，女，43 岁。因"乏力伴右胁部胀闷 1 年半"于 2018 年 10 月 12 日在厦门市中医院初诊。

1 年半以来自觉乏力，体力劳动后乏力更甚，偶感右胁部闷痛不舒，时腹胀，纳呆，口干口苦，平素易怒，夜寐欠佳，入睡困难，寐后易醒，大便稍硬，每 2 日 1

行，舌质红，苔黄，边有齿痕，舌下脉络Ⅰ度迂曲，脉弦。近5天感诸症加重。肝功能：ALT 100IU/mL，AST 75IU/mL；血脂：TC 8.7mmol/L，TG 5.6mmol/L。腹部彩超示中度脂肪肝。患者平素嗜食肥甘油腻食物，无烟酒史。症见：形体稍肥胖，神疲，纳呆，夜寐欠佳，舌质红，苔黄，边有齿痕，舌下脉络Ⅰ度迂曲，脉弦。西医诊断：非酒精性脂肪性肝炎。中医诊断：胁痛，证属浊毒损肝，治以清热化湿，解毒泄浊，兼以健脾安神，予皂术茵陈方加减。处方：皂角刺10g、炒白术15g、茵陈15g、栀子10g、大黄6g、砂仁6g、陈皮10g、远志10g、夜交藤15g、甘草5g。共7剂，每天1剂，水煎2次取汁300mL，分早、晚2次饭后温服。

2018年10月19日二诊，诸症较前减轻，肝功能复查：ALT 80IU/mL，AST 55IU/mL；血脂：TC 7.8mmol/L，TG 3.8mmol/L。续服1个月，复查肝功能正常、血脂下降、体重下降2kg。续服3个月，复查肝功能、血脂正常、体重下降4kg。

【按语】该患者平素嗜食肥甘厚腻之物，加之较少运动，影响脾的运化功能，脾失健运，故见纳呆，腹胀；脾失运化水谷精微，水湿停聚，则化生痰浊；湿浊郁久化火化热，加之性格急躁易怒，肝失疏泄，胆汁外溢，故见口干口苦；肝为罢极之本，浊、湿、热相结，久则酿毒，浊毒损伤肝络，则见乏力、右胁部闷痛。该患者乃属于浊毒损肝期，当治以清热化湿，解毒泄浊，兼以健脾安神，予皂术茵陈方加减。方中以苦寒之茵陈为君，清利湿热；皂角刺活血化浊，炒白术健脾利湿化浊，大黄、栀子清热利湿解毒，助君药加强利湿退黄之力，共为臣药；佐以陈皮、砂仁理气健脾化湿，远志、夜交藤宁心安神；使以甘草调和诸药。以上诸药合用，共奏清热化湿，解毒泄浊，健脾安神之功。

第七节　肝硬化（hepatic cirrhosis）

一、概述

（一）肝硬化的定义

肝硬化是临床常见的慢性进行性肝病，由一种或多种病因长期或反复作用形成的弥漫性肝损害。在致病因子的反复或持续作用下，肝细胞受损，形成再生结节，出现假小叶等组织学特征，临床表现为肝功能损害和门静脉高压。

（二）肝硬化的流行病学概述

据全球范围内开展的疾病负担研究显示，1990—2017 年，由于人口总数增加和年龄构成的变化，大多数国家肝硬化死亡人数由 89.9 万增加到超过 132 万人，而年龄标准化死亡率从 21.0/10 万下降到 16.5/10 万，但失代偿期肝硬化的年龄标准化患病率显著升高。2017 年，全球有 1060 万失代偿性肝硬化患者和 1.12 亿代偿性肝硬化患者。

肝硬化在我国作为常见的消化系统疾病，年发病率为 17/10 万，多见于 20 ~ 50 岁的男性，其中城市男性 50 ~ 60 岁的患者病死率高达 112/10 万。

（三）肝硬化的分类

肝硬化有多种分类方式，如：①根据肝硬化的病因、病变特点以及临床表现，将其分为门脉性肝硬化、坏死后性肝硬化、胆汁性肝硬化、瘀血性肝硬化、寄生物性肝硬化等多种类型。②根据疾病的发展情况可分为代偿期肝硬化和失代偿期肝硬化。③根据病理特点分为小结节性肝硬化、大结节性肝硬化和大小结节混合性肝硬化。

二、发病机制

病毒性肝炎和酒精性脂肪肝是引起肝硬化的两个重要因素，除此之外如胆汁瘀积、循环障碍、营养不良、药物或化学有毒物质、免疫疾病、寄生物感染、遗传和代谢性疾病等也可引起肝硬化的发生。

肝硬化发展的基本特征是肝细胞坏死、再生、肝纤维化和肝内血管增殖、循环紊乱。其病变机制首先是引起肝细胞弥漫性变性坏死，如有关肝炎病毒通过免疫反应损伤肝细胞，或酒精在体内代谢过程中产生的乙醛对肝细胞的直接损伤作用，或有毒物质导致肝细胞损伤等。这些病因长期反复发作，可导致肝内广泛的胶原纤维增生。增生的胶原纤维有以下来源：①肝细胞坏死后，肝小叶内原有的网状支架塌陷、聚积、胶原化；②由肝星状细胞转变为肌成纤维细胞样细胞产生胶原纤维；③汇管区的成纤维细胞增生并分泌产生胶原纤维，同时肝细胞再生，因肝小叶内网状支架塌陷，再生的肝细胞不能沿原有支架排列，而形成不规则的再生结节。增生的胶原纤维分割肝小叶，并包绕肝细胞形成小团，即为假小叶。随着病情反复进展，最终弥漫全肝，导致肝内血液循环改建和肝功能障碍，形成肝硬化。

三、病理变化

不同类型的肝硬化，病理改变略有区别，主要变化如下。肉眼下，早期肝脏体积正常或稍增大，质地正常或稍硬。晚期肝体积明显缩小，重量减轻，表面呈弥漫性结节。结节可大可小，小结节可在 1cm 以下（多见于门脉性肝硬化），较大结节可达 5~6cm（多见于坏死后性肝硬化），或无明显结节（见于胆汁性肝硬化）。切面有圆形或类圆形岛屿状结节，大小与表面结节一致，周围有灰白色间隔（纤维组织条索）包绕，肝被膜增厚。

镜下观，主要特征为假小叶形成，假小叶内的肝细胞索排列不规则，肝血窦变狭窄，可见肝细胞变性、坏死及再生，中央静脉常缺如、偏位或可见汇管区。再生的肝细胞体积大，核大深染，或双核。包绕假小叶的纤维间隔宽窄比较一致，也可见增宽，内有少量淋巴细胞和单核细胞浸润，可见小胆管增生。

四、临床表现及并发症

（一）代偿期

一般属于 Child-Pugh A 级（分级见表 7-1）。可有肝炎临床表现，亦可隐匿起病。可有轻度乏力、腹胀、肝脾轻度大、轻度黄疸，肝掌、蜘蛛痣。影像学、生物化学或血液学检查有肝细胞合成功能障碍或门静脉高压症（如脾功能亢进及食管胃底静脉曲张）证据，或组织学符合肝硬化诊断，但无食管胃底静脉曲张破裂出血、腹腔积液或肝性脑病等严重并发症。

（二）失代偿期

一般属于 Child-Pugh B、C 级。患者已发生食管胃底静脉曲张破裂出血、肝性脑病、腹腔积液等严重并发症，临床表现有肝功损害及门脉高压综合征。

1.肝功能减退

（1）消化吸收不良：表现为食欲减退、厌食、恶心、腹胀、餐后加重、腹泻等，多与胃肠道瘀血、水肿、炎症、消化吸收障碍和肠道菌群失调有关。

（2）营养不良：表现为一般情况较差，消瘦，乏力，精神不振，甚至卧床不起，皮肤干枯或水肿。

（3）黄疸：表现为皮肤、巩膜黄染，尿色深，50% 以上患者有轻度黄疸，少数有中度或重度黄疸，后者提示肝细胞有进行性或广泛坏死。

（4）出血倾向及贫血：常有鼻衄、齿龈出血、皮肤瘀斑和胃肠黏膜糜烂出血等。出血倾向主要由于肝脏合成凝血因子的功能减退，脾功亢进所致血小板减少，和毛细血管脆性增加亦有关。患者尚有不同程度的贫血，多由营养缺乏、肠道吸收功能低下、脾功亢进和胃肠道失血等因素引起。

（5）内分泌失调：肝脏是多种激素转化、降解的重要器官，激素本身与代谢产物均参与肝脏疾病的发生、发展过程。主要包括性激素、肾上腺皮质激素、抗利尿激素、甲状腺激素等。性激素代谢表现为雌激素增多，雄激素减少，前者与肝脏对其灭活减少有关，后者与升高的雌激素反馈抑制垂体促性腺激素释放，引起雄激素分泌减少有关。男性患者常有性欲减退、睾丸萎缩、毛发脱落及乳房发育等；女性患者有月经不调、闭经、不孕等。肾上腺皮质激素可因胆固醇酯减少而合成不足，或因促皮质素释放因子受抑，肾上腺皮质功能减退，促黑素细胞激素增加，患者面部出现色素沉着，晦暗无关，称肝病面容。

2. 门静脉高压

（1）腹腔积液：是肝硬化失代偿最突出的表现，腹腔积液形成的直接原因是水钠过量潴留，涉及的机制有门静脉高压、有效循环血容量不足、低白蛋白血症、肝脏对醛固酮和抗利尿激素灭能作用减弱及肝淋巴量超过淋巴循环引流的能力等。腹腔积液出现以前常有肠胀气，大量腹腔积液时腹部膨隆、腹壁绷紧发亮，致患者行动不便，腹压升高可压迫腹内脏器，可引起脐疝，亦可使膈肌抬高而致呼吸困难和心悸，部分患者可出现胸腔积液，以右侧较为常见，多为腹腔积液通过横膈淋巴管进入胸腔所致，称为肝性胸腔积液。中等以上腹腔积液出现移动性浊音，少量腹腔积液时移动性浊音不明显，可借助超声波检出。

（2）门－腔侧支循环开放：持续门静脉高压，机体代偿性脾功能亢进，出现肝内、外分流。肝内分流是纤维隔中的门静脉与肝静脉之间形成的交通支，使门静脉血绕过肝小叶，通过交通支进入肝静脉；肝外分流主要是肝外门静脉的血管新生，也可使平时闭合的门－腔静脉系统间的交通支重新开放，与腔静脉系统间形成侧支循环，使部分门静脉血由此进入腔静脉，回流入心脏。常见的侧支循环主要有：食管胃底静脉曲张、腹壁静脉曲张、痔静脉扩张、腹膜后吻合支曲张、脾肾分流等。

（3）脾大：常为中度脾大，部分可达脐下，主要由脾脏瘀血，毒素及炎症因素引起，网状内皮细胞增生也有关系。脾脏多为中等硬度，表面光滑，边缘钝圆，肿大可触及脾切迹。如发生脾周炎可引起左上腹疼痛或腹痛。如腹腔积液较多须用冲击法触诊。上消化道大出血时，脾脏可暂时缩小、甚至不能触及，这对鉴别确定食管静脉曲张破裂出血有很大的价值。脾肿大常伴有白细胞、白小板、红细胞减少，称为脾功能亢进。

表 3-2 肝功能 Child-Pugh 分级

临床生化指标	分数		
	1 分	2 分	3 分
肝性脑病（期）	无	I ~ II	III ~ IV
腹腔积液	无	少	多
胆红素（μmol/L）	< 34	34 ~ 51	> 51
白蛋白（g/L）	> 35	28 ~ 35	< 28
凝血酶原时间延长（s）	< 4	4 ~ 6	> 6

A 级：5 ~ 6 分手术危险度小，预后最好，1 ~ 2 年存活率为 100% ~ 85%；B 级：7 ~ 9 分手术危险度中等，1 ~ 2 年存活率为 80% ~ 60%；C 级：≥ 10 分手术危险度较大，预后最差，1 ~ 2 年存活率为 45% ~ 35%。

（三）并发症

1. 上消化道出血

上消化道出血为肝硬化最常见的并发症。多突然发生，出血量大、除呕鲜血外，常伴有血便。易出现休克及诱发肝性脑病，病死率较高。多数患者有消化道出血史。在肝硬化患者上消化道出血中，除因食管胃底静脉曲张破裂外，部分患者出血的原因为并发急性胃黏膜病变或消化性溃疡，如消化性溃疡和急性出血性糜烂性胃炎。

2. 肝性脑病

肝性脑病是以代谢紊乱为基础的中枢神经系统的综合征，临床上以意识障碍和昏迷为主要表现，是肝硬化最常见的死亡原因。发生主要与肝衰竭和侧支循环形成有关，肝功能减退，肝脏对氨的代谢明显减退，且因侧支循环形成，肠道中的氨可不经肝脏代谢直接进入体循环，使血氨升高，造成氨中毒，引起肝性脑病。

3. 胆石症

肝硬化患者胆结石发生率约高达 30%，且随着肝功能失代偿程度加重而升高，以胆囊及肝外胆管结石常见。主要因素有肝硬化时胆汁酸减少、库普弗细胞减少、脾功能亢进、雌激素灭活作用减退等。

4. 感染

门静脉高压导致肠黏膜屏障功能降低，通透性增加，肠腔内细菌可经过淋巴或门静脉进入血液循环；肝功能降低、脾功能亢进、脾切除、糖代谢异常等均可引起机体免疫功能降低，以上因素皆可导致感染的发生。常见的感染有：自发性细菌性腹膜炎、胆道感染、肺部感染、肠道感染、尿路感染等。

5. 门静脉血栓形成

门静脉血栓形成局限于门静脉左、右支时，因侧支循环丰富，多无明显症状，常被忽视，多由影像学检查发现。血栓扩展到肠系膜上、下腔静脉或脾静脉时，表现为中、重度腹胀痛，脾大，顽固性腹腔积液，肠坏死，消化道出血，肝性脑病等。

6. 电解质和酸碱平衡紊乱

大量放腹腔积液及利尿引起电解质紊乱、血容量减低与缺氧，可导致肾前性氮质血症，使血氨增高。进食少、呕吐、腹泻、排钾利尿、继发性醛固酮增多及腹腔积液等，均可导致低钾性碱中毒，从而促进氨透过血脑屏障进入脑内。

7. 原发性肝癌

临床症状明显者，病情大多已进入中晚期，表现为肝区疼痛、肝大、黄疸、肝硬化征象，全身性表现伴癌综合征。

五、临床诊断

（一）肝硬化患者诊断性评估

诊断性评估的内容包括以下3个方面：①收集肝硬化相关症状，判断有无并发症。②与引起腹腔积液和腹部膨隆、肝大、上消化道出血、肾功能不全、肺部感染的疾病进行鉴别诊断。③明确肝硬化的病因及患者肝功能分级。从而对疾病予以指导诊断与治疗。

（二）病史

应全面详细了解患者病史，包括以下内容：①家族史：询问患者有无病毒性肝炎、免疫疾病、寄生物感染、遗传性出血性毛细血管扩张症的家族史。②病程：患肝硬化或其他肝脏疾病的时间，是否接受过治疗及其疗效与不良反应。③症状及既往史：目前及既往有无消化吸收不良、营养不良、消瘦、乏力、餐后腹胀、黄疸、出血、贫血、内分泌失调、不规则低热、低蛋白血症、腹腔积液、脾大、肝肾综合征、肝肺综合征等症及治疗情况。④有无提示并发症的症状：例如呕血或柏油样便，提示食管胃底静脉曲张出血；有无面黄、目黄、尿黄等黄疸表现，提示胆道感染；有无少尿、无尿、氮质血症等，提示肝肾综合征。⑤生活方式：酒精摄入量，饮食习惯、化学毒物接触，体力活动量以及体重变化等情况。⑥药物引起的肝硬化：是否服用影响肝功能的药物，例如双醋酚汀、异烟肼、辛可芬、四环素、氨甲蝶呤、甲基多巴等。⑦心理社会因素：包括家庭情况、工作环境、文化程度及有无精神创伤史。

（三）体格检查

严格的体格检查有助于肝硬化及并发症的诊断和鉴别诊断，体格检查包括：观察患者有无消瘦、意识清楚、贫血貌、蜘蛛痣、肝掌；测量血压、心率，心肺听诊；腹部检查有无压痛、反跳痛、腹部膨隆、腹壁静脉曲张、移动性浊音、肠鸣音活跃，肝脾有无肿大，双下肢有无凹陷性水肿。

（四）辅助检查

基本项目：血常规、血糖、血电解质、肝功能、肾功能、尿常规、粪常规、腹部超声。

推荐项目：腹腔穿刺、胸部 CT、腹部增强 CT、血管三维重建、MRI、病原学检查。

选择项目：肝穿刺组织活检、胃镜、门静脉压力测定、纤维化检查、免疫球蛋白检测、自身抗体检测。

六、西医治疗

（一）治疗原则

肝硬化是指因组织结构紊乱而致肝功能障碍，目前尚无根治办法。主要在于早期发现和阻止病程进展，对于代偿期患者，重点在延缓肝功能是代偿和预防肝癌，对于失代偿期患者，重点在改善肝功能治疗、门静脉高压治疗、治疗并发症等。

（二）改善肝功能治疗

1. 抗肝炎病毒治疗

对于乙型肝炎肝硬化患者应给予抗乙型肝炎病毒治疗，常用药物有阿德福韦、恩替卡韦、拉米夫定等口服药，需长期应用。失代偿期不宜使用干扰素。

对于丙型肝炎肝硬化，代偿期可以使用聚乙二醇干扰素 α 联合利巴韦林或普通干扰素联合利巴韦林等方案，对不能耐受利巴韦林不良反应者，可单用聚乙二醇干扰素 α 或普通干扰素 α。失代偿期同样不宜使用干扰素。

2. 保护肝细胞

避免不必要、疗效不明确的药物，减轻肝脏代谢负担。胆汁瘀积时，需解除胆道梗阻避免进一步损伤，可口服熊去氧胆酸降低肝内鹅去氧胆酸，减少其对肝细胞膜的破坏，也可使用腺苷蛋氨酸等。其他保护肝细胞药物有多烯磷脂酰胆碱、水飞蓟宾、还原型谷胱甘肽、甘草酸二铵等。

3. 维护肠内营养

肠内营养是机体获得能量的最好方式，肝硬化常伴有消化不良，应多进食易消化的食物，以碳水化合物为主，蛋白质摄入量控制在耐受范围内，辅以多种维生素，也可配合胰酶助消化。

（三）门静脉高压治疗

1. 腹腔积液的治疗

腹腔积液治疗的难易取决于腹腔积液持续时间的长短与肝功损害的程度。因此，治疗腹腔积液的基本措施应着重于改善肝脏功能，包括休息、加强营养及支持疗法等。

（1）限制水、钠的摄入：每天进水量 1000mL 左右，如有显著低钠血症，则应限制在 500mL 以内。钠的摄入应限制在每天 10～20mmol（相当氯化钠 0.6～1.2g）。

（2）增加水钠的排出：利尿剂的使用原则为联合、间歇、交替用药。剂量不宜过大，利尿速度不宜过猛，以免诱发肝性昏迷及肝肾综合征等严重副作用。利尿剂有留钾与排钾利尿剂两种，原则上应先用留钾利尿剂螺内酯 20mg，每天 3 次，超过 5 天利尿不显著可加到 40mg，每天 3 次；或用氨苯蝶啶 50mg，每天 3 次。治疗效果不好时，加用排钾利尿剂呋塞米 20～40mg，每天 3 次；或氢氯噻嗪 25～50mg，每天 3 次，利尿时应注意补钾。对无肢体水肿的腹腔积液患者，因利尿体重下降每天不宜超过 300g，或每周不超过 2kg。在利尿治疗过程中，应严密观察水、电解质及酸碱平衡，并及时予以补充纠正。利尿剂治疗效果不佳时，可口服甘露醇，通过胃肠道排出水分，一般无严重反应。适用于并发上消化道出血、稀释性低钠血症和功能性肾衰竭的患者。

（3）提高血浆胶体渗透压：每周定期、小量、多次静脉输注新鲜血液、血浆或蛋白，对改善机体的一般状况、恢复肝功能、提高血浆胶体渗透压、促进腹腔积液的消退，均有很大的帮助。

（4）腹腔穿刺放液及腹腔积液浓缩回输：放腹腔积液将丢失电解质和蛋白质，易诱发电解质紊乱和肝性昏迷，且腹腔积液可迅速再发，故一般不采用放腹腔积液法进行治疗。下列情况可考虑腹腔穿刺放液；高度腹腔积液影响心肺功能、高度腹腔积液压迫肾静脉影响血液回流以及并发自发性腹膜炎，须进行腹腔冲洗时。每次放液量以 3000mL 左右为宜。腹腔积液浓缩回输是治疗难治性腹腔积液的较好方法。腹腔积液通过浓缩装置，可将蛋白质浓缩数倍至数十倍。回输后可补充蛋白质、提高血浆胶体渗透压、增加有效血容量、改善肾血液循环，从而清除潴留的水和钠达到减轻和消除腹腔积液的目标。副作用有发热、感染、电解质紊乱等，可采取针对性处理加以防止。

（5）外科处理：腹腔 – 颈静脉引流，通过引流以增加有效血容量、改善肾血流量、补充蛋白质等。腹腔积液感染或疑为癌性腹腔积液者不能采用本法，因可并发腹腔积液漏、肺水肿、低钾血症、上腔静脉血栓、感染和弥散性血管内凝血等症，故宜慎用。

2. 食管胃底静脉曲张的治疗

针对已有食管胃底静脉曲张但未出血者，应采用一级预防，包括：①对因治疗。②口服 PPI 或 H_2 受体拮抗剂，减少血管壁损伤。③非选择性 β 受体拮抗剂，如普萘洛尔、卡地洛尔，或普萘洛尔合用 5– 单硝酸异山梨酯。④内镜结扎治疗，适用于单纯食管静脉曲张不伴有胃底静脉曲张。对于已发生过出血的患者，应预防其再次出血，选择二级预防。若破裂出血，需采取止血措施，可选用药物治疗，如生长抑素、奥曲肽、特利加压素、垂体加压素等；也可选用外壳治疗如内镜、经颈静脉肝内门 – 体分流术、气囊压迫止血等。

（四）并发症治疗

对于胆石症患者，由于肝硬化并发胆结石手术死亡率约为 10%，故应以内科保守治疗为主。

对于肝硬化并发感染，应及早给予抗感染治疗，常用药物有头孢哌酮 + 舒巴坦、氟喹诺酮类、哌拉西林 + 他唑巴坦及碳青霉烯类。

对于门静脉血栓形成的患者，如新近发生的血栓需进行抗凝治疗，完成再通后，口服抗凝药物维持半年。早期门静脉血栓也可进行溶栓治疗，血栓时间较长或出现机化者，可选用经颈静脉肝内门腔静脉分流术，血栓导致肠坏死应选择肠切除。

七、中医病因病机

（一）概述

中医是通过对中医学疾病中的腹大胀满、脉络暴露等症来认识肝硬化的病因病机。现代医家多认为肝硬化与中医内科学中的"鼓胀"病名更为契合，鼓胀是指肝病日久，肝脾肾功能失调，气滞、血瘀、水停于腹中所导致的以腹胀大如鼓，皮色苍黄，脉络暴露为主要临床表现的一种病症。鼓胀为临床上的常见病，历代医家对本病的防治十分重视，把它列为"风、痨、鼓、膈"四大顽症之一，说明本病为临床重证，治疗上较为困难。本病病变脏腑先于肝脾，久及肾，起初以实为主，后期以虚为主，整体症候表现为本虚标实。

(二) 病因

1. 酒食不节

嗜酒过度，饮食不节，脾胃受伤，运化失职，酒湿浊气蕴结中焦，土壅木郁，肝气郁结，气滞血阻，气滞、血瘀、水湿三者相互影响，导致水停腹中，而成鼓胀。

2. 情志刺激

忧思郁怒，损伤肝脾。肝为藏血之脏，性喜条达，若情志不舒，肝失疏泄，气机不利，则血液运行不畅，致肝脉瘀阻；另外，肝气郁结不舒，气机不畅，气不行水，或横逆犯脾胃，脾胃受克，运化失司，以致水湿停留，水湿与血瘀蕴结，日久不化，痞塞中焦，便成鼓胀。

3. 虫毒感染

在血吸虫病流行区，遭受血吸虫感染又未能及时进行治疗，血吸虫内伤肝脾，肝伤则气滞，脾伤则湿聚为水，虫阻脉络则血瘀，诸因素相互作用，终致水停腹中，形成鼓胀。

4. 病后续发

凡他病损伤肝脾，致肝脾失调，水湿积聚，均有继发鼓胀的可能。常见如黄疸、积聚。黄疸日久，湿邪阻滞，肝脾受损，气滞血瘀，或癥积不愈，气滞血结，脉络壅塞，正气耗伤，痰瘀不化，水湿停聚，均可形成鼓胀。

(三) 病机

鼓胀基本病理变化总属肝、脾、肾三脏受损，气滞、血瘀、水停腹中。病变脏腑先于肝脾，久及肾。因肝主疏泄，为藏血之官，肝病则疏泄失职，气滞血瘀，进而横逆犯脾；脾主运化，脾病则运化失司，水湿内聚，进而土壅木郁，以致肝脾俱病。疾病日久，累及于肾，肾主水，司开阖，水湿不化，则胀满愈甚。

鼓胀病理性质无外乎本虚标实。初起，肝脾先伤，肝失疏泄，脾失健运，两者互为相因，乃至气滞湿阻，清浊相混，此时以实为主；进而湿浊内蕴中焦，阻滞气机，既可郁而化热，而致水热蕴结，亦可因湿从寒化，出现水湿困脾之候；久则气血凝滞，隧道壅塞，瘀结水留更甚。肝脾日虚，病延及肾，肾火虚衰，不但无力温助脾阳，蒸化水湿，且开阖失司，气化不利，而致阳虚水盛；若阳伤及阴，或湿热内盛，湿聚热郁，热耗阴津，则肝肾之阴亏虚，肾阴既损，阳无以化，则水津失布，阴虚水停，故后期以虚为主。至此因肝、脾、肾三脏俱虚，运行蒸化水湿的功能更差，气滞、水停、血瘀三者错杂为患，壅结更甚，其胀日重，由于邪愈盛而正愈虚，故本虚标实，更为错综复杂，病势日益深重。

八、辨证要点及治疗思路

（一）辨证要点

1. 辨缓急

鼓胀虽然病程较长，但在缓慢病变过程中又有缓急之分。若鼓胀在半个月至 1 个月不断进展为缓中之急，多为阳证、实证；若鼓胀迁延数月，则为缓中之缓，多属阴证、虚证。

2. 辨虚实的主次

鼓胀虽属虚中夹实，虚实并见，但虚实在不同阶段各有侧重。一般说来，鼓胀初起，新感外邪，腹满胀痛，腹腔积液壅盛，腹皮青筋暴露显著时，多以实证为主；鼓胀久延，外邪已除，腹腔积液已消，病势趋缓，见肝脾肾亏虚者，多以虚证为主。

3. 辨气滞、血瘀、水停的主次

以腹部胀满，按压腹部，按之即陷，随手而起，如按气囊，鼓之如鼓等症为主者，多以气滞为主；腹胀大，内有积块疼痛，外有腹壁青筋暴露，面、颈、胸部出现红丝赤缕者，多以血瘀为主；腹部胀大，状如蛙腹，按之如囊裹水，或见腹部坚满，腹皮绷紧，叩之呈浊音者。多以水停为主。以气滞为主者，称为"气鼓"；以血瘀为主者，称为"血鼓"；以水停为主者，称为"水鼓"。

（二）治则治法

本病的病机特点为本虚标实，虚实并见，故其治疗宜根据病机，以攻补兼施为原则，实证为主则着重祛邪治标，根据具体病情，合理选用行气、化瘀、健脾利水之剂，若腹腔积液严重，也可酌情暂行攻逐，同时辅以补虚；虚证为主则侧重扶正补虚，视证候之异，分别施以健脾温肾，滋养肝肾等法，同时兼以祛邪。

九、常用方药

（一）常证 – 气滞湿阻证

（1）症状及分析：

腹胀按之不坚，胁下胀满或疼痛——肝郁气滞，不通则痛；

饮食减少，食后胀甚，得嗳气、矢气稍减——脾运不健，气机不畅；

小便短少，舌苔薄白腻，脉弦——气滞湿阻之证。

（2）治法：疏肝理气，运脾利湿。

（3）主方及分析：胃苓汤合用柴胡疏肝散加减。胸脘痞闷、腹胀、嗳气为快、气滞偏甚者，可加佛手、木香、沉香；尿少、腹胀、苔腻者，可加砂仁、大腹皮、泽泻、车前子；神倦、便溏、舌质淡者，可加党参、黄芪、附片、干姜、川椒；兼胁下刺痛、舌紫、脉涩者，可加延胡索、莪术、丹参、鳖甲。

（二）常证－水湿困脾证

（1）症状及分析：

腹大胀满，按之如囊裹水，甚则颜面微浮，下肢水肿——湿邪困遏；

脘腹痞胀，得热则舒，精神困倦，怯寒懒动，小便少，大便溏——脾阳不振，寒水内停；

舌苔白腻，脉缓——水湿困脾之证。

（2）治法：温中健脾，行气利水。

（3）主方及分析：实脾饮加减。水肿较甚、小便短少者，可加肉桂、猪苓、车前子；兼胸闷咳喘者，可加葶苈子、紫苏子、半夏；胁腹胀痛者，可加郁金、香附、青皮、砂仁；脘闷纳呆、神疲、便溏、下肢水肿者，可加党参、黄芪、山药、泽泻、白术、茯苓。

（三）常证－湿热蕴结证

（1）症状及分析：腹大坚满，脘腹绷急，外坚内胀，拒按，烦热口苦，渴不欲饮，小便赤涩，大便秘结或溏垢，或有面目肌肤发黄，舌边尖红，苔黄腻或灰黑而润，脉弦数。

（2）治法：清热利湿，攻下逐水。

（3）主方及分析：中满分消丸合茵陈蒿汤加减。湿热壅盛者，可去人参、干姜、甘草，加栀子、虎杖；若热势较重者，可加连翘、龙胆草、半边莲、半枝莲；小便赤涩不利者，可加陈葫芦、蟋蟀粉；腹胀较重、大便干结者，可用舟车丸。

（四）常证－肝脾血瘀证

（1）症状及分析：

腹大坚满，按之不陷而硬，青筋怒张——脉络滞涩，水汽停留；

胁腹刺痛拒按，面色晦暗，头颈胸臂等处可见红点赤缕——气滞血瘀，不通则痛；

唇色紫褐，大便色黑，肌肤甲错，口干饮水不欲下咽——血瘀不能荣养肌肤，水停津液不能上承；

舌质紫暗或边有瘀斑，脉细涩——血瘀之证。

（2）治法：活血化瘀，行气利水。

（3）主方及分析：调营饮加减。大便色黑者，可加参三七、侧柏叶；积块甚者，可加穿山甲、水蛭；瘀痰互结者，可加白芥子、半夏；水停过多，胀满过甚者，可用十枣汤。

（五）常证－脾肾阳虚证

（1）症状及分析：

腹大胀满，形如蛙腹，撑胀不甚，朝宽暮急——脾阳不足，水饮内停；

面色苍黄，胸脘满闷，食少便溏——脾虚不健，运化失司；

畏寒肢冷，尿少腿肿，舌淡胖边有齿痕——肾阳不足，寒从中生；

苔厚腻水滑，脉沉弱——阳虚水停之证。

（2）治法：温补脾肾，化气行水。

（3）主方及分析：附子理苓汤或济生肾气丸加减。脾阳虚生者，用附子理苓汤；肾阳虚者用济生肾气丸；食少腹胀，食后尤甚，可加黄芪、山药、薏苡仁、白扁豆；畏寒神疲、面色青灰、脉弱无力者，可加淫羊藿、巴戟天、仙茅；腹筋暴露者，可加赤芍、泽兰、三棱、莪术。

（六）常证－肝肾阴虚证

（1）症状及分析：

腹大坚满，甚则腹部青筋暴露——水湿内停；

形体反见消瘦，面色晦暗，口燥咽干——肝肾阴虚，津液失布；

心烦失眠，齿鼻时或衄血——虚热内生，热扰心神，迫血妄行；

小便短少，舌红绛少津，脉弦细数——阴虚水停之证。

（2）治法：滋养肝肾，凉血化瘀。

（3）主方及分析：六味地黄丸合一贯煎加减。津伤口干者，可加石斛、花粉、芦根、知母；午后发热者，可加银柴胡、鳖甲、地骨皮、白薇、青蒿；齿鼻出血者，可加栀子、芦根、藕节炭；肌肤发黄者，可加茵陈、黄檗；面赤颧红者，可加龟板、鳖甲、牡蛎。

（七）变证－黄疸

（1）症状及分析：

身目黄染如金，倦怠乏力，烦躁不宁——湿热内蕴，热扰于内；

纳食欠佳或不欲食，恶心厌油，肝区胀痛——湿热困阻中焦，肝气郁滞；

腹部膨隆，双下肢水肿，尿少如浓茶，大便溏——水湿不化，水饮内停；

舌暗红，苔黄腻，脉弦滑——湿热困遏脾胃，壅塞肝胆之证。

（2）治法：清热解毒，利湿退黄。

（3）主方及分析：甘露消毒丹。兼有意识不清，目不识人者，可加犀角（用水牛角代）、石菖蒲、郁金；气虚乏力，少气懒言者，可加黄芪、党参、山药、白术；腹部胀大、小便不出者，可加以车前子、通草、猪苓、泽泻。临证可参考中医内科学中"黄疸"进行辨治。

（八）变证－出血

（1）症状及分析：

轻者可见牙龈出血、鼻衄或肤下瘀斑——火热熏灼，血液上溢于口鼻；

重者病势突变，大量呕吐鲜血或大便下血——气虚不摄，迫血妄行；

舌红苔黄，脉弦数——肝火炽盛，血液不循常道之证。

（2）治法：泻火解毒，凉血止血。

（3）主方及分析：犀角地黄汤加减。实热较甚者，可加黄连、黄芩、黄檗、栀子；出血不止、血色鲜红者，可加白茅根、侧柏叶、茜草；疾病后期，气阴两虚者，可加沙参、西洋参、太子参、山药。临证可参考中医内科学中"血证"进行辨治。

（九）变证－昏迷

（1）症状及分析：

神昏谵语，昏不识人，发热，黄疸——邪热内郁，热扰心神；

烦躁不宁，口臭便秘，溲赤尿少——燥热伤津，便干尿少；

舌质红绛，苔黄燥，脉细数——热度内伤昏迷之证。

（2）治法：清热解毒，醒脑开窍。

（3）主方及分析：清营汤合安宫牛黄丸。意识昏迷较甚者，可加郁金、石菖蒲；出血严重者，可加大蓟、栀子炭、血余炭；痰涎壅盛，可加竹沥、瓜蒌、胆南星；若热动肝风而痉厥抽搐者，可改用紫雪丹；若痰浊偏盛而昏迷较重者，可改用至宝丹。

十、中成药

复方鳖甲软肝片、安络化纤丸、扶正化瘀胶囊、活络化纤丸、水飞蓟宾胶囊、六味五灵片等按说明书辨证使用。

十一、名医验案

全国名老中医石冠卿验案

患者，女，49岁，1992年6月17日初诊。

主诉：患肝硬化4年余，腹腔积液反复发作，久治不愈。刻见：面色苍黄，口唇青紫，全身乏力，腹胀不欲饮食，偶有鼻衄或牙龈出血。肝脏触之稍大质硬，肝区压痛，脾脏I度肿大，腹胀，不思饮食，小便黄，大便稀溏。舌质暗红，苔薄稍黄，脉弦细而数。腹部B超检查示：①肝内弥漫性损伤；②肝内胆管结石；③肝硬化。肝功能检查：GLOB 31g/L，TBA 16.4μmol/L；GGT检查：58U/L，ALT 51U/L，AST 47U/L。

西医诊断：肝硬化。中医诊断：癥积，证属肝郁脾虚，气滞血瘀，络脉痹阻。治宜疏肝健脾，软坚化瘀。给予中药汤剂口服，处方：柴胡10g、枳壳10g、白芍30g、郁金10g、当归15g、炒枣仁15g、川楝子9g、麦芽12g、茵陈15g、鳖甲10g、甘草片6g。14剂，水煎服。上方连服3个月余。

二诊：肝脏变软，脾脏缩小约1/3，其他症状未见明显改善，面色黧黑，舌质暗，舌底脉络迂曲，脉沉弦而涩。复给予中药汤剂口服，处方：黄芪30g、党参15g、白术10g、白芍12g、山药15g、三棱10g、莪术10g、鳖甲15g、炒鸡内金15g、仙鹤草9g。随症加减治疗2个月。

三诊：患者肝区压痛，憋胀感明显减轻，脾脏肿大进一步缩小，进食稍有不慎仍感腹胀、纳差，大便稍稀。改用养阴柔肝健脾、活血通络法，给予中药汤剂口服。处方：白芍60g、白术50g、柴胡15g、炒鸡内金15g、陈皮12g、茯苓30g、党参15g、阿胶15g、丹参15g、三七粉20g、枸杞子30g、鳖甲15g、牡蛎15g。打粉炼蜜为丸，每丸6g，1天3次，以缓治之。共服6个月，病已痊愈，身体恢复正常。

【按语】该患者肝病日久，除肝脏质地坚硬且脾脏肿大外，多露正败之证，如四肢倦怠、气短乏力等。久病，肝体亏虚，不宜再施攻伐，当以养血柔肝、扶正培本为宜。所谓柔者，治宜滋荣养血，补其肝体，体足则自柔，此法不违肝木升发之性，较疏肝理气之法胜之远矣。石老常说："肝硬化后期，除柔肝外，亦用活血之品佐之，而活血之药尤以三七为最佳。"方中重用芍药，酸甘化阴，调和肝脾，且有柔肝止痛之效，根据不同病程配以软坚散结、益气健脾之品。缓解期石教授重以柔肝之法加三七粉制为丸剂，长期服之以善其后，临床上确能取得满意疗效。

第八节　慢性胰腺炎（chronic pancreatitis）

一、概述

（一）慢性胰腺炎的定义

慢性胰腺炎是指由于各种不同原因所致的胰腺局部、节段性或弥漫性的慢性进展性炎症，导致胰腺组织和 / 或胰腺功能不可逆的损害。临床表现为反复发作性或持续性腹痛、腹泻或脂肪泻、消瘦、黄疸、腹部包块和糖尿病等。积极治疗可缓解症状，不易根治，晚期多死于并发症，极少数转变为胰腺癌。患者应在专业医生的指导下管理自己的病情。

（二）慢性胰腺炎的流行病学概述

慢性胰腺炎在西方国家的患病率为（10～15）/10万，年发病率为（4～7）/10万，死亡率约为0.09/10万。慢性胰腺炎无规律性地分布于世界各地区，不同地区的发病率相差较大。我国2003年慢性胰腺炎的患病率约为13/10万，并呈逐年增长趋势。慢性胰腺炎在男性中患病率更高，约为女性的2倍，平均年龄在50岁，经济发达地区患者数量较多。

（三）慢性胰腺炎的分类

临床上常依据慢性胰腺炎的发病原因进行分类，可分为：①酒精性慢性胰腺炎：由长期大量饮酒所致，男性每天乙醇摄入量超过80g、女性60g，持续2年或以上，且排除其他病因可诊断。②胆源性慢性胰腺炎：多由胆结石导致胰液分泌不畅，长期刺激导致胰腺发生炎症。③复发性急性胰腺炎：有两次以上的异性胰腺炎发作史，缓解期无胰腺组织或功能异常改变。④遗传性慢性胰腺炎：患者两代或两代以上的亲属中，存在至少2个一级亲属或3个二级亲属患有慢性胰腺炎。自身免疫性慢性胰腺炎：由于多种自身抗体导致机体免疫反应而引起。⑤特发性慢性胰腺炎：与基因突变有关。此外，通过病理变化还可以将慢性胰腺炎分为慢性钙化性胰腺炎、慢性梗阻性胰腺炎和慢性炎症性胰腺炎。

二、发病机制

慢性胰腺炎的发病机制尚未彻底清楚，西方以及亚太大多数国家的慢性胰腺炎与嗜酒有关。我国近年酒精因素逐渐上升为主要致病原因之一，同时胆道疾病的长期存在也是主要的危险因素。除这两点外，还有多种病因或危险因素通过维持持续的炎症反应，导致胰腺实质的慢性损害和进行性纤维化。这些致病因素（见表3-3）既可独立致病，又可共同作用，推动疾病的发生发展。

酗酒是慢性胰腺炎的重要致病因素之一，在我国因酗酒而慢性胰腺炎的患者占20%。然后酒精并不会直接导致慢性胰腺炎，而是在胆管梗阻等其他因素的协同下，可能导致酒精性慢性胰腺炎的发生。另外，酒精的代谢产物乙醛具有细胞毒性，在其他因素的作用下，也可使胰腺发生慢性进行性损伤和纤维化。

胆道系统的感染、炎症或结石可引起胆总管下段或胰管、胆管交界处狭窄或梗阻，从而使胰液流出受阻引起急性胰腺炎，在此基础上逐渐发展为慢性胰腺炎。我国胆道系统疾病发病率较高，是慢性胰腺炎的常见发病原因之一。

遗传性慢性胰腺炎是常染色体显性遗传的疾病，欧美地区多见。主要表现为复发性急性胰腺炎，多在幼年发病，且有家族史，常进展为慢性胰腺炎，此类患者癌变率较高。

自身免疫性慢性胰腺炎患者血清中存在多种免疫抗体，例如IgG4、抗碳酸酐酶抗体Ⅱ和Ⅳ、抗乳铁蛋白抗体、抗核抗体、抗胰蛋白酶抗体等，从而引起机体免疫反应而致病。

表3-3　慢性胰腺炎相关的病因和疾病

代谢	酒精、高血钙、高血脂
胆系疾病	胆囊结石、胆囊炎、胆管结石、胆管狭窄
炎症与损伤	急性胰腺炎、胰腺创伤
免疫	热带性胰腺炎、系统性红斑狼疮、干燥综合征、原发性胆管炎、原发性胆汁性肝硬化
遗传因素	阳离子糜蛋白酶原基因突变、囊性纤维化跨膜调节因子基因突变

三、病理变化

慢性胰腺炎的病变程度轻重不一。炎症可局限于局部胰腺小叶，也可累及整个胰腺。基本病变是胰腺腺泡萎缩，有弥漫性纤维化或钙化；腺管有多发性狭窄和囊状扩张，管内有结石、钙化和蛋白栓。胰管阻塞区可见局灶性水肿、炎症和坏死，也可合并假性囊肿。上述病理过程具有不可逆、进行性的特点。后期胰腺变硬，表面苍白呈不规则结节状，体积缩小，胰岛亦可萎缩。

四、临床表现及分型

慢性胰腺炎的病程常超过数年，临床表现为无症状期与症状轻重不等的发作期的交替出现，也可无明显症状而发展为胰腺功能不全的表现，临床表现对应分型见表3-4。慢性胰腺炎典型病例可出现五联征：腹痛、胰腺钙化、胰腺假性囊肿、脂肪泻及糖尿病。

腹痛是慢性胰腺炎最突出的症状，90%以上的患者有程度不等的腹痛。初为间歇性，后转为持续性腹痛，性质可为隐痛、钝痛、钻痛甚至剧痛，多位于中上腹可偏左或偏右，可放射至后背、两肋部。患者取坐位，膝屈曲位时疼痛可有所缓解；躺下或进食时疼痛加剧。腹痛的发病机制可能主要与胰管梗阻与狭窄等原因所致的胰管内高压有关，其次是胰腺本身的炎症、胰腺缺血、假性囊肿以及合并的神经炎症也可以引起疼痛。

慢性胰腺炎的后期，可出现吸收不良综合征和糖尿病的表现。由于胰腺外分泌功能障碍引起腹胀、食欲减退、恶心、嗳气、厌食油腻、乏力、消瘦、腹泻甚至脂肪泻。常伴有维生素A、D、E、K缺乏症，如夜盲症、皮肤粗糙，肌肉无力和出血倾向等。约50%的慢性胰腺炎患者可因胰腺内分泌功能不全发生糖尿病。

慢性胰腺炎的腹部压痛与腹痛不相称，多数仅有轻度压痛。当并发假性囊肿时，腹部可扪及表面光整的包块。当胰头肿大、纤维化肿块、胰腺囊肿压迫胆总管，可出现黄疸。少数患者可出现腹腔积液、胸腔积液、消化性溃疡、上消化道出血、多发性脂肪坏死、血栓性静脉炎或静脉血栓形成。

表 3-4　慢性胰腺炎的临床表现与分型

分型	主要表现
I型（急性发作型）	急性上腹痛，伴血淀胰酶升高和影像学急性炎症改变
II型（慢性腹痛型）	间歇性或持续性上腹部疼痛
III型（局部并发症型）	假性囊肿、消化道梗阻、左侧门脉高压症、腹腔积液、胰瘘等并发症
IV型 （外、内分泌功能不全型）	消化吸收不良、脂肪泻、糖尿病和体重减轻等症

五、临床诊断

（一）慢性胰腺炎患者诊断性评估

诊断性评估的内容包括以下 3 方面：①确定有无急性胰腺炎发作史。②明确有无胰腺癌病灶。③判断慢性胰腺炎临床分型、病因及有无并发症。从而找出慢性胰腺炎的病因及判断胰腺内、外功能状态，并以指导诊断与治疗。

（二）病史

应全面详细了解患者病史，包括以下内容：①家族史：询问患者有无急、慢性胰腺炎、胰腺癌、自身免疫性、糖尿病及肝胆系疾病的家族史。②病程：患慢性胰腺炎的时间，发作情况，是否接受过降压治疗及其疗效与不良反应。③症状及既往史：目前及既往有无腹痛、腹泻、消化吸收不良、急性胰腺炎、胰腺创伤、胆囊结石、胆囊炎、胆管结石、胆管狭窄、高血脂、高血钙、自身免疫性疾病等及相应的治疗情况。④有无提示并发症的症状：例如门静脉受压、脾肿大，提示胰腺假性囊肿；有无呕血、黑便等表现，提示胃底静脉曲张破裂出血；有无上腹持续性胀痛、可有绞痛，并向背部放射等提示胰管结石或胰腺钙化。⑤生活方式：酒精、脂肪、蛋白质、维生素的摄入量，吸烟习惯，作息方式，体力活动量以及体重变化等情况。⑥心理社会因素：包括家庭情况、工作环境、文化程度及有无精神创伤史。

（三）体格检查

严格的体格检查有助于疾病的诊断与鉴别诊断，体格检查包括：测量体温、血压、血氧、心率等，观察是否意识清楚，有无肢端温暖、汗出、贫血貌、皮肤巩膜黄染、肝掌、蜘蛛痣等，检查腹部是否肿胀、有无静脉曲张、腹肌紧张、压痛、反跳痛、肝大、脾大、肠鸣音活跃、移动性浊音等。

（四）辅助检查

基本项目：血常规、血脂、血糖、血电解质、肝功能、X线腹部平片、腹部超声、腹部CT。

推荐项目：血清淀粉酶测定、超声内镜、磁共振胰胆管造影、免疫学检测、血胰岛素水平。

选择项目：尿淀粉酶、内镜逆行性胰胆管造影、MRI。

六、西医治疗

（一）治疗原则

慢性胰腺炎的治疗原则为：消除病因、控制症状、纠正改善胰腺内外分泌功能不全及防治并发症。

（二）非手术治疗

对于腹痛，一般可通过口服胰酶制剂、皮下注射奥曲肽及非阿片类止痛药来缓解。药物无法缓解的顽固性、非梗阻性疼痛，可在CT或超声内镜的引导下，行腹腔神经阻滞术。梗阻性疼痛可采用内镜治疗。对于胰腺分泌功能不全者，可采用含高活性脂肪酶的微粒胰酶胶囊，建议进餐时服用，效果不佳可增加剂量或联合服用质子泵抑制剂。合并糖尿病的患者，可给予胰岛素治疗。自身免疫性胰腺炎患者可给予糖皮质激素，常用药物为泼尼松。

（三）手术治疗

慢性胰腺炎手术指征：①内科或内镜处理不能缓解的疼痛；②胰管结石、胰管狭窄伴胰管梗阻；③发生胆道梗阻、十二指肠梗阻、门静脉高压、胰腺假性囊肿、胰源性门静脉高压伴出血、胰瘘、胰源性腹腔积液、假性动脉瘤和胰性腹腔积液等并发症；④怀疑恶性变者。

七、中医病因病机

（一）概述

慢性胰腺炎消化系统疑难疾病，患者多有反复发作的上腹痛，疼痛剧烈时常伴有恶心呕吐，吃油腻食物后上腹部饱胀不适、腹泻，并常因饮食减少而致体重逐渐下降，属中医"腹痛"的范畴。中医内科学中腹痛是指，胃脘以下，耻骨毛际以上部位发生疼痛为主要表现的一种脾胃肠病证。多种原因导致脏腑气机不利，经脉气血阻滞，脏腑经络失养，皆可引起腹痛。

（二）病因

1. 外感时邪

外感风、寒、暑、热、湿邪，侵入腹中，均可导致气机阻滞，气血经脉受阻。感受寒邪则寒凝气滞，脉络拘急，不通则痛。感受暑热或湿热之邪则肠道传导失职，腑气不通而发生腹痛。

2. 饮食不节

饮食不节，暴饮暴食，损伤脾胃，饮食停滞，或恣食肥甘厚腻、辛辣之品，酿生湿热，蕴蓄肠胃，或误食馊腐，饮食不洁，或过食生冷，致寒湿内停等，均可损伤脾胃，腑气通降不利，气机阻滞，而发生腹痛。

3. 情志失调

情志不畅，则肝失疏泄，肝气郁结，气机阻滞，不通则痛，或忧思伤脾，脾失健运，土壅木郁，气机不畅而发生腹痛。日久则血行不畅，导致气滞血瘀，络脉闭阻，疼痛加重，固定不移，且病情进一步加重，可造成腹中癥瘕痞块。

4. 禀赋不足

素体脾阳不足，或过服寒凉，损伤脾阳，内寒自生，渐至脾阳虚衰，气血不足，或肾阳素虚，或久病伤及肾阳，而致肾阳虚衰，均可致脏腑经络失养，阴寒内生，寒阻气滞而生腹痛。

5. 瘀血内阻

跌仆损伤，络脉瘀阻，或腹部手术，血络受损，或气滞日久，血行不畅，或腹部脏腑经络疾病迁延不愈，久病入络，皆可导致瘀血内阻，而成腹痛。

（三）病机

人体腹内有肝、胆、脾、肾、大肠、小肠、膀胱等诸多脏腑，并是足三阴、足少阳、手阳明、足阳明、冲、任、带等诸多经脉循行之处，因此，腹痛的病因病机也比较复杂。凡外邪入侵、饮食所伤、情志失调、跌仆损伤，以及气血不足、阳气虚弱等原因，引起腹部脏腑气机不利，经脉气血阻滞，脏腑经络失养，均可发生腹痛。

腹痛的主要致病因素，有寒、热、虚、实、气滞、血瘀等6个方面，且相互关联，相互影响，相因为病，或相兼为病，病变复杂。如寒邪客久，郁而化热，可致热邪内结腹痛；气滞日久，可成血瘀腹痛等。腹痛的部位在腹部，脏腑病位或在脾，或在肠，或在气在血，或在经脉，需视具体病情而定，所在不一。总而言之，形成本病的基本病机可概括为脏腑气机不利，经脉气血阻滞，脏腑经络失养，不通则痛。

八、辨证要点及治疗思路

（一）辨证要点

1. 辨虚实

痛势绵绵，喜揉喜按，时缓时急，痛而无形，饥则痛增，得食痛减者，为虚痛；痛势急剧，痛时拒按，痛而有形，疼痛持续不减，得食则甚者，为实痛。

2. 辨寒热

疼痛暴作，痛势拘急，遇冷痛剧，得热则减者，为寒痛；痛势急迫，痛处灼热，拒按，口渴，喜冷饮食，得凉痛减，或伴发热，或有便秘者，为热痛。

3. 辨在气在血

腹痛胀满，时轻时重，痛处不定，攻撑作痛，得嗳气、矢气则胀痛减轻者，为气滞痛；腹部刺痛，痛无休止，痛处不移，痛处拒按，入夜尤甚者，为血瘀痛。

（二）治疗思路

腹痛的治疗以"通"为大法，进行辨证论治：实则泻之，虚则补之，热者寒之，寒者热之，滞者通之，瘀者散之。中医认为痛则不通，通则不痛，肠腑以通为顺，以降为和，肠腑病变而用通利，因势利导，使邪有出路，腑气得通，腹痛自止。但治疗腹痛的通法，属广义的"通"，并非单指攻下通利，而是在辨明寒热虚实而辨证用药的基础上适当辅以理气、活血、通阳等疏导之法，标本兼治。

九、常用方药

（一）寒邪内阻证

（1）症状及分析：

腹痛拘急，痛势急暴，遇寒痛甚，得温痛减——寒邪凝滞，不通则痛；

口淡不渴，形寒肢冷，小便清长，大便清稀或秘结——中阳不足，水湿不化；

舌质淡，苔白腻，脉沉紧——寒邪内阻之证。

（2）治法：温中散寒，理气止痛。

（3）主方及分析：良附丸合正气天香散加减。服药后腹痛仍不缓解者，可加乌药、细辛、荜茇；伴恶心、呕吐者，可加陈皮、砂仁；兼风寒感冒者，可加紫苏、防风、荆芥穗；兼暑湿感冒者，可加藿香、佩兰；大便秘结严重者，可加大黄。

（二）湿热积滞证

（1）症状及分析：

腹部胀痛，痞满拒按，得热痛增，遇冷则减——湿热内结，不通则痛；

胸闷不舒，烦渴喜冷饮，大便秘结，或溏滞不爽，身热自汗，小便短赤——湿热壅滞气机，腑气不通，或湿热下注；

苔黄燥或黄腻，脉滑数——湿热积滞之证。

（2）治法：通腑泄热，行气导滞。

（3）主方及分析：大承气汤加减。燥结不甚、大便溏滞不爽、苔黄腻、湿象较显者，可去芒硝，加栀子、黄芩、黄檗；少阳阳明合病、两胁胀痛、大便秘结者，可改用大柴胡汤；兼食积者，可加莱菔子、山楂；病程迁延者，可加桃仁、赤芍。

（三）饮食积滞证

（1）症状及分析：

脘腹胀满，疼痛拒按，嗳腐吞酸，厌食呕恶——食滞内停，脾胃失和；

痛而欲泻，泻后痛减，或大便秘结——运化失司，肠胃不和，肠内生燥；

舌苔厚腻，脉滑——饮食积滞之证。

（2）治法：消食导滞，理气止痛。

（3）主方及分析：枳实导滞丸加减。腹胀甚者，可加木香、莱菔子、槟榔；腹胀轻者，可改用保和丸。

（四）气机郁滞证

（1）症状及分析：

脘腹疼痛，胀满不舒——肝气郁结；

痛引两胁，时聚时散，攻窜不定，得嗳气、矢气则舒，遇忧思恼怒则剧——气机不畅，疏泄失司；

苔薄白，脉弦——气机郁滞之证。

（2）治法：疏肝解郁，理气止痛。

（3）主方及分析：柴胡疏肝散加减。气滞较重，胁肋胀痛者，可加川楝子、郁金；痛引少腹睾丸者，可加橘核、川楝子；腹痛肠鸣，气滞腹泻者，可改用痛泻要方；少腹绞痛，阴囊寒疝者，可改用天台乌药散；肠胃气滞，腹胀肠鸣较著，矢气即减者，可改用四逆散合五磨饮子。

（五）瘀血内停证

（1）症状及分析：

腹痛较剧，痛如针刺，痛处固定，经久不愈，入夜尤甚——血瘀气阻，脉络不通；

舌质紫暗，脉细涩——瘀血内停之证。

（2）治法：活血化瘀，和络止痛。

（3）主方及分析：少腹逐瘀汤加减。腹部术后作痛者，可加泽兰、红花、桃仁；跌仆损伤作痛者，可加丹参、王不留行或服三七粉、云南白药、血竭；下焦蓄血、大便色黑者，可改用桃核承气汤；胁下积块、疼痛拒按者，可改用膈下逐瘀汤。

（六）中虚脏寒证

（1）症状及分析：

腹痛绵绵，时作时止，痛时喜按，喜热恶冷，得温则舒，饥饿劳累后加重，得食或休息后减轻——中阳不振，气血不足，失于温养；

神疲乏力，气短懒言，形寒肢冷——阳虚寒盛，正气不足；

胃纳不佳，大便溏薄，面色不华——脾胃虚弱，运化无力；

舌质淡，苔薄白，脉沉细——中脏虚寒之证。

（2）治法：温中补虚，缓急止痛。

（3）主方及分析：小建中汤加减。产后或失血后，症见血虚者，可加当归；食少、饭后腹胀者，可加谷麦芽、鸡内金；大便溏薄者，可加芡实、山药；寒偏重，症见形寒肢冷、肠鸣便稀、手足不温者，可改用附子理中汤；腰酸膝软、夜尿增多者，加补骨脂、肉桂；腹中大寒痛、呕吐肢冷者，可改用大建中汤。

十、中成药

茵山莲颗粒、清胰利胆颗粒、清胰利胆丸、保和丸、益胆丸合剂、黄芪建中汤、逍遥散、柴胡疏肝散等按说明书辨证使用。

十一、名医验案

长春中医药大学张文风教授验案

李某，女，18岁，2014年10月18日初诊。

主诉：脘腹持续钝痛、偶尔掣痛，发热2周。患者2周前出现发热，体温37.5℃，自服抗感染药后发热减轻，但腹痛减轻不明显，且左侧疼痛重于右侧，进食、劳累后痛剧，疼痛拒按，性情急躁，心悸偶发，胸闷，寐差，口干、口黏，纳差，胃胀，大便干燥，头昏。既往有暴饮暴食史，阑尾切除史，腹膜炎、胆囊炎、胰腺炎史。全腹CT平扫示：回盲部周围多发淋巴结影。血常规示：白细胞 10.16×10^9/L，血小板 363×10^9/L。刻诊：患者形体偏胖，面部发痘，面色萎黄，倦怠乏力，舌质暗红有裂纹，舌体胖大，苔微黄而厚腻，脉弦滑数。

西医诊断：慢性胰腺炎。中医诊断：腹痛。

辨证：湿热内蕴，痰瘀互结，气血郁滞。治法：清热化湿，破瘀散结，调畅气血。处方：瓜蒌15g、当归15g、丹参15g、生薏苡仁30g、竹茹15g、枳壳15g、金钱草20g、败酱草25g、金银花40g（后下）、牛膝15g、桑寄生20g、川贝10g（单煎）、冬瓜仁15g、黄檗5g、知母10g、鸡内金30g、郁金15g、通草10g。3剂，水煎服，每天1剂，分2次温服。嘱清淡饮食，忌食辛辣之品，注意休息，保暖，避风寒。

二诊（2014年10月22日）：服药后症状去其八九，发热退尽，腹痛减轻，面部痘减少。在守前方基础上去金钱草、冬瓜仁、黄檗、知母、郁金、通草，败酱草用量减至20g。加莱菔子20g、泽兰15g、红藤15g、桂枝15g、白芍25g。

三诊（2014年11月1日）：腹痛偶发，但程度减轻、频率减少，面部痘明显较少，食欲佳，面色红润有光泽，体力可。上方去败酱草、牛膝、桑寄生、鸡内金、枳壳，加白术15g、茯苓15g、生地20g、白花蛇舌草20g，腹痛程度减轻，故白芍用量减至20g。

四诊（2014年11月8日）：身体无明显不适，正值行经期，行经小腹胀痛，月经量多，舌淡苔白。上方去川贝、莱菔子、红藤、泽兰，白花蛇舌草减至15g，生地减至15g，加党参15g、鸡内金30g、败酱草15g、枳壳15g，巩固疗效。患者服上方后无明显不适，予上方加减续服5剂，随诊，未再复发。

【按语】张教授认为，慢性胰腺炎发作时腹痛难忍，临证时应结合既往史，急则治其标，以泻实祛邪为主，待病情缓解稳定后以健脾和胃治其本，消除症状，调理脏腑。本案处方为取薏苡附子败酱散、冬瓜仁汤、大黄牡丹汤、温胆汤、仙方活命饮、四妙勇安汤、四妙散等经典方剂的精髓合方加减而成，配伍精良，临床上慢性阑尾炎、慢性胆囊炎、慢性盆腔炎等症属湿热内蕴、痰瘀互结者均可在原方基础上随症加减。中医药辨治慢性胰腺炎，毒副作用小，疗效显著，可减轻患者痛苦，提高生活质量，值得临床应用推广。

参考资料

[1]唐承薇，张澍田.内科学消化内科分册[M].北京：人民卫生出版社，2015.

[2]葛均波，徐永健，王辰.内科学[M].北京：人民卫生出版社，2018.

[3]田德安.消化疾病诊疗指南[M].北京：科学出版社，2022.

[4]陈旻湖，周丽雅.胃食管反流病诊疗规范与进展[M].北京：人民卫生出版社，2016.

[5]吴勉华，石岩.中医内科学[M].北京：中国中医药出版社，2021.

[6]戴晓兰，徐倩菲，徐进康.徐进康"五花芩钱汤"治疗胆热犯胃型胃食管反流病验案举隅[J].江苏中医药，2021，53（05）:59-60.

[7]钱家鸣，张澍田.消化内科学[M].北京：人民卫生出版社，2021.

[8]杨长青，许树长，陈锡美.消化内科常见病用药[M].北京：人民卫生出版社，2016.

[9]姚礼庆，周平红，钟芸诗.消化内镜手术及常见并发症防治策略[M].北京：人民卫生出版社，2015.

[10]吴勉华，王新月.中医内科学[M].北京：中国中医药出版社，2018.

[11]张万岱，陈治水，危北海.慢性胃炎的中西医结合诊治方案（草案）[J].中国中西医结合杂志，2005，025（002）：172-175.

[12]潘智敏.中国百年百名中医临床家丛书之杨继荪[M].北京：中国中医药出版社，2003.

[13]林果为，王吉耀，葛均波.实用内科学[M].北京：人民卫生出版社，2017.

[14]韩颖萍.张磊国医大师运用血府逐瘀汤临床验案举隅[J].中医研究，2019，32（05）：37-39.

[15]唐神结，高文.临床结核病学[M].北京：人民卫生出版社，2019.

[16]中国疾病预防控制中心结核病预防控制中心.中国结核病预防控制工作技术指南[M].北京：人民卫生出版社，2021.

[17]朱文峰.中医诊断与鉴别诊断学[M].北京：人民卫生出版社，1999.

[18]周羚，李明，李贺薇.谢晶日教授治疗溃疡性结肠炎验案管窥[J].环球中医药，2016，9（10）：1248-1249.

[19]范建高，曾民德.脂肪性肝病[M].北京：人民卫生出版社，2005.

[20]蒋晓倩，梁惠卿，刘垚昱，郑晓婷，吴耀南.吴耀南运用"浊毒"理论论治非酒精性脂肪性肝病验案举隅[J].医学信息，2020，33（04）：158-159.

[21]刘春英.病理学[M].北京：中国中医药出版社，2019.

[22]陈旻湖，杨云生，唐承薇.消化病学[M].北京：人民卫生出版社，2019.

[23]宋鹏鹏，崔应麟，李妍，王丹丹.石冠卿教授"三步疗法"治疗肝硬化经验[J].中医研究，

2020，33（01）：28-30.

[24]龚彪，王伟.慢性胰腺炎：理论与实践[M].北京：人民卫生出版社，2012.

[25]张慧杰，任明阳，张文风.张文风辨治慢性胰腺炎验案1则[J].湖南中医杂志，2016，32（04）：114-115.

（王　冰）

第四章　内分泌系统疾病

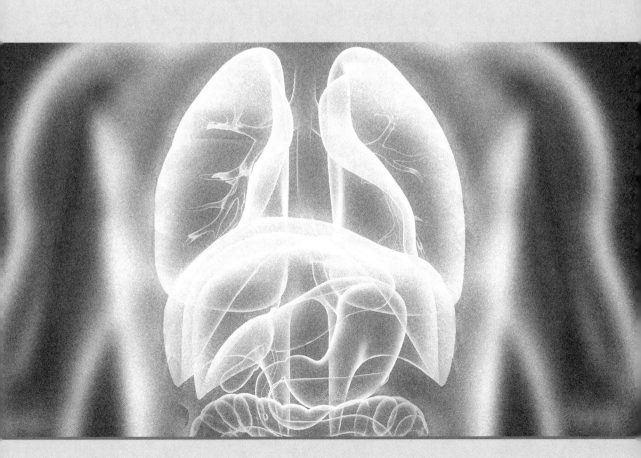

一、概述

内分泌系统是指由人体内分泌腺体及位于某些脏器中的内分泌组织所构成的一个体液调节系统。生物个体的各种生命现象和活动均在神经、体液和免疫的调节下进行，3 种调节机制的相互配合与密切联系是完成所有细胞、组织、器官功能的必备条件。内分泌系统的主要功能是在神经调节支配下和物质代谢反馈调节的基础上合成和释放激素，从而调节机体的代谢，影响人体的生长发育及生殖与衰老等诸多生理活动，维持人体内环境的相对稳定性并使之适应复杂多变的体内外环境。激素是指在某器官生成，分泌进入血液中或进入另一器官（或器官的某部分），改变其功能和 / 或形态结构的微量化学物质。它的本质可以是蛋白质、小分子肽类、胺类或类固醇类化合物。内分泌系统除其固有的内分泌腺（垂体、甲状腺、甲状旁腺、肾上腺、性腺和胰岛）外，尚有分布在心、肺、肝、胃肠、肾、脑的内分泌组织和细胞。它们所分泌的激素，可通过血液传递（内分泌），也可通过细胞外液局部或邻近传递（旁分泌）、也可直接作用于自身细胞（自分泌），更有细胞内的化学物质直接作用在自身细胞称为胞内分泌。内分泌系统辅助神经系统将体液性信息物质传递到全身各细胞组织，包括远处的和相近的靶细胞，发挥其对细胞的生物作用。激素要对细胞发挥作用，靶细胞必须具有识别微量激素的受体，并在与激素结合后，改变受体的立体构象，进而通过第二信使在细胞内进行信号放大和转导，促进蛋白合成和酶促反应，表达其生物学活性。

内分泌学就是研究上述各内分泌器官、组织和细胞的结构、功能和相关激素的调节作用异常时所导致的各种疾病的一门科学，主要阐述疾病的病因、发病机制、病理、临床表现、诊断、治疗、预后以及预防等。常见疾病主要包括多种原因引起的内分泌腺体或组织细胞增生或瘤（癌）变等导致的激素合成、分泌过多，从而使其功能亢进；或是各种原因引起内分泌腺体和组织的破坏，导致激素分泌障碍、不足或缺乏，从而产生内分泌功能的减退；或是先天发育异常导致内分泌的功能异常；以及由此导致的各种并发症等。同时，内分泌疾病的首发表现可为其他系统的症状，所以了解内分泌系统的相关知识有助于临床各个学科疾病的诊疗。

（一）人体的主要激素

1. 下丘脑神经激素

主要有抗利尿激素及催产素、下丘脑释放素和下丘脑释放抑制激素。下丘脑释放激素包括促甲状腺激素释放激素（thyrotropin-releasing hormone，TRH）、黄体生成激素释放激素（luteinizing hormone-releasing hormone，LR-RH，LRH）、促肾上腺皮质激素释放激素（corticotropin releasing hormone，CRH）、生长激素释放激素（growth hormone-releasing hormone，GH-RH）、泌乳素释放因子（prolactin-releasing factor，PRL-RF，PRF）、促性腺激素释放激素（gonadotropin-releasing hormone，GnRH）等。下丘脑释放抑制激素有生长激素释放抑制激素（GHIH，somatostatin，SS）、泌乳素释放抑制因子（prolactin inhibiting factor，PIF）等。

2. 垂体激素

一般受下丘脑神经激素及相应靶腺激素的调节。垂体激素主要有促甲状腺激素（thyroid stimulating hormone，TSH）、促黑（素细胞）素（melanocyte stimusating factor，MSH）、促肾上腺皮质激素（adrenocorticotropic hormone，ACTH）、黄体生成激素（luteinizing hormone，LH）、尿促卵泡素（follicle-stimulating hormone，FSH）、生长激素（growth hor-mone，GH）、泌乳素（prolactin，PRL）。

3. 甲状腺激素

甲状腺腺泡细胞分泌甲状腺素及三碘甲状腺原氨酸，主要促进热能代谢及参与蛋白质代谢的调节。甲状腺腺泡旁细胞分泌降钙素。

4. 甲状旁腺激素

由甲状旁腺分泌，在维持人体钙、磷代谢平衡中起着非常重要的作用。

5. 肾上腺激素

（1）肾上腺皮质激素：可分为下列两组：①糖皮质激素：主要由肾上腺皮质束状带分泌，以皮质醇为代表；②盐皮质激素：主要由肾上腺皮质球状带所分泌，以醛固酮为代表。

（2）肾上腺髓质激素：分泌肾上腺素及去甲肾上腺素。

6. 性激素

是指女性的卵巢激素和男性睾丸分泌的睾酮。其中卵巢激素包括雌激素和孕激素两类。雌激素主要为雌二醇，在 FSH 和 LH 刺激下由卵泡分泌；孕激素主要为黄体分泌的黄体酮。

7. 胰岛激素

胰岛细胞分泌胰岛素和胰高血糖素。

8. 其他

包括胃肠激素（胃泌素、胰酶泌素、胰液泌素等）、肾脏激素［促红细胞生成素、1，25-$(OH)_2D_3$ 等］、松果腺素、胸腺素等。

（二）激素的分类及作用机制

根据化学结构，激素可分为多肽类和蛋白质类、氨基酸及其衍生物类、胺类和类固醇类 4 大类。一般激素需与其专一的受体蛋白结合后才出现生物效应，上述 4 类激素主要通过以下两种方式发挥作用：

1. 与细胞膜上相应受体蛋白结合

如肽类、蛋白质、氨基酸及其衍生物以及花生四烯酸代谢产物等。激素与靶细胞膜上专一性的受体结合后激活细胞内腺苷酸环化酶，在 Ca^{2+} 或 Mg^{2+} 存在下促进细胞中 ATP 转化成 cAMP，后者与蛋白质激酶中调节亚单位结合，释放出催化亚单位激活蛋白质酶，从而再激活靶细胞质中多种酶原而起生理效应。

2. 与细胞内的相应受体蛋白结合

如类固醇激素、维生素 D 族和甲状腺激素。激素通过弥散进入胞质，与胞质内特异性受体蛋白结合，形成类固醇激素受体复合物。此复合物再进入细胞核，与亲和力较高的染色质特异部分结合形成复合物，通过转录过程形成 mRNA，再由 mRNA 自核逸出回到胞质，经翻译过程形成多种特异性蛋白，其中大部分为酶或酶原。

（三）内分泌系统的调节

内分泌腺是由高度分化的细胞构成的。循环激素的生理浓度是依赖内分泌激素分泌量与清除量的平衡实现的。激素的分泌严格地被循环浓度调节，这个浓度对于靶细胞的生理活动是最适当的。例如，骨生长是由循环 GH 启动和维持的，GH 分泌过多可导致巨人症，GH 缺乏则可导致生长迟缓。内分泌腺分泌激素的形式也是不同的，例如胰岛素的分泌是短脉冲式的，被摄入的营养物激发；促性腺激素的分泌是周期性的，由下丘脑脉冲发生器启动；催乳素分泌是相对稳定的，哺乳吸吮时发生高峰。许多层次控制内分泌腺激素分泌。首先是来自中枢神经系统的控制，包括应激、输入性刺激、神经多肽和下丘脑垂体合成的激素。4 种下丘脑释放激素（GHRH、GnRH、TRH、CRH）通过下丘脑门脉系统进入垂体，结合在各类促激素细胞受体，导致 GH、ACTH、TSH 和促性腺激素合成分泌。相反，下丘脑的生长抑素和多巴胺抑制 GH、PRL、TSH 分泌。垂体促激素刺激甲状腺、性腺、肾上腺的激素分泌，后者作为强力的负反馈调节物，抑制下丘脑释放激素和垂体促激素的分泌。垂体激素以短的负反馈环调节下丘脑释放激素的分泌。除了中枢神经内分泌层面调节之外，中枢神经系统也直接控制数种激素的分泌过程。例如，垂体后叶直接受到下丘脑神经元的支配；节后的交感神经调节肾素、胰岛素和膜高血糖素的快速分泌；交感神经刺激肾上腺髓质细胞释放儿茶酚胺类激素。

1. 神经和内分泌系统的相互调节

神经和内分泌系统不仅控制着体内各脏器的生理功能与物质代谢，而且调节着整个生命过程和生殖过程。两者相互调节，关系非常密切，其中下丘脑是重要的环节和枢纽。下丘脑含有重要的神经核，具有神经分泌细胞的功能，又可以合成释放激素，故称为神经内分泌组织。它所分泌的各种释放或抑制激素可通过门脉系统而调节相应垂体激素，再通过靶腺激素影响全身。但它也受中枢神经系统其他各部位的调控。下丘脑尚有自主神经中枢，通过自主神经调节周围腺体或组织，如下丘脑有调节血压、胰岛素及汗液的分泌等作用，均与自主神经调节有关。同样，内分泌系统对中枢神经系统包括下丘脑的调节也非常重要，如甲状腺功能减退症、甲状腺功能亢进症等出现许多精神异常的症状，低血糖症时高级神经功能紊乱及交感神经兴奋现象等均为临床上常见现象。

2. 下丘脑－垂体－靶腺之间相互调节（反馈学说）

下丘脑、垂体与靶腺（甲状腺、肾上腺皮质和性腺）之间存在反馈调节，垂体前叶在下丘脑释放兴奋或抑制激素的调节下分泌相应垂体激素，对其周围靶腺起刺激作用，引起靶腺分泌激素，靶腺激素又反馈作用于下丘脑及垂体，对其相应的释放激素及垂体激素起抑制或兴奋作用，称为反馈作用。通过先兴奋后抑制达到相互制约、保持平衡的机制称为负反馈；共同兴奋，相互促进称为正反馈。反馈控制是内分泌系统的主要调节机制，使相处较远的腺体之间相互联系，彼此配合，保持机体内环境的稳定性，并克服各种病理状态。在生理状态下，释放激素对垂体激素的调节、垂体激素对靶腺激素的调节和靶腺激素对下丘脑－垂体的反馈作用处于相对平衡状态，形成下丘脑－垂体－靶腺轴。在病理状态下有以下4种可能：①当下丘脑－垂体功能减退时，靶腺功能亦减退而腺体萎缩，分泌减少，对下丘脑－垂体的反馈作用减弱而相应促激素分泌增多；②当下丘脑－垂体功能亢进时，靶腺功能亦亢进而分泌增多，于是反馈抑制加强而使相应的促激素分泌减少；③当靶腺功能减退时对下丘脑－垂体反馈抑制减弱而相应促激素增多；④当靶腺功能亢进或长期大量激素治疗时，则通过反馈抑制加强，使相应促激素分泌减少。

3. 靶腺之间的相互关系

各种靶腺之间也存在着错综复杂的关系，例如甲状腺功能亢进症中月经减少甚至闭经，功能减退时月经增多，说明甲状腺和卵巢之间存在相互关系等，且各靶腺之间的相互关系不论在生理或病理情况下均存在。

4. 神经－内分泌系统与物质代谢的相互调节

人体内许多物质代谢受神经－内分泌系统的调节，而神经－内分泌系统也受许多物质代谢的影响和调节。如低血糖症发生时，可刺激胰岛 α 细胞分泌胰高糖素及交感神经和肾上腺髓质分泌肾上腺素，促进糖原分解而使血糖上升；当进食后血糖上升时，通过迷走神经及肠道激素等刺激胰岛 β 细胞分泌胰岛素，同时又抑制胰岛 α 细胞中胰高糖素分泌而使血糖恢复正常。神经－内分泌系统和物质代谢之间常处于既依存又制约的密切关系中。大脑可通过下丘脑－垂体－靶腺轴和自主神经系统而调节各脏器功能和物质代谢，靶腺及物质代谢也可通过反馈作用而调节大脑—下丘脑－垂体，使人体内环境常处于动态平衡状态。

5. 免疫系统和内分泌调节

内分泌、免疫和神经 3 个系统之间可通过相同的肽类激素和共有的受体相互作用，形成一个完整的调节环路。例如，淋巴细胞膜表面有多种神经递质及激素的受体，表明神经内分泌系统通过其递质或激素与淋巴细胞膜表面受体结合，介导免疫系统的调节；而免疫系统在接受神经内分泌系统调节的同时，亦有反向调节作用。近年发现，神经内分泌细胞膜上有免疫反应产物（如白细胞介素、胸腺素等细胞因子）的受体，说明免疫系统也可通过细胞因子对神经内分泌系统的功能发生影响。内分泌系统不但调控正常的免疫反应，在自身免疫反应中也起作用，如内分泌系统常见的自身免疫病桥本甲状腺炎、Graves 病、1 型糖尿病、Addison 病等。

（四）内分泌疾病的分类

内分泌疾病通常根据腺体的功能分类。例如，甲状腺功能亢进症（简称甲亢）、甲状腺功能减退症（简称甲减）。根据其病变发生在下丘脑、垂体、周围靶腺，分类为原发性（靶腺病变）和继发性（下丘脑或者垂体病变）病变。例如，原发性甲减、继发性甲减、三发性甲减（病变在下丘脑）；受体病变则发生激素抵抗性，临床表现功能减退（如甲状腺激素抵抗综合征、假性甲状旁腺功能减退症）。内分泌肿瘤依据其所在腺体命名（如甲状腺癌、卵巢癌）。多数肿瘤表现无功能变化。近年来由于检测技术改进，发现许多亚临床的内分泌疾病，例如亚临床甲减、亚临床 Cushing 综合征。此类疾病临床缺乏特异性症状，依赖激素生化指标诊断。

1. 内分泌腺肿瘤

甲状腺腺瘤、甲状旁腺腺瘤、胰岛素瘤、膜高血糖素瘤、醛固酮腺瘤、嗜铬细胞瘤等。这些肿瘤多为良性，自主性分泌激素，临床表现为该腺体的功能亢进。例如胰岛素瘤引起的低血糖，肾上腺皮质肿瘤引起的皮质醇增多症。然而更多的肿瘤无分泌激素的功能。例如，垂体瘤的尸检患病率为 7% ~ 20%，甲状腺癌的尸检患病率为 6% ~ 36%。这些肿瘤的临床症状,在体检和筛查时发现,所以称为"偶发瘤"(incidentaloma)。体积较大的肿瘤可以压迫邻近组织,出现相应的症状和体征。例如,垂体腺瘤压迫视交叉出现视力减退、视野缺损和偏盲,压迫其他垂体细胞引起垂体其他激素缺乏。

2. 多内分泌腺肿瘤病(multiple endocrine neoplasia,MEN)

多个内分泌腺肿瘤或者增生,产生过多的激素。性质是良性或者恶性。例如,MEN-1 型包括甲状旁腺腺瘤、胃肠膜肿瘤和垂体增生或者腺瘤。原因是 MEN-1 基因突变所致。

3. 伴瘤内分泌综合征(paraneoplastic syndromes)

也称异位激素分泌综合征。分泌异位激素的肿瘤细胞多数起源于分布在体内的神经内分泌细胞。例如,肺燕麦细胞癌分泌的 ACTH 引起的异位 ACTH 分泌综合征。恶性肿瘤可以分泌过量的甲状旁腺激素相关蛋白(PTHrP)、活性维生素 D 等激素,引起高钙血症。

4. 自身抗体产生

例如,Graves 病的甲状腺刺激性抗体(TSAb)刺激甲状腺细胞表面的 TSH 受体,引起甲亢。

(五) 内分泌疾病的诊断和治疗

1. 诊断原则和检查方法

完整的诊断应包括功能诊断、病理诊断(性质及部位)和病因诊断 3 个方面。诊断的依据有:

(1)病史、症状和体征:内分泌疾病如临床综合征非常典型不难做出诊断,例如皮质醇增多症、肢端肥大症、突眼性弥漫性甲状腺肿伴功能亢进症等。但早期轻症、症状不明显而又无典型病史者则须详查,结合其生活条件、环境、家族史和实验室检查等详细分析判断。

(2)实验室检查:包括代谢紊乱的证据、鉴定激素分泌异常的证据。如有关血、尿生化和尿激素代谢产物、血浆激素含量测定;内分泌腺动态功能试验,有兴奋试验和抑制试验两类;免疫学检查等。

(3)影像学检查:包括 X 线片、CT、MRI、超声检查和放射性核素扫描等。

(4)细胞学和病理组织活检:例如阴道涂片、精液检查、穿刺组织细胞形态学检查和切除标本的病理切片检查等。

(5)基因检测:例如 DNA 杂交技术应用于内分泌肿瘤样本基因检测、性腺疾病的诊断等。

2. 内分泌疾病防治原则

随着对内分泌系统和内分泌疾病认识和研究的不断深入，不少内分泌疾病是可防可治的。一些内分泌疾病是可以预防的，如地方性甲状腺肿、呆小病；一些临床上严重的并发症如甲状腺危象、肾上腺危象、垂体性昏迷、低血糖等也是可以避免的，关键是及早诊断和治疗。

内分泌疾病的治疗原则以根除病因为主，但对病因未明者只能立足于纠正疾病所造成的功能和代谢紊乱。对功能亢进者常用的治疗方法有：①手术切除导致功能亢进的肿瘤或增生组织；②放射治疗，毁坏肿瘤或增生组织，减少激素的分泌；③药物治疗，抑制激素合成和释放，可以是作用于合成和释放过程中某一环节的药物，也可以是利用内分泌系统中的负反馈调节机制，以靶腺激素来抑制促激素的合成和分泌，对内分泌癌肿也可用化学药物抗癌治疗；④对功能减退者一般采用替代疗法，补充生理需要量的激素或进行内分泌腺组织移植。

虽然已知部分内分泌疾病在分子生物学水平上的病因，一些自身免疫性内分泌疾病的发病机制也已有所阐明，但尚未能从基因水平进行干预治疗，针对自身免疫进行干预的治疗仍在尝试之中，未能肯定其治疗效果。随着人类基因组计划的完成，后基因组计划的实施，转基因技术和器官移植技术的成熟，将有可能为这类疾病找到一种根治途径。

二、中医学认识

在我国的医学文献中，有关内分泌疾病的研究与临床资料十分丰富。至公元 6 世纪，我们的祖先已经认识到"诸山水黑土中，出泉流者，不可久居，常食令人作瘿病"的地方性甲状腺肿的流行病学特点，并创立了诸如海藻玉壶汤、四海舒郁丸等行之有效的方剂。

人体内的每一种激素几乎都伴有生理作用与之相对抗的另一种激素存在，体现了人体是阴阳对立的统一体。在中医基本理论的现代研究中，激素水平以及作为激素发挥生理作用必需环节的第二信使的含量变化被用来作为反映阴阳消长的指标。例如，甲状腺激素主要促进热能代谢及参与蛋白质代谢的调节，研究证实阳虚患者往往伴有隐潜型的甲状腺功能低下；在肾阳虚证的研究中发现该证型的患者有隐潜的肾上腺皮质功能的减退；阴虚火旺证的客观研究发现，阴虚伴心火旺的患者其交感－肾上腺髓质系统有功能亢进的表现。

中医的辨证论治在许多内分泌疾病的治疗中有一定的疗效，如甲状腺功能亢进症、甲状腺功能减退症、亚急性甲状腺炎、皮质醇增多症、慢性肾上腺皮质功能减退症、功能性子宫出血、部分性尿崩症等均可单独或配合使用中医药治疗以提高疗效、缩短病程。此外，放疗、手术及药物治疗产生的各种并发症、副作用，也可通过中药的调理而得以减轻。

即使是进入了分子生物学水平的研究，也不能脱离生物体整体的宏观环境和外部环境。基因、个体与环境之间存在着密切的相互作用，人们不能忽视整体研究，不能忽视社会环境与自然环境对机体（尤其是体内调节系统）的影响。而中医药在调整人体内在功能的整体平衡和自稳状态方面有着独特的不可替代的优势。应用先进的现代方法与技术，发掘中医药在内分泌疾病发病机制认识及临床治疗方面的整体观经验，将更有利于促进我国内分泌学事业的发展与提高。

第一节　糖尿病（diabetes mellitus）

一、概述

糖尿病（diabetes mellitus，DM）是一组由多病因引起的以慢性高血糖为特征的代谢性疾病，是由于胰岛素分泌和 / 或作用缺陷所引起。临床典型特征为多饮、多尿、多食及消瘦，同时伴有脂肪、蛋白质、水和电解质等代谢障碍，且可并发眼、肾、神经、心脑血管等多脏器和组织的慢性损害，引起其功能障碍乃至功能衰竭。病情严重或应激时可发生急性代谢紊乱，如酮症酸中毒、高渗性昏迷、乳酸性酸中毒等急性并发症而威胁生命。糖尿病患病率、发病率和糖尿病患者数量急剧上升，现已成为发达国家继心血管病和肿瘤之后的第三位疾病死亡原因，据国际糖尿病联盟（IDF）统计：据《国际糖尿病联合会（IDF）》发表的最新版数据显示，截至 2019年，全球共有 4.63 亿人患有糖尿病，其中 90% ~ 95% 为 2 型糖尿病，平均每 11 个成人（20 ~ 79 岁）中就有 1 例患者。预计到 2045 年，糖尿病患者数将跃升至 7 亿人。因此，糖尿病及其并发症已成为严重威胁人类健康的世界性公共卫生问题。糖尿病与中医学"消渴病"相类似，其并发症可归属于"虚劳""胸痹""卒中"等范畴。

二、发病机制

病因和发病机制较为复杂，至今尚未完全阐明。不同类型其病因不尽相同，即使在同一类型中也存在着异质性。目前，普遍认为糖尿病是复合病因所致的综合征，系遗传因素、环境因素及其相互作用而发生，在病理机制上与自身免疫反应、慢性炎症反应、胰岛素抵抗和胰岛素分泌不足等密切相关。生理状态下，胰岛素由胰岛 β 细胞合成和分泌，经血液循环到达体内各组织器官的靶细胞，与特异性受体结合，引起细胞内物质代谢效应，在胰岛素分泌和利用的整个过程中任何一个环节发生异常均可导致糖尿病。

（一）1 型糖尿病

1 型糖尿病是以破坏胰岛 β 细胞、胰岛素分泌缺乏为特征的自身免疫性疾病。目前普遍认为，其病因与发病机制主要是病毒感染、化学物质作用于易感人群，导致主要由 T 淋巴细胞介导的胰岛 β 细胞自身免疫性损伤和凋亡。其发生发展可分为 6 期。

第 1 期——遗传易感性：人类白细胞相关抗原（HLA）位于第 6 对染色体短臂上，是一组密切联系的基因群。人类染色体研究表明 1 型糖尿病患者第 6 对染色体短臂上 HLA 等位点上出现频率增减，且随种族而异。作为多基因病，易感基因只能赋予个体对该病的易感性，但其发病常依赖多个易感基因的共同参与及环境因素的影响。无论 1 型或 2 型糖尿病均有明显的遗传倾向。

第 2 期——启动自身免疫反应：目前认为某些环境因素可启动针对胰岛 β 细胞的自身免疫反应，病毒感染、化学物质是最重要的环境因素。已知柯萨奇 B 病毒、腮腺炎病毒、风疹病毒、巨细胞病毒、脑炎病毒和心肌炎病毒等病毒感染与 1 型糖尿病有关，病毒感染可直接损伤胰岛组织引起糖尿病，也可能损伤胰岛组织后诱发自身免疫反应，进一步损伤胰岛 β 细胞引起糖尿病。

第 3 期——免疫学异常：1 型糖尿病在发病之前常经过一短暂的糖尿病前期，这时患者的胰岛素分泌功能虽然正常，但由于处于自身免疫反应活动期，血液循环中出现一组自身抗体［如胰岛细胞抗体（ICAs）、胰岛素自身抗体（IAA）、谷氨酸脱羧酶抗体（GADgs）］提示患者免疫学异常。

第 4 期——进行性胰岛 β 细胞功能丧失：这一期的长短在不同病例中差异较大，通常先有胰岛素分泌第 1 相降低，以后随着 β 细胞群减少，胰岛分泌功能下降，血糖逐渐升高，最终发展为临床糖尿病。

第 5 期——临床糖尿病：此期患者明显高血糖，出现糖尿病的部分或典型症状。在胰岛的病理学改变上，胰岛细胞主要剩下分泌胰升糖素的 α 细胞。

第 6 期——胰岛 β 细胞功能完全丧失：1 型糖尿病发病后数年，多数患者胰岛 β 细胞完全破坏，胰岛素水平极低，失去对刺激物的反应，糖尿病临床表现明显。破坏，胰岛素水平极低，失去对刺激物的反应，糖尿病临床表现明显。

（二）2 型糖尿病

2 型糖尿病（type 2 diabetes，T2DM）发病有更强的遗传基础，并受到多种环境因素的影响，包括老龄化、不合理饮食及热量的过度摄入、体力活动不足以及其他不合理生活方式等。其发病与胰岛素抵抗和胰岛素分泌的相对性缺乏有关，两者均呈不均一性。2 型糖尿病的发生、发展可分为 4 期。

第 1 期——遗传易感性：研究表明本病有明显的遗传倾向。目前认为 2 型糖尿病不是单性疾病，而是多基因疾病，具有广泛的遗传异质性，临床表现差别也很大。而且，其发病更受环境因素的影响。

第 2 期——高胰岛素血症和 / 或胰岛素抵抗：胰岛素分泌异常和胰岛素抵抗（胰岛素作用的缺陷）是 2 型糖尿病发病机制的两个基本环节和特征，并与动脉粥样硬化性心血管疾病、高血压、血脂异常、内脏型肥胖等有关，是所谓"代谢综合征"的组成之一。胰岛素抵抗是指机体对一定量的胰岛素的生物学效应低于正常水平的一种现象，它是 2 型糖尿病临床过程中的早期缺陷，在不同种族、年龄、体力活动程度的个体中差异很大。胰岛素抵抗所致的糖利用障碍刺激胰岛 β 细胞代偿性分泌胰岛素，促进高胰岛素血症的发展，进一步使胰岛素受体数目下降、亲和力降低，更加重胰岛素抵抗。

第 3 期——糖耐量减低（IGT）：目前认为，大部分 2 型糖尿病患者均经过 IGT 阶段。IGT 人群患高血压、冠心病的危险性也较正常葡萄糖耐量者高。

第 4 期——临床糖尿病：胰岛 β 细胞功能失代偿，血糖升高达到糖尿病的诊断标准。此期可无明显症状，也可以逐渐出现代谢紊乱症状群，或出现糖尿病并发症的表现。

（三）特殊类型糖尿病

是指在不同水平上（从环境因素到遗传因素或两者间的相互作用）病因学相对明确的一些高血糖状态。例如，胰岛 β 细胞功能的基因缺陷，胰岛素作用的基因缺陷等。

（四）妊娠糖尿病（GDM）

是指妊娠期间发生的不同程度的糖代谢异常。不包括孕前已诊断或已患糖尿病者，后者称为糖尿病合并妊娠。糖尿病患者中 2 型糖尿病（type 2 diabetes，T2DM）最多见，占 90% ~ 95%。T2DM 在亚洲较少见，但在某些国家和地区则发病率较高；估计我国 T2DM 占糖尿病的比例＜ 5%。

三、临床诊断

糖尿病的诊断目前以葡萄糖代谢紊乱作为诊断依据。1999 年 10 月，我国糖尿病学会决定采纳以下标准："三多一少"典型症状加上随机血糖 > 11.1mmol/L（200mg/dL），或空腹血浆葡萄糖（FPC）> 7.0mmol/L（126mg/dL），或口服葡萄糖耐量试验（OGTT）中 2hPG > 11.1mmol/L（200mg/dL）。

症状不典型者，需重复一次确认，诊断才能成立，不主张做第 3 次 OGTT。随机是指一天当中的任意时间而不管上次进餐的时间。空腹的定义是至少 8h 没有热量的摄入。以上均为静脉血浆葡萄糖值。

糖尿病的诊断程序与其他内分泌疾病大致相同，首先是功能诊断，即糖尿病的确定；其次是糖尿病分型的确定，并对胰岛 β 细胞功能进行评估；然后是糖尿病并发症的诊断，并对相应器官的功能做出准确的评估。

（一）实验室及其他检查

（1）尿糖测定：尿糖阳性是诊断糖尿病的重要线索，但不能作为糖尿病的诊断依据。并发肾脏病变时，肾糖阈值升高，此时虽血糖升高，而尿糖阴性。肾糖阈值降低时，虽然血糖正常，但尿糖可阳性。

（2）血葡萄糖（血糖）测定：血糖升高是诊断糖尿病的主要依据，目前多用葡萄糖氧化酶法测定。空腹血糖正常范围为 3.9 ~ 6.0mmol/L（70 ~ 108mg/dL）。血糖测定又是病情变化观察、疗效追踪的重要指标。

（3）葡萄糖耐量试验：血糖高于正常范围而又未达到诊断糖尿病标准者，需进行 OGTT。OGTT 应清晨进行，无摄入任何热量 8h 后。WHO 推荐成人口服 75g 无水葡萄糖，溶于 250 ~ 300mL 水中，5min 饮完，于服糖前及服糖后 0.5h、1h、2.3h 分别测静脉血浆葡萄糖，同时收集尿标本查尿糖。儿童按每千克体重 1.75g 无水葡萄糖计算，总量不超过 75g。

（4）糖化血红蛋白测定和糖化血浆白蛋白测定：血红蛋白中 2 条 B 链 N 端的缬氨酸与葡萄糖非酶化结合形成糖化血红蛋白（GHbA），且为不可逆反应，其中以 GHbA 为主，能较稳定地反映采血前 2 ~ 3 个月平均血糖水平，可作为糖尿病的诊断依据之一。人血浆蛋白（主要为白蛋白）也可与葡萄糖发生非酶催化的糖基化反应而形成果糖胺（FA），其量与血糖浓度呈正相关，可反映糖尿病患者近 2 ~ 3 周血糖总的水平。蛋白非糖基化指标为糖尿病病情与疗效监测的重要指标，而且在糖尿病并发症的研究中也有重要地位。正常人 GHbA，为 8% ~ 10%，GHbA 为 3% ~ 6%，FA

为 1.7~2.8mmol/L。

（二）分型与分期

（1）分型：根据 2019 年国际糖尿病联盟对糖尿病分型方案提出的新建议，见下表 4-1。

表 4-1　糖尿病分型方案

糖尿病分型			备注
1 型糖尿病			β 细胞破坏（主要是免疫介导）和绝对胰岛素缺乏；最常见于儿童和成年早期
2 型糖尿病			最常见类型，不同程度 β 细胞功能障碍和胰岛素抵抗通常与超重和肥胖有关
混合型糖尿病			与成人中缓慢进展的Ⅰ型相似，但更常见的是具有代谢综合征的特征，有单的谷氨酸脱羧酶（GAD）自身抗体，并保留较大的 β 细胞功能
			表现为酮症和胰岛素缺乏，但后来不必须用胰岛素；酮症的常见发作，不是免疫介导的
其他特殊类型糖尿病	单基因糖尿病	β 细胞功能的单基因缺陷	由特定基因突变引起，有几种临床表现需要不同的治疗，有些发生在新生儿期，有些发生在成年早期
	胰岛素作用的单基因缺陷	由特定的基因突变引起；具有腹岛素抵抗严重而不肥胖的特点；当 β 细胞不能补偿胰岛素抵抗时，糖尿病就会出现	
	胰腺外分泌疾病		影响胰腺的各种情况会导致高血糖（创伤、肿瘤、炎症等）
	内分泌疾病	发生在胰岛素拮抗剂激素分泌过多的疾病中	
	药物或化学诱导糖尿病		有些药物和化学物质会损害胰岛素的分泌或作用，有些会破坏 β 细胞
	免疫介导糖尿病不常见的特殊形式		与罕见的免疫介导疾病有关
	其他与糖尿病有时关的遗传综合征		许多遗传疾病和染色体异常增加了患糖尿病的风险

（2）分期：不论是 1 型、2 型还是其他类型的糖尿病，其发生与发展均有一定的阶段性。一般将血糖高于正常但未达到糖尿病诊断标准的血糖异常状况，分为葡萄糖耐量障碍（IGT）和空腹葡萄糖受损（IFG）两种，统称为糖尿病前期。

（三）诊断与鉴别诊断

注意鉴别其他原因所致的尿糖阳性，例如肾性糖尿、甲状腺功能亢进症、胃空肠吻合术后、弥漫性肝病及急性应激状态。此外，大量维生素 C、水杨酸盐、青霉素、丙磺舒也可引起尿糖阳性反应，但血糖及 OGTT 正常。

四、西医治疗

轻度尿崩症患者，只需及时饮水。尿量超过 4000mL/d 的患者，都应接受积极的药物治疗。目前，西医以病因治疗和替代治疗为主。

（一）一般治疗

（1）糖尿病教育

是重要的基本治疗措施之一。让患者了解糖尿病的基础知识、糖尿病的病因、影响病情的因素、病情控制的方法及特殊情况的处理，取得患者和家属的主动配合，保证长期治疗方案的严格执行。

（2）饮食治疗

是另一项重要的基础治疗措施，其目的是维持标准体重，纠正已发生的代谢紊乱，减轻胰岛负担，使胰岛细胞功能获得恢复的机会，达到既保证血糖的控制又不降低患者生活质量和工作能力的标准。

①总热量的确定。根据患者的标准体重、性别、年龄、劳动强度和工作性质而定。查表或用简易公式算出理想体重［理想体重（kg）= 身高（cm）–105］，计算每天所需总热量。

成年人休息状态下每天每千克理想体重 105 ~ 125kJ（25 ~ 30kcal），轻体力劳动 125.5 ~ 146kJ（30 ~ 35kcal），中度体力劳动 146 ~ 167kJ（35 ~ 40keal），重体力劳动 167kJ（40keal）以上。儿童、孕妇、乳母、营养不良和消瘦以及伴有消耗性疾病者应酌情增加，肥胖者酌减，使患者体重恢复至理想体重的 +5%。

②合理分配三大营养素。糖尿病患者每天饮食中三大营养素占全日总热量的比例为：碳水化合物占饮食总热量的 50% ~ 60%，蛋白质 15%，脂肪约 30%。饮食中蛋白质含量成人每天每千克理想体重 0.8 ~ 1.2g，儿童、孕妇、乳母、营养不良或伴

有消耗性疾病者蛋白质宜增至每天每千克理想体重 1.5 ~ 2.0g；伴有糖尿病肾病者应酌减。根据生活习惯、病情，可按每天三餐分配为 1/5、2/5、2/5 或 1/3、1/3、1/3；也可按四餐分为 1/7、2/7、2/7、2/7。此外，粗纤维的食品在人体小肠不被消化，能促进唾液及胃液的分泌，带来饱感，从而达到减食减重的目的，还能推迟糖及脂肪吸收，降低餐后 1h 血糖高峰，有利于改善血糖、血脂代谢，因此每天饮食中纤维素含量以不少于 40g 为宜。限制饮酒。

（3）运动治疗

进行规律而又适宜的运动，应根据年龄、性别、体力、病情及有无并发症等选择，循序渐进，长期坚持。1 型糖尿病患者宜在餐后进行体育锻炼，运动量不宜过大，时间不宜过长。2 型糖尿病患者需要适当的文娱活动、体育运动和体力劳动，有利于减轻体重，减轻胰岛负担，提高胰岛素敏感性。

（二）口服药治疗

（1）磺脲类（sulfonylureas，SUs）：属于促胰岛素分泌剂，此类药物主要作用于胰岛 β 细胞表面的受体，促进胰岛素释放，还可通过改善胰岛素受体和 / 或受体后缺陷，增强靶组织细胞对胰岛素的敏感性，产生膜外降血糖作用。近年研究发现其具有抑制血小板凝聚、减轻血液黏稠度的作用。适用于 2 型糖尿病经饮食及运动治疗后不能使病情获得良好控制的患者。近年也试与胰岛素联合应用治疗糖尿病。治疗应从小剂量开始，于餐前 30min 口服。老年人尽量用短、中效药物，以减少低血糖的发生。1 型糖尿病、2 型糖尿病合并严重感染、酮症酸中毒、高渗性昏迷、进行大手术、肝肾功能不全以及合并妊娠者禁用。主要副作用是低血糖，特别是饮酒后，其他副作用有恶心、呕吐、消化不良、胆汁淤积、肝功能损害、贫血、皮肤过敏反应等。SUs 有很多，第一代有甲苯磺丁脲等。第二代有格列齐特、格列喹酮等。目前没有证据表明某一种 SUs 比其他种类更优越。

（2）格列奈类：此类药物也作用于胰岛 β 细胞膜上的 K-ATP，但结合位点与SUs 不同，是一类快速作用的胰岛素促分泌剂，主要通过刺激胰岛素的早时相分泌而降低餐后血糖，具有吸收快、起效快和作用时间短的特点，于餐前或进餐时口服。

（3）α- 葡萄糖苷酶抑制剂（AGI）：其降糖机制为通过抑制 α- 葡萄糖酶的活性，减少多糖及双糖的分解，延缓小肠葡萄糖的吸收，从而起到降糖的作用，故此类药的特点是降低餐后血糖，可作为 2 型糖尿病的一线药物，尤适用于空腹血糖正常而餐后血糖升高者。胃肠道功能障碍者、严重肝肾功能不全、儿童均不能应用。孕妇、哺乳妇女应用尚无详细资料，故应禁用。主要药物有阿卡波糖。主要有消化道副作用，表现为腹胀、腹泻、肠鸣音亢进、排气增多，从小剂量开始用药可减轻其发生率。

（三）胰岛素治疗

（1）适应证

1 型糖尿病的替代治疗；糖尿病酮症酸中毒（DKA）、高渗性昏迷和乳酸性酸中毒伴高血糖；2 型糖尿病口服降糖药治疗无效；妊娠糖尿病；糖尿病合并严重并发症；全胰岛切除引起的继发性糖尿病；因伴发病需外科治疗的围术期。

（2）常用类型

根据胰岛素来源不同，可分为动物胰岛素、人胰岛素和人胰岛素类似物；根据胰岛素作用时间，可分为短（速）效胰岛素、中效胰岛素、长（慢）效胰岛素和预混胰岛素。

（3）使用原则和方法

任何类型糖尿病的胰岛素治疗均应在一般治疗和饮食治疗的基础上进行，剂量及治疗方案应强调个体化，剂量的调整应以患者的血糖、尿糖检测结果和预定的控制目标为依据。效果不满意时可采用强化胰岛素治疗，但 2 岁以下幼儿、老年患者、已有晚期严重并发症者不宜采用强化胰岛素治疗。

1）1 型糖尿病：所需胰岛素剂量平均为 35～40U/d，初剂量可按 20～25U/d 给予，治疗 2～3 日后根据血糖监测结果再做调整，多数患者上述初剂量偏小，逐步加量，一般每 3～5 日调整 1 次，每次增减 2～4U，直至达到血糖控制目标为止。1 型糖尿病患者不能达到满意控制，需要强化胰岛素治疗，有以下几种方案供选择：①早餐前注射中效和速效胰岛素，晚餐前注射速效胰岛素，夜宵前注射中效胰岛素；②早、午、晚餐前注射速效胰岛素，夜宵前注射中效胰岛素；③早、午、晚餐前注射速效胰岛素，早餐前同时注射长效胰岛素（ultralente 或 PZI），或将长效胰岛素分 2 次于早、晚餐前注射，全日量不变。强化胰岛素治疗的另一种方法是持续皮下胰岛素输注（continuous subcutaneous insulin infusion，CSII；俗称胰岛素泵）。胰岛素系治疗能模拟自身胰岛素的生理性分泌，使血糖控制更理想。常用的有 CSII 泵和腹腔内植入型胰岛素输注泵。

2）2 型糖尿病：由于存在不同程度的胰岛素分泌缺陷和胰岛素抵抗，所需胰岛素剂量的个体差异更大，很难给出一个平均剂量值。治疗均需从小剂量开始，逐步增加。

（四）手术治疗

手术治疗包括胰腺移植、胰岛细胞或胰岛干细胞移植、胃旁路术等。

（1）胰腺移植：多用于治疗 1 型糖尿病患者，单独胰腺移植可解除对胰岛素的依赖，改善生活质量。

（2）胰岛细胞移植或胰岛干细胞移植：可用于 1 型糖尿病或 2 型糖尿病胰岛细胞分泌功能衰竭者，目前有较多临床中心开展了该手术，初步临床试验显示可喜的结果，但是该手术的远期疗效尚需进一步的临床试验进行验证，其费用昂贵也在一定程度上限制了应用范围。

（3）胃旁路术：目前试用于药物治疗难以控制并且肥胖程度高的 2 型糖尿病患者，能显著减轻其体重，改善糖代谢，但是其确切疗效尚需进一步临床试验予以验证。

五、中医病因病机

消渴病的病因比较复杂，禀赋不足、饮食失节、情志失调，劳欲过度或外感热邪等原因均可致阴虚燥热而发为消渴。

（1）禀赋不足：《灵枢·五变》曰："五脏皆柔弱者，善病消瘅。"五脏之精藏于肾，若禀赋不足，阴精亏虚，五脏失养，复因调摄失宜，终至精亏液竭而发病。

（2）饮食失节：《素问·奇病论》曰："此肥美所发也，此人必数食甘美而多肥也，肥者令人内热，甘者令人中满，故其气上溢，转为消渴。"长期过食肥甘，或醇酒厚味，酿成内热，热甚则阴伤，发为消渴。

（3）情志失调：长期精神紧张，五志过极，导致肝气郁结，郁而化火，上灼肺阴，中伤胃液，下竭肾精，发为消渴。《外台秘要·卷十一》曰："消渴患者，悲哀憔悴，伤也，肝失疏泄，伤也。"《临证指南医案·三消》曰："心境愁郁，内火自燃，乃消证大病。

（4）劳欲过度：素体阴虚之人，复因房事不节，恣情纵欲，损耗肾精，致使阴虚火旺，上蒸肺胃，发为消渴。

消渴病的基本病机为阴津亏损，燥热偏胜，而以阴虚为本，燥热为标，两者互为因果，燥热愈甚则阴愈虚，阴愈虚则燥热愈甚。病变的脏腑主要在肺、胃、肾，而以肾为关键。三者之中，虽可有所偏重，但往往又互相影响。肺主治节，为水之上源，如肺燥阴虚，津液失于输布，则胃失濡润，肾失滋源；胃热偏盛，则上灼肺津，下耗肾水；肾阴不足，阴虚火旺，上炎肺胃，终至肺燥、胃热、肾虚三焦同病，多饮、多食、多尿三者并见病情迁延日久，因燥热亢盛，伤津耗气，而致气阴两虚，或因阴损及阳，而致阴阳俱虚亦可因阴虚津亏，血液黏滞或气虚无力运血而致脉络瘀阻。另外，阴虚燥热，常变证百出。如肺失滋润，日久可并发肺痨；肝肾阴亏，精血不能上承于耳目，可并发白内障、雀盲、耳聋；燥热内结，营阴被灼，蕴毒成脓，可发为疮疖、痈疽；燥热内炽，炼液成痰，瘀阻经络，蒙蔽心窍，可致卒中偏瘫；阴损及阳，脾肾阳虚，水湿内停，泛溢肌肤，可谓水肿；若阴液极度耗损，可导致阴竭阳亡，而见昏迷、四肢厥冷、脉微欲绝的危象。

六、辨证要点及治疗思路

1.辨病位

消渴病根据其程度的轻重不同，有上、中、下三消之分，及肺燥、胃热、肾虚之别。通常对以肺燥为主，多饮症状较突出者，称为上消；以胃热为主，多食症状较为突出者，称为中消；以肾虚为主，多尿症状较为突出者，称为下消。

2.辨标本

本病以阴虚为主，燥热为标，两者互为因果。阴愈虚则燥热愈盛，燥热愈盛则阴愈虚。一般初病多以燥热为主，病程较长者则阴虚与燥热互见，日久则以阴虚为主，进而由于阴损及阳，导致阴阳俱虚。

3.辨本症与并发症

易发生诸多并发症为本病的特点。常见并发症有眼疾、痈疽、肺痨、心脑疾病、水肿、肢体麻木等。一般以本症为主，并发症为次。多数患者，先见本症，随病情的发展而出现并发症。少数中老年患者，"三多一少"不明显，常因各种并发症为首发症状而就诊，最后确诊为本病。

七、常用方药

1.无症状期

症状：一般没有突出的临床症状，食欲旺盛，而耐劳程度减退，实验室检查一般血糖偏高，但常无尿糖。应激情况下血糖可明显升高，出现尿糖，舌暗红，少苔，脉细数。

治法：滋养肾阴。

方药：麦味地黄汤加减。阴虚肝旺者，上方合四逆散加黄芩、山栀子、菊花等清肝调肝；阴虚阳亢、头晕目眩者，加生石决明、苦丁茶清肝潜阳。

2.症状期

（1）阴虚燥热证：

1）上消（肺热津伤证）：

症状：烦渴多饮，口干舌燥，尿频量多，多汗，舌边尖红，苔薄黄，脉洪数。

治法：清热润肺，生津止渴。

方药：消渴方加减。可酌加葛根、麦门冬以加强生津止渴作用。若脉虚数、烦渴不止、小便频数者，乃肺肾气阴亏虚，可用二冬汤加减。

2) 中消（胃热炽盛证）：

症状：多食易饥，口渴多尿，形体消瘦，大便干燥，舌红苔黄，脉滑实有力。

治法：清胃泻火，养阴增液。

方药：玉女煎加减。若大便秘结不行者，可用增液承气汤润燥通腑。

3) 下消（肾阴亏虚证）：

症状：尿频量多，混浊如脂膏，或尿有甜味，腰膝酸软，乏力，头晕耳鸣，口干唇燥，皮肤干燥、瘙痒，舌红少苔，脉细数。

治法：滋阴固肾。

方药：六味地黄丸加减。若尿量多而混浊者，加益智仁、桑螵蛸、五味子等；若气阴两虚，宜酌加党参、黄芪等补益正气或合用生脉散益气生津。

(2) 气阴两虚证：

症状：口渴引饮，或饮食减少，精神不振，四肢乏力，体瘦，舌质淡红，苔白而干，脉弱。

治法：益气健脾，生津止渴。

方药：七味白术散加减。可合生脉散益气生津止渴。肺有燥热者，加地骨皮、知母、黄芩清肺；口渴明显者，加天花粉、生地黄养阴生津；汗多者，加五味子、山茱萸收敛止汗生津。

(3) 阴阳两虚证：

症状：小便频数，混浊如膏，面色黧黑，耳轮焦干，腰膝酸软，形寒畏冷，阳痿不举，舌淡苔白，脉沉细无力。

治法：滋阴温阳，补肾固摄。

方药：金匮肾气丸加减。如阴阳气血俱虚，可用鹿茸丸。以上两方均可酌加覆盆子、桑螵蛸、金樱子等以补肾固摄。若烦渴、头痛、唇红舌干、呼吸深快、阴伤阳浮者，用生脉散加天门冬、鳖甲、龟板等育阴潜阳；如见神昏、肢厥、脉微细等阴竭阳亡危象者，可合参附龙牡汤益气敛阴，回阳救脱。

(4) 痰瘀互结证：

症状："三多"症状不明显，形体肥胖，腹胀，肌肉酸胀，四肢沉重或刺痛，舌暗或有瘀斑，苔厚，脉滑。

治法：活血化瘀、祛痰。

方药：平胃散合桃红四物汤加减。可加地龙、丹参活血化瘀，黄芪益气养血，葛根生津止渴。

八、中成药

(一)消渴丸

功效：益气，养阴，生津。用于气阴两虚型消渴病。用法：口服，每次 5 ~ 10 丸，每天 3 次。

(二)金茂降糖丸

功效：清热益气，生津止渴。用于气虚兼内热型消渴病。用法：口服，每次 7 ~ 10 丸，每天 3 次。

九、名医验案

(一)李光发医案

女，58 岁。糖尿病已 3 年。伴眩晕，头重，嗜睡，胸闷，脘满，恶心想呕，大便黏滞不爽，舌质暗，边有瘀点，苔黄腻，脉弦滑。空腹血糖 12.1mmol/L，尿糖（++）。诊断为消渴夹疾。用养阴化瘀汤，加橘红 15g、茯苓 15g、天麻 15g，制半夏 10g。连服 15 剂，症状好转，再服 15 剂，症状消失。血糖、尿糖正常而痊愈。随访半年未复发。

【按语】中医认为，消渴病的病因是阴虚燥热，肾水不足。嗜食肥甘则脾胃蕴热，情志失调则肝火内炽，劳伤过度则肾阴虚损。以上诸因均可形成上灼肺津、中耗胃液、下劫肾水之变。由于肺燥，肺阴耗损，肺津不布而致口干烦渴；由于胃热，精微耗散，而致消谷善饥，肌肉消瘦；由于肾阴虚，肾水枯缺，肾气不固，约束无权，水谷精微从尿而出，而致尿如脂膏或尿甜。阴虚日久必致气虚，气虚又必致血瘀。所以，气阴两虚与血瘀互为因果，气阴虚而致血瘀，血瘀又反过来致气阴更虚，形成恶性循环。

(二)顾兆农医案

男，53 岁。患糖尿病 3 年，服西药二甲双胍等治疗，血糖（空腹）曾下降为 6 ~ 7mmol/L。但近来血糖又高达 13 ~ 15mmol/L，转诊中医。患者全身乏力，口干不欲饮，饭后脘腹胀闷，下肢微肿，大便溏黏不畅，腰膝酸软，舌紫暗，苔黄厚腻，脉滑。实验室检查：空腹血糖 12.8mmol/L，尿糖（+++），尿蛋白（++）。中医诊断为消渴兼水肿。辨证为湿热中阻，治方选用四妙散加减。连服 10 剂，症状明显改善，继服 10 剂，症状基本消失，血糖稳定在 6 ~ 7mmol/L，再服 10 剂以巩固疗效。随访 1 年未复发。

【按语】糖尿病属中医学的消渴范畴，早在公元前 2 世纪的《黄帝内经》已有"消渴""消瘅""隔消""肺消""消中"等名称的记载。其病理主要在于燥热偏盛，阴津亏耗，而以阴虚为本，燥热为标，两者往往互为因果，燥热越甚则阴越虚，阴越虚则燥热越甚。病变的脏腑主要在于肺、胃、肾。肺主治节，为水之上源，肺受燥热所伤，治节失职，水液直趋下行，故小便频数；肺不布津，故口渴喜饮：胃为水谷之海，胃为燥热所伤，胃火炽盛，故消谷善饥，大便干结；肾主水，主藏精，燥热伤肾，气化失常，不能主水，故小便量多；肾失固摄，精微下注，故小便浑浊而味甜。本病病变着重在肺、胃、肾 3 脏，虽可有所侧重，但往往可互相影响。

第二节　尿崩症（diabetes insipidus）

一、概述

尿崩症（diabetes insipidus）是指精氨酸加压素（arginine vasoperssin，AVP）［称抗利尿激素（antidiuretic hormone，ADH）］严重缺乏或部分缺乏（称中枢性尿崩症），或肾脏对 AVP 不敏感（称肾性尿崩症），致肾小管重吸收水的功能障碍，从而引起多尿、烦渴、多饮与低比重尿和低渗尿为特征的一组综合征。尿崩症可发生于任何年龄，但以青少年多见，男女之比约为 2:1。本节主要介绍中枢性尿崩症。

二、发病机制

中枢性尿崩症是由于多种原因影响了 AVP 的合成、转运、储存及释放所致。按病因可分为继发性尿崩症、特发性尿崩症。

（一）继发性

多为下丘脑神经垂体及附近部位的病变引起。例如，分泌抗利尿激素的神经元遭破坏，输送抗利尿激素的通道垂体柄受损，储存抗利尿激素的垂体后叶受破坏，都可引起尿崩症。约 50% 患者为下丘脑神经垂体及附近部位的肿瘤，如颅咽管瘤、松果体瘤、第三脑室肿瘤、转移性肿瘤、白斑病等所引起。10% 由头部创伤所致（严重脑创伤、垂体下丘脑部位的手术）。少数由脑部感染性疾病（脑膜炎、结核、梅毒）、Langerhans 组织细胞增生症或其他肉芽肿病变、血管病变等引起。少数患者有家族史，遗传方式可为 X 连锁隐性遗传、常染色体显性或隐性遗传。本症可能因为渗透压感受器缺陷所致。任何破坏下丘脑正中隆突（漏斗部）以上部位的病变，常可引起永久性尿崩症；若病变在正中隆突以下的垂体柄至神经垂体，可引起暂时性尿崩症。

（二）遗传性

少数中枢性尿崩症有家族史，呈常染色体显性遗传，由 AVP- 神经垂体后叶素运载蛋白（AVP-NPII）基因突变所致。此外，还有常染色体隐性遗传性、X 连锁隐性遗传性尿崩症。Wolfram 综合征（diabetes insipidus，diabetes mellitus，optic atrophy and deafness，DIDMOAD）由 WFS 1 基因突变引起，可表现为尿崩症、糖尿病、视神经萎缩、耳聋，为常染色体隐性遗传，但极为罕见。

（三）特发性

约占 30%，在临床上无明显病因可寻，少数有家族史。此型患者的下丘脑视上核与室旁核神经细胞明显减少或几乎消失。近年，有报告患者血中存在下丘脑室旁核神经核团抗体，即针对 AVP 合成细胞的自身抗体。

三、临床诊断

尿崩症发病较急，一般起病日期明确。最显著的症状就是多尿，尿量可达 5 ~ 10L/d，甚至更多，一般不超过 18L/d，尿比重多在 1.001 ~ 1.005，尿渗透压常为 50 ~ 200mOsm/（kg · H$_2$O），尿色淡如清水。失水严重，口渴、多饮使患者不能安眠，工作和休息受到影响，久之可出现精神症状，例如虚弱、头痛、失眠、困倦、情绪低落等。

由于低渗性多尿，血浆渗透压常轻度升高，从而兴奋下丘脑口渴中枢，患者因烦渴而大量饮水。如有足够的水分供应，患者一般健康可不受影响。但当病变累及口渴中枢时，口渴感丧失，或患者处于意识不清状态，如不及时补充大量水分，出现严重失水，出现高钠血症，表现极度衰弱、发热、精神症状、谵妄，甚至死亡，多见于继发性尿崩症。继发性尿崩症除上述表现外，尚有原发病的症状体征。

（一）实验室及其他检查

1. 尿液检查

尿量超过 2500mL/d 称为多尿，尿崩症患者尿量多在 4～10L/d，比重常在 1.005 以下，尿渗透压常低于 200mOsm/（kg·H$_2$O）［正常值为 600～800mOsm/（kg·H$_2$O）］。

2. 血浆渗透压

患者血浆渗透压正常或稍高［血浆渗透压正常值为 290～310mOsm/（kg·H$_2$O）］。

3. 禁水－加压素试验

比较禁水前后与使用血管升压素前后的尿渗透压变化。禁水一定时间，当尿浓缩至最大渗透压而不能再上升时，注射加压素。正常人此时体内已有大量 AVP 释放，已达最高抗利尿状态，注射外源性 AVP 后，尿渗透压不再升高，而尿崩症患者体内 AVP 缺乏，注射外源性 AVP 后，尿渗透压进一步升高。

结果：正常人禁水后尿量明显减少，尿比重超过 1.020，尿渗透压超过 800mOsm/（kg·H$_2$O），不出现明显失水。尿崩症患者禁水后尿量仍多，尿比重一般不超过 1.010，尿渗透压常不超过血浆渗透压。注射加压素后，正常人尿渗透压一般不升高，仅少数人稍升高，但不超过 5%。精神性多饮、多尿者接近或与正常相似。尿崩症患者注射加压素后，尿渗透压进一步升高，较注射前至少增加 9%。AVP 缺乏程度越重，增加的百分比越多，完全性尿崩症者，1h 尿渗透压增加 50% 以上；部分性尿崩症者，尿渗透压常可超过血浆渗透压，注射加压素后，尿渗透压增加在 9%～50%。肾性尿崩症在禁水后尿液不能浓缩，注射加压素后仍无反应。本法简单、可靠，但也需在严密观察下进行，以免在禁水过程中出现严重脱水。如患者排尿多、体重下降 3%～5% 或血压明显下降，应立即停止试验，让患者饮水。

4. 血浆抗利尿激素的测定

正常人血浆抗利尿激素为 2.3～7.4pmol/L，尿崩症患者抗利尿激素水平低于正常，禁水后不增加或增加不多。

5. 影像学检查

头颅、下丘脑－垂体部位的蝶鞍摄片、视野检查、CT 或 MRI 以及脑血管造影等检查可以对病因学做出诊断，尤其是颅内肿瘤。

（二）诊断与鉴别诊断

典型的尿崩症诊断不难，凡有持续多尿、烦渴、多饮及尿比重低者均应考虑本病，血浆、尿渗透压测定及禁水加压素试验可明确诊断。

尿崩症的诊断依据：①尿量多，一般 4～10L/d；②低渗尿，尿渗透压＜血浆渗透压，一般低于 200mOsm/（kg·H_2O），尿比重多在 1.005 以下；③禁水试验不能使尿渗透压和尿比重增加，而注射加压素后尿量减少，尿比重增加，尿渗透压较注射前增加 9% 以上；④加压素（AVP）或去氨加压素治疗有明显效果。

满足上述①、②、③条标准，即可确诊尿崩症。

中枢性尿崩症诊断一旦成立，应进一步明确部分性还是完全性。无论是部分性还是完全性中枢性尿崩症，都应该努力寻找病因学依据，可测定视力、视野，进行脑部包括下丘脑－垂体部位 CT 和 MRI 检查。如果确实没有确切的脑部和下丘脑－垂体部位器质性病变的依据，才可以考虑原发性中枢性尿崩症的诊断。

尿崩症应与其他常见内科疾病所致的多尿相鉴别。

1. 糖尿病

血糖升高，尿糖阳性，易鉴别。需注意有个别病例既有尿崩症，又有糖尿病。

2. 精神性烦渴

主要表现烦渴、多饮、多尿、低比重尿，但 AVP 并不缺乏，上述检查有助鉴别。

3. 肾性尿崩症

是家族性 X 连锁遗传病，肾小管对 AVP 不敏感，出生后即出现症状，多为男孩，注射加压素后尿量不减少，尿比重不增加，血浆 AVP 浓度正常或升高，易与中枢性尿崩症鉴别。

四、西医治疗

轻度尿崩症患者，只需及时饮水。尿量超过 4000mL/d 的患者，都应接受积极的药物治疗，目前西医以病因治疗和替代治疗为主。

（一）激素替代疗法

（1）去氨加压素［1-脱氨 -8 右旋精氨酸加压素（DDAVP）］目前为治疗该病的首选药。吸入剂：成人每次 10 ~ 20μg，每天 1 ~ 2 次；口服片剂：每次 0.1 ~ 0.4mg，每天 2 ~ 3 次；肌注制剂：每次 1 ~ 4μg，每天 1 ~ 2 次。剂量应个体化，严防水中毒的发生。

（2）垂体后叶素水剂皮下注射，每次 5 ~ 10U，作用仅能维持 3 ~ 6h，每天需多次注射，长期应用不便。

（二）其他抗利尿药

（1）氢氯噻嗪：每次 25mg，每天 2 ~ 3 次，必要时加倍。长期服用可引起低血钾、高尿酸血症、糖耐量减低，应适当补充钾盐。

（2）氯磺丙脲：每天剂量不超过 0.2g，早晨 1 次口服。可增加肾小管对抗利尿激素的敏感性。副作用为白细胞减少、肝损害、低血糖及水中毒。

（3）卡马西平：可兴奋下丘脑分泌抗利尿激素，增加抗利尿激素对肾小管的作用。每次 0.2g，每天 2～3 次。

五、中医病因病机

本病病因多与素体阴虚、妊娠孕产、邪热外侵、情志不舒、饮水不节、跌打损伤等诸因素有关。本病治疗重在滋补肺肾，调其肺、胃（脾）、肾脏腑功能，以清热泻火、益气养阴、固肾摄津为主要治疗方法，滋阴清热治其标，培补脾肾治其本。

1. 肺胃热盛

素体阴虚或热邪外袭，以致火热内扰，伤及肺胃，肺主气，为水之上源，输布津液，燥热伤肺，不能输布津液而直趋于下。胃为水谷之海，主腐熟水谷，燥热伤胃，一则不能游溢精气，转输水谷精微，二则水液不能输布上承，降而无升。

2. 阴虚燥热

素体阴虚，或情志失调，或饮食偏嗜，过食肥甘厚味，致燥热内生，火热灼伤阴津，阴液亏耗，水津不能输布，故烦渴饮水自救。

3. 气阴两虚

情志失调，或饮食偏嗜，或跌仆损伤而致精气耗损；病程迁延，日久伤气耗精，热灼伤阴，阴液亏损，水失输布。

4. 脾肾阳虚

先天禀赋不足，肾精不充，肾失濡养，阳虚则津液不布；或情志不遂，肝气郁结，横逆乘脾，水失健运，输布失衡，阴液耗损，阴损及阳；若颅脑损伤，致使元神受损，肾气受戕，则进一步阻遏气机，而成脾肾阳虚、水失输布之情形。

5. 阴阳两虚

病至晚期，阴损及阳，脾肾阳气衰微，而致阴阳两虚之候。

综上所述，本病的主要病机为阴虚燥热，肾精不足。本病的性质是本虚标实、阴虚为本、燥热为标。病位主要在肾，与肺、脾关系密切。上述诸多病因，不论六淫七情，还是饮食、创伤，均导致脏腑虚弱而成尿崩症。本病初起大都偏于阴虚燥热，火热内扰，使肺胃燥热津亏，阴液亏耗，水津不能输布，烦渴饮水以自救；肺燥金枯，金水不能相生，有开无阖，饮一溲一；或因中焦受寒，运化失常，不能气化津液，水津不能上承，降而不升，口干多饮，多尿。然病久阴损及阳，可致阴阳两虚之候。若颅脑创伤或术后，元神受损，肾气受，则进一步阻遏气机，而成脾肾阳虚，水失输布之情形，后期则酿至阴阳两虚之候，导致永久恶性尿崩症而成难治之症。

六、辨证要点及治疗思路
（主要辨其阴虚阳虚之本，兼顾燥火之标）

七、常用方药

1. 肺胃热盛证

症状：烦渴多饮，消谷善饥，多食，尿频量多，尿色浑黄，舌红苔燥，脉滑数。

治法：润养肺胃。

方药：白虎加人参汤加减。

2. 阴虚燥热证

症状：烦渴多饮，尤喜冷饮，但饮而不解其渴，尿频量多，尿清长，咽干舌燥，皮肤干燥，无汗或盗汗，头痛头晕，耳鸣目眩，心悸烦乱，夜寐不安，手足心热，大便干结，数日1次，舌红，苔少或见黄苔，舌面干燥，脉虚细而数或兼弦。

治法：养阴清热，生津止渴。

方药：知柏地黄丸加减。

3. 气阴两虚证

症状：乏力，自汗，气短，腰酸，五心烦热，多饮，多尿，大便秘结，舌淡红，苔薄白少津或少苔，脉细弱。

治法：益气养阴，生津止渴。

方药：六味地黄丸加减。

4. 脾肾阳虚证

症状：烦渴多饮，冷热不限，尿清长频多，尤以夜尿为甚，形体消瘦，神疲乏力，气短懒言，食欲不振，纳少便溏，形寒肢冷，面色萎黄或面白无华，舌淡红干涩，苔白，脉沉细。

治法：温阳化气，健脾助运。

方药：真武汤加减。

5. 阴阳两虚证

症状：渴而多饮，尿频量多，口干舌燥，腰膝酸痛，畏寒，性欲减退，头晕乏力，五心烦热，形体消瘦，纳差，大便溏或秘结，舌淡苔干，脉沉弦细。

治法：温阳滋阴，缩泉生津。

方药：金匮肾气丸加减。

八、中成药

缩泉丸

功效：补肾缩尿。适用于小便频数、夜间遗尿。用法：口服，每次 3～6g，每天 2～3 次。

九、名医验案

典型病例一

孔某，男，47 岁，某企业负责人，2004 年 9 月 17 日初诊。

患者曾在哈尔滨医科大学附属第一医院住院，经确诊为中枢性尿崩症，治疗无效，来我院门诊中医治疗。现症状：口狂渴，大量饮水，喜冷水，每天饮水量最多 10L，小便频多，夜间尤甚 7～8 次，不能入睡，小便量大于饮水量，面色无华，消瘦，体重减 3kg，全身乏力，下肢凉无力，舌质红，苔白厚腻，脉象滑数。辨证为肺胃热炽耗伤津液，肾阳衰微失于固摄，上消与下消并见。治法：上则清肺胃生津液以止渴，下则温肾阳固摄缩尿。方药：西洋参 15g、生石膏 150g、知母 15g、生地黄 20g、麦门冬 20g、石斛 20g、玄参 20g、沙参 20g、乌梅 20g、五味子 15g、龙骨 30g、牡蛎 20g、山药 20g、益智仁 20g、覆盆子 20g、菟丝子 20g、桑螵蛸 20g、甘草 15g，水煎每天 2 次服。

二诊：服上方 13 剂，日饮水 7L，日尿量 8L，仍口渴咽干痛，下肢酸乏无力，舌苔白干厚，脉象滑数，继以前方化裁主治。上方加粳米 50g、天花粉 20g、玉竹 20g，附子 10g。又服药 7 剂，日饮水 6L，小便量 5L，小便量少于饮水量，但仍口渴口黏，喜流食，下肢畏寒乏力，舌红，苔白厚转薄，脉象滑数。服上 2 方 20 剂，口渴引饮与小便量虽无明显改善，然饮水量多于小便量，饮一溲二，有了初步转机，说明药已对症，无须变方。继服上方 7 剂，小便量 3L，饮水量亦明显减少，能控制不饮，但仍口干咽痛，喜进液体食物，大便秘，下肢较前明显有力，但仍觉冷感，舌苔薄白稍腻，脉象滑，病症明显好转。继以上方化裁主治 14 剂，口渴与小便均大减，小便量 1500mL 左右，饮水量 2500mL 左右，患者主诉小便量与饮水均恢复平时正常量，但仍有口干咽痛，咽颊周围红赤，喜进流食，自述曾吃红肠一次，艰涩难下咽，牙龈干枯，大便每日 1 次尚可，舌苔白少津，脉象滑小有数，继以养阴润燥，益气清热和胃为治法。方药：石斛 20g、麦门冬 20g、生地黄 30g、玄参 20g、天花粉 20g、沙参 20g、乌梅 20g、五味子 15g、生石膏 50g、西洋参 15g、枇杷叶 15g、枳壳 15g、甘草 15g，水煎服。服 14 剂，诸症均大减，饮食能进一般固体食物，饮水 2000～3000mL，尿量 1500～1800mL，全身较有力，体重增 1.5kg，面色红润，精神亦佳，大便每天 1 次不溏，但尿比重未做，色微黄，脉象沉。从而停药，后此人来门诊自述其病一切均恢复正常，从而痊愈。

典型病例二

张某，女，70 岁，2004 年 11 月 12 日初诊。

患者在哈尔滨医科大学附属第一医院住院，经确诊为肾性尿崩症，患者为一老年妇女，体质甚弱，现全身如火燎灼热感，头胀热难忍，口干渴引饮，喜饮冷水、冰块，饮水大量不解，一昼夜 5000～7000mL，小便量夜间排尿 7～8 次，约 8000mL，饮一溲二，身体瘦弱，两腿软弱不能行步，舌干燥芒刺，舌质红，脉象沉数有力，其子抱来诊室就诊，钾离子 2.88mmol/L，尿蛋白（+++），医院给予垂体后叶粉，1 周内补钾 2 次，住院治疗 1 个月余不见效，改用中医治疗。中医诊断为消渴，属上消及下消，上则肺胃热炽灼伤津液，故大渴引饮，下则肾关不固，开阖失司，尿如涌泉，治以清热生津，温肾固摄，寒温清补兼施为法。方药：西洋参 15g、生石膏 75g、知母 15g、玄参 20g、生地黄 20g、麦门冬 20g、石斛 20g、天花粉 15g、乌梅 15g、桑螵蛸 20g、覆盆子 20g、益智仁 20g、龙骨 20g、龟板 20g、补骨脂 15g、甘草 15g，水煎服。

二诊：服上方 14 剂，口干渴减轻，饮水量及小便量均减少，但夜间仍 4～6 次，饮水量与小便量能保持平衡，钾离子 3.0mmol/L。口舌仍燥，芒刺已无，但仍口渴引饮，欲饮冷水，不能食固体食物，夜间仍小便频不能入睡，头及全身烘热亦减轻，脉象滑数见缓，舌苔白少津，尿蛋白（++）。继以上方加炒枣仁 20g、石菖蒲 15g、远志 15g。服 14 剂，口渴减轻，但仍渴喜凉饮，每天尿量 1300～1400mL，夜尿 2～3 次，量亦减少，尿蛋白（++），睡眠好转，多梦，大便每天 1 次，舌苔转薄少津，食欲不佳，喜冷饮、冷食，下肢仍软无力，脉象滑小有数，药已对症，但石膏大量久服恐碍脾胃，须减量改为 50g，下肢仍软弱无力，更需加用补肾之品熟地黄 20g、牛膝 15g，水煎服。服 14 剂，口渴大减，能控制饮水量，日尿量 1000～1500mL，尿蛋白（+），两腿较前有力，能步行一小段，舌质红薄苔少津，脉沉细稍数。病虽大轻，但仍未痊愈，继按原法，上则清肺胃热养阴生津，下则补肾温阳缩尿强壮筋骨。继服上方 14 剂，口已不渴，小便量亦正常，能食一般食物，但仍喜流食，尿蛋白（+），肾功能检测血肌酐 94μmol/L（53～133μmol/L），尿比重亦正常，钾离子 3.8mmol/L，脉沉稍弱，舌薄苔稍燥少津，下肢较前明显有力，患者仍感体弱，口干但能控制不饮，全身头面烘热已除。体重增 3kg。此患者继服上方 28 剂，三诊 2005 年 6 月 10 日，一切均恢复正常，又经医院系统检查，生化均在正常值范畴，尿蛋白（±），从而获得痊愈。

【按语】尿崩症是因下丘脑–神经垂体功能减退，抗利尿激素分泌过少所引起，以大渴引饮，多尿，尿比重低渗尿为特征，现代医学对本病主要采用激素替代疗法，患者常需终身服药停药则反复，属于中医消渴病的上消和下消范畴。

第三节 甲状腺功能亢进症

一、概述

甲状腺功能亢进症（hyperthyroidism），简称甲亢，是指由于多种原因引起甲状腺功能增高、甲状腺激素分泌过多所致的一种内分泌疾病。甲状腺可呈弥漫性、结节性、混合性肿大或为甲状腺炎。临床上以甲状腺肿大、食欲亢进、形体消瘦、体重减轻、心动过速、情绪激动、怕热汗出、手指颤抖、突眼等症为主要表现。根据病因的不同，甲亢可分为甲状腺性甲亢、垂体性甲亢、异位性 TSH 综合征、卵巢甲状腺肿伴甲亢等类型，其中甲状腺性甲亢又包括毒性弥漫性甲状腺肿（又称 Graves 病）、多结节性甲状腺肿伴甲亢、自主性高功能甲状腺结节或腺瘤、碘源性甲亢、滤泡性甲状腺癌等多种类型。在各种类型的甲亢中，以 Graves 病最为常见，因而在本节中以此为重点进行阐述。

Graves 病（GD）是一种自身免疫性疾病，占所有甲亢的 80%～85%，在普通人群中的患病率约为 1%，女性的患病率显著高于男性，男女之比为 1:4～1:6，各组年龄均可发病，以 20～40 岁的中青年多见。

本病可归属于中医的"瘿病"。

二、发病机制

英格兰医生 Parry 首次报告；1835 年，爱尔兰内科医生 Graves 再次报告本病；1840 年，德国医生 Basedow 再次报告本病。国际上多称本病为 Graves 病，欧洲大陆称此病为 Basedow 病。Graves 病（简称 GD）是器官特异性自身免疫病之一。它与自身免疫性甲状腺炎、Graves 眼病同属于自身免疫性甲状腺病（autoimmune thyroid disease，AITD）。AITD 的共同自身免疫特征包括：①血清存在针对甲状腺的自身抗体，包括过氧化物酶抗体（thyroid peroxidase antibody，TPOAb）、甲状腺球蛋白抗体（thyroglobulin antibody，TgAb）和 TSH 受 体 抗 体（thyrotropin receptor antibody，TRAb）；②甲状腺内不同程度的淋巴细胞浸润；③循环和甲状腺存在针对甲状腺抗原的 T 细胞；④伴发 1 型糖尿病、Addison 病、系统性红斑狼疮等自身免疫病。Graves 病的特征性自身抗体是 TRAb。其中包括甲状腺刺激性抗体（thyroid stimulating antibody，TSAb）、甲状腺刺激阻断性抗体（thyroid stimulating blocking antibody，TSBAb）TSAb 是 Graves 病甲亢的致病抗体，存在于 90% 以上的患者。TSAb 与 TSH 竞争性地结合于 TSH 受体（TSHR）a 亚单位，激活腺苷酸环化酶信号系统，导致甲状腺滤泡上皮细胞增生，产生过量的甲状腺激素。TSH 对 TSHR 的刺激受到下丘脑 - 垂体 - 甲状腺轴的负反馈调节，保持甲状腺激素产生的平衡。但是，TSAb 对 TSHR 的刺激没有这种调节机制，所以出现甲状腺功能亢进症。TSBAb 的作用与 TSAb 相反，它阻断 TSH 与 TSHR 的结合，引起甲状腺功能减退症。Graves 病两个抗体的滴度可以相互变化，占优势的抗体决定其甲状腺功能。

甲状腺呈不同程度弥漫性肿大，血管丰富，充血扩张，腺外有包膜，表面光滑。滤泡上皮细胞增生，呈柱状，泡壁增生呈乳头状突入滤泡腔内，滤泡腔内胶质减少。细胞核位于底部，有时有分裂象，胞内多囊泡，高尔基器肥大，内质网发育良好，有较多核糖体，线粒体数目增多。滤泡间组织中有弥漫性淋巴细胞浸润，甚至出现淋巴组织生发中心。浸润性突眼患者的球后组织中，含有较多糖胺聚糖与透明质酸而水肿，加以淋巴细胞及浆细胞浸润。镜下示眼球肌纤维增粗，纹理模糊，脂肪增多，肌细胞内糖胺聚糖亦增多，以致肌力减退。骨骼肌、心肌有类似情况但较轻。胫前黏液性水肿较少见，局部可见黏蛋白样透明质酸沉积，伴有肥大细胞、巨噬细胞、成纤维细胞浸润。

三、临床表现

本病女性多见，男女比例为 1：(4~6)，多起病缓慢，发病日期常不易确定，仅少数患者因精神创伤或严重感染等应激因素而急性起病。临床表现轻重不一，老年及儿童患者临床表现常不典型。典型的症状、体征等主要有以下几个方面：

（一）症状

1.高代谢症群

怕热多汗，平时常有低热，心悸，食欲亢进，大便次数增多，体重下降，疲乏无力，危象时可有高热、心动过速。

2. 眼征 Graves 病在眼部的临床表现可分为非浸润性突眼和浸润性突眼两种

（1）非浸润性突眼又称为良性突眼，占大多数，一般呈对称性。主要是由于交感神经兴奋，眼外肌群和提上睑肌张力增高所致，其改变主要为眼睑和眼外部的表现，球后组织变化不大。

（2）浸润性突眼又称为内分泌性突眼或恶性突眼等，临床上较少见，主要是因为眼外肌和球后组织体积增加、淋巴细胞浸润所致。表现为眶内、眶周组织充血，眼睑水肿，畏光流泪，复视，视力减退，有异物感，眼球胀痛，眼肌麻痹，眼球活动受限。由于高度突眼，上下眼睑不能闭合，结膜及角膜经常暴露，引起充血、水肿、角膜溃疡，甚至角膜穿孔。少数患者由于眶内压增高而影响了视神经的血液供应，可引起视神经盘水肿、视神经炎或球后视神经炎，甚至视神经萎缩，导致失明。

3. 精神神经系统

神经过敏，兴奋，易激动，烦躁多虑，失眠紧张，多言多动，思想不集中，有时有幻觉，甚至发生亚躁狂症。也有部分患者表现为寡言、抑郁。

4. 心血管系统

心悸，胸闷，气促，稍活动后加剧，严重者可导致甲亢性心脏病。心动过速，常为窦性，休息和睡眠时心率仍加快。心律失常以期前收缩最为常见，阵发性或持续性心房纤颤或心房扑动、房室传导阻滞等也可发生。

5. 消化系统

食欲亢进，易饥多食。肠蠕动增快，大便次数增多，甚至可出现慢性腹泻。

6. 血液和造血系统

周围血中白细胞总数可偏低，而淋巴细胞及单核细胞均相对增加，血小板寿命较短，有时可出现紫癜。

7. 肌肉骨骼系统

主要表现为肌肉软弱无力。少数患者可出现甲亢性肌病。不少病例伴有周期性瘫痪，发作时血钾降低，但尿钾不多，可能是由于钾转移到细胞内所致。甲亢尚可伴重症肌无力，主要累及眼部肌群，表现为眼睑下垂，眼球运动障碍和复视，朝轻暮重。此外，甲亢还可影响骨骼引起脱钙和骨质疏松，尿钙增多，但血钙一般正常。

8. 生殖系统

两性生殖系统功能均减退，女性患者常见月经减少，周期延长，甚至闭经，但部分患者仍能受孕。男性患者则常出现阳痿，偶见乳房发育。

9. 皮肤及肢端表现

小部分患者有胫前黏液性水肿，典型者为对称性、局限性皮肤损害，多见于小腿胫前下段，有时也可见于足背和膝部。

（二）体征

（1）皮肤温暖湿润，尤以手掌、脸、颈、胸前、腋下等处较为明显。

（2）甲状腺一般呈弥漫性肿大，双侧对称，质软，可随吞咽运动上下移动，少数呈非对称性甲状腺肿，部分患者可有甲状腺结节。由于甲状腺血流增多，其左右叶上下极可触及震颤，听诊可闻及"嗡嗡"的血管杂音，声如海鸥鸣叫，尤以上极为多见。

（3）非浸润性突眼：①眼裂增宽，瞬目减少，凝视；②上眼睑挛缩，向下看时上眼睑不能随眼球向下转动；③看近物时眼球内侧聚合不良；④向上看时前额皮肤不能皱起。浸润性突眼：眼球突出明显，突眼度多在 18mm 以上，且两侧常不对称，有时仅一侧突眼，上下眼睑不能闭合。

（4）心音常增强，心尖区第一心音亢进，可闻及收缩期杂音。收缩压上升，舒张压稍降，脉压增大，有时可出现水冲脉与毛细血管搏动征。

（5）舌、手伸出时可有细震颤，腱反射活跃，反射时间缩短。

（6）小部分患者有胫前黏液性水肿，呈非凹陷性水肿。

（7）其他由于营养障碍和激素的直接毒性作用，还可导致消瘦、贫血貌、肌力下降、黄疸及肝脏肿大等。

（三）并发症

1. 甲状腺危象

甲状腺危象（thyroid crisis）是甲状腺毒症急性加重的一个综合征，发生原因可能与循环内 FT; 水平增高、心脏和神经系统的儿茶酚胺激素受体数目增加、敏感性增强有关。主要诱因包括感染、手术、放射碘治疗、创伤、严重的药物反应、心肌梗死等。临床表现原有的甲亢症状加重，包括高热（39℃以上）、心动过速（140～240 次 /min）、伴心房颤动或心房扑动、烦躁不安、呼吸急促、大汗淋漓、厌食、恶心呕吐、腹泻等，严重者出现虚脱、休克、嗜睡、谵妄、昏迷，部分患者有心力衰竭、肺水肿。

2. 甲状腺功能亢进性心脏病

多发生在老年患者，临床症状不典型，主要表现为心房颤动和心力衰竭，长期严重甲亢的青年患者也可以发生。

（四）实验室检查

1. 血清甲状腺激素的测定

（1）血清总甲状腺素（TT4）：是判定甲状腺功能最基本的筛选指标。用放射免疫法测定，正常值为 64～154mmol/L（5～12μg/dL）（不同实验室及试剂盒有差异）。其结果受甲状腺激素结合球蛋白（thyroxine-binding globulin，TBG）的影响，在 TBG 浓度和结合力正常的情况下，TT4，增高，提示患有甲亢。

（2）血清总三碘甲状腺原氨酸（TT3）：是诊断甲亢较敏感的指标，并且是诊断 T3 型甲亢的特异性指标。用放射免疫法测定，正常值为 1.2～2.9nmol/L（80～190μg/dL）（不同实验室及试剂盒有差异）。其结果也受 TBG 的影响，患本病时 TT，增高，且增高的幅度常＞TT。

（3）血清游离甲状腺素（FT4）和血清游离三碘甲状腺原氨酸（FT3）：是血液循环中甲状腺激素的活性成分，其测定结果不受 TBG 的影响，能直接且准确地反映甲状腺功能状态，敏感性和特异性明显优于 TT4、TT3。用放射免疫法测定，正常值：FT4 为 9～25pmol/L（0.7～1.9ng/dL），FT3 为 2.1～5.4pmol/L（0.14～0.35ng/dL）（检测 FT3、FT4 不同方法及实验室数值差异较大）。本病患者结果增高，其中以 FT3 增高更为明显。

2. 血清 TSH 测定

甲亢时 TSH 较 T3、T4 灵敏度高，用灵敏度高的检测法检测，价值更大。用放射免疫法测定，其正常值为 0.3～5.0mlU/L（不同实验室及试剂盒有差异）。一般甲亢时 TSH 结果降低，垂体性甲亢患者则 TSH 水平不降低或增高，对亚临床甲亢和亚临床甲减的诊断及治疗监测均有重要意义。

3. 甲状腺摄碘率测定

正常值：3h 为 5%～25%，24h 为 20%～45%，高峰在 24h 出现。甲亢时甲状腺摄碘率增高，3h＞25%，24h＞45%，且高峰前移。此项检查诊断符合率高，但受含碘食物及多种药物等因素的影响，且孕妇及哺乳期妇女禁用。

4. 甲状腺抗体检查

未经治疗的 GD 患者血 TSAb 阳性检出率可达 80%～100%，有早期诊断意义，对随访疗效、判断能否停药及治疗后复发的可能性等有一定的指导意义，但是因为 TSAb 测定条件复杂，未能在临床广泛使用，而 TRAb 测定已有商业试剂盒，可以在临床开展。GD 患者甲状腺球蛋白抗体（TgAb）、甲状腺过氧化酶抗体（TPOAb）等测定均可呈阳性，但滴度不如桥本甲状腺炎高。

5. 影像学检查

超声、CT、放射性核素检查有一定的诊断价值。

（五）鉴别诊断

典型病例诊断不困难。患者有诊断意义的临床表现，例如怕热、多汗、易激动、易饥多食、消瘦、手颤、腹泻、心动过速及眼征、甲状腺肿大等。在甲状腺部位听到血管杂音和触到震颤，则更具有诊断意义。对一些轻症或临床表现不典型的病例，常需借助实验室检查，才能明确诊断。在确诊甲亢的基础上，排除其他原因所致的甲亢，结合患者眼征、弥漫性甲状腺肿、TRAb 阳性，即可诊断为 GD。

1. 单纯性甲状腺肿

除甲状腺肿大外，无甲亢的症状和体征，虽然测甲状腺摄碘率有时可增高，但高峰不前移，且 T3 抑制试验可被抑制。TRH 兴奋试验正常，血清 T3、T4 水平正常。

2. 神经官能症

神经官能症的患者由于自主神经调节紊乱，也可出现心悸、气短、易激动、手颤、乏力、多汗等症，与本病患者临床表现相似，但无突眼，甲状腺不肿大，血清 T3、T4，水平及甲状腺摄碘率等检查结果正常。

3. 其他

部分不典型患者，常以心脏症状为主，例如期前收缩、心房纤颤或充血性心力衰竭等，易被误诊为心脏疾病；以低热、多汗为主要表现者，需与结核病鉴别；老年甲亢的临床表现多不典型，常有淡漠、厌食等症，且消瘦明显，应与癌症相鉴别；甲亢伴有肌病时，应与家族性周期性瘫痪和重症肌无力相鉴别。

四、西医治疗

（一）治疗思路

西医的治疗以减少甲状腺激素合成、改善症状、避免并发症发生为基本原则。根据患者病情特点，选择合适的治疗方法。

中医药疗法对本病患者也有一定的疗效，能明显减轻症状，且无明显副作用，但目前多主张慎用含碘的中药进行辨证施治。整合患者四诊情况，辨证用方，并根据不同症状，进行加减。

中西医结合治疗能较好改善临床症状，减少或避免不良反应及并发症的出现，减少复发。

（二）西医治疗

1. 一般治疗

患者应注意休息，消除精神压力，避免精神刺激和劳累过度。加强支持疗法，合理饮食，以补充足够的热量和营养物质（如糖、蛋白质和多种维生素等），纠正本病由于代谢增高而引起的过多消耗。忌食辛辣及含碘丰富的食物，少喝浓茶、咖啡。

2. 抗甲状腺药物治疗

目前抗甲状腺药物治疗分为硫脲类和咪唑类，药物有丙硫氧嘧啶（propylthiouracil，PTU）、甲硫氧嘧啶（methylthiouracilum，MTU）、甲巯咪唑（methimazde，MM）、卡比马唑（carbimazole，CMZ）。其作用机制主要为阻抑甲状腺内过氧化酶系，抑制碘离子转化为新生态碘或活性碘，从而使甲状腺激素合成减少。其中，丙硫氧嘧啶还有抑制T4在周围组织中转化为T3的作用。

（1）适应证：①症状较轻，甲状腺轻度或中度肿大的患者；②25岁以下的青少年、儿童、妊娠妇女、年老体弱患者；③甲状腺次全切除术后复发，又不适宜碘治疗者；④术前准备；⑤用作碘治疗术后的辅助治疗。

（2）剂量及疗程：治疗时应根据病情轻重决定用药剂量，本病的疗程具有明显的个体差异，一般总疗程为1.5~2年或更长。①初治期：MM或CMZ每天30~45mg或每天PTU或MTU300~450mg，分3次口服，每8h用药1次，MM半衰期长，可以每天单次服用。初治期需1~3个月，如用药3个月症状仍未见明显改善，应检查有无不规则服药、服用碘剂及精神刺激或感染等干扰因素。②减量期：当患者临床症状显著改善，体重增加，心率降至每分钟80~90次。恢复正常时，可根据病情逐渐减少药量，一般每2~4周减量1次，PTU或MTU每次减50mg，MM或CMZ每次减5mg，递减剂量不宜过快，减量过程中应注意观察患者症状、体征的变化，尽量保持甲状腺功能正常，病情稳定。减量期需2~3个月。③维持量期：PTU或MTU每天用量为50~100mg，MM或CMZ每天用5~10mg，停药前药量可再分别减至25~50mg和2.5~5g。维持量期1~1.5年或更长，在治疗期间应定期随访，避免不规则或间断服药，如遇严重感染或精神刺激等应激情况病情加重时，应增药量，待病情稳定后再逐渐减量。本病一般疗程愈长，停药后的复发率愈低。长程应用抗甲状腺药物治疗，可恢复抑制性T淋巴细胞的功能，减少甲状腺自身抗体的产生，疗效优于短程疗法，且停药后的复发率较小。

（3）药物副作用：主要的副作用有：①白细胞减少：严重时可出现粒细胞缺乏症，在使用甲硫氧嘧啶治疗时最多见，多发生在用药后2~3个月，也可见于治疗过程中任何时同。因此，在初治期应每1~2周复查白细胞总数和分类，减量及维持量期可每2~4周检测1次。白细胞低于$4.0 \times 10^9/L$时应密切观察，同时给予升白细胞药物治疗（如利血生等），必要时可短期内加用泼尼松，每次10mg，每天3次。粒细胞缺乏症的表现有发热、咽痛、乏力、关节酸痛等症，一旦出现，应立即停药，并做紧急处理。②药疹：多病情较轻，一般予以抗组胺药物治疗或改用其他抗甲状腺药物即可。极少数严重者可出现剥脱性皮炎，应立即停药抢救。③其他：部分患者可出现血清谷丙转氨酶升高或黄症，一般可加用保肝药物或改用其他抗甲状腺药物，病情严重者应停药处理。此外还可出现头晕、头痛、关节疼痛及恶心、呕吐等症。

3. 辅助药物治疗

(1) β受体阻滞剂能改善交感神经兴奋性增高的表现（如心悸、心动过速、精神紧张、多汗等），还能阻断外周组织 T 转化为 T。常用制剂为盐酸普萘洛尔（心得安）。由于抗甲状腺药物不能迅速地控制甲亢患者的症状，因此在开始治疗的 1～2 个月可联合使用心得安，每次 10～20mg，每天 3 次。此外，心得安还可用于甲亢危象的治疗及紧急甲状腺手术或碘治疗前的快速准备。但对有支气管哮喘、房室传导阻滞、充血性心力衰竭的患者和在妊娠的第 1～3 个月和分娩时的患者禁用。

(2) 甲状腺激素可调节下丘脑－垂体－甲状腺轴功能，避免突眼及甲状腺肿进一步加重。还有报道认为，联用甲状腺激素治疗应在停用抗甲状腺药物后，仍应继续服用甲状腺激素，可减少甲状腺自身抗体的产生，降低甲亢的复发率。

(3) 碘化物可抑制甲状腺激素释放，但作用时间短暂，数周后即失效，且长期服用碘剂还可使甲亢症状加重。

4. 放射性碘治疗

甲状腺具有高度选择性摄取碘的功能，碘在核衰变时能放射出 β 射线和 γ 射线，其中以 β 射线为主（占 99%），β 射线能量低，射程短，仅约 2mm，使部分甲状腺滤泡上皮细胞被破坏，产生炎症、坏死和萎缩，导致功能丧失，从而减少甲状腺激素的合成及分泌，达到治疗甲亢的目的。

(1) 适应证：①年龄在 25 岁以上，甲状腺肿及病情为中等程度的患者。②使用抗甲状腺药物治疗效果差或治疗后复发的患者。③对抗甲状腺药物过敏者。④因为各种原因，不能长期坚持服药者。⑤甲亢术后复发者。⑥合并心脏病、糖尿病及严重肝、肾功能不全等有手术禁忌证者。⑦甲亢伴有浸润性突眼者。

(2) 禁忌证：①妊娠及哺乳期的患者。②年龄在 20 岁以下者。③有活动性肺结核及较严重的肝肾疾病。④周围血中白细胞总数＜（2～2.5）× 10^9/L 者。⑤结节性甲状腺肿并甲亢，结节扫描显示为"冷结节"者。⑥甲状腺明显肿大，有压迫症状，或向胸骨后延展者。

(3) 疗效及并发症：碘治疗在服药后 3～4 周开始起效，症状逐渐减轻，甲状腺缩小，体重增加，总有效率在 90% 以上，约 60% 的患者在 3～6 个月后可达到完全缓解，其余为部分缓解。使用碘治疗的近期反应一般较轻，远期并发症主要为甲状腺功能减退。

5. 手术治疗

外科手术是治疗甲状腺功能亢进症的有效手段之一，手术的方式主要是甲状腺次全切除术。甲亢患者经手术治疗后，90% 以上的患者可获得痊愈，但手术也可引起一些并发症，且属不可逆性的破坏性治疗，应慎重选择。

（1）适应证：①甲状腺肿大明显，压迫邻近器官者。②甲状腺较大，抗甲状腺药物治疗无效，或停药后复发者。③结节性甲状腺视作甲亢者。④毒性甲状腺腺瘤者。⑤胸骨后甲状腺肿伴甲亢者。⑥不能长期使用抗甲状腺药物治疗者。

（2）禁忌证：①已做过甲状腺手术，局部粘连较明显者。②患有严重的浸润性突眼，术后有可能加重者。③年老体弱或有其他严重的全身性疾病（如心、肝、肾功能不全等），不能耐受手术者。④妊娠早期（3个月以前）及晚期（6个月以后）者。

6. 甲状腺危象的治疗

首先针对诱因治疗，如控制感染等。抑制甲状腺素的合成与释放，常首选PTU 600mg 口服，以后每8h给予200mg，待症状缓解后逐步减至常规治疗量。还可联合使用碘剂，例如复方碘剂每次5滴，每6h 1次。碘过敏者，改用碳酸锂。使用盐酸普萘洛尔，可减轻交感神经兴奋症状，抑制T4转化为T3，常用20~40mg，每6h 1次。氢化可的松50~100mg，加入5%~10%葡萄糖注射液中静滴每6~8h 1次。同时予以降温和改善循环等对症支持治疗，避免使用乙酰水杨酸类药物。

五、中医病因病机

瘿病的发生，主要与情志失调及体质因素有关。由于素体阴虚等因素，加之忧思恼怒、精神创伤等，引起肝郁气滞，疏泄失常，气滞痰凝，壅于颈前，气郁化火，耗气伤阴所致。

1. 情志失调

由于长期忧思恼怒，致使肝郁气滞，疏泄失常，则津液失于输布而凝聚成痰，气滞痰凝，壅于颈前而形成瘿病，其消长常与情志变化有关。正如《诸病源候论·瘿候》中所说："瘿者，由忧患气结所生。"《济生方·瘿瘤论治》云："夫要瘤者，多由喜怒不节，忧思过度而成斯疾焉。"

2. 体质因素

妇女由于经、带、胎、产、乳等生理特点与肝经气血密切相关，如遇有情志不畅等因素，常可导致气滞痰结，肝郁化火等病理改变，故女性易患本病。素体阴虚者，在痰气郁滞时，则易于化火，火旺更伤阴，常使疾病缠绵难愈。

由上可见，瘿病形成的内因是体质因素，情志失调则是瘿病发病的主要诱因。基本病机为气滞痰凝，气郁化火，耗气伤阴。病位主要在颈前，而与肝、肾、心、胃等脏腑关系密切。本病初起多属实，以气滞痰凝、肝火旺盛为主；随着病情的发展，火旺伤阴，虚实夹杂。其火旺既可损及肝肾，上扰心神，又可横逆犯胃。病久阴损气耗，多以虚为主，表现为气阴两虚之证。病程中常由于气滞痰阻、火旺阴伤、气虚等因素，导致气血运行不畅，血脉瘀滞。此外，在患本病过程中，若病情尚未得到控制，而复感外邪，或遭受精神刺激，情绪骤变，或因严重创伤以及大手术等，可致病情急剧恶化，出现火热炽盛，气阴耗竭，甚至阴竭阳亡等危候。

六、辨证要点及治疗思路

将该病分为初期、中期和末期；在用药上强调辨症状、辨体征及微观辨证相结合，并总结出相应的专方专药，临床疗效显著。

1. 初期：阴虚阳亢证，因肾阴不足，水不涵木，肝郁化火，火热炽盛，热灼津液，阴伤明显，则见火愈炽、阴愈亏的证候。表现为颈部肿大，汗出，口渴喜饮，消瘦，手足心热，心烦，急躁易怒，头晕或胀痛，目干涩或目眩，手抖，心慌，失眠多梦，面红，舌质红苔薄或少津，脉弦细。

2. 中期：气阴两虚证，由于失治误治，病情迁延不愈，阴虚火旺，耗伤气血，而出现肾气、肾阴两虚之候。表现为气短乏力，自汗盗汗，消瘦，下肢无力酸软，口干，食欲不振，舌红少苔或花剥苔，脉细或弱。

3. 后期：阴阳两虚证，甲亢后期阴损及阳。可表现为阴阳两虚之候，常可见到脾肾两虚，轻者表现为脾虚湿盛。症见脘腹痞满，纳呆，呕恶，口淡不渴，头身困重，便溏，舌体淡胖，舌苔白滑或白腻，脉濡缓。治以健脾利湿，方用自拟温阳健脾方；重者则为肾阳不足、水饮内停之候，表现为怕冷、四肢不温，四肢及面目水肿，尿少，舌体胖大，舌质淡，苔白水滑，脉沉细或沉迟无力。

七、常用方药

1. 气滞痰凝证

症状：颈前肿胀，烦躁易怒。胸闷，两胁胀满，善太息，尖眼，月经不调。腹胀便溏，舌质淡红，舌苔白腻，脉弦或弦滑。

治法：疏肝理气，化痰散结。

方药：逍遥散合二陈汤加减。若气滞血瘀者，加香附、郁金、益母草；浊内盛者，加竹茹、生姜；脾失健运者，加陈皮、砂仁、薏苡仁、茯苓。

2. 肝火旺盛证

症状：颈前肿胀。眼突，烦躁易怒，易饥多食，手指颤抖，恶热多汗，面红烘热，心悸失眠，头晕目眩，口苦咽干，大便秘结，月经不调，舌质红，舌苔黄，脉弦数。

治法：清肝泻火，消狭散结。

方药：龙胆泻肝汤加减。若胃火炽盛者，加石膏、知母、玉竹；肝阳上亢者，加菊花、钩藤。

3. 阴虚火旺证

症状：颈前肿大，眼突，心悸汗多，手颤，易饥多食，消瘦，口干咽燥，五心烦热，急躁易怒，失眠多梦，月经不调，舌质红，舌苔少，脉细数。

治法：滋阴降火，消瘦散结。

方药：天王补心丹加减。若肝阴不足者，加枸杞子、沙参、龟板；肝风内动者，加白芍、钩藤；肝血不足者，加玄参、阿胶、益母草。

4. 气阴两虚证

症状：颈前肿大，眼突，心悸失眠，手颤，消瘦，神疲乏力，气短汗多，口干咽燥，手足心热，纳差，大便溏烂，舌质红或淡红，舌苔少，脉细或细数无力。

治法：益气养阴，消瘦散结。

方药：生脉散加味。若气虚不能摄津者，加黄芪、党参、白术、浮小麦；阴虚燥热者，加玄参、女贞子、龟板、地骨皮；瘀血阻滞者，加丹参、桃仁、红花、三七等。

八、中成药

1. 甲亢灵片

功效：平肝潜阳，软坚散结。适用于具有心悸、汗多、烦躁易怒、咽干、脉数等症的甲状功能亢进症。用法：每次 6~7 片，每天 3 次，口服。

2. 抑亢丸

功效：育阴潜阳，豁痰散结，降逆和中。适用于瘿病（甲状腺功能亢进）引起的突眼，多汗心烦，口渴，多食，肌体消瘦，四肢震颤等。用法：每次 1 丸，每天 2 次，口服。

九、名医验案

患者，女，28 岁，初诊（2019 年 4 月 2 日）。患者 1 年前发现颈前正中异常隆起，吞咽稍感不适，并自觉心跳加快，测心率为 112 次 /min 左右，汗出较多，两手颤抖明显，食量较前增大，未予诊治，后体重下降。至当地医院就诊，行相关检查，确诊为甲亢。予甲疏咪唑片治疗，心率控制在 80~95 次 /min，余症状未见明显改善，经人推荐到吕久省教授处就诊。刻下症：怕热，汗多，疲乏，纳亢，偶有心慌，烦躁易怒，双眼发胀，头昏，口苦，嗳腐吞酸，眠浅易醒，大便溏、每天 2~3次，小便尚调。平素月经量少，末次月经：2019 年 3 月 22 日。近 3 个月体重下降约5kg。舌质暗红，苔薄，脉弦稍数。双侧甲状腺 II 度肿大，质中，无压痛。甲状腺彩超示：左侧叶范围 41mm×15mm×18mm，右侧叶范围 48mm×20mm×24mm，峡部厚 4.2mm，体积增大，被膜光滑，腺体回声光点分布不均匀。彩色多普勒血流显像示：腺体内血流信号丰富。超声提示：双侧甲状腺体积增大并实质回声弥漫性改变。查甲状腺功能示：血清游离三碘甲腺原氨酸（FT3）34.41pmol/L，血清游离甲状腺素（FT4）64.00pmol/L，促甲状腺激素（TSH）0.03mIU/mL。西医诊断：甲亢。中医诊断：瘿病，肝郁火旺证。予丹栀逍遥散加减治疗，处方：夏枯草 30g、当归 20g、茯苓 20g、牡丹皮 15g、栀子 15g、白术 15g、山慈姑 15g、白芍 15g、郁金 15g、柏子仁15g、柴胡 10g、浙贝母 10g。10 剂，水煎，每天 1 剂，早晚分服。同时嘱患者配合口服甲疏咪唑片，每次 10mg，每天 3 次。

2019 年 4 月 15 日二诊：患者述服药后心慌、怕热、烦躁、汗出症状好转，纳可，夜眠较前改善，舌暗红，苔薄黄，脉弦涩。心率 82 次 /min，心律齐，颈部肿大未见明显改变。查甲状腺功能示：FT3 10.23pmol/L，FT4 24.54pmol/L，TSH 0.04mIU/mL。守前方加川芎 20g、赤芍 20g，煎服法同前。继续服甲疏咪唑片，早晚各 10mg。

三诊（2019 年 6 月 7 日）：患者未述明显不适，情绪较佳，纳差、大便溏等脾虚之证明显改善，睡眠较前明显好转，舌质红，苔薄黄，脉弦。心率 79 次 /min，心律齐，甲状腺 I 度肿大。复查甲状腺功能示：FT3 7.30pmol/L，FT4 15.29pmol/L，TSH 0.03mIU/mL。在二诊方基础上加山楂 30g、麦芽 30g，以巩固疗效，甲疏咪唑片减至每天早上服用 10mg。

四诊（2019 年 8 月 1 日）：患者急躁易怒、心慌、怕热等不适症状未发，纳可，眠可。心率 79 次 /min，心律齐，未闻及杂音，颈部基本恢复如常，查甲状腺功能基本正常。嘱患者停服西药，中药以 2019 年 6 月 7 日处方配制为丸药服用，并嘱患者注意调节情志，监测甲状腺功能及复查彩超。后随访患者病情稳定，前述症状均未复发。

【按语】该例患者因突然生气，情志不畅，导致肝木失疏，又因平素工作压力较大，气郁于里而化火，火邪使津液煎灼成痰，成为有形之邪，火挟痰上攻于颈部，发为瘿病。结合患者发病原因、初诊时的症状及舌脉象，辨证为肝郁火旺证，治以疏肝健脾、解郁清火。吕久省教授以丹栀逍遥散为基础方，符合该病病因病机，患者颈前肿大，为火热之邪灼津成痰，壅于颈部所致，加入山慈姑、浙贝母，两药合用，共奏清热化痰散结之功。吕久省教授临床常运用夏枯草治疗甲亢肝郁瘿结症状，遂加夏枯草 30g，使全方清肝火、消瘿结之力增强，如此配伍，可使郁结之气得疏，上逆之火得降，留滞之痰得化，凝聚之结得散。患者眠差，配伍柏子仁养血安神，使心得所养则寐安。二诊时，患者症状明显改善，查相关激素指标已改善；舌暗红，脉弦涩，表明有血瘀之证，故加入川芎、赤芍。川芎辛温香窜，为血中气药，赤芍活血化瘀，两药配伍逍遥散以疏肝郁、行气血。三诊时，诸症缓解，患者诉近期饮食过量，食后腹胀不适，故加入山楂 30g、麦芽 30g 以消食和胃。四诊时，FT3、FT4 均恢复正常，TSH 稍低，嘱患者继服中药巩固治疗，2019 年 6 月 7 日药方制为丸药服用，停服西药。后随访患者，症状均未复发。此外，吕久省教授强调，对甲亢肝郁患者要给予人文关怀，药物的治疗作用与心理疏导相结合才能达到"事半功倍"的效果，故治疗期间嘱患者调畅情志，饮食有节，起居有度。

第四节　甲状腺功能减退症（hypothyroidism）

一、概述

甲状腺功能减退症（hypothyroidism，简称甲减），是由各种原因导致的低甲状腺激素血症或甲状腺激素抵抗而引起的全身性低代谢综合征，其病理特征是糖胺聚糖在组织和皮肤堆积，表现为黏液性水肿（myxederma）。按发病年龄可分为以下 3 型：起病于胎儿或新生儿者，称呆小病；起病于儿童者，称幼年型甲减；起病于成年者，称成年型甲减。

本病与中医学中的"瘿劳"相似，可归属于"虚劳""瘿病""水肿"等范畴。

二、发病机制

病因及发病机制病因复杂，90% 以上为原发性，垂体性和下丘脑性约占 10%，其他少见。发病机制随病因和类型不同而异。根据病变发生的部位分 3 类：

（1）原发性甲减（primary hypothyroidism）：由于甲状腺腺体本身病变引起的甲减，占全部甲减的 95% 以上，且 90% 以上原发性甲减是由自身免疫，甲状腺手术和甲亢碘治疗所致。

（2）中枢性甲减（contral bypothyroidism）：由下丘病和垂体病变引起的促甲状腺激素释放激素（TRH）或者促甲状腺激素（TSH）产生和分泌减少所致的甲减，垂体外照射、垂体大腺瘤、颅咽管瘤及产后大出血是其较常见的原因，其中由于下丘脑病变引起的甲减称为三发性甲减（tertiary hypothyroidism）。

（3）甲状腺激素抵抗综合征（reaistanee to thyroid honones）：由于甲状腺激素在外周组织实现生物效应障碍引起的综合征。

依病因不同可分为：①萎缩性病变：多见于桥本甲状腺炎、萎缩性甲状腺炎等。甲状腺组织明显萎缩，广泛纤维化，残余滤泡上皮细胞矮小萎缩，滤泡内胶质减少。继发性甲减亦有腺体缩小，滤泡萎缩，但滤泡腔充满胶质。呆小病者腺体萎缩、发育不全或缺如。放疗和术后患者的甲状腺也明显萎缩。②甲状腺肿：甲状腺肿伴大小不等结节者常见于因缺碘所致的地方性甲状腺肿；慢性淋巴细胞性甲状腺炎后期也可伴有结节；药物所致者，甲状腺肿可呈代偿性弥漫性肿大。

三、临床诊断

甲状腺功能减退症的临床表现取决于起病年龄。成年型甲减主要影响代谢及脏器功能，发生于胎儿或婴幼儿时，大脑和骨髓的生长发育受阻，患儿身材矮小、智力低下。

中年女性多见，男女之比为 1:5～1:10。多数起病隐匿，进展缓慢，有时可 10 余年后始有典型表现。

（一）一般表现

易疲劳、怕冷、少汗、动作缓慢、食欲减退而体重增加。记忆力减退，智力低下，反应迟钝，嗜睡，精神抑郁。典型黏液性水肿的临床表现为：表情淡漠，面色苍白，眼睑水肿，唇厚舌大，全身皮肤干燥、增厚、粗糙、多脱屑，毛发脱落，指甲增厚变脆、多裂纹，踝部可出现非凹陷性水肿。

1.肌肉与骨关节

肌肉无力，收缩与松弛均迟缓，暂时性肌痛，肌强直，咀嚼肌、胸锁乳突肌、股四头肌、手部肌肉进行性萎缩。腱反射的弛缓期特征性延长。关节也常疼痛，偶有关节腔积液。

2.心血管系统

心肌黏液性水肿导致心肌收缩力损伤、心动过缓、心排血量下降。由于心肌间质水肿、非特异性心肌纤维肿胀、左心室扩张和心包积液导致心脏增大，有学者称之为甲减性心脏病。冠心病在本病中高发，但因心肌耗氧量减少，心绞痛在甲减时减轻。

3. 消化系统

厌食、腹胀、便秘常见，甚至发生麻痹性肠梗阻或黏液水肿性巨结肠。

4. 内分泌系统

性欲减退，男性阳痿，女性多有月经过多或闭经、不孕、溢乳等。如本病伴发自身免疫性肾上腺皮质功能减退和 1 型糖尿病，则称为多发性内分泌功能减退综合征（Schmidt 综合征）。

5. 血液系统

由于下述 4 种原因发生贫血：①甲状腺激素缺乏引起血红蛋白合成障碍；②肠道吸收铁障碍引起铁缺乏；③肠道吸收叶酸障碍引起叶酸缺乏；④恶性贫血是与自身免疫性甲状腺炎伴发的器官特异性自身免疫病。

6. 黏液性水肿昏迷

临床表现为嗜睡，低体温（< 35℃），呼吸徐缓，心动过缓，血压下降，四肢肌肉松弛，反射减弱或消失，甚至昏迷、休克、肾功能不全而危及生命。常见于病情严重者，诱因为严重躯体疾病、中断 TH 替代治疗、寒冷、感染、手术和使用麻醉、镇静药等。

（二）呆小病

主要表现为患儿体格、智力发育均较同龄人迟缓，起病越早病情越严重。初生时体重较重，不活泼，不主动吸奶，哭声低弱，逐渐发展为典型呆小病，表情呆钝，声音低哑，面色苍白，眼周水肿，眼距增宽，唇厚流涎，舌大外伸，前后内增大、关闭延迟，出牙换牙延迟，身材矮小，四肢粗短，行走摇摆且呈鸭步，腹饱满膨大伴脐疝，性器官发育延迟。

（三）幼年型甲减

介于呆小病与成人型之间。幼儿多表现为呆小病，但体格、智能发育迟缓和面容改变不如呆小病显著，较大儿童则和成年型相似，但伴有不同程度生长迟滞，青春期延迟。

（四）其他检查

（1）血红蛋白常为轻、中度贫血，多为正常细胞正常色素性贫血。

（2）血液生化血糖正常或偏低，胆固醇、甘油三酯和 β 脂蛋白均增高。

（3）甲状腺激素及 TSH 测定，血清 TSH 增高，FT4 降低是诊断原发性甲减的必备指标。TT3 和 TT4 可在正常范围，严重甲减时也可见降低；只有 TSH 升高而 TT3、

TT4 正常，为亚临床甲减；如 TSH 无明显升高而 TT3、TT4 降低，则表示垂体 TSH 储备功能降低，属垂体或下丘脑性甲减。采脐血、新生儿血，或妊娠第 22 周采羊水测 TSH 有助于新生儿和胎儿甲减的诊断。

（4）甲状腺摄碘率降低。

（5）TRH 兴奋试验主要用于原发性甲减及继发性甲减的鉴别。静注 TRH 后，血清 TSH 无升高反应者提示垂体性甲减，延迟升高者为下丘脑性甲减；如血清 TSH 在增高的基值上进一步增高，提示原发性甲减。

（6）甲状腺自身抗体例如，甲状腺过氧化物酶抗体（TPOAb）、甲状腺球蛋白抗体（TgAb）等增高，表明甲减由自身免疫性甲状腺炎所致。

（7）X 线检查可见心脏向两侧增大，可伴心包积液和胸腔积液。部分患者有蝶鞍增大。

（五）鉴别诊断

1. 水肿

主要与特发性水肿相鉴别，甲状腺功能测定有助鉴别。

2. 贫血

与其他疾病引起的贫血相鉴别。

3. 低 T3 综合征

也称为甲状腺功能正常的病态综合征（eutlyroid sicksyndrone，ESS），指非甲状腺疾病原因引起的伴有低 T_3 综合征。严重的全身性疾病、创伤和心理疾病等都可导致甲状腺激素水平的改变，它反映了机体内分泌系统对疾病的适应性反应。主要表现血清 TT3、FT3，水平减低，血清 T4、TSH 水平正常。

4. 蝶鞍增大

应与垂体鉴别。原发性甲减时 TRH 分泌增加可以导致高泌乳素（PRL）血症、溢乳及蝶鞍增大，酷似垂体催乳素瘤，可行 MRI 鉴别。

5. 心包积液

需与其他原因的心包积液鉴别。

四、西医治疗

治疗目的是保证患儿的正常发育，改善甲减的症状、体征，提高患者的生活质量。TH 替代治疗疗效确切，是西医治疗甲减的主要方法。中医辨证根据"虚则补之""损者益之"的理论，当以补益为基本原则，可以减轻替代治疗的副作用，还可以明显改善患者的症状，提高患者的生活质量。替代治疗与中医辨证论治有机结合，常可取得最佳疗效。本病应及早处理，长期坚持治疗，甚至终生服药。黏液性水肿昏迷者需及时积极抢救。

1. 替代治疗

不论何种甲减，均需 TH 替代治疗，永久性者需终身服用。

治疗的目标是将血清 TSH 和甲状腺激素水平恢复到正常范围内。治疗的剂量取决于患者的病情、年龄、体重和个体差异。成年患者左甲状腺素（L-T4）替代剂量 $50 \sim 200\mu g/$（$kg \cdot d$），平均 $125\mu g/d$。按照体重计算的剂量是 $1.6 \sim 1.8\mu g/$（$kg \cdot d$）；儿童需要较高的剂量，大约 $2.0\mu g/$（$kg \cdot d$）；老年患者则需要较低的剂量，大约 $1.0\mu g/$（$kg \cdot d$）；妊娠时的替代剂量需要增加 30% ~ 50%；甲状腺癌术后的患者需要剂量大约为 $2.2\mu g/$（$kg \cdot d$）。T4 的半衰期是 7 天，所以可以每天早晨服药 1 次。甲状腺片是动物甲状腺的干制剂，因其甲状腺激素含量不稳定和 T3 含量过高已很少使用。

服药方法：起始剂量和达到完全替代剂量的时间要根据年龄、体重和心脏状态确定。< 50 岁，既往无心脏病史患者可以尽快达到完全替代剂量；> 50 岁，患者服用 L-T4 前要常规检查心脏状态。一般从 $25 \sim 50\mu g/d$ 开始，每 1 ~ 2 周增加 25g，直到达到治疗目标。患缺血性心脏病者起始剂量宜小，调整剂量宜慢，防止诱发和加重心脏病。补充甲状腺激素，重新建立下丘脑–垂体–甲状腺轴的平衡一般需要 4 ~ 6 周，所以治疗初期，每 4 ~ 6 周测定激素指标。然后根据检查结果调整 L-T4 剂量，直到达到治疗的目标。治疗达标后，需要每 6 ~ 12 个月复查一次激素指标。

2. 亚临床甲减的处理

部分亚临床甲减发展为临床甲减。目前认为在下述情况需要给予 L-T4 治疗：高胆固醇血症，血清 TSH > 10mU/L。

3. 对症治疗

有贫血者补充铁剂、维生素 B_{12}、叶酸等。胃酸不足者给予稀盐酸。但所有对症治疗的措施都必须在替代疗法的基础上进行才可获效。

4. 黏液性水肿昏迷的治疗

（1）即刻补充 TH，首选 L-T3 静脉注射，首次 $40 \sim 120\mu g$，以后每 6h $5 \sim 15\mu g$，至患者清醒后改为口服；或首次静注 L-T4 $300\mu g$，以后每天注射 $50\mu g$，患者清醒后改口服。如无注射剂可以 T3 片剂每次 $20 \sim 30\mu g$，每 4 ~ 6h 1 次，或 T4 片剂（量同前），经胃管给药，清醒后口服。有心脏病者，起始量为一般用量的 1/5 ~ 1/4。

（2）氢化可的松，每天 $200 \sim 300mg$，静脉滴注，患者清醒及血压稳定后减量。

（3）保温，供氧，保持呼吸道通畅，必要时行气管切开。

（4）根据需要补液。但补液量不宜过多。

（5）控制感染。防治休克，治疗原发病。

经以上治疗，24h 左右病情如有好转，则 1 周后可逐渐恢复。如 24h 后不能逆转，多数不能挽救。

五、中医病因病机

本病多由于先天不足、久病伤肾、情志内伤、饮食不节等，致正气内伤、阴阳失衡、脏腑功能失调而发病。

（1）先天不足，禀赋薄弱。肾为先天之本，主骨生髓。先天禀赋不足，则肾精亏虚，致五脏形体失养，脑髓失充，故见形体发育迟缓，智力发育迟滞，严重者可出现"五迟""五软"的表现。

（2）饮食不节，脾失健运。忧愁思虑，饮食不节，损伤脾土，或外感邪气，耗伤中气，致脾失健运，水湿内停，而出现纳呆腹胀、面浮肢肿；气血生化乏源，则见倦怠乏力、少气懒言、语声低微等。

（3）久病伤肾，肾气衰微。久病伤肾，或素体虚弱，致肾精亏损，肾气虚衰，肾阳不足，致形体失温，脑髓失充，见神疲短气、畏寒肢冷、智能下降等。肾阳不足，可致心阳亏虚，心失所养，可见心慌、胸闷气短。病久渐至阳气衰竭，而见嗜睡、神昏等危重情况。综上所述，本病乃由先天不足，后天久病失调，脏气亏虚，正虚邪留而致。本虚是本病的基本病机，气血阴阳皆虚，尤以气虚、阳虚为甚，病变日久，正虚留邪，可出现虚实夹杂之证。病位在颈前，与肾、脾、心、肝相关。

六、辨证要点及治疗思路

根据临床表现一般可分为脾肾气虚、脾肾阳虚、心肾阳虚、阳气衰微。基本病理变后是肾虚，治疗以温补滋肾为基本治则。

七、常用方药

1. 脾肾气虚证

症状：神疲乏力，少气懒言，纳呆腹胀，面色萎黄，腰膝酸软，小便频数而清，白带清稀，大便溏，舌质淡，脉沉。

治法：益气健脾补肾。

方药：四君子汤合大补元煎加减。脾虚胃气上逆者，加陈皮、半夏；阳虚者，加肉桂、炮姜；气虚为主者，加黄芪；肾虚失摄者，加五味子、益智仁。

2. 脾肾阳虚证

症状：神疲乏力，畏寒肢冷，记忆力减退，头晕目眩，耳鸣耳聋，毛发干燥易落，面色苍白，少气懒言，厌食腹胀，便秘，男子可见遗精阳痿，女子可见月经量少，舌淡胖有齿痕，苔白，脉弱沉迟。

治法：温补脾肾。

方药：以脾阳虚为主者，附子理中丸加减；肾阳虚为主者，右归丸加减。阳虚水泛者，加茯苓、泽泻、车前子；命门火衰者，加四神丸。

3. 心肾阳虚证

症状：形寒肢冷，心悸，胸闷，怕冷，汗少，身倦欲寐，水肿，表情淡漠。女性月经不调，男性阳痿，舌质淡暗或青，苔白，脉迟缓微沉。

治法：温补心肾，利水消肿。

方药：真武汤合苓桂术甘汤加减。心脉瘀阻者，加川芎、丹参、三七；阳虚较甚者，加淫羊藿、巴戟天、鹿茸。

4. 阳气衰微证

症状：畏寒整卧，腰膝酸冷，小便清长或遗尿，喜热饮，眩晕耳鸣，视物模糊，男子阳痿、遗精、滑精，女子不孕、带下量多，舌质淡红，舌体胖大，舌苔薄白，尺脉弱。

治法：温补肾阳。

方药：金匮肾气丸加味。

八、中成药

（1）金匮肾气丸功效：温补肾阳，化气行水。适用于肾虚水肿、腰膝酸软、小便不利、畏寒肢冷等。口服，每次1丸，每天2次。

（2）补中益气丸功效：健脾补气。适用于脾气虚弱、体倦乏力、食少腹胀。口服，每次1丸，每天2~3次。

（3）附子理中丸功效：温中健脾。适用于脾阳虚，脘腹冷痛，肢冷便。口服，每次1丸，每天3次。

九、名医验案

舒仪琼医案

范某某，女，41岁，初诊（2021年1月7日）。畏寒、脱发1年余。刻下症见：手足不温，神疲乏力，嗜卧懒动，面部水肿，脱发明显，食欲不振，睡眠不佳，大便秘结，月经周期延迟8~10天，经量少，色淡，无痛经，偶有血块，舌质淡红、舌体胖大、边有齿痕、苔薄白，脉沉缓。查体：甲状腺Ⅰ度肿大。甲状腺功能三项及抗体：FT3 1.6pmol/L，FT4 4.5pmol/L，TSH 45.35mIU/L，TGAb 3.65IU/mL，TPO-Ab 5.56IU/mL。甲状腺彩超：右叶低回声结节8mm×9mm。西医诊断：甲状腺功能减退；中医诊断：虚劳（脾肾阳虚证）。治法：健脾温肾，利湿化痰。方用芪参二仙汤加减。药用：黄芪30g、党参20g、仙茅15g、猪苓15g、夏枯草15g、酸枣仁15g、熟地黄15g、山药15g、白术15g、川芎12g、泽泻12g、淫羊藿12g、巴戟天12g、当归12g、木香10g、厚朴10g、远志10g。14剂。每天1剂，水煎早晚分服。左甲状腺素钠片，50μg/次，每天1次，早餐前口服。

二诊（2021年1月21日）：自诉畏寒、乏力改善，进食后有咽部阻塞感，偶有胸闷心悸，胃胀，面部水肿明显减轻，饮食睡眠改善，二便正常，舌质淡红、边有齿痕、苔白，脉沉滑。初诊方去猪苓，加半夏15g、桔梗15g、枳壳15g。14剂。

三诊（2021年2月6日）：自诉诸症明显缓解，甲状腺功能三项及抗体：FT3 2.88pmol/L，FT4 14.56pmol/L，TSH 4.35mIU/L，抗体正常。予二诊方去酸枣仁、远志。14剂，巩固疗效。

【按语】舒仪琼教授依据该患者的主诉，结合查体和辅助检查，根据辨证论治的思想，诊断该患者为虚劳（脾肾阳虚证），治以健脾温肾，兼以利湿化痰，方用芪参二仙汤加减。因久病伤及血分，致痰气瘀结于颈部，佐以夏枯草、厚朴、木香，理气化痰散结。命门火衰，难以温煦五脏，心神失养，而见失眠，故配伍酸枣仁、远志，以交通心肾、宁心安神。再联合较小剂量左甲状腺素钠片，标本兼治。三诊后诸症好转，复查TSH明显降低。

第五节　甲状腺炎

一、概述

甲状腺组织发生变性、渗出、坏死、增生等炎症改变所致的一系列临床病症称为甲状腺炎。临床上常见的有亚急性甲状腺炎，慢性淋巴细胞性甲状腺炎。亚急性甲状腺炎（subacute thyroiditis）又称 de Quervain 甲状腺炎、巨细胞性甲状腺炎或肉芽肿性甲状腺炎。本病是较为常见的甲状腺疾病，多发于 20~50 岁的成人，男女之比为 1:3，本病与中医学中的"瘿痈"相似，可归属于"瘿病""瘿瘤"等范畴。

二、发病机制

目前，多数学者认为本病与病毒感染有关，起病前 1~3 周常有上呼吸道感染或病毒性腮腺炎。发病时在许多患者血中可检测到某些高滴度的病毒抗体，最常见的是柯萨奇病毒，其次是腮腺炎病毒、流感病毒及腺病毒等。此外，本病与人类白细胞相容性抗原 HLA-B35 相关。

甲状腺多呈双侧肿大。呈斑块状炎性浸润，早期滤泡细胞被破坏，滤泡内激素漏出，几周后，滤泡内激素耗尽。组织内多核巨细胞浸润，肉芽肿形成，纤维化。

三、临床诊断

起病多急骤，初起常有发热、畏寒、全身不适等症，继而出现特征性的甲状腺部位疼痛，常向下颈、耳部及枕后放射，少数可无疼痛。可有一过性甲状腺毒症表现。甲状腺轻度结节性肿大，质地中等，压痛明显，常位于一侧，或一侧消失后又在另一侧出现，起病多急骤，初起常有发热、畏寒、全身不适等症，继而出现特征性的甲状腺部位疼痛，常向下颈、耳部及枕后放射，少数可无疼痛。可有一过性甲状腺毒症表现。甲状腺轻度结节性肿大，质地中等，压痛明显，常位于一侧，或一侧消失后又在另一侧出现。

（一）实验室检查

（1）血沉

早期血沉常明显增快，有时可达 100mm/h 以上。

（2）甲状腺功能检查

甲状腺滤泡破坏阶段，滤泡贮存的 T3、T4，漏入血液循环，血清 T3、T4，水平一过性增高，甲状腺摄碘率显著降低，呈特征性分离现象。这是因为 T3、T4 增高，反馈性抑制垂体分泌 TSH，使甲状腺摄碘率降低。此后，甲状腺滤泡内激素减少，T3、T4 下降，TSH 增高。随病情好转，以上检查恢复正常。

（3）彩超

急性期受累增大的甲状腺组织没有血运增加，超声显示低回声区，恢复期超声显示为伴轻微血运增加的等回声区。

（二）鉴别诊断

根据急性起病、发热等全身症状及甲状腺疼痛、肿大且压痛，结合 ESR 显著增快、血清甲状腺激素浓度升高与甲状腺摄碘率降低的双向分离现象可诊断本病。

（1）急性化脓性甲状腺炎

甲状腺局部或邻近组织红、肿、热、痛，全身显著炎症反应，有时可找到邻近或远处感染灶；白细胞明显增高，核左移；甲状腺功能及摄碘率多数正常。

（2）慢性淋巴细胞性甲状腺炎

非典型病例应与慢性淋巴细胞性甲状腺炎相鉴别，后者少数病例可以有甲状腺疼痛、触痛，活动期血沉可轻度增快，并可出现短暂甲状腺毒症和摄碘率降低，但是无全身症状，血清 TgAb、TPOAb 滴度增高。

四、西医治疗

西医治疗能较快缓解临床症状，但不能防止复发。中医治疗疗效确切，对防止复发有帮助，但起效较缓，病情重者不能迅速缓解临床症状。所以，轻症病例以中医辨证论治为主，症状较重者可采用中西医结合治疗，以期提高疗效。

轻症患者，可予非甾体抗炎药，如阿司匹林，疗程 2 周左右。症状较重者，给予泼尼松 10～15mg，每天 3～4 次，维持 1～2 周，症状及血沉改善后可逐渐减量，维持 4～6 周。

停药后如有复发，再予泼尼松治疗仍有效。若伴一过性甲状腺毒症者，给予 β

受体阻滞剂；伴一过性甲减者可适当补充甲状腺激素。

五、中医病因病机

本病的发生，乃因内伤七情，或外感六淫邪毒，以致气血不畅，痰凝血瘀，壅结于颈前而致。

（1）外感六淫邪毒：风热等邪毒侵袭机体，客于肺胃，又内有郁火，积热循经上扰，夹痰蕴结，经脉阻隔，不通则痛，而发为本病。

（2）内伤七情：本病与情志因素关系密切，宋代《太平圣惠方》指出："夫瘿气咽喉肿塞者，不能消散，搏于肺脾故也"。肝气抑郁，郁久化火，既可炼液成痰，又可耗伤阴液，以致痰气凝滞或阴虚火旺；肝郁气滞，气滞则血瘀，痰瘀互结；肝郁犯脾，脾失健运，日久伤及脾阳，脾阳不振，水湿运化失常，聚而成痰，痰瘀互结。总之，本病病位在颈前，与肝、胆、肺、脾等相关，主要病机是痰、热、气。早期病性多属实，邪留日久，损伤正气，则可见虚实夹杂之证。

六、辨证要点及治疗思路

临床表现一般可分为外感风热、肝胆郁热、阴虚火旺、痰瘀互结、脾阳不振，早期以邪实为主，日久伤及正气，表现虚实夹杂，或者本虚之证。

七、常用方药

1. 外感风热证

症状：起病急，高热寒战，头痛咽痛，鼻塞流涕，颈部肿痛，肤色微红，舌淡红，苔薄黄，脉浮数。

治法：疏风解表，清热解毒。

方药：银翘散加减。热毒炽盛者，加牛蒡子、玄参、板蓝根、浙贝母。

2. 肝胆郁热证

症状：颈前肿胀疼痛，发热恶寒，口苦咽干，或心悸易怒，多汗口渴，颜面潮红，小便短赤，大便秘结，舌质红，苔薄黄，脉浮数或弦数。

治法：清肝泻胆，消肿止痛。

方药：龙胆泻肝汤加减。兼有风热表证者，加金银花；瘀血阻络者，加延胡索、赤芍。

3. 阴虚火旺证

症状：颈前肿块或大或小，质韧，疼痛，口燥咽干，潮热盗汗，心悸，失眠多梦，舌质红，苔少或无苔，脉细数。

治法：滋阴清热，软坚散结。

方药：热扰心神者，加酸枣仁、麦门冬；瘀血阻络者，加生牡蛎、延胡索、赤芍。

4. 痰瘀互结证

症状：颈前肿块坚硬，疼痛不移，入夜尤甚，情绪不畅，口干不欲饮，舌质紫暗，或有瘀点瘀斑，脉细涩。

治法：理气活血。

方药：海藻玉壶汤加减。瘀血阻络者，加延胡索、赤芍；肝郁气滞者，加香附、郁金。

5. 脾阳不振证

症状：颈前肿块，疼痛不甚，面色无华，疲乏无力，头晕多梦，畏寒肢冷，纳呆，腹胀便溏，舌质淡，苔白腻，脉沉细。

治法：温阳健脾，化气行水。

方药：实脾饮加减。痰浊阻滞者，加海藻、夏枯草。

八、中成药

银翘解毒片功效：疏风解表，清热解毒。适用于风热感冒，症见发热头痛、咳嗽口干、咽喉疼痛。用法：口服，每次 4 片，每天 2~3 次。

九、名医验案

丁治国教授验案

患者，女，34 岁，2017 年 7 月体检发现甲状腺相关抗体升高、甲状腺不均质改变、甲状腺结节，就诊于解放军第三〇六医院，诊为桥本甲状腺炎、甲状腺结节，予口服中成药"小金丸"治疗 3 个月后，复查超声示甲状腺结节增大，遂于 2017 年 10 月 28 日就诊于北京中医药大学东直门医院甲状腺病科门诊。详细病史，患者述平素易于疲劳，工作压力大，情志不畅，少气懒言，偶有胸闷心慌，喜食海鲜，纳眠尚可，大便黏，1 次 /d，舌淡胖，有齿痕，苔薄厚腻，舌下络脉瘀阻，脉弦滑。触诊甲状腺Ⅰ度肿大，质地稍韧。双下肢轻度水肿。查甲功：TGAb 175.30U/mL，

TPOAb 78.24U/mL；甲状腺超声：甲状腺不均质改变伴左叶结节（0.7cm×0.5cm）。西医诊断：①桥本甲状腺炎，②甲状腺结节；中医诊断：瘿病，辨为肝郁气滞、脾虚痰阻，治以疏肝散结、健脾化痰。予自拟疏肝健脾消瘿方加减，方药组成：夏枯草 30g、浙贝母 20g、柴胡 20g、合欢花 20g、白芍 10g、制香附 12g、党参 15g、炙黄芪 25g、黄芪 25g、陈皮 9g、法半夏 9g、黄芩 15g、射干 15g、猫爪草 20g、丹参 10g、红花 10g、生牡蛎 20g、生龙骨 20g、皂角刺 3g。14 剂，每天 1 剂，早晚分服。同时予理气散结消瘿膏（主要成分：青皮、大黄、仙鹤草、黄药子等）外敷颈前甲状腺区域，2 次 /d，2h/ 次。嘱低碘饮食，1 个月后复查甲功及甲状腺超声。

二诊（2017 年 11 月 25 日）：患者心情明显好转，疲劳缓解，仍偶感乏力胸闷，心慌缓解，大便成形，1 次 /d，双下肢水肿减轻，舌淡红苔薄白，舌下络脉瘀阻，脉弦。复查甲功：TGAb 126.26U/mL，TPOAb 68.43U/mL；甲状腺超声：甲状腺不均质改变伴左叶结节（0.6cm×0.3cm）。中药在上方基础上加三棱 12g、莪术 12g，14 剂，每天 1 剂，早晚分服。继续予理气消瘿膏外敷颈前甲状腺区域，2 次 /d，2h/ 次。仍低碘饮食，1 个月后复查甲功及甲状腺超声。

三诊（2018 年 12 月 23 日）：患者无明显不适，情绪平稳，疲劳缓解，无胸闷心慌，纳可，工作繁忙，偶有心烦，入睡困难。舌淡红苔薄白，舌下络脉颜色变浅，脉弦，双下肢无水肿。复查甲功：TGAb 73.25U/mL，TPOAb 41.68U/mL；甲状腺超声：甲状腺不均质改变伴左叶结节（0.4cm×0.3cm）。中药减上方黄芪、炙黄芪为 20g，加炒枣仁 30g、首乌藤 30g，14 剂，每天 1 剂，早晚分服。继续予理气消瘿膏外敷颈前甲状腺区域，2 次 /d，2h/ 次。仍低碘饮食，1 个月后复查甲功及甲状腺超声。

四诊（2018 年 1 月 20 日）：患者睡眠好转，情绪平稳，无乏力疲劳，无胸闷心慌，纳可，二便调。舌淡红苔薄白，舌下络脉颜色变浅，脉微弦，双下肢无水肿。复查甲功：TGAb 29.97U/mL，TPOAb 27.57U/mL；甲状腺超声：甲状腺不均质改变，未见结节。患者无明显不适，甲功相关抗体降至正常范围内（参考值：TGAb 0～115U/mL，TPOAb 0～34U/mL），甲状腺结节消失，达到临床治愈，予停口服中药及外敷药膏，仍建议低碘饮食，1 个月后复查甲功及甲状腺超声。2018 年 2 月 23 日复查甲功：TGAb 20.30U/mL，TPOAb 17.28U/mL；甲状腺超声：甲状腺不均质改变，未见结节。仍建议低碘饮食，3 个月后复查甲功及甲状腺超声。2018 年 5 月 20 日复查甲功：TGAb 22.16U/mL，TPOAb 10.45U/mL；甲状腺超声：甲状腺不均质改变，未见结节。仍建议低碘饮食，3 个月后逐渐恢复含碘食物摄入，1 年后复查。

综上，中医药辨证论治桥本甲状腺炎、甲状腺结节具有较好的临床疗效，这依托于"靥本相应"理论的指导，以及掌握甲状腺疾病治疗的"窗口期"。人是一个整体，并与自然和谐统一，甲状腺疾病发病，必然存在着机体内环境紊乱及全身脏腑功能失调。详悉病史，准确辨证，中药内外合治及饮食调护等多种治疗手段，使机体内环境紊乱及脏腑功能失调得以纠正，甲状腺疾病即可逐渐痊愈。中医药内外合治为桥本甲状腺炎、甲状腺结节的治疗提供了新的思路及有效的治疗手段，弥补了现代医学无药可治的空缺，是临床上可供参考的重要临证经验。

第六节　库欣综合征

一、概述

库欣综合征（Cushing syndrome，Cushing 综合征），由多种病因引起肾上腺分泌过多糖皮质激素（主要为皮质醇）所致。主要临床表现为满月脸、多血质外貌、向心性肥胖、痤疮、紫纹、高血压、继发性糖尿病和骨质疏松等。

本病可归属于中医学"痰湿""眩晕""心悸"等范畴。

二、发病机制

库欣综合征的病因可分为促肾上腺皮质激素（ACTH）依赖性和非 ACTH 依赖性两类。ACTH 依赖性是指下丘脑 - 垂体病变（包括肿瘤）或垂体以外某些肿瘤组织分泌过量 ACTH 和 / 或 ACTH 释放激素（CRH），使双侧肾上腺皮质增生并分泌过量皮质醇，皮质醇的分泌过多是继发的。非 ACTH 依赖性是指肾上腺皮质肿瘤或增生，自主分泌过量皮质醇。

1. 依赖垂体 ACTH 的库欣病

约占库欣综合征的 70%，多见于成人，青少年、儿童少见，女性多于男性。垂体病变中最多见者为 ACTH 微腺瘤（直径 < 10mm），约占库欣病的 80%，大部分病例切除微腺瘤后可治愈；ACTH 微腺瘤并非完全自主性，仍可被大剂量外源性糖皮质激素抑制，也可受 CRH（促 ACTH 释放激素）兴奋。约 10% 患者为 ACTH 大腺瘤，伴肿瘤占位表现，可有鞍外伸展。少数为恶性肿瘤，伴远处转移。少数患者垂体无腺瘤，而呈 ACTH 细胞增生，原因尚不清楚，可能由于下丘脑或更高级神经中枢的病变或功能障碍致促肾上腺皮质激素释放激素分泌过多，刺激垂体 ACTH 细胞增生，ACTH 分泌增多。导致双侧肾上腺皮质呈弥漫性增生，主要是束状带细胞肥大增生，有时也可见网状带细胞增生，部分患者呈结节性增生。

2. 异位 ACTH 综合征

垂体以外的许多肿瘤组织（大部分为恶性肿瘤）可分泌大量有生物活性的 ACTH，使肾上腺皮质增生，分泌过多皮质类固醇。临床上分为两型：①缓慢发展型：肿瘤恶性度较低（如类癌），病史可数年，临床表现及实验室检查类似库欣病；②迅速进展型：肿瘤恶性度高、发展快，临床不出现典型库欣综合征表现，血ACTH，血尿皮质醇升高明显。

3. 肾上腺皮质肿瘤

肿瘤有良性与恶性两种，其中肾上腺皮质腺瘤占库欣综合征的 15% ~ 20%，腺癌约占库欣综合征的 5%。这些肿瘤自主分泌过量皮质醇，反馈抑制下丘脑 – 垂体，使血浆 CRH、ACTH 水平降低，故肿瘤以外同侧肾上腺及对侧肾上腺皮质萎缩。腺瘤一般为单个，偶为双侧或多个，圆形或椭圆形，多数直径为 3 ~ 4cm，重 10 ~ 40g有完整包膜，切面呈黄色或黄褐色，可有分叶。腺瘤体积小，生长较慢，不引起局部浸润或压迫症状。大多数腺癌的体积较大，直径常超过 6cm，重量多超过 100g，压迫周围组织，呈浸润性生长，晚期可转移至肺、肝、淋巴结和骨等处。

4. 不依赖 ACTH 的双侧小结节性增生

此病又称 Meador 综合征或原发性色素性结节性肾上腺病，是库欣综合征的罕见类型之一。此病患者双侧肾上腺体积正常或轻度增大，结节大小不等，多为棕色或黑色，由大细胞构成。一部分患者的临床表现同一般库欣综合征；另一部分呈家族显性遗传，称为 Carney 综合征，常伴面、颈、躯干皮肤及口唇、结膜、巩膜着色斑及蓝痣，还可伴皮肤、乳房、心房黏液瘤、睾丸肿瘤、垂体生长激素瘤等。血浆中ACTH 很低，甚至测不出，大剂量地塞米松不能抑制。

5. 不依赖 ACTH 的肾上腺大结节性增生

双侧肾上腺增大，含有多个良性结节，直径在 5mm 以上，一般为非色素性。垂体的影像学检查常无异常发现。其病因现已知与 ACTH 以外的激素、神经递质的受体在肾上腺皮质细胞上异位表达有关。肾上腺 CT 或 MRI 示双侧增生伴结节。

三、临床表现

库欣综合征的临床表现主要是由于皮质醇过多分泌引起代谢紊乱及多脏器功能障碍所致。

1. 向心性肥胖、满月脸、多血质外貌

向心性肥胖为本病特征之一。满月脸、水牛背、悬垂腹和锁骨上窝脂肪垫是库欣综合征的特征性临床表现。多血质与皮肤菲薄、微血管易透见有时与红细胞数、血

红蛋白增多有关。

2. 全身肌肉与神经系统

患者肌无力，下蹲后起立困难。常有不同程度的精神、情绪变化，轻者表现为欣快感、失眠、情绪不稳、记忆力减退等，重者可发生类偏狂、精神分裂症或抑郁症等。

3. 皮肤表现

皮肤变薄，毛细血管脆性增加，轻微损伤即可引起毛细血管破裂，出现瘀点或瘀斑；在下腹部、大腿等处出现典型的紫纹。手、脚、指（趾）甲、肛周常出现真菌感染。异位 ACTH 综合征及较重库欣病患者的皮肤色素明显加深，具有鉴别意义。

4. 心血管表现

高血压常见，同时常伴有动脉硬化和肾小球动脉硬化。长期高血压可并发左心室肥大、心力衰竭和脑血管意外。

5. 对感染抵抗力减弱

长期皮质醇增高可抑制体液免疫和细胞免疫，抑制抗体形成与炎症反应，患者对感染的抵抗力明显减弱，肺部感染多见；化脓性细菌感染可发生蜂窝织炎、菌血症、感染中毒症。患者在感染后炎症反应往往不显著，发热不高，易漏诊而造成严重后果。

6. 性功能障碍

女性患者出现月经减少、不规则或闭经，多伴不孕；痤疮、多毛常见，明显男性化（乳房萎缩、长须、喉结增大、阴蒂肥大）者少见，如出现，要警惕肾上腺癌。男性患者表现为阴茎缩小，睾丸变软，性欲减退或阳痿。

7. 代谢障碍

过量皮质醇拮抗胰岛素的作用，抑制外周组织对葡萄糖的利用，同时加强肝脏糖原异生，血糖升高，糖耐量减低。病程久者出现骨质疏松，可致腰背疼痛，脊椎压缩畸形，身材变矮，甚至出现佝偻、病理性骨折。儿童患者生长发育受抑制。

（一）实验室及其他检查

以下主要介绍各型库欣综合征所共有的检查异常。

（1）血浆皮质醇浓度测定

正常人血浆皮质醇水平有明显昼夜节律，早晨 8 时均值为（276±66）nmol/L（范围 165~441nmol/L），下午 4 时均值为（129.6±52.4）nmol/L（范围 55~248nmol/L），夜间 12 时均值为（96.5±33.1）nmol/L（范围 55~138nmol/L）。患者血浆皮质醇，水平增高且昼夜节律消失。

（2）尿游离皮质醇

在 304μmol/24h 以上［正常人尿排泄量为 130～304μmol/24h，均值为（207±44）μmol/24h］因其能反映血中游离皮质醇水平，且少受其他色素干扰，诊断价值优。

（3）小剂量地塞米松抑制试验

每 6h 口服地塞米松 0.5mg，或每 8h 口服 0.75mg，连续 2 天，第 2 天 24h 尿 17-轻皮质类固醇不能抑制在基值的 50% 以下，或 UFC 不能被抑制在 55nmol/24h 以下。

（二）诊断要点

有典型临床表现者，从外观即可做出诊断，但早期以及不典型病例，可无特征性表现，而以某一系统症状就医时易被漏诊。如实验室检查皮质醇分泌增多，失去昼夜分泌节律，且不能被小剂量地塞米松抑制，诊断即可成立。

（三）鉴别诊断

1.部分肥胖症患者可有高血压、糖耐量减低、月经少或闭经、腹部有白色或淡红色的细小条纹等类似于库欣综合征的表现。另外，早期、较轻的库欣综合征患者，可呈不典型表现。本病易与单纯性肥胖症相混淆，但肥胖症患者尿游离皮质醇不高，血皮质醇昼夜节律保持正常。

2.酗酒兼有肝损害者可出现假性库欣综合征，但在戒酒 1 周后，其临床症状、生化异常即消失。

四、西医治疗

治疗目的是去除病因，治疗原发病，提高患者的生活质量。西医治疗主要有手术、放射和药物治疗，对不同的类型其疗效相差很大。中医辨证论治，对改善患者的症状或体征通常有较好的疗效。但本病病因复杂，病程较长，单纯的中、西医治疗常难以获得理想的疗效，宜中西医有机结合，综合治疗，以提高疗效。在病因病理未明确时，各种治疗不可盲目使用，对病情严重的患者应首先采取措施改善其症状。

1. 依赖垂体 ACTH 的库欣病

（1）经蝶突切除垂体微腺瘤为目前治疗本病的首选疗法。该法治愈率高，手术创伤小，并发症较少，少数患者术后可复发。手术时应在显微镜和电视监视下选择性切除微腺瘤，尽可能保留垂体的分泌功能，术后可发生一过性垂体-肾上腺皮质功能不足，需补充糖皮质激素，直至其功能恢复正常。

（2）若为垂体大腺瘤，应做开颅手术治疗，尽可能切除肿瘤。常不能完全切除，术后需常规辅以放射治疗，以免复发。

（3）如不能手术切除垂体腺瘤，或某种原因不能做垂体手术，病情严重者，宜做一侧肾上腺全切，另一侧肾上腺大部或全部切除术，术后做激素替代治疗。为防止复发及发生 Nelson 综合征（表现为皮肤黏膜色素加深，血浆 ACTH 明显升高，并可出现垂体瘤或原有垂体瘤增大），术后应做垂体放疗。

（4）如上述治疗不能获得满意疗效，可用阻滞肾上腺皮质激素合成的药物，必要时做双侧肾上腺切除术，但术后需终生激素替代治疗。

2. 肾上腺肿瘤

无论腺瘤或腺癌，均应尽早手术切除肿瘤。若是腺瘤，手术切除可获根治。

（1）肾上腺腺瘤：尽可能切除肿瘤，保留肿瘤以外的肾上腺组织。腺瘤大多为单侧性，术后需较长期激素替代治疗。在肾上腺功能逐渐恢复时，替代剂量也随之递减，大多数患者于 6 个月至 1 年内可逐渐停用替代治疗。

（2）肾上腺腺癌：应尽可能早期做手术治疗。未能根治或已有转移者用药物治疗，减少肾上腺皮质激素的产生量。

（3）不依赖 ACTH 小结节性或大结节性双侧肾上腺增生：做双侧肾上腺切除术，术后做激素替代治疗。

（4）异位 ACTH 综合征：明确 ACTH 起源，以治疗原发恶性肿瘤为主，视具体病情做手术。放疗和化疗。如能根治，库欣综合征可以缓解；如不能根治，则需要用肾上腺皮质激素合成阻滞药。

（5）阻滞肾上腺皮质激素合成的药物有以下数种：①米托坦：可使肾上腺皮质束状带及网状带萎缩、出血、细胞坏死，但不影响球状带。主要用于肾上腺癌。开始每天 2 ~ 6g，分 3 ~ 4 次口服，在治疗 1 个月后，大部分患者的尿 17- 羟皮质类固醇、尿皮质醇排量下降。如疗效不明显，可增至每天 8 ~ 10g，继续服用 4 ~ 6 周，直到临床缓解或达到最大耐受量，以后再减少至无明显不良反应的维持量。用药期间可适当补充糖皮质激素，以免发生肾上腺皮质功能不足。主要不良反应有胃肠道不适、嗜睡、眩晕、头痛、乏力等。②美替拉酮：对皮质醇合成的酶有抑制作用，从而减少皮质醇的生物合成。每天 2 ~ 6g，分 3 ~ 4 次口服。不良反应较少，仅轻度头痛、头昏，可有食欲减退恶心、呕吐等。观察疗效需以血皮质醇为指标，尿 17- 羟皮质类固醇无意义。③酮康唑：可使皮质类固醇产生量减少。开始时每天 1 ~ 1.2g，维持量每天 0.6 ~ 0.8g。不良反应有食欲减退、恶心、呕吐、发热、肝功能损害等，治疗过程中需定期观察肝功能。

（6）库欣综合征患者进行垂体或肾上腺手术前后的处理：因患者原来血浆皮质醇

的水平甚高，一旦切除垂体或肾上腺病变，皮质醇分泌量锐减，有发生急性肾上腺皮质功能不全的危险，故手术前后需要妥善处理。于麻醉前静脉滴注氢化可的松100mg，以后每6h 1次，每次100mg，次日起剂量渐减，5～7天可视病情改为口服生理维持剂量。剂量和疗程应根据疾病的病因、术后临床状况及肾上腺皮质功能检查而定。

五、中医病因病机

本病的病因是情志不遂、饮食不节、劳倦体虚、久病阴阳两虚等。

1. 湿热内盛

情志失调，恼怒伤肝，肝失条达，郁而化火，加之肝木侮土，脾虚湿停，湿与火热之邪相夹；或劳倦伤脾，脾虚湿停，湿郁化热，湿热内盛；或饮食肥甘厚味、辛辣炙煿，酿生湿热；或外感六淫，湿热合邪，皆可发为本病。

2. 阴虚火热

素体阴虚，虚火内生，或久病湿热，耗气伤阴，阴虚阳亢，发为本病。

3. 久病肾虚

久病湿热，进而化火伤阴，最终阴损及阳，阴阳两虚，发为本病。亦有素体阴血不足者。

本病病位在肝、肾、脾，主要病机是情志失调，肝郁化火；或肝肾阴虚，虚火内生；或阴损及阳，阴阳两虚。病初热邪内蕴，以实为主，病久则肝肾阴虚或阴阳两虚，以虚为主。

六、辨证要点及治疗思路

库欣综合症，在中医学上相当于"肾亢"。肾亢是指肿瘤、药物等多种因素侵犯肾脏，以满月脸、面红、肩背腹部肥胖、皮肤紫纹、粉刺、血压高、骨质不坚等为常见症状的肾系疾病。本病因情志失调，致肝失调达，郁而化火，肝火上炎；或先天禀赋不足，肝肾阴虚，阴不敛阳，肝阳上亢，相火妄动而发病。

中医要辩证论分型论治。也可以进行针灸推拿刺激穴位来辅助治疗。

七、常用方药

1. 肝火上炎证

症状：面红目赤，眩晕耳鸣，心烦易怒，口干口苦，女性月经失调，白带量多色黄，外阴瘙痒，舌质红，苔黄，脉弦滑有力。

治法：清肝泻火。

方药：龙胆泻肝汤加减。

2. 中焦湿热证

症状：恶心呕吐，胸闷腹胀，口淡或口甜，脘腹嘈杂，倦怠嗜卧，头重如裹，舌质红，苔黄腻或厚腻，脉濡数。

治法：化湿清热，燥湿健脾。

方药：藿朴夏苓汤加减。若中焦湿热从阳化燥，身热不扬，汗出而热不减，大便干结者，可改用大承气汤加味。

3. 肝肾阴虚

症状：满月脸，颜面潮红，口苦咽干，夜间尤甚，五心烦热，眩晕耳鸣，腰膝酸软，月经量少色红，或闭经，舌质红，苔少而干，脉细数或弦细。

治法：补肝益肾，滋阴清热。

方药：滋水清肝饮加减。

4. 脾肾阳虚证

症状：神疲乏力，动则气促，口干不欲饮，耳鸣耳聋，腰膝酸软，畏寒肢冷，女子经闭不孕，男子阳痿遗精，舌胖嫩，苔薄，脉沉细弱。

治法：温补脾肾。

方药：右归丸加减。

八、中成药

1. 杞菊地黄丸

功效：滋肾养肝。用于眩晕耳鸣、视物昏花等症。

用法：口服，每天2次，每次6~9g。

2. 金匮肾气丸

功效：温补肾阳。用于肾虚水肿、腰膝酸软、小便不利、畏寒肢冷等症。

用法：口服，每天2次，每次4~5g。

库欣综合征的中医治疗方法，要辨证论治、分型论治。第一个证型，肾实精浊证，治法泻肾泄浊，方药应用大承气汤加减。第二个证型，阴虚火旺证，治法滋阴潜阳、清泻相火，方药知柏地黄丸加减。第三个证型，脾肾阳虚证，治法温补脾肾，方药应用真武汤加减。形寒怯冷者可以加肉桂、鹿茸。紫纹隐现者可以加丹参、川芎。阳痿不举者可以加仙茅、巴戟天。经少经闭者可以加当归、熟地等。但以上治疗都是应该在中医师的指导之下进行。

九、名医验案

大承气汤加味对皮质醇增多症糖代谢紊乱的治疗观察

临床资料 6 例均为女性，年龄 17～29 岁，平均 23 岁，仅 1 例已婚。病程最短 4 个月，最长 7 年，平均 2～4 年。依据病史、病情、临床症以及 24h 尿 17– 羟皮质类固醇、17– 酮类固醇测定，血浆皮质醇测定，ACTH 刺激试验，地塞米松抑制试验，腹膜后肾周围充气造影，肾上腺 B 型超声，肾上腺 CT 扫描和肾上腺手术切除后病理报告，5 例为肾上腺皮质增生、1 例为右侧肾上腺皮质腺瘤，均兼有不同程度的糖代谢紊乱，并除外真性糖尿病。6 例查尿糖，4 例阴性，2 例阳性。服药 20～40 剂后尿糖均阴转。6 例查空腹血糖，4 例为 98～113mg，2 例增高，分别为 140mg 和 153mg。服药 40 剂后均降至正常，前者为 95mg，后者为 7mg。6 例 OGTT 均呈糖尿病型曲线。服药 20～80 剂（平均 43 剂）恢复正常。讨论本文 6 例皮质醇增多症所兼之糖代谢紊乱，经用大承气汤加味治疗均收到满意疗效。2 例尿糖，2 例血糖增高，6 例 IGT 服药 20～80 剂皆得到恢复。证明本方对类固醇性糖代谢紊乱确有调节、改善和治疗作用。这一临床疗效，对于减少或消除皮质醇增多症因糖代谢紊乱合并糖尿病昏迷，甚至导致死亡等不良后果有一定积极意义。大承气汤为泻下剂，寒下，主治阳明腑实证，大便不通，频转矢气，脘腹痞满，腹痛拒按，按之则硬，甚或潮热谵语，手足濈然汗出，舌苔黄燥起刺，或焦黑燥裂，脉沉实；热结旁流证，下利清谷，色纯青，其气臭秽，脐腹疼痛，按之坚硬有块，口舌干燥，脉滑实；里热实证之热厥、痉病或发狂等。本方临床常用于治疗急性单纯性肠梗阻、急性胆囊炎、呼吸窘迫综合征、挤压综合征、急性阑尾炎等。用量大黄（12g）、厚朴（24g）、枳实（12g）、芒硝（9g）。用法以水 1 斗，先煮 2 物，取 5L，去渣，内大黄，更煮取 2L，去渣，内芒硝，更上微火一、两沸，分温再服。得下，余勿服。（现代煎煮方法：水煎，先煮厚朴、枳实，大黄后下，芒硝溶服）配伍特点硝、黄配合，相须为用，泻下热结之功益峻。合用既能消痞除满，又使胃肠气机通降下行，以泻下通便。运用本方用于阳明脏腑实证的基础方，又是寒下法的代表方。

第七节 原发性慢性肾上腺皮质功能减退症
（chronic adrenocortical hypofunction）

一、概述

慢性肾上腺皮质功能减退症（chronic adrenocortical hypofunction）是由各种原因使肾上腺皮质激素分泌不足所致，在大多数情况下糖皮质激素及盐皮质激素皆分泌不足，在少数情况下，可只有皮质醇或醛固酮分泌不足。临床上表现为色素沉着、疲劳乏力、食欲减退、血压下降等综合征。按病因可分为原发性与继发性。原发性者又称艾迪生病（Addison 病），由多种原因破坏双侧肾上腺的绝大部分所致；继发性者指下丘脑或垂体病变引起 CRH 或 ACTH 分泌减少所致。本节仅叙述 Addison 病。

本病可归属于中医的"黑疸""女劳疸""虚劳"等范畴。

二、发病机制

1. 感染

肾上腺结核为常见病因。常先有或同时有其他部位结核病灶如肺、肾、肠等。

肾上腺被上皮样肉芽肿及干酪样坏死病变所替代，继而出现纤维化病变，肾上腺钙化常见。其他感染见于肾上腺真菌感染、巨细胞病毒感染及脑膜炎球菌感染，也可见于艾滋病后期及严重败血症。

2. 自身免疫性肾上腺炎

两侧肾上腺皮质被毁，呈纤维化，伴淋巴细胞、浆细胞、单核细胞浸润，髓质一般不受毁坏。大多数患者血中可检出抗肾上腺的自身抗体。近50% 患者伴其他器官特异性自身免疫病（称自身免疫性多内分泌腺病综合征），多见于女性；而不伴其他内分泌腺病变的单一性自身免疫性肾上腺炎多见于男性。

3. 其他

恶性肿瘤转移、淋巴瘤、白血病浸润、淀粉样变性、双侧肾上腺切除、放射治疗破坏、肾上腺抑制药（如美替拉酮、酮康唑）或细胞毒药物（如米托坦）的长期应用、血管栓塞等。

三、临床诊断

慢性肾上腺皮质功能减退症发病缓慢，早期表现为易于疲乏、衰弱无力、精神萎靡、食欲不振、体重明显减轻，酷似神经官能症。病情发展后可有以下典型临床表现：

（1）色素沉着

系本病的特征性表现，全身皮肤色素加深，暴露处、摩擦处、乳晕、瘢痕等处尤为明显，黏膜色素沉着见于齿龈、舌部、颊黏膜等处，系垂体 ACTH、黑素细胞刺激素分泌增多所致。

（2）神经、精神系统症状

乏力，淡漠，疲劳，重者嗜睡，意识模糊，可出现精神失常。

（3）消化系统症状

食欲不振为早期症状之一，重者可有恶心、呕吐、腹胀、腹泻、腹痛等。少数患者有时呈嗜盐症状，可能与失钠有关。

（4）心血管系统症状

血压低，有时低于 80/50mmHg，可呈直立性低血压而昏倒。心音低钝，心浊音界缩小。心电图呈低电压、T 波低平或倒置等。

（5）其他症状

糖代谢障碍，可出现低血糖症状；肾脏排泄水负荷的能力减弱，可出现稀释性低钠血症；生殖系统异常，如女性阴毛、腋毛减少或脱落、稀疏，月经失调或闭经，男性常有性功能减退；对感染等应激的抵抗力减弱，如病因为结核且病灶活跃或伴有其他脏器活动性结核者，常有低热、盗汗等症，体质虚弱，消瘦严重。

（6）肾上腺危象

常发生于感染、创伤、手术等应激情况或激素治疗中断时，表现为高热、恶心、呕吐、腹泻、烦躁不安、血压下降、脉搏细数，严重者可昏迷，甚至死亡。

（一）实验室及其他检查

（1）基础血、尿皮质醇，尿 17- 羟皮质类固醇（17-OHCS）测定

常降低，但也可接近正常。

（2）促肾上腺皮质激素试验（简称 ACTH 试验）

ACTH 刺激肾上腺皮质分泌激素，可反映肾上腺皮质的贮备功能，具有诊断及鉴别诊断的价值，临床普遍采用。静脉滴注 ACTH 25U，维持 8h，观察尿 17-OHCS 和血皮质醇变化。皮质功能正常者在兴奋第 1 天较对照日增加 1～2 倍，第 2 天增加

1.5～2.5 倍。原发性肾上腺皮质功能不全者多无反应。

（3）血浆基础 ACTH 测定

原发性明显增高，超过 55pmol/L，常为 88～440pmol/L（正常人低于 18pmol/L），继发性明显降低，甚至检测不出。

（二）影像学检查

肾上腺 X 线、CT、MRI 检查可发现病灶。

诊断与鉴别诊断

本病需与一些慢性消耗性疾病相鉴别。最具有诊断价值者为 ACTH 兴奋试验，本病患者储备功能低下，而非本病患者经 ACTH 兴奋后，血、尿皮质类固醇明显上升（有时需连续兴奋 2～3 日）。对于急症患者有下列情况应考虑肾上腺危象：所患疾病不太重而出现严重循环虚脱、脱水、休克、衰竭、不明原因的低血糖，难以解释的呕吐，体检时发现色素沉着，白斑病，体毛稀少，生殖器发育差。

四、西医治疗

本病治疗原则是病因治疗，配合激素替代治疗以纠正代谢紊乱。本病一旦确诊，就应立即开始应用终身或长期的替代治疗，糖皮质激素与盐皮质激素可交替使用。中西医结合治疗本病疗效肯定，中医以补虚化瘀为治疗大法。中药既能提高本病疗效，且无明显副作用，又能减轻西药激素的不良反应。同时，应避免应激，预防危象的发生。

1. 基础治疗

膳食中食盐的摄入量应多于正常人，每天至少 8～10g，即使在用皮质激素替代治疗的情况下，食盐量也不应减少。饮食中须富含糖类、蛋白质及维生素。大量维生素 C 长期治疗可使色素沉着减退。

2. 病因治疗

如有活动性结核病应积极抗结核治疗，在进行抗结核治疗中皮质激素应给全量（生理需要量），这样做不会造成结核的扩散，反而会改善病情。对于导致肾上腺皮质功能低下的其他疾病，给予相应疾病的治疗。

3. 激素替代治疗

（1）糖皮质激素（皮质醇类）治疗：根据患者的具体情况确定合适的生理剂量，并模仿激素的分泌规律，清晨睡醒时服全日量的 2/3，下午 4 时前服用余下的1/3（最好在进食时服用，因糖皮质激素能升高胃内酸度，诱发消化性溃疡），有应激情况时应酌情增加剂量。一般成人开始时每天剂量复化可的松 20~30mg 或可的松 25~37.5mg，以后可逐渐减量，氢化可的松 15~20mg 或相应量的可的松。

（2）盐皮质激素（醛固酮类）治疗：大部分患者在钠盐摄入量充分及氢化可的松的治疗下获得满意的效果，但仍有部分患者可能有头晕、乏力、血压低等症，则需加用盐皮质激素。常用的有氟氢可的松，上午 8 时 1 次口服 0.05~0.1mg。治疗过程中如出现高血压、低血钾，提示剂量应减少；如有低血压、高血钾时，应增加剂量。

4. 危象治疗

危象为内科急症，一旦发生，必须予以积极抢救，否则会危及生命。抢救措施包括：

（1）糖皮质激素：立即静脉注射氢化可的松 100mg，使血皮质醇迅速达到正常人在发生严重应激时的水平。以后每 6h 在输液中加入 100mg 静脉滴注，第 2、3 日减至 300mg，分次静脉滴注。如病情改善，继续减至每天 200mg，继而 100mg，无呕吐、能进食时，可改为口服，并逐渐恢复到平时替代量。

（2）补充液体：当危象发生后通常有大量的液体损失，补充液体以 0.9% 氯化钠注射液为主，第 1、2 日每天可补充 2000~3000mL，以后视病情而定。适当补充葡萄糖溶液以防低血糖。

（3）其他治疗：积极控制感染及其他代谢紊乱。

五、中医病因病机

本病属内伤范畴，"黑者赢肾""肾气过损"，中医认为本病的病因是先天肾气赢弱或后天肾气过损。

1. 禀赋不足

先天禀赋虚弱，体质不健，例如父母体虚、先天缺陷、胎中失养、孕育不足等，均可导致五脏阴阳气血俱伤，发为本病。

2. 体虚劳倦

包括烦劳过度，饮食不节，饥饱不调，损伤脾胃，使后天化源匮乏，先天之精失后天气血所养，则肾精不足，脏腑气血阴阳日渐衰退；房事不节，使肾气耗散，肾精亏损，导致阴阳气血虚弱而致病。

3. 久病失治

大病久病治疗调护不当，迁延不愈，脏气损伤，或热病日久耗血伤阴，或瘀血内结，新血不生，或寒邪久留耗伤正气，久则五脏受损，累及于肾，而成本病。

本病病位在肾，与肝、脾关系密切，涉及心、肺。脏腑虚损是本病的基本病机，早期以元气不足为主，气虚推动无力，引起血脉瘀滞，故气虚血瘀始终贯穿于各种证型之中，相兼为病，使病情趋于复杂严重。若病变进一步发展，总趋势是气血阴阳虚损日益加重，终至阴阳离决而危及生命。

六、辨证要点及治疗思路

根据临床表现多为气虚血瘀、脾肾阳虚、肝肾阴虚、阴竭阳脱，是先天或后天肾脏亏虚的表现。

七、常用方药

1. 气虚血瘀证

症状：面色晦暗，肤色由棕黄渐至褐黑，神疲乏力，少气懒言，食欲不振，舌淡红，有瘀点、瘀斑，脉缓或涩。

治法：补益元气，兼以化瘀。

方药：十全大补汤加减。

2. 脾肾阳虚证

症状：周身皮肤黧黑，面部、齿龈、口唇、乳头、手纹等处尤甚，腰背酸痛，畏寒肢冷，周身水肿，毛发失泽脱落，性欲减退，舌质淡胖嫩，苔白润而滑，脉沉细而迟或濡弱。

治法：补火生土，温肾健脾。

方药：右归丸加减。

3. 肝肾阴虚证

症状：周身皮肤黧黑，以面部、齿龈、乳头、手纹等处为甚，头晕耳鸣，腰膝酸痛，手足心热，或有低热，男子遗精，女子月经紊乱或闭经，舌质红少津，苔薄，脉弦细或细数。

治法：滋肾养肝，养血化瘀。

方药：六味地黄丸合四物汤加减。

4. 阴竭阳脱证

症状：阴竭：肌肤干瘪，眼眶深陷，汗出身热，烦躁昏愦，唇干齿燥，舌质干红，脉虚数或疾。阳脱：四肢厥冷，大汗淋漓，如珠如油，气息微弱，舌质淡，脉微欲绝。严重时昏迷。

治法：益气救阴，回阳固脱。

方药：阴竭者用生脉散加减；阳脱者用四味回阳饮加减。

八、中成药

十全大补丸功效：温补气血。用于面色苍白，气短心悸，头晕自汗，体倦乏力，四肢不温，月经量多。用法：每次 6g，每天 2～3 次。

参考资料

[1]顾寿白.内分泌 [M].北京：商务印书馆，1924：191–193.

[2]杜建玲.内分泌学 [M].北京：中国协和医科大学出版社，2019.

[3]薛耀明，肖海鹏.内分泌与代谢学 [M].广州：广东科技出版社，2018.

[4]薛君.实用内分泌疾病诊治学 [M].开封：河南大学出版社，2020.

[5]陈志强，杨关林.中西医结合内科学 [M].北京：中国中医药出版社，2016.

[6]付艳红.中西医结合内科学 [M].长春：吉林科学技术出版社，2019.

[7]刘德培.中华医学百科全书 – 中医内科学 [M].北京：中国协和医科大学出版社，2019.

[8]杨明会.国家级名老中医验案 – 糖尿病 [M].北京：人民军医出版社，2014.

[9]向楠.甲状腺功能减退症 [M].北京：中国医药科技出版社，2010.

[10]邢家骝.甲状腺功能减退症 [M].北京：人民卫生出版社，2016.

[11]石勇铨.甲状腺疾病 [M].上海：第二军医大学出版社，2016.

[12]孙绪敏.实用内分泌系统疾病治疗学 [M].上海：上海交通大学出版社，2018.

[13]张锦.内分泌系统与疾病 [M].上海：上海科学技术出版社，2008.

[14]施秉银.内分泌系统与疾病 [M].北京：人民卫生出版社，2021.

[15]府伟灵.内分泌与代谢系统疾病 [M].北京：人民卫生出版社，2020.

[16]庞国明.内分泌疾病临床用药指南 [M].北京：北京科学技术出版社，2020.

（王建光）

第五章　泌尿系统疾病

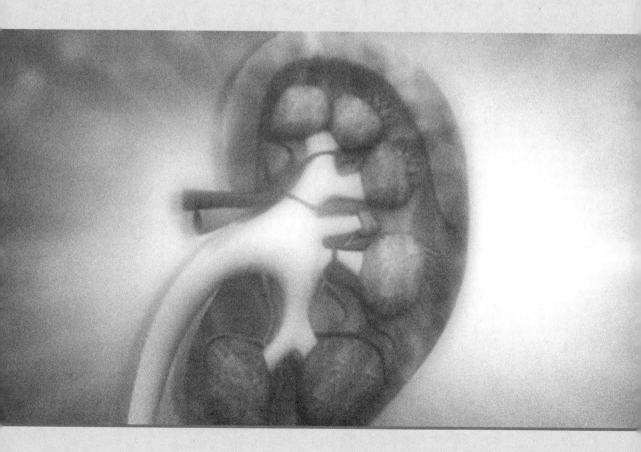

泌尿系统各器官（肾脏、输尿管、膀胱、尿道）都可发生疾病，并波及整个系统。泌尿系统的疾病既可由身体其他系统病变引起，又可影响其他系统甚至全身。其主要表现在泌尿系统本身，如排尿改变、尿的改变、肿块、疼痛等，但亦可表现在其他方面，例如高血压、水肿、贫血等。泌尿系统疾病的性质，多数和其他系统疾病类似，包括先天性畸形、感染、免疫机制、遗传、损伤、肿瘤等；但又有其特有的疾病，例如肾小球肾炎、尿石症、肾衰竭等，本章就常见慢性泌尿系统疾病展开论述。

第一节　慢性肾小球肾炎（chronic glomerulonephritis）

一、概述

（一）慢性肾小球肾炎的定义

慢性肾小球肾炎（chronic glomerulonephritis，CGN），简称慢性肾炎，以蛋白尿、血尿、高血压、水肿为基本临床表现，起病方式各有不同，病情迁延，缓慢进展，可有不同程度的肾功能减退，最终将发展为慢性肾衰竭。因慢性肾小球肾炎病理类型及病期不同，疾病表现呈多样性，若未及时接受有效治疗，极易引发肾衰竭。

（二）慢性肾小球肾炎的流行病学概述

慢性肾小球肾炎亦称为慢性肾炎，是中青年人及儿童的常见病，男性发病率高于女性，属于免疫介导的炎症性疾病，常伴有严重的肾功能损害，影响肾脏和患者的整体生存。慢性肾脏疾病的全球发病率为 8%～16%，在大多数国家和地区，慢性肾小球肾炎约占慢性肾病总发病率的 20%。我国的慢性肾病的患病率 9%～14%，患患者群约 1.3 亿人，由慢性肾炎发展而来的约占 40%，已然成为世界共性的健康问题。然而，慢性肾脏疾病的知晓率仅为 12.5%。该病的发病特征隐匿，病程缠绵难愈，临床表现具有多样性和复杂性，并伴有高血压、心力衰竭、卒中等心血管疾病并发症。

由于病程漫长，给患者的心理造成不良影响，患者家庭承担较重的经济负担，也造成大量社会卫生资源的消耗。因此，对患者的生存质量和生命健康都造成极大的危害。因此我国的慢性肾脏疾病处于"患病率高、死亡率高、致残率高、并发症多、知晓率低、治疗率低"的现状。

肾脏对人体而言是非常重要的，具有重要的生理功能，目前对慢性肾脏疾病倡导预防－治疗全病程一体化管理。治疗重点是重视早期发现，及时有效的干预疾病进展，预防和延缓并发症的发生发展。具体治疗管理措施有：生活方式干预；提高早期筛查和诊断；避免急性加重情况发生，保护剩余肾功能；适时展开肾代替治疗；建立患者追踪随访档案，积极指导并调整治疗方案。但是，我国尚无一部具有权威性、共识性的慢性肾小球肾炎的临床实践指南，多为注译国外指南。因此我国从事肾脏病专业人员，特别是广大基层医务工作者，迫切需要一个适合我国国情和患者特征的临床实践指南。

二、发病机制

慢性肾小球肾炎的病理类型多种多样，但发病机制目前尚不明确，在患者人群中，仅有少数患者是由急性肾炎发展所致。目前关于慢性肾小球肾炎的发病机制，普遍认为一是免疫因素，与免疫炎症损伤有关，即免疫介导，包括体液免疫和细胞免疫，往往两者彼此产生相互作用；二是非免疫因素，例如蛋白尿、高血压、高血脂、水肿等也发挥着重要作用。

（一）免疫因素

1. 体液免疫

人体体液中存在一类由蛋白质和小分子多肽物质组成的免疫分子，主要包括免疫球蛋白、细胞因子、补体、细胞黏附分子等，具有调节免疫和参与免疫反应的作用。如若大量消耗蛋白质，使免疫球蛋白减少，体液免疫功能下降，就会引起慢性肾小球肾炎。

（1）循环免疫复合物的沉积：循环免疫复合物（circulating immune complex，CIC）是在抗原量过剩时所形成的，中等大小的可溶性抗原－抗体复合物。当体内的吞噬细胞不能清除 CIC，CIC 也不能通过肾小球排出，就会长时间的有利于血液和体液之中，形成 CIC 沉积，引起充血水肿、局部坏死和中性粒细胞浸润等炎性反应和组织损伤。

（2）原位免疫复合物的形成：原位免疫复合物（in situs immune complex，in situs

IC）是当抗体和抗原固定于组织中，而后形成的免疫复合物，区别于循环中复合物。in situs IC 的形成，引起了因抗体与肾小球内固定的不溶性肾小球抗原或非肾小球抗原结合而导致的肾小球损伤。

2. 细胞免疫

肾脏的炎症效应细胞主要包括 T 细胞、单核 - 巨噬细胞、中性粒细胞等。

由胸腺依赖性细胞（T 细胞）产生的特异杀伤或免疫炎症，称为细胞免疫（cell mediated immunity，CMI），是主要的循环淋巴细胞。CD3+T 细胞是成熟 T 细胞的标志，代表人体的免疫状况；CD8+T 细胞为 T 细胞抑制细胞，具有抑制和毒杀作用。研究表明，相比健康人群，慢性肾炎患者的 CD3+ 水平明显偏低，CD8+ 细胞水平明显偏高；此外 T 细胞可帮助体液免疫系统产生免疫球蛋白并直接参与免疫发病机制。单核 - 巨噬细胞可以释放蛋白酶和活性氧代谢产物，可以释放在纤维素沉积和新月体形成中的促凝组织因子，还可以释放转化生长因子 β，是 T 细胞介导免疫发病机制的效应细胞。中粒细胞是在抗体 - 补体系统介导的组织损伤中产生效应。中粒细胞增多，会引发炎症及组织坏死。

这些炎症细胞能产生多种炎症介质，促进炎症病变，长期发展会导致肾小球硬化和肾小管间质纤维化等严重损伤。

（二）非免疫因素

免疫损伤是造成肾小球肾炎疾病产生和发展的主要因素，非免疫因素则会加重肾脏损伤。非免疫介导因素主要包括：①肾小球内高压；②脂质代谢紊乱；③肾小管高负荷代谢；④肾病高血压；⑤肾内动脉硬化等。

三、临床诊断

（一）临床表现

慢性肾小球肾炎可发病于任何年龄，多见于中青年男性，疾病表现隐匿，起病缓慢，临床表现多样，凡出现尿液检查出现蛋白尿、血尿、管型尿等异常，常伴有水肿和高血压，病史 3 个月以上，无论肾功能是否异常，均应考虑此病。排除继发性肾小球肾炎和遗传性肾小球肾炎后，临床可诊断为慢性肾小球肾炎。总结慢性肾小球肾炎常见的临床表现特征，见表 5-1。

表 5-1　慢性肾小球肾炎常见的临床表现特征

临床表现	主要特征
水肿	轻度水肿表现在眼眶周围、面部及下肢出现局部水肿；重度水肿表现在全身水肿，呈现肾病综合征
高血压	大部分患者患有间歇性或持续性高血压，以舒张压升高为主要特点，持续性高血压患者的预后效果不佳
尿液异常	尿量变化与水肿和肾功能相关，水肿者尿量少，肾功能障碍者尿量多；尿蛋白升高，也有呈大量尿蛋白者；尿沉渣中可见颗粒管型，有不同程度的红细胞和白细胞；伴有不同程度血尿
肾功不全	多数患者的肌酐清除率降低，尿浓缩功能减退，酚红排泄率降低。末期发展为尿毒症
贫血	疾病终末期，肾内促红细胞生成素减少，肾功能障碍严重，会出现中度或严重贫血
其他	疲累、食欲不振、头痛、头晕、失眠等

（二）病史

1. 既往病史

询问患者有无高血压、肾脏病、血液病、糖尿病、心脏病等与慢性肾小球肾炎相关的疾病史。

2. 病程

询问患者的患病时间，疾病严重程度，是否有接受过治疗，用药效果以及不良反应等情况。

3. 曾服用药物

询问患者用药情况，了解患者是否有过敏史，是否服用过引起或加重肾脏负担的药物，如抗生素、氨基糖苷类药物、免疫抑制剂、非甾体类止痛药、脱水剂以及长期服用有肾毒性的中药等。

4. 生活习惯

了解患者的饮食、运动、工作强度、心理健康、精神压力的情况，了解是否有吸烟、饮酒、熬夜、受凉、过度劳累等不良嗜好和习惯。

（三）实验室检查

（1）尿常规：尿液检查多为轻度异常，尿蛋白多在 1 ~ 3g/d，尿蛋白太高者其血白蛋白降低，有些患者会出现高脂血症和高尿酸血症；尿沉渣镜检查可见红细胞增多，呈管型。

（2）肾功能：早期患者肾功能检查正常或轻度受损，晚期患者会出现不同程度的血肌酐和尿素氮的升高，肌酐清除率降低。

（3）血常规：随着病情的恶化和发展，患者常出现小细胞低色素性贫血。

此外，有研究表明，对血清尿酸（UA）联合可溶性 Fms 样络氨酸激酶 –1（sFIt–1）、趋化因子白细胞诱素 –1（LKN–1）水平进行检测，对早期慢性肾小球肾炎的诊断和预后评估具有重要的指标参考价值。

（四）病理检查

目前慢性肾小球肾炎的病理检查方式是肾穿刺活检。

常见的病理主要有 IgA 和非 IgA 系膜增生性肾小球肾炎、膜增生性肾小球肾炎、膜性肾病、局灶节段性肾小球硬化。疾病早期病理主要是肾小球内皮细胞及系膜细胞增生、基底膜增厚。疾病恶化至后期病理主要是上述病理均可转化为不同程度的肾小球硬化，伴随相应肾单位的肾小管萎缩、肾间质纤维化。疾病末期病理就发展至硬化性肾小球肾炎。

（五）影像学检查

超声检查，早期可见双生正常或缩小，肾皮质变薄或肾内结构紊乱，回声不均匀；后期可见双肾对称性缩小，皮质变薄。

四、西医治疗

（一）治疗原则

慢性肾小球肾炎的治疗总体目标是防止或延缓肾功能的进行性衰竭和恶化、改善和缓解临床症状、防止和减少并发症的发生。需要对患者普及慢性肾小球肾炎疾病知识，增强防范疾病发生意识，提高早期筛查率，尽早接受科学合理的治疗，提高生活质量。具体要求如下：

（1）预防和控制引发该病的病因和诱因。一是注意休息，避免过度劳累、体力运动、受凉等。二是合理饮食结构，患者饮食要低蛋白低磷饮食，应给予患者摄入足够热量和优质低蛋白 $[0.6 \sim 0.8g/（kg \cdot d）]$，必要时要补充氨基酸和 α 酮酸；伴有水肿和高血压患者，还要限制盐摄入量，建议 $< 3.0g/d$。三是防止服用肾毒性药物，如氨基糖苷类抗生素、非类固醇抗炎镇痛药、含马兜铃酸的中药。四是防止感染，如咽炎、扁桃体炎、呼吸系统及消化系统炎症。

（2）对症治疗。对肾功能损伤程度、症状以及并发症进行全面的检查和评估，制订综合治疗方案。

（二）药物治疗

1. 降低尿蛋白

研究表明，蛋白尿是慢性肾小球肾炎患者进行性肾损伤、肾小球硬化的重要独立危险因素。肾小球高滤过、高灌注、高内压可造成蛋白自毛细血管壁的滤过增加，从而造成蛋白尿；肾小球毛细血管的机械牵张力加强，引起血管活性因子分泌量增多，血管通透性增加，导致蛋白尿加重。患者尿蛋白的控制目标为 < 1.0g/d。

（1）血管紧张素转换酶抑制剂和血管紧张素Ⅱ受体阻滞剂：血管紧张素转换酶抑制剂（ACEI）和血管紧张素Ⅱ受体阻滞剂（ARB）是首选用药。ACEI 是血管紧张素转换酶抑制剂，即"普利"类药物，ARB 是血管紧张素Ⅱ受体阻滞剂，即"沙坦"类药物。近年研究显示，ACEI 可对肾组织局部多细胞因子产生抑制作用，从而抑制肾小球系膜细胞增生、肥大，改善滤过膜负电荷分布，减少蛋白尿；ARB 可有效阻断血管紧张素Ⅱ作用，其特异性和 AT1 受体相结合，实现降尿蛋白排泄和降压作用。副作用主要是血压降低、血钾和血清肌酐升高，少数患者会出现干咳。禁用情况包括双侧肾动脉狭窄的患者，有脱水、低血压或者肾病综合征导致的有效血容量不足的患者。

（2）糖皮质激素和细胞毒性药物：从慢性肾小球肾炎的发病机制来看，免疫介导和炎症介质均为肾小球损害因素。糖皮质激素在机体免疫功能低下时能明显提高免疫作用，减少纤维蛋白沉着，抑制系膜细胞增生，降低毛细血管通透性，减少尿蛋白。细胞毒性药物在体内羟化后产生具有烷化作用的代谢产物，具有较强的免疫抑制作用，能够抑制细胞增殖，非特异性杀死抗原敏感性低的淋巴细胞，对炎症损伤具有抑制作用。糖皮质激素和细胞毒性药物联合治疗慢性肾小球肾炎被称为"冲击诱导疗法"。有研究显示，慢性肾炎患者应用糖皮质激素和细胞毒性药物进行冲击治疗能够显著改善患者肾功能，控制炎症反应。但是长期使用糖皮质激素会导致骨细胞功能降低，细胞毒性药物亦会产生白细胞降低、引发感染、长期致癌等不良作用。因此，这种治疗方法目前不主张主动积极应用，如若患者肾功能正常或损伤较轻，并发症少，病理类型较轻，尿蛋白多，可以尝试使用。

常用的糖皮质激素药物有：泼尼松、泼尼松龙。

常用的细胞毒性药物有：环磷酰胺、氮芥。

2. 控制高血压

据统计，90% 的慢性肾小球肾炎患者有合并高血压疾病，高血压是加速慢性肾功能衰竭的一个关键因素，因此及时有效地控制患者血压水平，对控制该病进展，改善预后效果具有重要意义。根据蛋白尿的情况，控制血压水平：当蛋白尿 $\geq$ 1g/d，血压应控制在 125/75mmHg 以下；当蛋白尿 $<$ 1g/d，血压应控制在 130/80mmHg 以下。常用的降压药物如下：

（1）血管紧张素转换酶抑制剂：ACEI 能抑制缓激肽降解，降低血管紧张素Ⅱ水平，改善出球小动脉扩张，缓解肾小球高血液循环动力状态，降低肾内压而减少肾小球损伤。临床常用贝那普利、依那普利、卡托普利等。但类型降压药有刺激性咳嗽和血管神经性水肿的副作用。

（2）血管紧张素Ⅱ受体阻滞剂：ARB 通过抑制血管紧张素Ⅱ与其受体 AT1 的结合，选择性地阻断血管紧张素Ⅱ对血管的收缩作用，使血管舒张，产生降压作用。临床常用缬沙坦、氯沙坦。此类型降压药，不影响缓激肽系统，因此不会发生 ACEI 的副作用，患者的耐受性和依从性较好。

（3）利尿剂：慢性肾小球肾炎常伴有水钠潴留，引起容量依赖性高血压。因此要控制患者低盐和液体量摄入，可使用利尿剂辅助治疗。利尿剂通过促进体内 Na^+ 与水分排出，影响肾小球滤过率、重吸收以及分泌等功能产生利尿作用，是血容量、细胞外液容量减少，降低外周血管阻力起到降压作用。临床可选用噻嗪类利尿剂，如氯噻嗪、氢氯噻嗪、氯噻酮等；若利尿效果不佳可改用袢利尿剂，如呋塞米、布美他尼、托拉塞米等。

（4）Ca^{2+} 通道阻滞剂：阻滞 Ca^{2+} 内流，松弛血管平滑肌达到降压作用。同时 Ca^{2+} 通道阻滞剂还能起到肾保护作用，通过体循环血压，改善肾小球滤过；降低血管紧张素Ⅱ和 αⅠ肾上腺受体介导的收缩血管效应，减少肾小管对 Na^+ 的重新收。长期服用无明显耐药性，对尿素、电解质等无明显影响。临床常用氨氯地平、硝苯地平等。

对于血压控制不佳或顽固性高血压，根据患者具体情况选用多种降压药联合治疗。

3. 抗凝和抗血小板聚集药物

对系膜增生性肾炎有较好的减轻肾损伤和稳定肾功能的作用，例如有明显的高凝状态病理类型和易引起高凝的膜性肾病、系膜毛细血管增生性肾炎的患者，可使用抗凝和抗血小板聚集药物治疗。临床常用潘生丁、肝素、阿司匹林、双嘧达莫等。

4. 其他治疗

对于肾功能不全者，可给予替代治疗进行透析或肾移植；伴有高脂血症的患者，可选用他汀类降脂药物；伴有高尿酸血症的患者，尿酸太高加重肾脏负担，可选用别嘌醇、非布司他，苯溴马隆等；防止患者感染，尽量避免庆大霉素、磺胺类和非固醇类等有肾毒性药物的使用。

五、中医病因病机

（一）概述

慢性肾小球肾炎不是中医病名，根据其是由内脏虚弱和外来病原体入侵引起，中医认为其属于"劳损""血尿""水肿"等范畴，是本虚标实之证。该病本虚主要是因为外邪入体日久所致五脏虚损，以脾肾亏虚为主，与肺、肝密切相关，并伤及气血津液；标实主要是外邪、痰饮、湿热、湿浊、血瘀，久病入络，久病多瘀可诱发或加重本病。虽然西医可以有效改善慢性肾小球肾炎的临床症状，但由于临床药物数量多、疗效不同，这种治疗方法存在局限性。遵循中医辨证论治的原则，对整个疾病进行治疗和控制，对改善患者的临床症状和疾病的稳定性非常有益。

（二）病因

1. 肾元亏虚

禀赋不足，肾精亏虚，五脏六腑之精封藏失职，精微外泄或气化失司，肾虚不能行水，固摄失职，则水湿内停成潴留，泛滥加重成水肿。

2. 劳倦内伤

积劳过度，伤至脾肾，则易感外邪，脏腑气血阴阳失调，形气衰少，上焦不行，下焦不通，精气亏虚；或入房过度，纵欲不节，损伤真阴，汲之无度而致肾亏虚；七情伤肝，肝气郁滞于内，三焦气机不畅，阻滞水液运行而停聚为水肿。

3. 外邪入侵

本体虚损，易感外邪侵袭体内，邪毒瘀结于肾，血行受阻不畅而损伤肾脏，亦使其他脏腑功能失调。肺失通调，津液壅滞上焦，不能下输膀胱，排出污浊之气。脾失健运，气化失司，水液不能上输下传。

4. 湿热内盛

脾虚不能化湿，肺虚不能通调水道，肾虚不能化气，水湿内停，日久化热，湿热壅遏三焦，三焦气化不利，膀胱气化失司，水道不通，水液潴留而成水肿；或因热所致阴虚血热，迫血妄行而成尿血。

5. 饮食不节

饮食不节，日久则伤脾胃，脾失健运。脾虚失运，则水湿停留；脾虚不能升清，致使水谷精微下泄；脾虚不摄血统血，血溢出脉外而尿血。脾胃虚弱，气血化生不足，久病成虚劳。

（三）病机

本病的病位在于肾，其病变与脾、肺、三焦相关。肾为先天之本，乃水火之脏，主藏精，主水，主纳气，亦为脏腑阴阳之本。脾为土脏，乃后天之本，主运化、升清和统摄血液，亦是气血生化之源泉。肺，为清肃之脏，位在上焦，外与鼻窍相通三焦，最易受外邪侵犯，故为"娇脏"，主肺气宣降、通调水道、肺朝百脉主治节。三焦，总司脏腑、营卫、经络之气，通行元气、水谷和水液。肺肾气虚不能卫外，易受风寒湿热之邪，客之不去，则水液的输布代谢受阻，外溢肌肤发至水肿，且肺阴虚津亏，久延不复，亦加重肾虚亏损。脾虚则水湿运化之职失调，水湿停聚于内而发水肿；水湿内阻日久则可化热伤阴，气血生化无源，脾不化生、固摄精血，引发尿血。三焦为诸气、血、津液和水液通道，三焦水道不利直接影响肺、脾、肾之功能，使诸气升降不顺，水谷精微运化不畅，引发气滞、血瘀、水湿潴留等症。

本病水肿的主要病机是脾、肺、肾及三焦的水液代谢功能失调。外感风邪，风性干涩而伤津液，肺不能清宣肃降，风水上下通达不顺，可致水肿；脾虚不能化湿，肾虚不能化气，水湿潴留，严重则发水肿。三焦为水液运行的通路，三焦气化的正常与否，直接与肺、脾、肾三焦的功能有关。另外，肝主疏泄，肝气失于条达，亦可使三焦气机壅塞，决渎无权，而致水肿。

蛋白尿，属于中医的"精微下泄不固"，属"虚损"病范畴，与水肿症相兼出现。本病虚损的病机主要是由肺、脾、肾三脏亏虚而使其功能失调所致。《灵枢·五癃津液别》曰："五谷之津液，和合而为膏者，内渗于骨空，补益脑髓，而下流于阴股。阴阳不和，则使液溢而下流于阴，髓液皆减而下，下过度则虚，虚故背痛而腰酸，阴阳气道不通，四海闭塞，三焦不泻，津液不化，水谷并行肠胃中，别于回肠，留于下焦，不得渗膀胱，则下焦胀，水溢则为水胀。"脾吸收、转化水谷精微传输于肺，肺的宣发肃降而将其布散全身，余者转输下焦藏于肾。而外邪侵袭，肺亏虚而失宣肃，精不循常道，外溢于小便，湿热痰血等邪气久克，阻滞下焦，影响气化；脾气虚损亦致水谷精微不循常道，肾气虚损，摄纳失司，精微外泄。

本病血尿的主要病机：其一，湿热之邪壅滞于肾，热灼血络而致，而湿性重浊，客于肌表，湿蕴日久，湿邪闭阻肺胃，阻遏气机使血行受阻，瘀血内停，可至血尿；其二，脾虚湿阻中焦，统摄无权，血随气陷，而肾元亦伤，固摄失职，使血渗水道，随尿而出；其三，湿热久蕴，耗伤肾阴，阴虚则虚火内盛，或房事不节，纵情色欲相火妄动，灼伤肾及膀胱，血溢而出致尿血。此外，慢性肾炎的整个疾病过程中，水肿和瘀血亦常相伴。水肿水停于内，血水同源，水停则留瘀，瘀血则阻塞气机，壅滞肾络，肾络受损则血离经而留瘀。瘀积不散，新血不生，血不归经，可致血尿反复。

六、辨证要点及治疗思路

（一）辨证要点

1. 辨虚实

《黄帝内经》有云："正气存内，邪不可干，邪之所凑，其气必虚。"慢性肾小球肾炎的发生主要的发病基础是正气亏虚、外感风寒湿邪，遇感而发，愈发愈烈。本病常见本虚主要包括脾肾气虚、阳虚；肺肾气虚；肝肾阳虚、阴虚；气阴两虚等。脾肾气虚者，面部及四肢水肿，少气乏力，腰膝酸痛，脘腹胀满，夜尿频多，便溏纳少，脉细无力，舌淡红苔薄白。脾肾阳虚者，全身水肿，面色㿠白，腰脊冷痛，四肢冰冷，阳痿早泄，月经失调，舌淡有齿痕，脉沉迟无力。肺肾气虚者，面肢水肿，面色少华，倦怠乏力，腰背酸痛，舌嫩淡胖、苍白有齿痕，脉细弱。肝肾阴虚者，眼干燥模糊，头痛耳鸣，五心烦热，潮热盗汗，腰膝酸软，口干舌燥，舌红少苔，脉细数或弦细。肝肾阳虚者，面色㿠白，眩晕耳鸣，纳呆，倦累疲乏，失眠多梦，畏寒肢冷，阳痿，月经后延量少，小便频数，舌淡体胖、苔白滑，脉弦细。气阴两虚者，面色无华，少气乏力，午后低热，手足心热，咽干舌燥，舌红苔少，脉细或弱。

2. 辨寒热

患者本体五脏亏虚，易外感风邪、夹杂寒热入体，正气虚则难驱邪外出，致使患者病情反复、加重。外感风寒者，恶寒发热，浑身疼痛，咳嗽不能平卧，有白痰，全身水肿，尿少，舌黄白苔薄，脉浮紧。外感风热者，头痛发热，咽喉肿痛，咳嗽有黄痰，喜冷食，四肢水肿，尿赤痛量少，舌红苔黄，脉濡数或浮数。

3. 辨湿证

湿邪入侵机体，留于肌表筋骨，闭阻气血、津液运行，水湿内停，湿困脏腑。水湿者，脾虚不制水，肾虚不通水，则全身水肿或胸腹腔积液肿，舌苔白腻，脉细沉。湿热者，水湿日久化热，头痛身重，皮肤疖肿，咽痛口干，食欲不振，小便赤黄灼痛，舌红且苔腻黄，脉滑数。湿浊者，恶心、呕吐，纳呆，困倦萎靡，腹胀水鸣，舌白微黄、苔厚腻，脉滑，且检查指标中的血肌酐和尿素氮均明显升高。

4. 辨血瘀

血水同源，水停留瘀，瘀血则阻滞气机经络，血行不畅。血瘀者，面色黧黑，皮肤有瘀斑，腰痛固定或刺痛，肢体麻木，可见血尿，舌红有瘀点、苔黄腻，脉细涩。

（二）治则治法

慢性肾小球肾炎的病机特点主要在于本虚标实，虚实夹杂。本虚是脾肺肾及三焦亏虚，标实是外邪、痰饮、湿热、湿浊、血瘀等。虚者应当健脾补肾，兼调和肝肺；实证者当祛风散邪、清热化痰、祛湿消肿、活血化瘀。本病辨证要分清标本缓急，急则治标，缓则治本。

七、常用方药

(一) 风邪犯肺证

(1) 症状及分析：

水肿，尿少——外感风邪，肺失肃降，风遏水阻，不能通调水道；

咳嗽——外邪入侵，肺气不宣，肺阴不足，肺失濡润；

发热——肺虚燥热，肺阴不足，虚热内扰；

浑身疼痛，咳有白痰，舌黄白苔薄，脉浮紧——风寒袭肺，卫阳被遏，津液不布，寒性收引，凝滞经络；

头痛发热，咽喉肿痛，咳有黄痰，舌红苔黄，脉濡数或浮数——风热侵肺或风寒郁久化热，肺气失宣清，火热壅积，痰热交结。

(2) 治法：疏散风寒，宣肺利水。

(3) 主方及分析：偏风寒者，麻黄加术汤合五苓散加减，常用药麻黄、桂枝、炙甘草、杏仁（去皮、尖）、白术、猪苓、茯苓、泽泻等；荆防败毒散合越婢加术汤加减，常用药麻黄、荆芥、防风、白芷、紫苏、陈皮、枳壳、当归、川芎、石膏、生姜、白术、大枣、苍耳子、薄荷、菊花等。偏风热者，银翘散合麻黄连翘赤小豆汤加减，常用药麻黄、金银花、连翘、薄荷、黄芩、板蓝根、牡丹皮、丹参、芦根、牛蒡子、桔梗、甘草、杏仁、赤小豆、桑白皮、升麻、大枣、白茅根、车前子、浙贝母、羌活、防风等；白虎汤合黄连解毒汤加减，常用药生石膏、知母、粳米、黄连、黄芩、黄檗、栀子、甘草等。

(二) 脾肾气虚证

(1) 症状及分析：

面部及四肢水肿——脾肾亏虚，推动无力，不能运化水湿；

少气乏力，腰膝酸痛——气血生化无源，神形失养，腰腹失养；

脘腹胀满——脾胃虚弱，纳谷不香，升降失职，脾失健运；

尿频尿多，便溏纳少——肾气虚，水液升清降浊失司，气化、固摄无力；

脉细无力，舌淡红苔薄白——脾肾气虚之证。

(2) 治法：健脾益肾，补气，利水。

（3）主方及分析：异功散加减，常用药人参、茯苓、白术、甘草、陈皮等；参苓白术散加减，常用药党参、白术、茯苓、甘草、桔梗、山药、莲子、砂仁（后下）、薏苡仁、扁豆、杜仲、续断、升麻、生黄芪、枳壳、神曲等；六君子汤合实脾饮加减，常用药制附子、干姜、党参、黄芪、草果、山药、白术、半夏、山茱萸、木瓜、厚朴、茯苓、大腹皮、白芍、柴胡、山楂、麦芽等。

（三）脾肾阳虚证

（1）症状及分析：

全身水肿，面色㿠白——脾肾阳虚，不能温化水液，泛溢肌肤；

腰膝冷痛，四肢冰冷——久病耗伤脾肾之阳，温煦失职，畏寒肢冷；

阳痿早泄，月经失调——脾阳损伤，不能冲养肾阳；

舌淡有齿痕，脉沉迟无力——脾肾虚寒常见之证。

（2）治法：温阳健脾，补肾益气，利水渗湿。

（3）主方及分析：附子理中丸合真武汤加减，常用药附子、炮姜、人参、白术、甘草、半夏、砂仁、茯苓、薏苡仁、芍药、生姜、附子、肉桂、补骨脂、葶苈子、大枣、五加皮等；济生肾气丸和真武汤，常用药肉桂，制附子，牛膝，熟地黄，制山茱萸，山药，茯苓，泽泻，车前子，牡丹皮、芍药、白术、生姜、薏苡仁、党参、黄芪等；金匮肾气丸合黄连温胆汤，常用药生地黄、山药、山茱萸、泽泻、牡丹皮、肉桂、附子、半夏、陈皮、枳实、竹茹、黄连、茯苓、甘草、蒲公英、败酱草、大黄等。

（四）肺肾气虚证

（1）症状及分析：

面肢水肿——肺虚不能通调水道，肾虚则气化失常，水液内停；

倦怠乏力，自汗——肺气虚衰，卫表不固，自汗乏力，体虚劳倦；

腰背酸痛——肾气虚，骨骼失于滋养；

舌嫩淡胖、苍白有齿痕，脉细弱——气虚之证。

（2）治法：补益肺肾，益气固表，化气利水。

（3）主方及分析：玉屏风散合大补元煎加减，常用药黄芪、白术、防风、女贞子、黄精、茯苓、山茱萸、白僵蚕、太子参、熟地黄、枸杞、山药、杜仲、甘草、桑叶、牡蛎、金银花、连翘、牛蒡子、白茅根、小蓟、丹皮等；防己黄芪汤加减，常用药防己、黄芪、白术、枇杷叶、桑白皮、金樱子、菟丝子、玉米须、芍药、桂枝、茯苓、泽泻等。

（五）肝肾阴虚证

（1）症状及分析：

头痛眩晕，眼干目涩，耳鸣，腰膝酸软——肝肾阴亏，肝阳上扰，不能滋养清窍、濡养腰膝；

五心烦热，潮热盗汗，口干舌燥——虚火上扰，阴虚失润，虚热内炽；

遗精，月经不调——肝肾亏虚，精关不固，冲任失充；

舌红少苔，脉细数或弦细——阴虚内热之证。

（2）治法：滋养肝肾，清热养阴。

（3）主方及分析：六味地黄丸加减，常用药熟地黄、牡丹皮、泽泻、山茱萸、枸杞、茯苓、玉竹等；杞菊地黄丸加减，常用药枸杞子、山茱萸、山药、泽泻、菊花、茯苓、牡丹皮、当归、白芍、五味子、柏子仁、天门冬、麦门冬、大蓟等。

（六）肝肾阳虚证

（1）症状及分析：

水肿，小便频数——肝肾阳虚，真气衰弱，膀胱失约，阳虚水邪泛滥；

眩晕耳鸣，神疲乏力，失眠多梦——肝阳亏虚，疏泄失调，气滞不畅，萎靡不振；

畏寒肢冷，腰腿冷痛，面色㿠白——肾阳不足，温煦失职；

阳痿，月经后延量少——肝肾阳虚，精血失于温养；

舌淡体胖、苔白滑，脉弦细——阳虚之证。

（2）治法：温补肝肾，潜阳活血。

（3）主方及分析：当归四逆汤合四逆汤加减，常用药制附片（先煎）、干姜、甘草、吴茱萸、肉桂、桂枝、当归、白芍、大枣、细辛、通草等；独活寄生汤加减，常用药当归、地黄、白芍、党参、茯苓、甘草、川芎、桂枝等。

（七）气阴两虚证

（1）症状及分析：

面色无华，少气乏力——气虚生化之弱而面无华色，中气不足则气短；

腰膝酸软——气虚失运，肌肤筋骨关节失于濡养；

午后低热，手足心热——虚火内扰，气阴耗损；

咽干舌燥——气阴两亏，阴虚肺燥，燥伤津液；

舌红苔少，脉细或弱——气阴两虚之证。

（2）治法：益气养阴，燥湿利水。

（3）主方及分析：补中益气汤合六味地黄汤加减，黄芪、党参、白术、陈皮、当归、生地黄、山药、芡实、肉苁蓉、茯苓、泽泻、丹皮、升麻、柴胡等；参芪地黄汤加减，常用药黄芪、党参、当归、生地黄、山茱萸、牡丹皮、泽泻、茯苓、玄参、柏子仁、沙参、麦门冬、赤芍、覆盆子、菟丝子、砂仁等；六味地黄丸合生脉饮，常用药熟地黄、牡丹皮、泽泻、山茱萸、枸杞、茯苓、麦门冬、五味子等。

（八）湿热壅盛证

（1）症状及分析：

水肿，皮肤薄亮——湿热、热毒久恋互结，伤及肺脾肾，通调、运化、开合失司，水运内停，泛滥于肤；

皮肤疖肿，咽喉肿痛——湿热毒邪；

口渴，大便干燥——湿热瘀结，三焦气化不利，津液上不能润而口渴咽干、下不能滋养大肠而致大便干燥；

小便赤黄、灼痛，尿血——湿热下注，伤及下焦血络，循经犯肾；

舌苔黄腻，脉濡数或滑数——湿热内盛之证。

（2）治法：清热祛湿，利水消肿。

（3）主方及分析：己椒苈黄丸合五味消毒饮加减，常用药防己、椒目、葶苈子、大黄、金银花、野菊花、蒲公英、紫花地丁、紫背天葵等；三仁汤加减，常用药薏苡仁、白蔻仁、苦杏仁、滑石、厚朴、泽泻、车前子、通草、生地黄、当归、炒栀子、炒黄芩、甘草等；胃苓汤加减，常用药制苍术、白术、茯苓、泽泻、猪苓、车前子、姜半夏、陈皮、制大黄、六月雪、姜竹茹、大黄、蒲公英、煅牡蛎等。

八、中成药

肾炎解热片、正清风痛宁片、三金片、金水宝、百令胶囊、参杞颗粒、黄芪颗粒、强肾颗粒、千金神安宁胶囊、参术健脾丸、雷公藤总甙片等按说明书辨证使用。

九、名医验案

1. 国医大师邹燕勤经验方医案

丁某，男，38 岁，因腰酸乏力 1 个月余，加重 3 天，初诊（2012 年 4 月 11 日）。

主诉、现病史及既往史：患者 1 个月前无明显诱因出现腰酸乏力，未予重视，经休息后症状未缓解，近日腰酸乏力症状加重，遂至本院门诊就诊。辅助检查：血压 110/80mmHg；肾功能：尿素氮 8.0mmol/L，肌酐 363.7μmol/L，血钾 5.07mmol/L；尿常规：尿蛋白 +；血常规：血红蛋白 106g/L。

中医诊断：证属脾肾气虚、瘀浊内蕴。

治法：健脾补肾、和络泄浊法。

药用：生黄芪 30g、炒白术 10g、生薏苡仁 30g、茯苓 30g、炒芡实 20g、炒山药 20g、续断 10g、桑寄生 10g、制狗脊 10g、丹参 20g、川芎 10g、当归 20g、赤芍 6g、白芍 10g、枸杞子 20g、积雪草 20g、土茯苓 20g、制大黄 15g、生牡蛎 40g、车前子 30g，14 剂。

二诊（2012 年 4 月 25 日）：患者腰酸乏力减轻，头晕不明显，余无明显不适，小便正常，大便每天行 1 次，便溏，舌红，舌体瘦小，苔薄，脉细略弦。

用药调整：生黄芪 30g、炒白术 10g、生薏苡仁 30g、茯苓 30g、续断 10g、桑寄生 10g、制狗脊 10g、丹参 20g、当归 20g、赤芍 6g、白芍 10g、枸杞子 20g、积雪草 20g、土茯苓 20g、制大黄 20g、生牡蛎 40g、车前子 30g、制僵蚕 10g、蝉蜕 6g、牛蒡子 15g、石韦 20g，28 剂。

三诊（2012 年 5 月 23 日）：患者腰酸乏力症状消失，无明显不适，小便正常，大便每天行 2 次，便溏，舌淡红，苔薄黄，脉细。

用药调整：生黄芪 30g、炒白术 10g、生薏苡仁 30g、茯苓 30g、炒芡实 20g、炒山药 20g、续断 10g、桑寄生 10g、制狗脊 10g、丹参 20g、川芎 10g、当归 20g、赤芍 6g、白芍 10g、枸杞子 20g、积雪草 20g、土茯苓 20g、制大黄 20g、生牡蛎 40g、车前子 30g、制僵蚕 10g、蝉蜕 6g、牛蒡子 15g、石韦 20g。

【治疗效果】该患者门诊治疗近 2 个月，除血肌酐明显下降外，其他不适症状也得到了明显改善。并延缓了患者的病情进展，提高了其生活质量。

【按语】经辨证，该患者为本虚标实证，即脾肾气虚、瘀浊内蕴，故总的治则定为扶正祛邪法。本病例所应用的处方中，以生黄芪、炒白术、生薏苡仁、茯苓、炒芡实、炒山药补益脾气，以炒山药、续断、桑寄生、制狗脊补益肾气，以丹参、当归、川芎、赤芍、白芍、枸杞子活血养阴和络，以积雪草、土茯苓、制大黄、生牡蛎、车前子泄浊祛邪。体现了邹教授在诊治慢性肾功能不全中惯用扶正必祛邪，补肾必健脾，并以和络泄浊之法贯穿始终的治疗原则。

2. 国医大师朱良春经验方医案

患者顾某某，青年男性，初诊（2008 年 11 月 15 日）。

主诉、现病史及既往史：既往慢性肾小球肾炎病史 3 年，未行肾穿刺活检明确病理类型，长期服用中药，效果不佳。纳食欠佳，畏冷怕寒，小便清长，夜尿 2～3 次，大便每天行 1 次，便溏，舌淡胖，苔薄白，边有齿痕，脉细。辅检回示：尿常规：蛋白 ++，隐血 +++。

中医诊断：脾肾阳虚之证。

治法：温阳活血，健脾益肾。

用药：淫羊藿 15g、仙鹤草 30g、穿山龙 30g、生黄芪 30g、熟附片 10g、怀山药 30g、鸡内金 10g、菟丝子 20g、蜂房 10g、山萸肉 15g、炮姜炭 4g、炙甘草 8g。7 剂，每天 1 剂，水煎服。配合使用黄芪注射液 10mL×6 支 ×5 盒，1 支，2 次 /d；百年乐（红）10mL×6 支 ×5 盒，1 支，2 次 /d。

二诊（2008 年 12 月 3 日）。药后无不适，纳食欠佳，苔薄白，舌质淡胖，脉细弦。尿常规：隐血 +++，蛋白 ++。前方继进。

用药调整：上方加藕节炭 12g、甘杞子 10g、砂仁 3g。14 剂，1 剂 /d，水煎服；冬虫夏草 5g×14 包，1 包 /d 分次服用。

三诊（2008 年 12 月 17 日）。服药后一般情况可，面色逐渐红润，纳食渐馨，小便自调，夜尿较前减少，大便日行 1 次，质软成形，舌淡胖，苔薄白，脉细。尿常规：蛋白 ±，红细胞 ++，隐血 +++。血压 110/60mmHg。续前法出入。

用药调整：上方去砂仁，加姜半夏 10g、防风 10g、生白术 15g。14 剂，1 剂 /d，水煎服；冬虫夏草 5g×14 包，1 包 /d 分次服用。

【治疗效果】近期无特殊不适，各症均不显，自觉无所苦。辅检回示：尿常规：蛋白 ±，隐血 ++。前方继进，加小蓟炭 10g。7 剂，1 剂 /d，水煎服；虫草粉 5g×14 包，2.5g，2 次 /d。

【按语】本病病理多虚多瘀多湿热，虚实夹杂，治疗需扶正祛邪，益气补肾，清热利湿，活血化瘀，清利湿浊。患者为青少年男性，以乏力、少气懒言，怕冷便溏，舌淡苔白，边有齿痕为主要临床症状，辨证当属脾肾阳虚。方中生黄芪、淫羊藿、菟丝子、山萸肉益气补肾，穿山龙祛风活血利湿；仙鹤草活血化瘀，熟附片、炮姜炭温肾助阳。全方以益气温阳，健脾补肾为主，用药配伍全面。

第二节　慢性肾盂肾炎 (chronic pyelonephritis)

一、概述

(一) 慢性肾盂肾炎的定义

慢性肾盂肾炎 (chronic pyelonephritis, CPN)，是指慢性间质性肾炎伴有肾瘢痕形成和反复泌尿道感染。临床表现复杂多样，主要是真性细菌尿。其病理过程比较隐蔽，平时无症状，根据临床的症状和特征大体分为两类：一是尿路感染，表现为间接性无症状细菌尿、间歇性尿频或尿急等。二是慢性肾小管间质性损伤，表现为尿浓缩功能损伤所致的多尿、脱水；肾小管重吸收障碍所致的低钠血症；合并高血压的患者出现的高钾血症和肾小管酸中毒等。CPN 引起肾组织进行性损坏，肾功能逐渐衰退，后期会发展成为慢性肾衰竭。

(二) 慢性肾盂肾炎的流行病学概述

肾盂肾炎是一种比较传统、常见的肾脏类疾病，在 1837 年正式被列为医学分类学，但一直相关研究较少。20 世纪 50 年代，医学学者开始注意此类疾病，认为它是导致终末期肾衰竭 (ESRD) 的主要原因，在当时关于肾盂肾炎的模型试验研究中发现，慢性感染可能引起肾损伤，例如肾梗阻、肾组织损伤等。

目前关于慢性肾盂肾炎的流行病学方面的研究比较少，已发表的数据显示，全球的慢性肾盂肾炎患者约占 ESRD 需要透析治疗的患者的 4%～6%，欧洲透析和移植学会数据显示，慢性肾盂肾炎的 ESRD 成年患者占 22%。一项比较中国大陆、港、澳、台地区及东南亚及欧美地区慢性肾衰竭患者的原发病的研究，发现原发病居于前 4 位的分别是慢性肾小球肾炎、高血压肾病、糖尿病肾病和慢性肾盂肾炎。其中慢性肾盂肾炎占 10.29%，且患者女性较男性常见。此外，一项关于国外 18 万人健康普查统计显示，肾盂肾炎的发病率约为 0.92%。

二、发病机制

慢性肾盂肾炎的病理类型多种多样，涉及肾间质、肾小管和肾小球。人体的泌尿系统能够抵抗微生物的感染，但此功能被削弱后，会造成反复感染而导致肾脏损伤，造成抵抗微生物的感染能力下降的因素主要有膀胱输尿管反流和尿路梗阻。因此，本病的发病机制主要包括细菌致病力、机体抵抗力、炎症和免疫反应。

（一）细菌致病力

研究表明，致病菌株侵犯尿道上皮细胞和肾盂黏膜上皮细胞而进行增殖并入侵肾间质。肾内细菌或者细菌抗原的持续存在能产生典型的 CPN 病变，目前致肾盂肾炎大肠杆菌或尿道致病性大肠杆菌（pyelonephritis E.coli 或 uropathogenic E. coli，UPEC）仍然是造成肾盂肾炎的最主要菌种。这两种菌种中含有 P 菌毛，产生较强尿道黏膜上皮黏附力；L 细菌在髓质高渗环境中长期存活并产生细菌抗原，介导慢性肾损伤。

（二）机体抵抗力

肾盂肾炎属于黏膜相关疾病，尿路黏膜损坏导致黏膜免疫功能紊乱，尿路黏膜抵抗微生物感染能力下降，细菌侵犯尿路上皮；还有导致患者自身的尿路抵抗力下降的复杂因素，常见的有膀胱输尿管反流和尿路梗阻，严重影响尿液流速的冲刷作用，使细菌容易停留，造成反复感染。

（三）炎症反应

浸润到肾间质的炎症细胞和被微生物活化的尿路上皮细胞，都可能通过释放的白介素 –6（IL–6）吸引多型核白细胞及免疫活性细胞到炎症靶点处，加重炎症反应。同时，炎症过程中多型核白细胞在感染部位的浸润及释放超氧化物参与了慢性肾盂肾炎病理改变的形成。

（四）免疫反应

根据动物实验表明，免疫机制也可能参与了该病发展。主要集中在两方面：一是机体针对侵入的细菌抗原产生的获得性体液免疫机制在感染转归中的作用；二是细菌感染诱导自体免疫机制的产生。

慢性肾盂肾炎的末期，肾小球也会发生硬化性增殖性病变，呈局灶性或弥漫性分布，被称为坏变性肾小球肾炎。

三、临床诊断

（一）临床表现

进行肾盂肾炎治疗后肾脏内感染未消除，持续 6 个月以上，会形成慢性肾盂肾炎。但是，临床这样的患者并不多见，绝大多数患者都是无泌尿系统感染症状，其患病过程隐匿性较好，直到病变成为慢性肾衰竭才会出现症状。主要表现有全身无力、体重下降、恶心呕吐、头晕头痛、口渴多尿等。总结慢性肾盂肾炎常见的临床表现特征，见表5-2。

表5-2　慢性肾盂肾炎常见的临床表现特征

临床表现	主要特征
尿路刺激征	多数患者该症状不明显。有些患者会表现为间歇性无症状细菌尿、轻度尿频、腰腹乏力疼痛、反复低热、恶心、食欲不振
肾小管间质浓缩稀释功能减退	肾小管间质病变时血肌酐为 $200\sim300\mu mol/L$。多尿、夜尿增多，低渗或低比重尿，肾小管酸中毒，低血钾或高血钾等
高血压	慢性肾盂肾炎可引发或加重高血压，伴有增殖性动脉内膜炎，血管狭窄及肾脏缺血。高血压的患者，慢性肾盂肾炎病情进展会加快，引发冠状动脉粥样硬化性心脑血管疾病
血尿	肾盂肾炎以发作性血尿为主，尿液暗红浑浊，当血块通过输尿管时，可引起肾绞痛
肾表面有瘢痕，双肾大小不一	反复或持续感染导致肾脏结构和功能损害，造成肾盂肾盏扩张、钝化、肾乳头萎缩等，形成瘢痕

（二）病史

1. 既往病史

询问患者有无高血压、氮质血症、尿路梗阻、泌尿系统结石、糖尿病、胃肠道疾病等与慢性肾盂肾炎相关的疾病史；是否有过急性肾盂肾炎病史；是否有反复发作尿路感染病史等。

2. 病程

询问患者的患病时间（超过半年或1年），疾病严重程度，是否有接受过治疗，用药效果以及不良反应等情况。

3. 曾服用药物

询问患者用药情况，了解患者是否有过敏史，是否服用过引起或加重肾脏负担的药物，例如氨基糖苷类药物、脱水剂以及有肾毒性的中药等。

4. 生活习惯

了解患者的饮食、运动、工作强度等情况；饮食是否长期高盐、高脂、高蛋白、饮水少、喜油炸；是否经生活压力大、经常熬夜、经常憋尿；是否个人卫生较差；是否有滥用药物等。

（三）实验室检查

（1）尿常规：尿蛋白较少，多在（+）；尿镜检查可见少量白细胞、红细胞及管型，亦可无异常；尿酶、尿钠升高；尿比重降低，尿渗透压降低，尿浓缩稀释功能异常，尿/血渗透压值 < 2.04。

（2）尿细菌学检查：①清洁尿普通涂片，在检查设备条件一般的医疗单位，可采用此办法，阳性率达 92.6%，可以找到并确定细菌类型是球型还是杆型，革兰染色亦可区分细菌是阴性还是阳性。②清洁中段尿培养菌落计数，杆菌细菌数 > 10^5/mL，球菌细菌数 > 10^3/mL，即可诊断为真性细菌尿。③若连续 2 次清洁中段尿培养结果可疑，可以考虑再做膀胱穿刺尿细菌培养，结果阳性则诊断为尿路感染。

（3）血常规：红细胞和血红蛋白数量轻度降低或无异常。

（4）肾功能：①肾小球功能主要查看血清肌酐、肾小球滤过率、血清胱抑素等指标。②近端肾小管重吸收功能主要查看尿 α1- 微球蛋白、β2- 微球蛋白等。③远端肾小管浓缩功能主要查看禁水 12h 尿渗透压。④尿酸化功能主要查看是否有肾小管酸中毒。本病到疾病末晚期，血清肌酐和血尿素氮升高。

（四）影像学检查

（1）静脉肾盂造影：肾脏体积缩小，形态不规则，肾盂积水，肾盂肾盏扩张变钝，肾乳头收缩，肾脏上下两极有明显的皮质性瘢痕。

（2）膀胱尿道造影：可见不同程度的膀胱输尿管反流现象。

（3）超声检查：双肾大小不一，表面凹凸不平，有瘢痕，有时可见结石、肿瘤、前列腺肥大等。

（五）尿酶检查

主要应用水解酶类进行检查，例如 N- 乙酰 -D- 氨基葡萄糖苷酶（NAG）。NAG 是一种高分子溶媒体水解酶，广泛分布在近端肾小管上皮细胞、尿道上皮细胞。当肾小管损伤时，NAG 能从细胞内释放到尿液中，因此肾盂肾炎患者的尿中 NAG 会明显升高，而单纯的下尿路感染和健康人的 NAG 不会升高。

四、西医治疗

（一）治疗原则

慢性肾盂肾炎的临床过程具有病程缓慢隐匿、反复发作、迁延进展的特点。治疗总体目标是防止延误诊断和治疗，积极控制感染，使用有效且毒性小的抗生素，延缓肾衰竭。因此，需要尽快找到并消除致病病菌，防止反复感染发作，促使受损肾脏尽快恢复。具体要求如下：

1. 急性发作期，要按照急性肾盂肾炎进行治疗

选用敏感抗菌药物治疗 2~6 周，如若患者有急性反复发作病史，则直接采取 6 周加强抗菌药物疗程。治疗初期可根据病情和治疗经验处方复方磺胺甲噁唑 2 片，一日 2 次，诺氟沙星 0.2g，一日 2 次，疗程 10~14 天，疗效不佳则改换其他抗菌药物完成治疗。

2. 一般治疗

叮嘱患者注意个人卫生，尤其是尿道口清洁，勤清洗、勤换内衣；鼓励患者多饮水、勤排尿，降低髓质渗透压和提高机体吞噬细胞功能；发热或全身感染患者，应注意休息，服用碳酸氢钠 1g，tid，碱化尿液，减轻对膀胱的刺激；对于有肾结石、输尿管畸形等疾病的患者，应给予积极治疗，减少复杂因素诱发本病，降低肾脏功能损伤。

3. 再发作或重新感染治疗

按照药敏试验结果选择强抗菌药物，使用最大药用剂量，并选用肾组织浓度和血浓度均高的强杀菌类抗生素进行治疗，疗程为 8 周。常用处方为诺氟沙星 0.3g，bid，复方磺胺甲噁唑 2 片，bid。反复或重新感染说明尿路对病菌感染抵抗力差，治疗同首次发作，给予敏感抗菌药物治疗 2 周。

4. 复杂诱因治疗

膀胱输尿管反流、尿路梗阻、肾结石、膀胱结石、前列腺肥大、糖尿病等是导致慢性肾盂肾炎反复发作不易痊愈的因素，促进肾功能加速损伤，加快慢性肾衰竭。因此要尽早地根据不同病情，积极采取手术或其他有效治疗，并尽量避免使用肾毒性药物。

5. 无症状细菌尿治疗

通常认为，老人患者、糖尿病患者是不需要治疗的，但是儿童、孕妇和有复杂因素存在的患者需要接受治疗。用药方法同上，疗程为 2~6 周，因临床表现无症状，必须定期进行尿细菌学检查，进行清洁中段尿细菌培养，检查时间分别为治疗开始后 3~5 天、疗程结束后 5~9 天、疗程结束后 4~6 周。

（二）药物治疗

1. 消除尿路感染

治疗前要进行尿细菌培养检查，确定病原菌和类型，明确是属于复发还是再次

感染，进而选择最有效、最安全的抗生素治疗方案。常用的药物有喹诺酮类、大环内酯类、磺胺类、β-内酰胺类、硝基呋喃类等。多采用联合用药的治疗方案，观察用药 3~5 天，若无明显改善及时更换其他种类抗生素，治疗疗程至少 2~3 周。若已形成瘢痕组织者，可用大剂量敏感抗感染药物治疗 8 周。

（1）喹诺酮类药物：用于治疗敏感菌引起的尿路感染效果显著，如急性和慢性肾盂肾炎、膀胱炎等。喹诺酮类是光谱抗菌药物，是主要作用于革兰阴性菌，对其他抗生素耐药的细菌也具有良好的抗菌作用，无交叉耐药性。其特点是口服吸收好，半衰期长，不良反应少，使用方便。临床治疗尿路感染主要应用抗菌活性强、毒性低的氟喹诺酮第三、四代类药物，例如诺氟沙星、氧氟沙星、左氧氟沙星、环丙沙星、洛美沙星等。

（2）大环内酯类药物：治疗尿路感染也时常需要碱化尿液，大环内酯类药物在碱性环境中抗菌活性较强，与喹诺酮类药物联用有协同杀菌作用。该类药物的主要特点是抗菌谱较窄，主要作用于革兰阴性菌和阳性菌、厌氧菌，以及军团菌等，主要通过胆汁排泄，副作用较小。临床上治疗尿路感染主要应用阿奇霉素、罗红霉素。

（3）磺胺类药物：磺胺类药物能抑制细菌繁殖，用于预防和治疗细菌感染性疾病。磺胺类的化学结构与对氨基甲苯酸类似，能竞争性争取二氢叶酸合成酶，阻止二氢叶酸合成而发挥抗菌作用。该类药物的特点是抗菌谱较广，肠道内解离少，易吸收，主要通过肝脏代谢。临床治疗尿路感染主要应用磺胺甲噁唑、磺胺嘧啶、复方新诺明。

（4）β-内酰胺类药物：β-内酰胺是品种最多、特点各异、抗菌谱差异较大的一类抗生素，因此在使用时应该准确了解引起感染病原体类型，合理选择使用。此类抗生素特点是杀菌活性强、毒性低、效果好。临床治疗尿路感染主要应用氨苄西林、磺苄西林、替莫西林、头孢呋辛、头孢吡肟、头孢哌酮、氨曲南等。

（5）硝基呋喃类药物：硝基呋喃类药物属于广谱抗菌药，对大多数的革兰阳性菌和阴性菌、真菌等都有杀灭作用。临床上主要应用呋喃妥因（又称呋喃坦啶）治疗敏感菌所致的膀胱炎、反复发作性尿路感染等泌尿系统感染。

2. 控制高血压

慢性肾盂肾炎会导致血液的滤过率下降，常会有血尿、蛋白尿、高血压症状，与水钠潴留有关。因此，慢性肾盂肾炎患者伴有高血压的，可通过使用利尿剂药物予以干预和治疗。利尿剂通过促进体内 Na^+ 与水分排出，影响肾小球滤过率、重吸收以及分泌等功能产生利尿作用。常用的利尿剂有氯噻嗪、氢氯噻嗪、呋塞米、布美他尼、托拉塞米等。

3. 其他

在慢性肾盂肾炎的治疗中，糖皮质激素和非甾体抗炎药能够减轻感染造成的肾皮质瘢痕。此外，还包括酸化尿液、静脉注射免疫球蛋白、菌苗接种等药物治疗。还有报道显示，使用含硫酸钙、碳酸钙的离子水进行辅助治疗，有较好效果。

五、中医病因病机

（一）概述

慢性肾盂肾炎不是中医病名，根据脏腑虚损和外感淫邪入侵体内，中医认为其属于"劳淋""虚劳"范畴。古代医家学者对劳淋、淋证有诸多总结，《金匮要略》指出淋证的病机"热在下焦"；《诸病源候论》曰："诸淋者，由肾虚而膀胱热故也"；《医学衷中参西录》指出："劳淋之证，因劳而成，其人或劳力过度，或心劳过度，或房劳过度，皆能暗生内热，耗散真阴，阴亏热炽，熏灼膀胱，久之成淋"。现代中医认为，淋证是指因饮食劳倦、湿热侵袭而致的以肾虚、膀胱湿热、气化失司为主要病机，临床主要表现为小便频急、淋漓不尽、尿道涩痛、小腹拘急、痛引腰腹。虚劳又称虚损，其主要病机是由于禀赋薄弱、后天失养及外感内伤等多种原因引起脏腑功能衰退、气血阴阳亏损、日久不复。本病病程不长者，多为气阴两虚、肾阴不足；病程较长者，多为脾肾两虚，在长期病变过程中，相互兼有。该病特点是"本虚标实、虚实错杂、缠绵难愈"，本虚主要是肾气不足，标实主要是膀胱湿热，气血瘀滞等。基本的治疗原则为：健脾补肾、利水通淋、清热解毒、疏肝泄热、活血化瘀。中医治疗的优势主要有：可充实脾气，改善机体运动功能；充足正气，活血化瘀，促使血液循环，改善肾功能；疗效稳定，不易复发，不易产生耐药性。

（二）病因

1. 肾脏亏虚

肾为人体阴阳之本。肾阴不足，脏腑失于濡养，水火失济，虚热内生，气血亏耗；肾阳虚衰，温煦脏腑力减弱，无力化气，水谷精微失于输布，久聚成瘀；肾气不足，膀胱开合无度，固摄失常。此外，肾虚日久，脾气必虚，则肾失所用，脾不生精，日久则虚劳也。

2. 饮食劳倦

喜食辛辣肥甘食物，好饮酒熬夜，久致体内湿热而伤脾胃，脾失健运，则水谷精微运化不利，水湿内困，统血不能，脾胃虚劳成疾。

劳累过度、年老亏虚、久病虚衰或房事过度，伤及脾肾阴阳，耗伤正气，脏腑及气血亏虚，导致脾肾两虚，肾精不足，脾虚失运，不得摄血统血，出现气短无力、腰膝酸痛、尿频、尿血等症。

3. 外感湿热

外感暑湿热邪，未及时肃清解热，伤及脾胃，湿热内生，下注膀胱，由腑及脏，伤及肾阴，肾与膀胱气化不利，久病入络，血失流畅，脉络瘀阻，终致本病虚实夹杂，缠绵难愈。

4. 情志郁结

肝气郁滞，肝失疏泄，气机血行不畅，郁久化火内灼，耗伤阴血，郁于下焦，引发本病。

（三）病机

本病的病位在于肾与膀胱，其病变与脾、肝相关。肾是人体元阴元阳之所在，封藏之根，肾虚日久则脾气必虚；脾为后天之本，气血生化之源，脾虚中气下陷，肾虚固摄无权，日久患者多为脾肾两虚，久病劳倦，房事不节，多产多育，或久淋不愈，或妊娠、产后造成脾肾亏虚、正气大伤。外阴不洁，湿热之邪上犯膀胱；外感风寒、风热之邪入里郁而化热为湿热之邪，留注膀胱；嗜食醇酒辛辣之品，酿成湿热，留注于下焦。膀胱有存储津液与防御外邪之效，又与肾相表里，膀胱阳气不足，肾水不上；肾气不足，膀胱气化失职。肝主升主动，喜条达而恶抑郁，故称之为"刚脏"，久病不愈，情志瘀内，肝气失于疏泄，肝郁化热，气滞血瘀，影响膀胱气化，则少腹胀痛、小便淋漓涩痛。本病正虚邪恋，湿热屡犯，致病情迁延，反复发作，缠绵难愈。

尿路感染，是本病主要的症状表现，属于中医的"淋证""血淋""劳淋"等范畴。主要病机为：一是膀胱湿热。湿热之邪蕴结下焦，膀胱气化不利，不分清浊，小便如脂如膏；热壅伤络，破血妄行，小便涩痛，淋漓出血；湿热久积，尿液夹杂浊物，易结砂石，则小便涩痛难忍。该症初起多邪实，病久不愈则迁延其他脏腑，肾与膀胱互为表里，互相影响，若肾虚制水失常，则下焦水道不利，易导致湿热蕴结，邪实伤肾。二是脾肾亏虚。肾虚不固，脂液下泄，尿液浑浊，小便淋漓不已；中气亏虚，气虚下陷而发劳淋；肾阴亏虚，下焦失于濡养滋润，则尿中带血而发血淋。

慢性肾盂肾炎经常伴有高血压，即中医的"眩晕""头痛"的范畴。主要是肝、肾、脾、心功能失调所致。《素问·至真要大论篇》云："诸风掉眩，皆属于肝。"恼怒气滞，肝阳上亢，气血上逆，发生眩晕；肾阴虚不足，水不涵木所致肝阳偏亢引发眩晕；心劳过度或忧思劳倦伤脾，心脾俱损，则痰浊上扰，土壅木郁而致眩晕；脾气不足，血失濡养，肝失条达，肝气横逆而发眩晕；心气过盛，血液充盈过度而致脉络膨胀，亦可引发眩晕。

六、辨证要点及治疗思路

（一）辨证要点

根据慢性肾盂肾炎的临床特征，分辨虚实、寒热，临床常见证候如下：

1. 气阴两虚，湿热留恋证

腰部酸痛，食欲减退，倦怠乏力，尿频、尿急、尿痛或小便淋漓不畅，反复发作，低热或者手足心热，口干舌燥，舌边有齿痕，苔少或舌根苔黄腻，脉细弱或者细数无力。

2. 肾阴不足，湿热稽留证

眩晕耳鸣，腰膝酸软，尿频、尿急、尿痛或小便淋漓不畅，反复发作，时有低热或五心烦热，夜寐不安甚则盗汗，或有血尿，舌红苔少或舌根黄腻，脉细数或虚数。

3. 肝胆郁热，湿热内蕴证

胁肋胀痛，伴恶心纳呆，厌食油腻，口干且苦，尿频、尿急、尿痛或尿黄或小便淋漓不畅，反复发作，舌红苔腻，脉沉滑数。

4. 脾肾气（阳）虚，湿浊缠绵证

腰膝酸软，食少神疲，少腹坠胀，每逢劳累则见尿频、尿急、尿痛或者小便淋漓不畅，甚则畏寒肢冷，面浮肢肿，夜尿频，稍用力则尿自遗，舌淡苔薄白润，脉沉细无力。

5. 瘀血阻络，湿热郁结证

肋腰刺痛酸胀，少腹胀痛，尿频、尿急、尿痛或小便淋漓不畅反复发作，舌质紫暗或有瘀斑，脉细涩。

（二）治则治法

慢性肾盂肾炎的特点是"本虚标实、虚实错杂、缠绵难愈"。依据"虚则补之，实则泻之，热则清之，陷则举之"的原则，本病的治病原则是"补脾肾之虚，清理膀胱湿热"。

七、常用方药

（一）气阴两虚，湿热留恋证

（1）症状及分析：

腰部酸痛，食欲减退，倦怠乏力——劳累过度，肝肾亏虚，气血不畅；

尿频、尿急、尿痛或小便淋沥不畅——阴阳俱虚，脾肾亏虚，湿热下注膀胱，下元不固；

低热或者手足心热，口干舌燥——阴虚内热；

舌有齿痕，苔少或舌根苔黄腻，脉细弱或细数无力——气阴两虚之证。

（2）治法：益气养阴，清利湿热。

（3）主方及分析：参麦地黄汤合五味消毒饮加减，常用药山药、茯苓、牡丹皮、山茱萸、太子参、麦门冬、五味子、蒲公英、地锦草、野菊花、紫花地丁、甘草、续断、桑寄生、知母、地骨皮、鸡内金、陈皮、焦谷芽、焦麦芽等。

（二）肾阴不足，湿热稽留证

（1）症状及分析：

眩晕耳鸣，腰膝酸软——肾阴先天不足或亏虚，腰膝失养，阳亢于上；

小便淋漓涩痛，血尿——肾阴不足，湿热胶结瘀血，阴虚火旺，化火成毒；

低热或五心烦热，失眠盗汗——肾阴不足，内盛虚热，水不制火，湿热瘀留，相火虚亢，心悸少寐；

舌红苔少或舌根黄腻，脉细数或虚数——肾阴不足之证。

（2）治法：滋补肾阴，清热利湿。

（3）主方及分析：知柏地黄汤加减，常用药生地黄、山茱萸、山药、茯苓、牡丹皮、黄檗、知母、石斛、地骨皮、萹蓄、绿豆衣、连翘、泽泻、枸杞子、菊花、炒酸枣仁、煅龙齿（先煎）、小蓟、旱莲草、石韦等。

（三）肝胆郁热，湿热内蕴证

（1）症状及分析：

胁肋胀痛——肝失疏泄气郁化热，上犯少阳；

恶心纳呆，厌食油腻——肝胆瘀热，上溢于脾胃，胃气上逆；

尿频、尿急或尿黄，小便淋沥涩痛——肝胆湿热下注；

舌红苔腻，脉沉滑数——肝胆郁热之证。

（2）治法：疏利肝胆，清热利湿。

（3）主方及分析：小柴胡汤合猪苓汤，常用药柴胡、黄芩、制半夏、猪苓、枳壳、茯苓、滑石、泽泻、甘草、川楝子、延胡索、姜竹茹、生姜、栀子、黄连、陈皮、焦谷芽、焦麦芽等。

（四）脾肾气（阳）虚，湿浊缠绵证

（1）症状及分析

腰膝酸软，食少神疲——体虚劳倦，肾阳虚衰，失于温养，脾失健运，少时纳呆，气血不足，神疲乏力；

尿频、尿急、尿痛，淋漓不畅，遗尿，血尿——脾肾不足，中气下陷，下元不固，湿浊入侵缠下，膀胱气化失常，又脾失统摄，肾失封藏，精微外泄；

畏寒肢冷，少腹坠胀——肾阳虚衰，形体失于温煦；

面浮肢肿——气化失常，命门之火不能温煦脾土，内湿阻遏气机，困阻脾胃阳气；

舌淡苔薄白润，脉沉细无力——脾肾气（阳）虚之证。

（2）治法：健脾益肾，化浊利湿。

（3）主方及分析：无比山药丸加减，常用药山药、茯苓、生地黄、菟丝子、沙苑子、薏苡仁、蒲公英、牛膝、杜仲、泽泻、附子（先煎）、肉桂、党参、黄芪、升麻、沉香、小茴香、王不留行、石菖蒲、佩兰等。

（五）瘀血阻络，湿热郁结证

（1）症状及分析：

肋腰刺痛酸胀，少腹胀痛，尿频、尿急、尿痛或小便淋沥不畅反复发作，舌质紫暗或有瘀斑，脉细涩。

肋腰刺痛酸胀，少腹胀痛——血瘀阻滞经络，气血不畅，湿热不攘，脏腑、筋骨失去气血濡养；

尿频、尿急、尿痛或小便淋漓不畅——湿热毒邪入侵，瘀血阻滞，膀胱湿热下注；

舌质紫暗或有瘀斑，脉细涩——瘀血阻络之证。

（2）治法：活血通络，清利湿热。

（3）主方及分析：沉香散合桃核承气汤，常用药沉香（后下）、桃仁、制大黄、桂枝、当归、赤芍、王不留行、石韦、红藤、甘草、红花、牛膝、地龙、杜仲、续断、络石藤、路路通等。

八、中成药

肾舒颗粒、三金片、尿毒清颗粒、逍遥丸、天麻钩藤饮颗粒、血府逐瘀胶囊、

眩晕宁片、苁蓉益肾胶囊等按说明书辨证使用。

九、名医验案

1. 国医大师卢芳经验方医案

王某，女，50岁，初诊（2018年6月16日）。

主诉、现病史及既往史：患者发热、尿频、尿急3天。现症见：高热寒战，腰痛，尿频尿急，尿液浑浊，便秘，纳呆，呕吐，舌红苔黄，脉滑数。既往史：反复尿路感染病史，发作时口服左氧氟沙星片。查体温：39.5℃，急性病容，双肾区压痛（+），叩击痛（+），双下肢无水肿，尿常规：尿蛋白（+++），红细胞（+++），白细胞（+++）；血常规：白细胞 10.9×10^9/L。

中医诊断：肾疬，邪犯膀胱证。

治法：清热解毒，活血祛湿。

药用：泌感汤加减，金银花50g、连翘50g、蒲公英50g、紫花地丁50g、厚朴25g、苏木25g、土茯苓30g、酒大黄5g、马鞭草30g、积雪草30g、败酱草30g、接骨木20g、益母草30g。共7剂，每天1剂，水煎早晚分服，嘱其停服左氧氟沙星片。

二诊（2018年6月23日）：患者自述发热已退，大便畅下，吐止，腰痛、尿频尿急减轻。

用药调整：守上方去酒大黄，继服7剂。

三诊（2018年6月30日）：患者自诉症状、体征消失，尿常规仅尿蛋白（+）。

用药调整：上药加益气补肾活血药黄芪30g、仙茅20g、淫羊藿20g。继服14剂，以巩固疗效。

【治疗效果】该患者门诊治疗半个月，就诊时表现为感染中毒症状，采用清热解毒，活血祛湿法，正中其证。遣方用药药味少而精，药量突破常规大而精，补肾扶正，增强机体的活力和抗病能力，随访2个月未再复发。

【按语】卢老认为该病初起患者有感染中毒症状，继而热与湿结，膀胱气化不利，气机受阻，久病及肾，膀胱湿热则害肾，引起肾虚，卫外不固，故易反复发作，从宏观上把握疾病的发生与转变。起初清热解毒，活血祛湿；恢复期酌加益气补肾活血药，防止复发。

2. 国家级名医赵玉庸经验方医案

陈某，女，57岁，初诊（2017年7月20日）。

主诉、现病史及既往史：小便频数短涩，淋漓刺痛，腰痛1周。患者于20年前患"慢性肾盂肾炎"，曾给予抗生素静点及口服药物，之后仍有尿频、尿急、尿痛等症，多因嗜食辛辣、劳累及生气等因素而致反复发作。1 周前外出旅游，饮水较少，出现尿频、尿急、尿痛，小腹部坠胀不适，当时服用三金片，症状有所缓解，但仍有频数短涩，淋漓刺痛，腰痛酸软，下肢乏力，舌质红，苔黄腻，脉弦数。肾区叩击痛为阴性。辅助检查：Pro（–），BLD（–），镜检 WBC 满视野，上皮细胞（++）。

中医诊断：属淋证，脾肾亏虚，湿热下注。

治法：健脾益肾，清利湿热。

用药：太子参 10g、山药 12g、黄精 15g、石韦 15g、蒲公英 10g、滑石 12g、车前草 20g、鱼腥草 15g、白花蛇舌草 15g、竹叶 10g、忍冬藤 15g、萹蓄 10g、乌药 10g、柴胡 6g、黄檗 6g、瞿麦 10g、赤芍 10g、生甘草梢 6g，水煎服，7 剂。每天 1 剂。

二诊（2017 年 7 月 27 日）：小便频数短涩，淋漓刺痛减轻，小腹部坠胀不适消失，口干口苦，舌质红苔薄黄脉弦细。尿常规示：Pro（–），BLD（–），镜检 WBC（++）。

用药调整：上方去柴胡、乌药，加麦门冬 10g、石斛 10g、陈皮 10g，7 剂，水煎服，每天 1 剂。

三诊（2018 年 8 月 2 日）：小便频数短涩，淋漓刺痛明显减轻，仅有轻度口干，舌质红苔薄黄脉弦细。尿常规示：Pro（–），BLD（–），镜检 WBC（+）。

用药调整：继服上方，连续服药 3 周为 1 个疗程，共 3 个疗程。

【治疗效果】患者症状消失，尿常规正常，尿培养 3 次阴性，半年后回访无复发。

【按语】本案淋证患者反复发作 20 余年，病程日久，久淋不愈，湿热耗伤脾肾之气，下焦湿热明显，表现为虚中夹实。方中选用石韦、蒲公英、滑石、车前草、鱼腥草、白花蛇舌草等清热利湿、解毒通淋；选用乌药、柴胡等疏肝理气止痛；加太子参、山药益气扶正，黄精以滋阴益肾；加赤芍活血化瘀。诸药相伍，标本兼顾，共奏健脾益肾，清利湿热之功。药后邪去正复，病告痊愈。

第三节　肾病综合征（nephrotic syndrome）

一、概述

（一）肾病综合征的定义

肾病综合征（nephrotic syndrome，NS），是指多种原发性或继发性慢性肾小球疾病引起的一组临床综合征。临床主要表现为大量蛋白尿、低蛋白血症、水肿、高脂血症，其中大量蛋白尿（≥ 3.5g/24h）、低蛋白血症（≤ 30g/L）为诊断肾病综合征的基本特征。

NS 可分为原发性、继发性、遗传性，不是单一的疾病，可由不同病理类型的肾小球疾病引发。原发性 NS 病因主要有肾小球微小病变型肾病、系膜增生性肾小球肾炎、膜性肾病、系膜毛细血管性肾小球肾炎、局灶节段性肾小球硬化等。继发性 NS 病因主要有糖尿病肾病、系统性红斑狼疮性肾炎、过敏性紫癜性肾炎、肾淀粉样变性、乙肝相关性肾炎、肿瘤、药物、感染等。先天遗传性 NS，除了符合 NS 的临床表现，还多具有阳性家族史或者其他遗传性疾病，如奥尔波特 Alport 综合征。

（二）肾病综合征的流行病学概述

研究数据显示，肾病综合征中原发性肾小球病变较为多见，国外占 34% ~ 50%，国内约占 40%。我国数据显示，原发性肾病综合征中膜性肾病约占 30%，肾小球微小病变约占 25%，IgA 肾病约占 20%，系膜增生性肾小球肾炎约占 13%，局灶性节段性肾小球硬化约占 6%。继发性肾病综合征中糖尿病肾病和淀粉样变性肾病比较常见，其中糖尿病肾病所占比例最高。肾病综合征也是儿童常见的肾病类型，发病率仅次于急性肾炎，3 ~ 5 岁为发病高峰期，男童多见。其中原发性 NS 占全部 NS 的 90% 以上。

肾脏通过生成尿液，借以清除体内代谢产物及某些废物、毒物，同时经重吸收功能保留水分及其他有用物质。肾脏功能能保持身体内的水、电解质与酸碱平衡，通过肾素调节血压，保持机体内部环境稳定，使新陈代谢正常运行。

肾病综合征的特点是致病因素多样，机制复杂，并发症多、治疗时间长。能导致低蛋白血症、高脂血症、水肿、血栓等各种并发症，给患者的生活质量、心理负担、经济压力等造成不良影响。肾病综合征是慢性肾脏疾病的主要原因之一，若没有得到有效控制，可出现肾功能慢性化发展，最终达到终末期肾脏病。在治疗肾病综合征时，要加强并规范患者的健康管理。对患者的生活饮食习惯、活动方式、感染预防、用药等方面要进行科学管理和常识普及。

二、发病机制

肾病综合征作为肾小球病变的综合征，病因多，发病机制复杂。常见的发病机制有以下六个方面：

（一）膜性肾病

膜性肾病按发病原因可分为特发性和继发性。特发性膜性肾病发病原因尚不明确，有研究表明可能是抗磷脂酶 A2 受体相关抗体能够识别足细胞相关抗原，形成原位免疫复合物，激活补体旁路途径而致足细胞损伤，破坏肾小球滤过屏障。继发性膜性肾病发病原因主要有免疫性疾病、感染、药物和恶性肿瘤。光镜下，疾病早期相对正常，可见肾小球脏层上皮细胞可见免疫复合物沉积；随着病变发展可见毛细血管增厚，偶见伴有细胞增生，基膜上有弥漫性的细小钉突；晚期发展成硬化及透明样病变，近曲小管上皮细胞出现空泡。电镜下，早期可见上皮细胞沉积颗粒状电子致密物，上皮细胞足突广泛融合消失；晚期可见致密物被吸收，基底膜明显增厚。膜性肾病是成人肾病综合征里最常见的病理类型之一。

（二）微小病变型肾病

微小病变型肾病可分为原发性和继发性。原发性微小病变型肾病的发病原因尚不明确，继发性微小病变型肾病的发病原因主要有感染、药物、过敏、恶性肿瘤。光镜下的肾小球基本正常，偶见上皮细胞肿胀或系膜细胞轻微增生；常见肾小管上皮细胞空泡变性，且多见于近端肾小管，肾小管墙内可观察到大量蛋白管型。免疫荧光检查为阴性，电镜下的脏层上皮细胞足突广泛融合消失。微小病变型肾病是最常见的儿童肾病综合征类型。

（三）系膜增生性肾炎

系膜增生性肾炎的病理改变特征是弥漫性肾小球细胞增生或系膜基质增多。光镜下，可见肾小球系膜细胞增殖（≥ 3 个 / 系膜区）；重度病变的系膜基质会扩张压迫局部毛细血管袢，管腔狭窄，部分转为局灶节段性肾小球硬化，出现间质炎性细胞浸润及纤维化，导致肾小管萎缩。该病理类型在肾病综合征里比较少见。

（四）膜增殖性肾炎

膜增殖性肾炎又称为系膜毛细血管性肾炎。其病理改变特征是弥漫性系膜细胞增殖，毛细血管袢增厚基膜双轨改变。电镜下可见致密物沉积。该病理类型在肾病综合征里比较少见。

（五）IgA 肾病

IgA 肾病，又称 Berger 病。是肾小球系膜区以 IgA 或 IgA 沉积为主的原发性肾小球病。IgA 肾病的发病机制大致分为 4 种：一是体内合成和释放低糖基化多聚体 IgA1；二是 IgA1 与体内抗体形成免疫复合物；三是 IgA1 及其免疫复合物沉积预设小球系膜区；四是系膜细胞活化引发了肾脏炎症反应和组织损伤。在我国，是比较常见的肾小球疾病。

（六）局灶节段肾小球硬化

局灶节段肾小球硬化是有多种病因和发病机制导致的一组临床病理综合征。主要分为原发性、家族遗传性和继发性 3 种类型。临床表现为肾性或非肾性蛋白尿，其病理改变特征是肾小球局灶节段性球囊粘连或瘢痕。光镜下，肾小球病变成局灶性和节段性分布，肾小球毛细血管襻呈节段性硬化，可见透明样变性物质，病变肾小球萎缩，肾间质纤维化并伴有单核细胞浸润，间质中可见泡沫细胞。电镜下，足细胞足突扁平并广泛融合，有的出现抗肾小球基底膜节段性裸露，未硬化的肾小球和节段无电子致密物沉积。该病理类型占肾病综合征的比例逐年增加。

三、临床诊断

（一）临床表现

肾病综合征的典型临床表现是"三高一低"，"三高"是指大量蛋白尿（≥ 3.5g/24h）、水肿、高脂血症；"一低"是指低蛋白血症。其中大量蛋白尿和低蛋白血症为 NS 诊断必备的临床表现。但是临床上也有少数患者是"非典型"症状的，表现有大量蛋白尿和低蛋白血症，但无明显水肿，部分患者亦无高脂血症，此类患者病情相对较重，预后效果不佳。常见的肾病综合征的临床表现特征，见表 5-3。

表 5-3　肾病综合征常见的临床表现特征

临床表现	主要特征
水肿	常见下肢水肿，晨起时也可出现面部水肿。水肿表现为"可游走性"特征，即站立脚踝水肿加重，侧卧时侧肢水肿加重等。部分水肿患者尿量会减少，导致肾灌注减少，造成水钠潴留。水肿严重时，会出现胸腔积液、腹腔积液、阴囊水肿、心包积液和肺水肿
大量蛋白尿	当出现大量蛋白尿时，患者因尿液表面张力增加而出现泡沫尿
高脂血症	该症状与患者的大量蛋白尿和长期营养不良有关，白蛋白下降显著，患者具体表现为头发稀疏干枯、皮肤苍白无光、全身肌肉萎缩等
低蛋白血症	饮食不佳，大量蛋白尿，机体蛋白摄入量不足，会加重低蛋白血症，患者会出现感染、凝血异常、内分泌紊乱、微量元素不足等症
高血压	成人 NS 患者有 20%～40% 伴有高血压，水肿患者大部分也伴有高血压，但随着水肿症状的缓解和消除，血压会逐渐正常

（二）病史

1. 既往病史

询问患者有无高血压、冠心病、血栓栓塞、急性肾衰竭、肿瘤、电解质代谢紊乱等与肾病综合征相关的疾病史，有无疾病家族史，如 Alport 综合征。

2. 病程

询问患者的患病时间（超过 1 年），症状表现（如水肿、泡沫尿等），是否有接受过治疗，既往治疗效果、用药情况以及不良反应等情况。

3. 曾服用药物

询问患者用药情况，了解患者是否有过敏史。老年患者要注意糖皮质激素、细胞毒性药物的使用，其不良反应可引发白内障、糖尿病、溃疡穿孔等。青少年和幼儿患者，要注意糖皮质激素尽量采用隔日疗法；环磷酰胺会抑制性功能，导致闭经、月经紊乱、杀精。肝功能不全者，禁用他汀类降脂药，该类药主要通过肝脏排泄，会加重肝脏损伤。此外也要慎用肾毒性药物。

4. 生活习惯

了解患者的饮食、运动、工作强度等情况；饮食是否长期高盐、高脂、高蛋白、饮水少、喜油炸；是否经生活压力大、经常熬夜、经常憋尿；是否个人卫生较差；是否有滥用药物等。

（三）实验室检查

（1）尿常规：大量尿蛋白定性为 3+ ～4+，镜下尿红细胞及尿隐血波动为 1+ ～3+，尿中可见透明管型和颗粒管型，肾炎型肾病患者可见有红细胞。

（2）24h 尿蛋白：成人定性为 ≥ 3.5g/d，儿童定性为 ≥ 500mg/（kg·d）。

（3）血生化检查：低蛋白血症，血浆白蛋白定性为 < 30g/L，若为儿童则定性为 < 25g/L。血胆固醇、甘油三酯、低密度脂蛋白胆固醇、极低密度脂蛋白胆固醇的浓度可见明显升高。

（4）肾功能检查：患者存在不同程度的肾功能不全，会出现血肌酐和尿素氮升高，提示肾炎型肾病。

（5）免疫学检查：常见检查指标有抗核抗体、抗双链 DNA 抗体、补体 C3 和 C4 检测、各型肝炎血清学指标检测、肿瘤标志物检测、血清和尿免疫固定电泳等，鉴别是原发性还是继发性的 NS。

（四）病理检查

采取肾穿刺活检，直接有效地明确 NS 的病因、病理类型、病变程度。

（五）影像学检查

超声检查其双肾的大小、形态、皮质厚度等，了解病变过程和严重程度；多普勒观察有无血栓；胸部 CT 观察是否有胸腔积液；心电图评估是否有心包积液等。

四、西医治疗

（一）治疗原则

肾病综合征的治疗总体目标是缓解、降低患者 NS 病理状态下的各种并发症，延缓肾衰竭，提高患者的生存质量。由于肾病综合征的病理类型多样，因此要明确主要致病因素，及时对症治疗，缓解症状，减少对肾脏组织的损伤。同时要进行患者肾病预防和健康管理教育，使患者正确认识肾病综合征，增强预防和积极治疗的意识，防止延误或延治，减轻患者痛苦。

（二）一般治疗

1. 生活作息

NS 患者身体比较虚弱乏力，容易发生水肿、血栓，应减少频繁、剧烈的运动，多卧床休息，可以在床边或床上进行简单、适度的运动，避免肌肉萎缩。建议患者注意休息，避免过度劳累和耗费精力，保持充足的睡眠，保持心情愉悦舒畅。

2. 饮食结构

NS 患者常伴还有消化道黏膜水肿和腹腔积液，消化功能较弱，建议患者要多吃易消化、清淡的食物，并要保证营养均衡。避免多食油炸、高脂、高糖、高盐的食物，增加消化系统负担，提高患并发症的风险。

（三）对症治疗

1. 消水肿

有研究发现，肾病综合征患者的水肿主要是由血容量不足的低充盈而导致的皮下水肿及腹腔积液、胸腔积液，以及血容量增加的高充盈引起水钠潴留。因此，首先要判断患者的血容量高低，明确水肿原因，才能准确制订治疗方案。临床主要通过限盐、利尿等对症治疗缓解水肿，近几年，血液净化技术成为 NS 水肿的常用手段。

（1）利尿剂：常用噻嗪类利尿剂和保钾利尿剂合用，增强利尿作用，降低钾离子代谢紊乱，防止低钾、低钠血症发生。常用的噻嗪类利尿剂：氢氯噻嗪、呋塞米、布美他尼；常用的保钾利尿剂：螺内酯、氨苯蝶啶。

（2）提高血浆胶体渗透压：当一般利尿剂无效，且患者的血容量不高时，可使用渗透性利尿剂，如低分子右旋糖酐静脉滴注；对伴有严重低蛋白血症者，采用血浆、血浆白蛋白静脉输注，并联合使用呋塞米。

（3）血液净化技术联合利尿剂：血液净化是近年来临床新兴的治疗手段，血液净化可清除体内毒素，防止体内堆积，提高清除率，缓解患者临床症状。托拉塞米可增加尿液中钠离子、钙离子及水的排泄量，减少毒素物质长期体内堆积，还能可以改善肾小球基膜滤过，保护肾功能。

2. 减少尿蛋白

血管紧张素转化酶抑制剂（ACEI）、血管紧张素Ⅱ受体阻滞剂（ARB）可以有效通过控制高血压，直接降低肾小球高压，减少尿蛋白排放量。常用药物有：贝那普利、依那普利、厄贝沙坦、缬沙坦、替米沙坦等。

3. 降脂

NS 患者由于长期的大量蛋白尿和营养不良，常伴有高脂血症。高血脂状态可增加血浆黏度和红细胞变性，可导致肾小球血流动力下降，肾脏脂肪酸结构改变，肾小球内压升高，使尿蛋白增加。再者，通过降脂，可以降低心脑血管疾病的发生风险。常用的降脂药有：他汀类降脂药，例如普伐他汀、氟伐他汀；纤维酸类降脂药，例如非诺贝特。

（四）对因治疗

主要是对抑制免疫和炎症反应的治疗。

1. 糖皮质激素治疗

糖皮质激素药物可通过抑制免疫和炎症，抑制醛固酮和精氨酸加压素的分泌，从而消除水肿、减少蛋白尿。其用药原则是"起始足量，缓慢减量，长期维持，定期检测"。常用药物有：泼尼松、泼尼松龙等。

2. 其他免疫抑制剂

当患者对激素产生耐药性、NS 频繁发作或复发或产生了糖皮质激素不良反应时，联合或者更换细胞毒性药物治疗。

（1）细胞毒性药物：目前最常用的细胞毒性药物是环磷酰胺（CTX）。环磷酰胺在人体内被肝细胞微粒体羟基化形成 4- 羟基环磷酰胺和磷酰胺氮芥，提高 NS 缓解率，降低 NS 复发率。主要的不良反应是骨髓抑制、肝毒性损害、脱发等。使用细胞毒性药物治疗时，要注意监测血常规，当白细胞明显下降，应减少计量或立即停药。

（2）钙调神经磷酸酶抑制剂：①环孢素A能选择性地抑制淋巴辅助细胞和淋巴细胞毒效应细胞，主要用于难治性NS，NS诊疗指南中列为二线治疗药物。主要不良反应是肝肾毒性、高血压、高尿酸血症，且停药过后易复发。用药期间需要监测肝肾功能和血浓度，血药浓度应维持在100～200ng/mL。②他克莫司与环孢素A的作用机制相似，毒副作用小于环孢素A，广泛应用于肾移植术后排异反应，用于NS治疗也有较好的疗效。常见的不良反应有感染、肾毒性、血糖升高。

（3）吗替麦考酚酯：吗替麦考酚酯（MMF）选择性抑制单磷酸次黄嘌呤脱氢酶，对淋巴细胞增殖有强抑制作用及抗体形成。对于激素依赖或抵抗的难治性NS，尤其是微小病变、系膜增生性肾炎患者，采用吗替麦考酚酯联合激素治疗效果肯定，能显著提高疾病缓解率。也广泛应用于肾移植后排斥反应，副作用较小。常见的不良反应胃肠道反应、骨髓抑制、肺部感染等。

五、中医病因病机

（一）概述

肾病综合征的临床特点为重度水肿、水钠潴留，在中医学属于"水肿"范畴。本病病位主要在肾，与肺、脾、三焦、膀胱密切相关。认为"外感六淫邪气、脾肾亏虚、水湿内泛、血瘀阻络"为主要致病原因。本病病因复杂，诸邪交合，为本虚标实错杂之证。目前西医学对肾病综合征的治疗，效果有限，且易疾病反复，副作用大。中医通过辨证论治，从整体上改善患者机体，其治疗效果相对更好，且副作用小，对改善患者的临床症状和控制疾病发展方面更具优势。

（二）病因

1. 外邪侵袭

外感寒热湿邪侵于肌表，机体内肺失宣降通调、脾受湿困、肾不行水、膀胱气化失职不能传输、三焦气机不畅，水液潴留体内，积聚成水肿。

2. 禀赋不足

先天肾元不足，肾气虚损，固摄无力，气化失常，水湿内停泛于肌表，发为水肿。

3. 饮食不节

饮食油腻、辛辣，嗜酒者，久之损伤脾胃，湿热中阻；或者长期饮食不规律，暴饮暴食，营养不足，脾气失养，导致脾失健运，水湿内停而发水肿。

4. 劳倦过度

劳累乏倦、房事过度或久病缠身者，损伤脾肾，精气亏损，脾气不足，机体气血阴阳失调，运化失健，津液输布及气化失常，小便不利，引起水肿。

5. 水湿浸渍

久居潮湿、湿热或阴雨连绵环境，易受湿邪侵袭，导致湿热壅盛，伤及脾肾元阳，水湿内停，精气下泄，三焦水道失常，可见四肢水肿，脘腹胀满。

6. 瘀血内阻

血瘀阻络，久病入络，且水停内阻，血瘀与水湿内停互结，导致水肿之症加重，迁延难愈。

（三）病机

本病的病位在于肾与膀胱，其病变涉及脾、肺、三焦。肾主开合，主藏精，主水液；脾主运化，主布输水谷精微；肺主一身之气，主通调水道，主宣降；膀胱主气化，主藏精液，循卫气之道；三焦总司脏腑、营卫、经络之气，为诸气、血、津液和水液通道。风邪犯肺，肺失宣降，则通调水道不利、下不输膀胱，则小便不利，水湿潴留。湿困脾胃，脾阳虚衰，则脾失健运，不能升清降浊，水湿内停。肾虚精亏，开合不利，肾失封藏，且脾亦失肾阳温煦，则气化之功不在，精微漏泄，水液内停，致尿少、全身水肿。肺不能宣发肃降，脾阳被郁，影响膀胱气化之功，导致小便不利。三焦者，决渎之官，水道出焉，若三焦不畅，五脏虚现，上焦则水泛高原、中焦则水留中脘、下焦则水乱二便。

六、辨证要点及治疗思路

（一）辨证要点

1. 辨虚实

本病主要临床表现为"水肿"，然水肿亦分"阳水""阴水"。受外感风邪、水湿、湿热等侵袭，水湿犯肺、脾，表现发热疼痛、咽喉红肿、肢体乏重、脘腹胀满、全身水肿明显、尿少舌苔黄白腻、脉浮缓或濡缓，则为阳水实证。由饮食不节、劳倦过度、禀赋不足、久病体弱，疾病迁延反复，导致脾、肾两亏，阳气渐衰，则为阴水虚证。若阴水之证未缓而外邪反复侵袭，则水肿加剧，又呈现阳水之证，则为本虚标实夹杂之证。

2. 辨湿热证

内生水湿上犯肝脾，风邪客肺而失肃清宣降，脾肾虚衰不能化气行水，三焦水道不畅，水液溢于皮肤之上。肾病综合征的湿热证大致可分为：湿毒、水湿、湿热。湿毒浸淫者，眼睑水肿延及全身，皮肤发亮，咽喉肿痛，小便不利，舌红苔薄黄，脉浮数。水湿内浸者，全身水肿，小便短少，身重乏倦，胸闷纳呆，舌白腻，脉缓。湿热壅盛者，周身水肿，皮肤紧绷，脘腹胀满，烦热口渴，大便燥结，小便短赤，舌红苔黄腻，脉沉数。

3. 辨血瘀

血瘀者多由水肿日久，由气及血而致。瘀阻肾络，精气不能畅流，精微下泄，血水同源，水瘀困脾，脾不统摄，清气下陷，精气外泄，发为水肿。病者可见面色紫暗，眼周瘀青晦暗，肌肤暗淡甲错，唇舌紫暗，舌下有瘀斑或斑点，肋下或腰腹有癥瘕积聚，伴有腰痛，尿血，水肿难消，苔少黄腻，脉弦涩。

（二）治则治法

肾病综合征的临床特点是严重水肿，且病因复杂，诸邪交合，为本虚标实错杂之证。本病主病位在肾与膀胱，与肺、脾、三焦密切相关。以"扶正培元，逐邪外出"的为基本原则，着重益气补肾、健脾宣肺、调和阴阳，兼以利水、祛湿、降浊、活血、通络、清热，标本兼治。本病辨证治疗要"分急缓、辨病因、明病位"，确定解决的主要矛盾，制订科学合理的治疗方案。

七、常用方药

（一）风水相搏证

（1）症状及分析：

眼睑水肿，全身亦肿按压凹陷易恢复，皮肤光亮——水湿不能宣发肃降，水湿内停而泛于肌肤表面；

发热，咽喉肿痛，咳嗽，四肢酸痛——上犯肺而致肺气宣肃不利，风水之邪下犯肾府，肾气凝滞而腰困；

小便不利，尿赤短少——肾气化失常，升降、开圖、固摄失司；

舌质红苔薄白，脉浮滑或浮紧——风水泛滥相搏之证。

（2）治法：疏风解表，宣肺利水。

（3）主方及分析：越脾加术汤加减，常用药麻黄、石膏、生姜、大枣、甘草、白术。偏风热者，加板蓝根、桔梗、金银花、连翘；偏风寒者，去石膏，加苏叶、防风、桂枝；水肿严重者，加茯苓、冬瓜皮；咳喘较重者，加杏仁、前胡。

（二）湿毒浸淫证

（1）症状及分析：

眼睑水肿，延及全身——湿毒蕴积，湿郁化热，肺不肃降，脾不健运，壅滞三焦，水道不通；

肌肤疮疡溃烂，咽痛喉肿，恶寒发热——脾主肌肉，肺合皮毛，脾肺两虚，皮肤疮痍湿毒不能消散；

小便不利，短赤浓茶样——久病脾肾阳虚不振，不能运化水湿、气化水液，湿毒内蕴，灼伤津液；

舌质红苔薄黄，脉浮数或滑数——湿毒浸淫化热之证。

（2）治法：宣肺解毒，利湿消肿。

（3）主方及分析：麻黄连翘赤小豆汤合五味消毒饮加减。常用药麻黄、杏仁、生梓白皮、连翘、赤小豆、金银花、野菊花、蒲公英、紫花地丁、紫背天葵子。热毒甚者，蒲公英、紫花地丁加量；湿盛者，加苦参、土茯苓；血热红肿甚者，加丹皮、赤芍。小便短赤涩痛甚者，加白茅根、滑石。

（三）水湿浸渍证

（1）症状及分析：

下肢水肿明显，按压没指——肾阳虚损，阴精尚微，不能敛水；

小便短赤——肾脏开合失常，脾失健运，输布失职而谁是泛滥；

身体困乏倦怠，胸闷纳呆——过度疲劳，损伤阳气，水湿聚内，气机不畅，脾失健运，纳呆少食；

舌苔白腻，脉沉缓，起病缓，病程长——脾肾阳虚，水湿浸渍之征。

（2）治法：健脾祛湿，利水通阳。

（3）主方及分析：五皮饮合胃苓汤加减。常用药桑白皮、陈皮、大腹皮、生姜皮、苍术、白术、厚朴、茯苓、猪苓、泽泻、桂枝、甘草。水肿甚者，加大腹皮、麻黄、葶苈子；湿困中焦、脘腹胀满甚者，加川椒目、大腹皮、干姜。

（四）湿热内壅证

（1）症状及分析：

遍体水肿，皮肤紧绷光亮——水湿内渍，困阻脾胃，水液泛滥；

五心烦热，头晕耳鸣——湿热郁结久伤肾气津液，阴虚津少不能上承，浮阳上扰清窍；

胸脘痞闷，腰膝酸软——湿热中焦，肝肾阴虚，腰膝失于濡养；

小便短赤浑浊，大便热结——津耗气虚，下焦气化不利，热留下焦，血热妄行；

舌质红，苔黄腻，脉滑数——湿热郁结壅盛之证。

（2）治法：清热利湿，逐水消肿。

（3）主方及分析：疏凿饮子加减。常用药泽泻、赤小豆、商陆、羌活、大腹皮、椒目、木通、秦艽、槟榔、茯苓皮、生姜。腹满、大便热结甚者，合己椒苈黄丸；气粗喘满不得卧者，加葶苈子、桑白皮；湿热久蕴者，合猪苓汤；伴尿血者，加大小蓟、白茅根。

（五）脾虚湿困证

（1）症状及分析：

腰以下水肿明显，按之凹陷不起——水湿困阻脾胃，外溢肌肤；

面色萎黄，神疲乏力，腹胀纳少——素体脾胃虚弱或者病后体虚，耗伤中气，胃虚不能受纳水谷，脾虚不能化生精微；

畏寒肢冷，肢软无力——脾气不足，脾阳不振；

尿少色清，大便溏软——脾虚健运失司，水谷不化，运化水湿不利，水谷清浊不分；

舌淡胖，苔白滑腻，脉沉弱——水湿内盛、脾为湿困之证。

（2）治法：温补脾肾，化气行水。

（3）主方及分析：①实脾饮加减。常用药黄芪、白术、益母草、泽泻、茯苓、桂枝、大腹皮、广木香、厚朴、猪苓、大枣。水肿甚者，加鹿角胶、菟丝子；尿少甚者，加车前子；乏力体虚甚者，加党参、黄芪、黄精；大便溏软者，加薏苡仁、藿香、莲子。②防己茯苓汤合参苓白术散、胃苓汤。常用药是防己、桂枝、生黄芪、茯苓、党参、白术、薏苡仁、扁豆、山药、甘草。水肿明显者，加生姜皮、大腹皮、车前子；腹胀胸闷者，加厚朴、槟榔；便溏甚者，桂枝改为肉桂。

（六）肾阳虚衰证

（1）症状及分析：

面身水肿，按压深陷不起——肾阳衰弱，不能化气行水，水湿上泛；

心悸，气促——水液潴留于肺，水饮凌心，心肾不交，心肺失于温养；

腰膝冷痛酸重，形寒神疲，面白无华——元阳虚衰，四肢失于濡养，命门火衰，浊阴弥漫肌肤而疲惫无华；

小便不利，胸腹积水，纳少便溏——肾阳不足，肾不藏精而下泄，脾肾久病耗伤真阳，水湿就踞不去；

舌淡胖有齿痕，苔白，脉沉细无力——肾阳虚衰之证。

（2）治法：温肾助阳，化气行水。

（3）主方及分析：真武汤加减。常用药有茯苓、芍药、生姜、附子、白术。水肿甚者，加五苓散；腰膝冷痛酸重，形寒神疲甚者，加巴戟天、肉桂；心悸气喘者，加桂枝、炙甘草、人参、五味子、山萸肉。阳和汤。常用药是麻黄、干姜、白芥子、甘草、熟地黄、肉桂、鹿角胶、黄芪、益母草。

（七）血瘀水阻证

（1）症状及分析：

全身水肿日久，反复发作——湿毒久侵而犯肝脾，郁而化热灼伤脉络，肝失疏泄，脾失健运，气滞血瘀水停，水肿反复迁延；

面色晦暗，眼睑发青，肌肤甲错无华——气机阻滞，瘀血内结；

腰、胁下疼痛，癥瘕积聚——湿热内壅，筋骨有失滋养；

舌紫暗有瘀斑，尿血——气血运行无力，血脉瘀滞；

舌苔少，脉沉弦——瘀血内结之证。

（2）治法：活血化瘀，祛湿利水。

（3）主方及分析：桃红四物汤加减。常用药桃仁、红花、生地、当归、川芎、赤芍、丹参、党参、黄芪、益母草、泽兰。水肿甚者，加茯苓皮、薏苡仁、五加皮、车前子；尿血者，加仙鹤草、蒲黄炭、墨旱莲、三七；瘀血重者，加水蛭、三棱、莪术。

八、中成药

肾炎消肿片、雷公藤胶囊、百令胶囊、黄葵胶囊、金匮肾气丸、六味地黄丸、济生肾气丸等按说明书辨证使用。

九、名医验案

国医大师邹燕勤经验方医案

王某，男，24岁，因"腰痛半年余"，初诊（2014年10月23日）。

主诉、现病史及既往史：腰痛不著，纳可，寐一般，溲有泡沫，大便每天行1次，不觉头昏，舌根及舌中部苔黄腻，舌边及舌尖红，脉细。平日抽烟，有高血压家族史，拒绝服用降压药，拒绝服用西药。查尿常规：蛋白 ++ ~ +++，尿蛋白定量 6.58 ~ 9.6g/24h，血浆白蛋白 29.1g/L，肾功能血肌酐正常。查 B 超、腹部 CT 提示："左侧肾静脉血栓"，未行肾活检。血压 130/90mmHg。

中医诊断：气阴两虚，湿热瘀滞。

治法：补气健脾化湿，养阴活血。

药用：太子参 15g、生黄芪 30g、炒白术 10g、藿佩 10g、生薏苡仁 30g、茯苓 30g、生地黄 10g、川石斛 20g、制僵蚕 15g、牛蒡子 15g、蝉衣 6g、全蝎 4g、地龙 10g、水蛭 4g、青风藤 20g、黄蜀葵花 20g、石韦 20g、双钩藤 15g、明天麻 10g、石决明 30g、夏枯草 15g、桃仁 10g、红花 10g、丹参 20g、川芎 10g、玉米须 30g、小红枣 10g、生甘草 6g，治疗 3 个月。

二诊（2015 年 1 月 23 日）：患者无明显不适，黄腻苔减退，但尿蛋白定量获效少进。分析患者因无不适症状，平素饮食不禁，亦无特殊休息，故嘱其注意休息，节制饮食。

用药调整：之前方剂不变，增加生黄芪用量至 50g，加入地鳖虫 3 ~ 6g，三棱 10g，莪术 10g。

【治疗效果】患者经 1 年的治疗，尿蛋白从最初的 9.6g/24h，下降至 1.76g/24h。患者继续坚持治疗，至 2015 年底 24h 尿蛋白维持在 1g 左右，血压正常，无明显不适。

【按语】本案患者为肾病综合征，大量蛋白尿，合并左肾静脉血栓，曾予西药治疗，出现较多副反应而拒绝使用西药，且未行肾活检。辨其属于肝脾肾气阴两虚，湿热瘀滞证。湿热乃贯穿慢性肾脏病病程始终的重要病理因素。湿性重浊黏滞，热性炎热燔灼，湿与热交结，往往迁延日久，缠绵难愈。依据扶正祛邪的原则，一方面益肾健脾平肝、补气养阴以固本，另一方面清热利湿、活血通络以治标。丹参、川芎等活血和络的药物，桃仁、红花等活血化瘀之品；三棱、莪术等破血逐瘀之属；制僵蚕、蝉衣、全蝎、地龙、水蛭、地鳖虫等虫类药物除其郁滞于经络之瘀血；青风藤以祛风除湿通络解毒；破血祛风通络的药物易伤正气，故方中多配伍枸杞子、白芍等柔肝养肝之品，以及小红枣、生甘草等解毒、调和之药。全方扶正祛邪、攻补兼施，取得明显缓解的效果。

第四节　慢性肾脏病（chronic kidney disease）

一、概述

（一）慢性肾脏病的定义

1.定义

慢性肾脏病（chronic kidney disease，CKD），其定义为：

（1）肾脏损伤（肾脏结构或功能异常）≥ 3 个月，具体包括白蛋白尿［AER ≥ 30mg/24h 或 ACR ≥ 30mg/g（≥ 3mg/mmol）］（AER：尿液白蛋白排泄率，ACR：尿微量白蛋白与肌酐的比值），尿沉渣异常，肾小管功能紊乱导致的电解质及其他异常，组织学检测异常，影像学检查结构异常，肾移植病史，伴或不伴有肾小球滤过率（glomerular filtration rate，GFR）下降。

（2）GFR < 60mL/（min·1.73m²）≥ 3 个月，伴或不伴肾损伤证据。CKD 进行性进展会引起肾单位和肾功能不可逆性损伤，会导致机体代谢产物和毒物潴留、水、电解质紊乱、酸碱平衡紊乱、内分泌失调等特征的临床综合征，即慢性肾衰竭（chronic renal failure，CRF）。CKD 是导致终末期肾病（end stage renal disease，ESRD）发生的主要原因，疾病进展至晚期就是尿毒症。

2.分期

美国 KDOQI 专家组的指南将 CKD 分为 5 期。但随着临床研究和流行病学研究的发展和经验积累，发现 G3 期患者的病情评估、预后差异较大，单纯依据 GFR 作为分期标准，而不考虑蛋白尿等相关因素，对病情的诊断、治疗有明显的局限性和片面性。因此，在 2013 年对 CKD 分期标准进行了调整和修改，将 CKD G3 分为 G3a 和 G3b 两个阶段；将尿白蛋白 / 肌酐比值（UACR）作为 CKD 分期指标（表 5–4、表 5–5）。该分期方法优于原来的 KDOQI 专家组分期方法，国际上称为"CGA 分期"。

表 5–4　CKD 患者依据 GFR 指标的分期

GFR 分期	GFR 水平 mL/（min·1.73m²）	说明	治疗措施
G1	≥ 90	正常或升高	缓解症状，减慢病情进展
G2	60 ~ 89	轻度下降	降低心血管病患病风险减慢病情进展

续表

GFR 分期		GFR 水平 mL/（min·1.73m²）	说明	治疗措施
G3	G3a	45~59	轻度至中度下降	定期检查评估治疗并发症
	G3b	30~44	中度至严重下降	
G4		15~29	严重下降	综合治疗，减慢病情进展透析前准备
G5		<15	肾衰竭	透析治疗；肾脏移植手术

表 5-5　CKD 患者依据 UACR 指标的分期

UACR 分期	UACR 水平（mg/g）	说明
A1	<30	正常或轻度升高
A2	30~300	中等程度升高
A3	>300	严重升高

（二）慢性肾脏病的流行病学概述

CKD 患病率高、预后差、费用昂贵，发展至 ESRD 需要肾脏移植或者透析治疗，严重降低患者的生存质量，增加患者家庭和社会的经济负担，是危害公众健康的重要公共卫生问题。流行病学调查显示，全球 CKD 患病率约为 14.3%。近年来 CKD 的患病率呈上升趋势，以美国为例，患病率方面，2015 年 30 岁以上的 CKD 患者的发病率是 13.2%，约是 10 年前患病率的 1.3 倍，并预测到 2030 年，患病率会高达 16.7%；治疗费用方面，2012 年，美国肾脏及肾衰竭的医保支出超过 870 亿美元，其中 63.1% 的 ESRD 患者需要血液透析治疗，7.0% 的 ESRD 患者需要腹膜透析治疗，29.6% 的 ESRD 患者需要肾脏移植治疗。我国的 CKD 情况，患病率方面，2012 年我国一项历时 4 年，对近 5 万名 18 岁以上成年 CKD 患者的横断面流行病学研究结果表明，中国的 CKD 患病率为 10.8%，估计约 1.2 亿人，但患者的疾病知晓率却仅有 12.5%。治疗费用方面，2018 年调查显示，我国需要肾脏替代治疗的尿毒症患者为 150~200 万，而实际能够接受肾脏替代治疗（血透或腹透）的患者仅约 70 万。按当前平均治疗费用估算，每年耗费卫生资源约 4000 亿人民币。CKD 在肾脏受损的中前期，没有明显的症状表现，通常患者有症状表现时，病情已发展至晚期，因此 CKD 也被称为"沉默的杀手"。

2006 年，国际肾脏病学会和国际肾脏基金联合会将每年的 3 月份的第 2 个星期四定为"世界肾脏日"。近年来，我国开展了大量防治 DKD 的预防和管理工作，《"健康中国 2030"规划纲要》提出，对慢性病进行综合防控，肾脏病成为重点防控慢性病，建立 CKD 防控体系，降低尿毒症发生，对推动健康中国行动具有重要意义。

二、发病机制

CKD 病因复杂多样，主要病因包括：原发性肾脏病变、继发性肾脏病变和遗传性肾脏病变。无论哪种病因导致的肾脏病变，持续性损害肾小球、肾小管间质以及肾血管，均可使疾病进展为 CKD，并随着肾脏炎症和纤维化的进一步发展和恶化，最终发展为 ESRD，即尿毒症。在我国以 IgA 肾病为主的原发性肾小球肾炎最为多见，随着人口老龄化加剧、生活方式调整、高血压、糖尿病、肥胖等代谢性疾病发病率不断攀升，CKD 的病因谱也发生了变化。目前临床上，糖尿病、高血压、尿路梗阻、肾小球肾炎等已成为 CKD 的主要危险因素，其他因素包括年龄、肥胖、高蛋白饮食、肾毒性药物使用史等。CKD 的发病机制因致病因素的不同而存在差异。

（一）CKD 发病机制

1. 肾小球血流动力学改变

各种病因引起的肾单位减少，导致残存肾单位代偿性肥大，单个肾单位的肾小球滤过率增加，形成肾小球高灌注、高压力和高滤过。这种肾小球内血流动力学变化，可进一步损伤、活化肾小球固有细胞，产生并释放血管活性介质、细胞因子和生长因子，细胞外基质增加，最终导致肾小球硬化。

2. 蛋白尿的肾毒性

蛋白尿既是肾小球病变的结果，也是肾小管间质损伤和 CKD 进展的关键因素。蛋白尿不仅使机体营养物质丧失，更重要的是会引起如下情况：①肾小管上皮细胞溶酶体破裂；②肾小管细胞合成和释放上皮源性、化学性的趋化因子，引起炎性细胞浸润，释放细胞因子；③与远端肾小管产生的 Tamm-Horsfall 蛋白相互反应阻塞肾小管。④尿液中补体成分增加和活化，肾小管产氨增多。⑤尿中转铁蛋白释放铁离子，产生游离 OH⁻，造成肾组织的氧化应激性损伤；⑥刺激肾小管上皮细胞分泌内皮素，产生致纤维化因子。蛋白尿通过上述反应引起肾小管间质进一步损害及纤维化，因此蛋白尿是加重肾脏负担的"肾毒素"。

3. 肾小管间质损伤

肾小管间质炎症、缺血及大量尿蛋白均可以损伤肾小管间质，出现肾小管高代谢、间质炎症、蛋白尿等症。主要危害主要有：①肾小管萎缩产生"无小管"肾小球，导致肾小球萎缩。②肾小管周围毛细血管床减少引起肾小球毛细血管内压升高，导致肾小球硬化。③浸润的炎性细胞和肾小管上皮细胞分泌的细胞、生长因子加重肾组织炎症和纤维化。④肾小管上皮细胞在各种细胞、生长因子刺激下发生转分化，分泌细胞外基质而促进肾组织纤维化。⑤肾小管间质损伤引发肾小管重吸收、分泌和排泄障碍，导致球 – 管失衡，肾小球滤过率降低。

4. 肾素 – 血管紧张素 – 醛固酮系统作用

在 CKD 进展过程中，肾脏富含肾素 – 血管紧张素 – 醛固酮系统（renin-angiotensin-aldosterone system，RAAS）成分被激活，血管紧张素Ⅱ（AngⅡ）的含量比血液循环中高 1000 倍，促进多种细胞、生长因子的高表达，促进氧化应激反应，升高肾小球囊内压，刺激内皮细胞纤溶酶抑制因子的释放，促进细胞增殖、肥大、凋亡，促进细胞外基质积聚，最终导致肾脏组织纤维化。

5. 脂代谢紊乱

CKD 患者常伴有不同程度的脂代谢紊乱，会损伤内皮细胞及肾小球基底膜，诱导血小板聚集，引起系膜细胞增殖，合成基质增多，导致肾小球硬化。在硬化的肾小球和间质纤维化区域多见巨噬细胞吞噬脂蛋白后形成泡沫细胞，刺激炎性因子和致纤维化细胞因子的表达，导致细胞凋亡，加重肾脏组织损伤。

6. 高血压

高血压是导致 CKD 发生和发展的主要因素之一。血压升高可通过扩张入球小动脉，增加肾小球毛细血管内压力，增加蛋白尿，促进肾小球硬化；此外长期高血压引起的肾血管病变，导致肾缺血性损伤和可加快肾组织的纤维化进程。

7. 其他

随着对 CKD 的发病机制的研究，还有一些因素可导致或加速 CKD 进展：①日常饮食蛋白质过量，加重肾小球滤过，促进肾小球硬化；②钙磷代谢紊乱是提高了 CKD 患者血管钙化的重要风险因素，Klotho 基因具有抗衰老和肾脏保护作用，近期研究发现，CKD 进展过程中，Klotho 基因表达减少，使得钙磷代谢的调节功能、离子通道活性、氧化应激作用以及一氧化氮合成等功能下降，促进 CKD 血管钙化的发生。③在 AngⅡ或炎症因子诱导下，肾固有细胞转化为肌成纤维细胞，促进细胞外基质堆积，加速肾脏纤维化进展。

（二）ESRD 的发病机制

CKD 进行性发展引起肾单位不可逆性丧失和肾功能不可逆性减退而导致 CRF，当肾功能减退至 GFR < 15mL/min 时，就发展为 ESRD，即尿毒症。关于尿毒症的形

成机制有不同学说解释，目前比较公认的尿毒症形成机制，主要有以下五点：

1. 尿毒症毒素作用

随着肾功能减退，肾脏对溶质清除率下降和对某些肽类激素灭活减少，造成多种物质在血液和组织中蓄积，并引起相应尿毒症症状和/或功能异常，这些物质称为尿毒症毒素。常见的尿毒症毒素包括：①蛋白质和氨基酸代谢产物；②尿酸盐和马尿酸盐；③核酸代谢终产物；④脂肪酸代谢终产物；⑤芳香族氨基酸代谢终产物。⑥其他含氮化合物；⑦糖基化终产物；⑧高级氧化蛋白产物。⑨肽类激素及其代谢产物。尿毒症毒素可引起厌食、恶心、呕吐、皮肤瘙痒及出血倾向等症，并与尿毒症脑病、淀粉样变性、周围神经病变、心血管并发症、肾性骨病等发病相关。

2. 营养不良

营养不良是 ESRD 的常见并发症，是 ESRD 发展和患者死亡率升高的危险因素。患者因为炎症和消化道症状，导致蛋白质摄入减少，蛋白质合成和分解异常，是机体必要的氨基酸、微量元素缺乏，引起营养不良。

3. 内分泌紊乱

肾脏器官参与多种内分泌代谢活动，ESRD 患者因肾功能衰弱会导致内分泌代谢系统的紊乱。其中主要影响有：①促红细胞生成素减少引起的肾性贫血；②肾小管细胞 1α 羟化酶产生障碍引起活性维生素 D 的减少和肾小管细胞对甲状旁腺激素低下，导致钙磷代谢失调、肾性骨病；③胰岛素、胰高血糖尿素分泌紊乱引起的糖耐量失常；④血管紧张素分泌失调，导致高血压。

4. 继发性甲状旁腺激素（SPHT）分泌过度

SPHT 是 ESRD 患者常见的严重且难治的一个并发症。甲状旁腺激素（PTH）分泌过度，会引起因钙磷代谢失常的甲状旁腺功能亢进症（简称甲旁亢）。甲旁亢因甲状旁腺增生和 PTH 过度合成和分泌，导致骨过度重吸收、高血钙、低血磷、泌尿系统结石、血管钙化等，大大增加心血管事件的发生率和死亡率。

5. 体液代谢平衡失调

ESRD 患者随着肾功能的逐渐衰退，可引起水钠潴留、水肿和高血压。由于酸性代谢产物潴留，可引起酸中毒，导致患者出现乏力、食欲不振、心肌收缩无力等症；常出现高钾血症、高磷血症、低钙血症、低镁血症、低钠血症。

三、临床诊断

（一）临床表现

CKD 的进展过程中有不同的发展阶段，其临床表现也不相同。早期的 CKD 患者无临床症状，但随着疾病的进展，会逐渐出现血尿、蛋白尿、水肿、高血压、腰痛、排尿异常等症。根据 CKD 患者不同的机体系统出现的病变，常见的慢性肾脏病的临床表现特征见表 5-6。

表 5-6　慢性肾脏病常见的临床表现特征

机体系统	临床表现	主要特征
消化系统	消化系统症状	早期：食欲不振、恶心呕吐、口腔氨臭味； 晚期：胃肠道黏膜溃烂，消化道出血
血液系统	肾性贫血	肾性贫血是除了其他贫血的原因，血清肌酐 ≥ 176μmol/L 的 CRF 患者合并贫血。肾性贫血的程度与肾功能损伤程度呈正相关
	出血倾向	鼻出血、月经量过多、术后伤口出血、胃肠道出血及皮肤瘀斑。严重的患者会发生心包及颅内出血；尿毒症毒素引起的血小板障碍，需要透析纠正
心血管系统	高血压	CKD 患者大多存在不同程度的水钠潴留、细胞外液增加、肾素升高、交感神经反射增强等导致高血压的发生。高血压会引起动脉硬化、左心室肥大和心力衰竭
	充血性心力衰竭	充血性心力衰竭是导致 CKD 患者死亡的重要因素，ESRD 患者的心力衰竭发生率高达 65% ~ 70%。临床表现为端坐呼吸、咳红色泡沫样痰等心力衰竭症状
	心包病变	尿毒症患者的心包病变发生率 > 50%，其中 6% ~ 17% 有明显症状。临床表现如一般心包炎相似，如呼吸困难、心包周围疼痛、下肢水肿、腹部脏器水肿等，严重患者会出现心包积液、心包填塞
	动脉粥样硬化和血管钙化	高血压、高同型半胱氨酸血症、脂质代谢紊乱会引起动脉粥样硬化；钙磷代谢紊乱和转移性钙化会引起血管钙化。临床表现为血压升高，蛋白尿，心、脑、眼底动脉硬化
	心肌病和左心室肥大	心肌病与尿毒素潴留、贫血相关，表现为心肌缺氧、心肌损伤、电解质代谢紊乱、心律失常；左心室肥大与长期高血压、容量超负荷、肾性贫血和动静脉内瘘术，引发心排出量超负荷，加重左心室负担。表现为咳嗽、气喘、胸闷、心悸等
呼吸系统	肺水肿和浆膜腔积液	CKD 患者体液潴留、心功能不全，出现胸闷、气促
	肺充血和肺水肿	晚期 CKD 患者的尿毒症毒素可引起肺泡毛细血管渗透性增加，称之为"尿毒症肺"。表现为肺弥散功能障碍、肺活量下降、影像学检查可见"蝴蝶翼"
	肺转移性钙化	尿毒症性胸膜炎、钙磷代谢紊乱可引发肺转移性钙化，导致肺功能下降

续表

机体系统	临床表现	主要特征
神经肌肉系统	尿毒性脑病	表现为失眠、记忆力减退、反应迟钝、精神异常、胡言乱语等
	周围神经病变	表现为肢体麻木、灼烧疼痛感、听力下降
	神经肌肉异常	表现为肌肉震颤、痉挛、不宁腿综合征等兴奋症状；也可表现为肌无力、肌肉萎缩等神经肌肉抑制症状
骨骼系统	高转化性骨病	表现为纤维囊性骨炎、骨硬化、骨质疏松
	低转化性骨病	早期表现为骨软化症、维生素 D 缺乏、铝中毒导致膜钙化骨组织堆积，成人易出现脊柱和骨盆畸形；过度使用维生素 D 和钙剂亦会导致骨再生不良
	混合性骨营养不良	表现为甲状旁腺功能亢进性骨病和骨矿化障碍病
体液代谢平衡	代谢性酸中毒	大多患者可耐受轻中度的慢性酸中毒，但当动脉血气分析<15mmol/L 时，体内多种酶活性受抑制，症状明显，如食欲不振、恶心呕吐、虚弱无力、呼吸深长，严重者可出现心力衰竭、血压下降和昏迷。长期的代谢性酸中毒可加重 CKD 患者营养不良、心血管并发症
	水钠平衡失调	早期无明显症状；当摄入过量的水、钠或进展至 CKD 晚期时，体内水钠潴留加重，表现为不同程度的皮下水肿、高血压、体腔积液、心力衰竭等。少数患者可因大量出汗、呕吐、腹泻、长期低钠饮食等导致低钠血症、低血容量
	钙磷代谢失调	低钙血症：手足抽搐等神经肌肉症状
		高磷血症：容易造成继发性甲状旁腺功能亢进
	钾平衡失调	表现为钾负荷增加，导致体内溶血、出血；肾排钾抑制，导致远端肾小管性酸中毒；血钾异常，表现为肌无力或肌麻痹，严重者会导致心律失常或心脏骤停；低钾血症
	镁平衡失调	GFR < 20mL/min，患者常出现轻度高镁血症，无明显症状
内分泌系统	肾脏内分泌失调	1, 25- 二羟维生素 D_3，红细胞生成素不足和肾内肾素 – 血管紧张素Ⅱ过多
	外周内分泌失调	大多数患者均有继发性甲状旁腺功能亢进、胰岛素受体障碍、胰高血糖素升高等；部分患者可有性腺功能减退，表现为性腺成熟障碍或萎缩、性欲低下、闭经、不育等
	血糖异常	表现为糖耐量异常升高、胰岛素抵抗
皮肤系统	皮肤病	表现为皮肤瘙痒

机体系统	临床表现	主要特征
感染	细菌感染	金黄色葡萄球菌是透析患者菌血症的常见致病菌
	真菌感染	CRF 患者由于机体免疫力若常发生细菌感染，会长期大量服用抗生素，容易造成菌群失调
	结核菌感染	尿毒症和透析患者的免疫功能较差，容易产生结核菌感染，发生率显著高于普通人群。CRF 合并结核菌感染的患者有时候症状不明显，易误诊
	肝炎病毒感染	常见于血液透析患者，主要是乙型肝炎病毒感染、丙型肝炎病毒感染

（二）病史

1. 既往病史

询问患者是否有糖尿病、高血压病、心血管疾病、周围血管疾病、心肌梗死、前列腺肥大、尿道感染、肾结石、急性肾衰竭、骨髓瘤、Goodpasture 综合征等与慢性肾脏病相关的疾病史；询问是否有成年型多囊肾（ADPKD）、Alport 综合征、局灶节段性肾小球硬化症（FSGS）等可影响肾脏病的家族病史。

2. 病程

询问患者的患病时间（≥ 3 个月），以便于了解 CKD 患者分级；了解症状表现情况，如血液病、心血管疾病、肺系疾病、糖尿病等；询问过往的治疗情况，如治疗效果、用药情况以及不良反应等情况。

3. 曾服用药物

询问患者用药情况及过敏史。大多数的药物代谢后通过肾脏排泄，因此药物容易造成后加重对肾脏的伤害。询问是否使用过主要通过肾脏排泄的药物，如氨基糖苷类抗生素、解热镇痛药、两性霉素 B、顺铂、环孢素、ACEI 类降压药、含碘造影剂等；询问是否长期服用有肾毒性的中药。

4. 生活习惯

了解患者是否从事作物栽培、重金属接触、化学品接触、重体力劳动等性质工作；是否经常熬夜、加班；是否有吸烟、饮酒史；饮食结构是否为高糖、高盐、高脂；此外还要了解患者的工作强度、精神压力、运动等情况。

（三）实验室检查

（1）肾功能检查：CKD 患者要做肾小球滤过率的评估。具体有 3 种方法：①内生肌酐清除率（Ccr），但是此方法的缺陷在于 Ccr 的重复性不佳，容易受到性别、年龄、身体状态等因素影响，尤其当 CRF 患者的肾小球管分泌肌酐增多时，可导致对肾功能受损程度的低评估；②应用 MDRD 公式、Cockcroft-Cault 公式，综合考量血肌酐、尿素氮、白蛋白指标，经性别、年龄、种族、体表面积校正后计算肾小球滤过率；③应用 CKD-EPI 公式，这是目前推荐的评估肾功能的精确方法。

（2）尿液检查：①尿比重和尿渗透压：尿比重和尿渗透压低下，晨尿的尿比重 < 1.018，尿渗透压 < 450mOsm/L；尿毒症晚期患者的尿比重和尿渗透压固定在 1.010 和 300mOsm/L，称之为等比重尿和等渗尿。②尿量：尿量正常，尿中溶质排出减少。③尿蛋白量：尿蛋白量因原发病不同而异，原发病为肾小球肾炎的 CRF 晚期患者尿蛋白明显减少；糖尿病肾病进入尿毒症期的患者也常常出现大量蛋白尿。④尿沉渣：可见不同程度的红细胞、颗粒管型，肾小管间质性疾病和合并尿路感染的患者的尿中白细胞增多，蜡样管型的出现，标志着肾衰竭进展至严重阶段。

（3）血常规和凝血功能检查：①合并肾性贫血的患者：正色素、正细胞性贫血，并随着肾功能逐渐减退而加剧；②白细胞：一般正常；③血小板：计数及凝血时间正常，出血时间延长，血小板聚集和黏附功能出现异常，但凝血酶原时间、部分凝血酶激活时间一般正常。

（4）血液生化及其他检查：血清蛋白水平低下、白蛋白水平低下。肾功能不全晚期血清钙、碳酸氢盐水平降低，血清磷水平升高。

（四）病理检查

肾穿刺活检，对于肾脏大小正常而病因不明确的患者，短期内肾功能迅速恶化，在无禁忌证的情况下应实施肾活检检查，可及时发现活动性病变，明确发病原因，准确指导临床治疗。

（五）影像学检查

（1）超声检查：可检测肾脏大小、对称性、区别肾实质性疾病、肾血管性疾病及梗阻性肾病。①双侧肾脏对称性缩小：支持慢性肾脏病所致慢性肾衰竭的诊断；②肾脏大小正常或增大：提示急性肾损伤或多囊肾、淀粉样变、糖尿病肾病和骨髓瘤肾病导致的 CRF；③双侧肾脏不对称：提示单侧肾或尿路发育异常、慢性肾血管疾病、肾结核。

（2）肾脏同位素检查：对急、慢性肾衰的鉴别诊断有帮助。①肾图结果表现为双肾血管段、分泌段、排泄功能均很差，则一般提示有 CRF；②肾图表现为双肾血管段较好，排泄功能很差，呈"梗阻型"（抛物线状），则一般提示可能有急性肾衰竭。

四、西医治疗

(一) 治疗原则

慢性肾脏病的治疗目标是缓解症状，延缓 CKD 病程的进展；防止并发症，提高生存率；减轻或消除患者痛苦和提高生活质量。各期 CKD 的治疗侧重点不同，早中期的 CKD 患者以药物综合治疗为主；ESRD 患者主要以肾脏代替治疗为主，配以药物综合治疗。加强 CKD 的全病程管理，重视健康人群的 CKD 危险因素筛查，尤其是高危人群；已有肾脏损害或肌酐升高的患者，要注重 CKD 的诊断和治疗，控制并发症；CRF 患者，要重点查明病因，并根据情况适时准备肾脏替代治疗，实现 CKD 患者的精准诊治和个体化管理。

(二) 营养治疗

营养不良是慢性肾脏病的常见并发症和致死率危险因素之一。近年来，慢性肾脏病营养治疗的循证医学证据不断涌现，中国医师协会肾脏内科医师分会、中国中西医结合学会肾脏疾病专业委员会营养治疗指南专家协作组制定了《中国慢性肾脏病营养治疗临床实践指南（2021 版）》。根据不同病症类型，对人体摄入的蛋白质、能量、液体及无机盐都有相关的推荐意见（表 5-7）。

表 5-7 《中国慢性肾脏病营养治疗临床实践指南（2021 版）》的指导意见

病症类型	推荐意见
CKD 1~2 期 非糖尿病	蛋白质：避免高蛋白饮食 [> 1.3g/（kg·d）]；非持续性大量蛋白尿患者推荐蛋白入量 0.8g/（kg·d）；对大量蛋白尿的患者推荐蛋白入量 0.7g/（kg·d），同时加用酮酸治疗
	能量：保证足够热量摄入同时维持健康体重的稳定
	液体及无机盐：适量多吃水果和蔬菜。早期 CKD 患者，饮食钠摄入量为钠 2.3g/d；持续性高钾血症的患者，限制饮食钾摄入量
CKD 1~2 期 糖尿病	蛋白质：避免高蛋白摄入 [≥ 1.3g/（kg·d）]，建议蛋白质摄入量为 0.8g/（kg·d）
	能量：热量摄入为 30~35kcal/（kg·d）
	钠：钠摄入量限制在 2.3g/d
CKD 3~5 期 非糖尿病	蛋白质：蛋白摄入 0.6g/（kg·d）或极低蛋白饮食 0.3g/（kg·d），联合补充酮酸制剂
	能量：热量摄入为 30~35kcal/（kg·d）
	钠的摄入 < 2.3g/d；个体化调整饮食中钾、磷的摄入以保证在正常范围；元素钙摄入量 800~1000mg/d

续表

病症类型	推荐意见
CKD 3~5 期非糖尿病	代谢酸中毒：多食水果蔬菜，补充碳酸氢钠，血清碳酸氢盐 24~26mmol/L
	维生素 D：应用维生素 D_2 或 D_3，纠正 25（OH）D 缺乏
	外源性营养素的补充：给予至少 3 个月的口服营养补充剂
CKD 3~5 期糖尿病	蛋白质：蛋白质摄入量为 0.6g/（kg·d），并可补充酮酸制剂 0.12g/（kg·d）
	热量：热量摄入为 30~35kcal/（kg·d），摄入全谷类、纤维素、新鲜水果、蔬菜等低糖食物以保证充足的热量
	液体和无机盐：根据尿量情况，适当限制及调整液体摄入量，钠摄入量 < 2.3g/d
	磷、钙：参考 CKD 3~5 期非糖尿病患者
	钾：伴高钾血症患者减少饮食中钾的摄入，必要时口服降钾药物
	维生素和微量元素：适当补充缺乏的维生素，仅提供给伴有微量元素缺乏患者
	外源性营养素：出现高分解代谢或 PEW，可考虑给予口服营养补充剂；若经口补充受限或仍无法提供足够能量，建议给予管饲喂食或肠外营养
血液透析	蛋白质：IBW 为理想体重，蛋白质摄入量 1.0~1.2g/（kg·d），建议摄入的蛋白质 50% 以上为高生物价蛋白
	热量：建议热量摄入为 35kcal/（kg·d）；60 岁以上、活动量较小、营养状况良好者（人血白蛋白 > 40g/L，SGA 评分 A 级）可减少至 30~35kcal/（kg·d）
	体液和无机盐：控制钠盐摄入，食盐 < 5g/d；控制高钾饮食，保持血清钾在正常范围内
	钙、磷：根据血钙水平及同时使用的活性维生素 D、拟钙剂等调整元素钙的摄入；磷摄入量 800~1000mg/d；高磷血症患者控制蛋白质摄入 0.8g/（kg·d）联合复方 α 酮酸
	维生素和微量元素：补充维生素 C 60mg/d；不推荐合并高同型半胱氨酸的血液透析患者常规补充叶酸
	外源性营养素：在临床营养师或医生的指导下给予口服营养补充剂；若经口补充受限或仍无法提供足够能量，建议给予管饲喂食或肠外营养
维持性腹膜透析	蛋白质：无残余肾功能患者蛋白质摄入量 1.0~1.2g/（kg·d），有残余肾功能患者 0.8~1.0g/（kg·d）；摄入的蛋白质 50% 以上为高生物价蛋白。个体化补充复方 α 酮酸制剂 0.12g/（kg·d）
	能量：同上血液透析患者
	体液和无机盐：容量情况稳定的腹膜透析患者每天液体摄入量 =500mL+ 前 1 天尿量 + 前 1 天腹膜透析净脱水量
	外源性营养素：参照血液透析患者

病症类型	推荐意见
肾移植	蛋白质：术后 3 个月内推荐高蛋白饮食，蛋白质摄入量 1.4g/ (kg·d)；术后＞3 个月推荐限制 / 低蛋白饮食，蛋白质摄入量 0.6 ~ 0.8g/ (kg·d)，并可补充复方 α 酮酸制剂 0.12g/ (kg·d)
	热量：术后早期热量摄入推荐在 30 ~ 35kcal/ (kg·d)；稳定阶段推荐 25 ~ 30kcal/ (kg·d)
	体液和无机盐：尿量正常一般不限制液体摄入量；若患者需要进一步控制高血压，将钠摄入量限制在 3g/d
	钙、磷：钙摄入量为 800 ~ 1500mg/d；磷摄入量 1200 ~ 1500mg/d
	维生素和微量元素：不推荐在肾移植受者中常规补充叶酸降低同型半胱氨酸水平

（三）对症治疗

1. 控制血压和 RAAS 阻断治疗

研究表明，积极控制血压、有效阻断 RAAS 是延缓 CKD 进展的核心治疗，可有效降低肾单位的球内压，改善高滤过状态，减少蛋白尿，减少 CKD 患者的心血管并发症的发生发展。大量临床对照试验充分证实控制好血压可改善肾脏预后。蛋白尿是影响 CKD 患者降压效果的重要影响因素，多个大型临床随机对照试验（MDRD、AASK 和 REIN–2）结果表明：①对于尿蛋白排泄率＞30mg/d 的患者，采取强化降压治疗，即降压至 130/80mmHg 以下，可有效减少肾衰竭发生风险；②对于尿蛋白正常的 CKD 患者，强化降压治疗措施未产生进一步的肾脏保护效应，推荐血压控制目标为 140/90mmHg。

ACEI 和 ARB 是最常见的 RAAS 阻断剂，其降压、降蛋白尿、肾脏保护作用方面的循证医学证据非常充分，通过相对扩张出球小动脉而降低肾小球内压、尿蛋白以及拮抗肾脏炎症和纤维化过程。ACEI 和 ARB 是治疗伴有蛋白尿的肾性高血压患者的首选降压药物，即普利类降压药、沙坦类降压药。应用 RAAS 阻断剂的注意事项如下：①要足量使用，在患者能够耐受的情况下，ACEI 或 ARB 的用量应逐渐加大，最大限度地达到 RAAS 阻断和尿蛋白降低的效果；②低盐饮食，高盐可显著降低 RAAS 阻断剂拮抗蛋白尿效果，因此患者的氯化钠摄入量＜5g/d；③肾功能受损严重患者，ACEI 或 ARB 药物可以使用，但是要密切监测急性血肌酐升高和高钾血症；④血容量不足、脱水的 CKD 患者应避免 RAAS 阻断治疗，因为使用 ACEI 或 ARB 容易引起急性肾损伤。

2. 控制蛋白质摄入

研究表明，优质低蛋白饮食，可在一定程度上延缓肾功能衰退进展。严格控制蛋白摄入量，可以有效降低肾小球内压、高滤过状态等，进而延缓 CKD 患者肾功能衰退。但是，控制蛋白质摄入的同时要保证人体足够的能量，以免引起营养不良，增加 CKD 患者死亡风险。具体的蛋白摄入标准，参考营养治疗中不同阶段、不同情况的 CKD 患者的要求。

3. 控制血糖

糖尿病肾病或慢性肾脏病合并糖尿病患者，应积极控制血糖。早期研究证实，有效控制血糖有利于减少微血管并发症、减少蛋白尿以及延缓肾衰竭。近期大量研究进一步显示，采取强化降糖措施，HbA1c < 7%，蛋白尿水平显著下降，GFR 下降速度未有改善趋势。因此对于普通的 CKD 患者，应控制 HbA1c ≤ 7%，但需注意个体化差异，防止低血糖的发生。对于晚期的 CKD 患者，因其红细胞寿命缩短，在应用 HbA1c 来检测血糖水平时要额外注意。选用降糖药物时，除了考虑其降糖作用，还要考虑肾脏代谢作用，口服降糖药常用双胍类（如二甲双胍）、磺脲类（如格列苯脲、格列吡嗪、瑞格列奈）、噻唑烷二酮类（如吡格列酮、罗格列酮）、α 糖苷酶抑制剂（阿卡波糖、伏格列波糖）、DPP-4 抑制剂（如西格列汀、维格列汀）、GLP-1 受体激动剂（如利拉鲁肽、艾塞那肽）等。

4. 酸碱平衡和电解质紊乱

随着 CKD 进展，患者容易出现水钠潴留、高钾血症、高阴离子间隙的代谢性酸中毒。①当患者的 GFR < 40mL/（min·1.73m^2）时，常发生代谢性酸中毒，血清碳酸氢根 < 22mmol/L 的患者需要口服补充碳酸氢钠；对于中重度的患者需要静脉输入碳酸氢钠，此时要注意有合并心力衰竭的，碳酸氢钠输入不宜过量、不因速度过快，以免加重心脏负荷。②当血清钾水平 > 5.5mmol/L 时，应更严格地限制钾摄入，口服聚磺苯乙烯，静脉或肌内注射呋塞米或布美他尼，静脉输入葡萄糖 - 胰岛素溶液，对严重高钾血症（血钾 > 6.5mmol/L），且伴有少尿、利尿效果欠佳者，应及时给予血液透析治疗。

5. 矿物质和骨异常

矿物质和骨异常（mineral and bone disorder，MBD），在 CKD 患者中较为常见，包括肾性骨病和骨外钙化。其表现为低钙、低维生素 D 水平、高磷、高 PTH、高纤维生长因子（FGF-23），MBD 不仅会引起骨病，还会增加心血管疾病风险。①对于高磷血症患者，应控制磷的摄入量 < 900mg/d，饮食控制不佳者可服用磷结合剂。对合并低钙血症的患者，可选择含钙的磷结合剂（如碳酸钙、乙酸钙等）治疗时应注意监测，若有血管钙化、PTH 持续性低水平证据，则应减少剂量。②对于维生素 D 缺乏且血钙水平不高的患者，可使用活性维生素 D 或其类似物治疗，改善骨病和肌无力，降低骨折风险。

6. 肾性贫血

CKD 患者常伴有贫血症，尤其是终末期肾病或者糖尿病肾病患者。根据 KDIGO 临床实践指南对于 CKD3 患者至少每年进行 1 次贫血评估，CKD4 患者至少每年至少两次。肾性贫血主要原因在于促红细胞生成素相对不足、缺铁、红细胞寿命缩短等，因此要综合考虑这些因素制订治疗方案。可采用促红细胞生成素刺激剂（ESA），输血纠正、补铁治疗等。ESA 治疗可相对减少输血纠正引发的不良反应，减少左心室肥厚风险，但是大量使用会有充血性心力衰竭、卒中等心血管风险，因此建议 CKD 患者血红蛋白低于 100g/L 时，考虑使用 ESA 治疗，且治疗的血红蛋白目标要低于 115g/L。

7. 心血管疾病

CKD 本身就是心血管疾病发生的高危因素，CKD 患者发生心血管疾病风险要明显高于终末期肾病的发生，是 CKD 患者首要的致死因素。①血压控制：降压是治疗 CKD 进展的核心治疗，血压每降低 5mmHg，可减少的主要心血管风险发生。CKD 合并高血压患者，应使用对心血管具有保护作用的降压药物，如 RAAS 阻断剂、钙通道阻断剂、利尿剂、β 受体阻断剂。②血脂控制：SHARP 和多项荟萃分析研究表明，晚期 CKD 患者服用他汀类降脂药物可减少 17% 的主要心血管发生，但随着肾功能下降，他汀类降脂作用也会相应下降，对透析患者接近无效。因此，对于 50 岁以上 CKD 患者应常规给予他汀类降脂药物；对于年轻的 CKD 患者，若合并血管疾病、糖尿病的，应给予他汀类降脂药物。③抗血小板凝聚：有研究表明 CKD 患者服用阿司匹林带来的心血管获益要大于其出血风险，因此对于存在心梗、卒中的 CKD 患者，应给予阿司匹林治疗，并注意预防其出血风险。

8. 肾脏代替治疗

当 CKD 进展到 ESRD 阶段，机体的水、电解质、酸碱平衡无法维持生理需要的稳态时，就需要肾脏代替治疗，包括血液净化和肾脏移植。血液净化，仅能代替部分肾脏功能，治疗手段有血液透析、血液滤过、血浆置换、腹膜透析等；肾脏移植，是能完整代替肾脏功能。①血液透析：最常用的血液净化疗法。血透治疗一般每周 3 次，每次 4～6h。在开始血液透析 6 周内，尿毒症症状逐渐好转。如能坚持合理的透析，大多数血透患者的生活质量显著改善，不少患者能存活 10 年以上。②腹膜透析：广泛用于急性肾损伤、终末期肾病。持续性不卧床腹膜透析疗法（CAPD）尤其适用于老人、有心血管并发症的患者、糖尿病患者或做动静脉内瘘有困难者。CAPD 的优点在于更好的残存肾功能与心血管的保护作用、大大减少腹膜炎等并发症、费用相对较低、运行条件简单。③肾脏移植：成功的肾移植可恢复正常的肾功能，是目前相对最完善的肾脏代替治疗。随着近几十年的发展，肾移植受者的长期存活率有了很大提高，与血液净化相比优势较大。但肾移植后需长期使用免疫抑制剂以防止排斥反应，如糖皮质激素、环孢素、硫唑嘌呤和／或吗替麦考酚酯等。

此外，还有基因治疗、干细胞移植等新型治疗方法也正在研究之中。这些方法不仅对遗传性肾脏疾病（如多囊肾等）有良好应用前景，而且对非遗传性肾疾患的治疗也有重要价值。

五、中医病因病机

（一）概述

慢性肾脏病的临床特点为肾功能异常、高血压、水肿、蛋白尿、血尿等。中医学属于"水肿""虚劳""腰痛""癃闭""关格""溺毒""肾风"等范畴。本病病位在脾肾，涉与心、肝、肺、膀胱密切相关。慢性肾脏病患者常伴有多种并发症或合并其他慢性疾病，因此该病病机以本虚标实、错综复杂为特征，脾肾两虚为本，水湿、痰浊、瘀血、浊毒内结或者夹杂为标。慢性肾脏病主要的中医辨证有脾肾气虚证、肺肾气虚证、肝肾阴虚证、脾肾阳虚证、气阴两虚证。

（二）病因

1. 易感风邪

"邪之所凑，其气必虚"，《景岳全书》又云："阳邪之至，害必归阴，五脏之伤，穷必及肾"。肾为水，肺为金，金水相生，肺卫坚固，肾虚则致肺虚卫外不固，风邪乘虚而入，直犯肾脏。肺气不宣、肾不藏精，则水津代谢障碍、脏腑功能失调。

2. 先天不足或久病失治

肾气不足，气化无权，水津不化，固摄封藏失司，精脂下流，精微下泄，发为水肿、蛋白尿、血尿等。

3. 饮食不节

常年喜食高盐、高糖、高脂、高蛋白食物，或抽烟、饮酒、挑食，导致脾胃受损，脾气不足，水谷精微运化不利，水湿壅盛，内聚成浊，久之蕴湿化热。

4. 劳倦过度

烦劳过度可损伤心脾，房劳过度则肾精亏虚，耗伤精气。脾肾虚衰，化气行水失司，升清降浊，水液内停，湿浊中阻，而成肾劳、虚劳、关格之证。而肾精亏虚，肝木失养，阳亢风动，遂致肝风横逆，阳浮于上，可致眩晕、水肿、腰痛等。

5. 邪毒伤肾

长期服用伤肾脏的药物或食物，体内缓慢积累成毒，正气内虚，浊邪内生，浊聚成毒，五脏失养，气血亏虚，所谓"五脏损则百形灭"，久病恶化，缠绵不愈。

（三）病机

本病病位在脾肾，涉与心、肝、肺、膀胱密切相关。《素问·经脉别论篇》曰"饮入于胃，游溢精气，上输于脾……水精四布，五经并行。"肾主水司、脾主运化、肺主宣发肃降，机体水液精微物质输布赖于脾气健运、肾司开阖、肺之宣肃，肝之疏泄、三焦之通利。肾分清泌浊、脾升清降浊，脾失固摄，肾封藏失司，则血液、精微物质下泄；先天不足、后天失养或饮食失节、居处湿冷、房事过度、情志失调皆可致脾肾亏虚，蒸腾汽化水液、运化水湿之力下降，湿浊蕴结，日久化热，痰浊内生，气机不畅，瘀血阻滞，加重水液代谢的障碍，虚实夹杂，久病不愈，病情缠绵。外感六淫邪气侵袭、食物和药物损伤则作为外因，亦不容忽视。慢性肾脏病病程漫长，终会转化为上关下格、阴竭阳脱、内闭外脱的肾衰竭危症。

六、辨证要点及治疗思路

（一）辨证要点

1. 辨虚实

慢性肾脏病病程较长，不同阶段病因病机都有所不同，既有正气耗损，又有实邪犯体，虚中有实，实中有虚，错综复杂。虚证：主要是指脏腑气血阴阳亏虚，慢性肾脏病的"本虚"主要是脾肾，其常见的证型有脾肾两虚、肝肾阴虚、肺肾气虚、气阴两虚、阴阳两虚等，牵涉他脏，虚损日久必害少归阴，伤及五脏，穷则伤肾。实证：脾肾虚衰，因虚致实，而致水湿、痰浊、浊毒、瘀血壅滞肾络，或者其相互夹杂，久之蓄积体内，表现为各种临床证候，如湿热证、湿浊证、水湿证、外感风邪证、血瘀证等。

2. 辨湿热

《医方考》有云："下焦之病，责于湿热"。外感湿邪，内生水湿，两者相合，日久郁而化热而成湿热；长期服用药物，日久抑真阳损真阴，使机体阴阳平衡失调，内生水湿；肾病日久，劳倦内伤，脾肾阳虚，运化水湿无力而成湿热。疾病初期，常出现发热、身体困重、血尿、小便不利、水肿；湿热日久，患者常表现为身重困倦，面目或肢体水肿，咽喉肿痛，口苦等痰浊表现；进展至脾肾衰败之时，夹杂脘闷、纳呆、恶心呕吐、全身水肿等症。此外，湿热还容易导致痰浊、血瘀之证。

3. 辨血瘀

因虚致瘀、水停致瘀、情志所伤致瘀是慢性肾脏病血瘀的基础。气虚推动无力或水湿内停，而致气血不畅、血滞脏腑经络而成瘀；正阳虚衰，阴寒内盛，寒凝血行涩滞而成瘀；阴虚内热，阴液亏虚，瘀血内阻；水与血同源，水湿内停，则血行涩滞而成瘀；湿浊内盛，毒邪伤络，化热伤血而成瘀；先天不足，血脉失养，血行迟缓而成瘀。舌质暗有瘀点、瘀斑，脉细涩，临床表现为一般瘀血症状外，常有面色晦暗、腰膝关节刺痛且痛点固定、四肢麻木、血尿、小便不利，水肿等症。

（二）治则治法

慢性肾脏病是虚实交错之证，主病位在肾与膀胱，次病位多见肺、肝、脾、三焦。慢性肾脏病是一个邪正消长的过程，病程长且多变，病机错综复杂，治疗方法和辨证论治也是百花齐放，尚无统一标准。依据疾病发展的不同阶段，治疗原则应该根据早、中、晚期的疾病症结特点，采取相应的治疗来阻断或者延缓。总得治疗原则是：急则治标，缓则之本，扶助正气，驱除邪气；早期以"扶正培元，祛邪治标"为主，中期以"补脾益肾，活血泄浊"为主，晚期以"驱邪泄浊，运转气机，兼以扶正"为主。同时，要注意相关脏腑也常为肾脏疾病所累积，在对主病位肾和膀胱治疗的同时，要根据具体的疾病情况对累及的脏腑进行同时治疗和调理。

七、常用方药

（一）脾肾气虚证

（1）症状及分析：

倦怠乏力，气短懒言——脾失健运，气血生源不足，肢体失养；

少食纳呆，口淡不渴——脾气虚弱，湿浊内阻，食入不化；

腰膝酸软，脘腹胀满，大便不实——肾虚不能荣养于腰，脾胃升降失常，运化失司；

小便短赤，肢体水肿——脾肾两虚，开合失常，水湿内停，泛溢肌肤；

舌淡有齿痕，脉沉细——脾肾气虚之证。

（2）治法：补气健脾益肾。

（3）主方及分析：六君子汤加减，常用药党参、生黄芪、生白术、茯苓、陈皮、生薏苡仁、川续断、菟丝子、六月雪；若脾虚湿困，加制苍术、藿香、佩兰、厚朴；大便干燥，加制大黄；水肿严重，加车前子、泽泻。

（二）肺肾气虚证

（1）症状及分析：

周身乏力，语声低下，咳喘无力，气短懒言——肺气不足，卫外不固；

自汗畏风，易感风寒——肺卫不固，肾气虚衰，风邪挟寒热侵袭；

腰膝酸软，面水肿色白，小便短赤——肺肾气虚，气化不利；

舌淡苔白，脉弱沉细无力，右寸尤甚——肺肾气虚证之证。

（2）治法：补益肺肾。

（3）主方及分析：玉屏风散加减。常用药防风、黄芪、白术、黄精、菟丝子、山萸肉、地黄。

（三）肝肾阴虚证

（1）症状及分析：

头痛头晕，耳鸣，失眠多梦——肝肾阴虚、肝阳上亢、虚热上扰；

口干咽燥，五心烦热，有时眩晕抽搐——阴虚则热，虚火内扰，津不上润，肝肾阴液互不资生；

腰膝酸软——水不涵木，腰膝失于滋养；

大便干结，尿少色黄——肝火旺盛，津液耗伤；

舌淡红少苔，脉沉细或弦细——肝肾阴虚内热之证。

（2）治法：滋肾养阴，平镇肝阳。

（3）主方及分析：枸杞地黄汤加减。常用药熟地黄、山茱萸、山药、茯苓、泽泻、丹皮、枸杞子、菊花、沙苑子、怀牛膝；若头痛眩晕，耳鸣重，加钩藤、夏枯草、石决明。

（四）脾肾阳虚证

（1）症状及分析：

乏力倦怠，面色苍白，口淡不渴——脾、肾久病耗气伤阳，本体虚衰；

畏寒肢冷，腰膝冷痛，脘腹胀满——阳气不足，肢体失于温煦濡养；

大便不实，小便清长，尿泡沫多，肢体水肿——脾虚阳气不足，肾精不固，水谷精微运化失司，水湿内停，泛于体表；

舌淡有齿痕，苔白腻或水滑，脉沉弱——脾肾阳虚之证。

（2）治法：温补脾肾。

（3）主方及分析：济生肾气丸加减。常用药熟附子、肉桂、干地黄、山茱萸、山药、泽泻、丹皮、茯苓、车前子、怀牛膝；脾胃虚寒重，加干姜、补骨脂；水肿较重，加猪苓、牵牛子。

（五）气阴两虚证

（1）症状及分析：

面色晦暗苍白——气阴亏虚，元气大伤；

五心烦热，耳鸣，口干口苦咸，恶心呕吐——阴虚燥热，内火躁动；

腰膝酸软，四肢厥冷——五脏失于温养，温煦、防御、推动之力减退；

尿少或无尿，全身水肿，大便秘结——阴虚热盛，气机阻遏不畅，上下水液布输、开合、气化不能；

舌黄腻或焦褐，脉细欲绝——气阴两虚，命门耗竭之证。

（2）治法：温阳固脱，补益真阴。

（3）主方及分析：①全鹿丸加减。常用药鹿角片、巴戟天、菟丝子、肉苁蓉、人参、白术、茯苓、黄芪、炒熟地黄、当归、怀牛膝。②参附汤合黑锡丹加减。常用药：人参（炮、去皮、脐）、黑锡、硫黄、川楝子、葫芦巴、木香、肉豆蔻、补骨脂、沉香、小茴香、阳起石、肉桂。

（六）湿浊证

（1）症状及分析：

口中黏腻，恶心呕吐，少食纳呆——脾肾亏虚，湿浊中阻影响胃之升降；

肢体困重，脘腹胀满——湿浊内蕴中焦，伤阳耗气；

水肿，少尿——肾阳气亏虚则肾脏封藏及蒸腾气化功能失职，精微外泄；

舌苔厚腻——湿浊舌苔表象。

（2）治法：降逆止呕，化湿泻浊。

（3）主方及分析：小半夏汤合茯苓汤加味。常用药姜半夏、茯苓、生姜、陈皮、苏叶、姜竹茹、制大黄；湿浊严重，加制苍术、白术、生薏苡仁；小便不利，加泽泻、车前子、玉米须。

（七）湿热证

（1）症状及分析：

身重困倦，乏力萎靡——湿热阻滞气血，脏腑经络运行受阻，脾肾虚弱；

恶心呕吐，少食纳呆，脘腹胀满——脾虚不能化气散精，伤及脾阳，中焦不运痞满，升降失司；

身热烦躁，咽喉肿痛，口干口苦，口中黏腻——湿热之邪蕴积，燥化或伤及阴津；

小便黄赤，尿血，大便干燥——湿热之邪留于三焦，水液代谢失调，水湿内生，日久化热；

舌苔黄腻——湿热舌苔表象。

（2）治法：中焦湿热，宜清化和中；下焦湿热，宜清利湿热。

（3）主方及分析：①中焦湿热者，藿香左金汤加减，常用药杜藿香、吴茱萸、小川连、新会陈皮、姜半夏、炒枳壳、炒车前子、赤苓、细木通、建泽泻、猪苓；黄连温胆汤加减，常用药黄连、竹茹、枳实、半夏、陈皮、甘草、生姜、茯苓。②下焦湿热者，知柏地黄丸加减，常用药知母、熟地黄、黄檗、山茱萸（制）、山药、牡丹皮、茯苓、泽泻、鸭跖草、车前草、生薏苡仁；二妙丸加减，常用药黄檗末、苍术末。

（八）血瘀证

（1）症状及分析：

面色黧黑或晦暗，肌肤甲错——肾气亏虚，筋脉血流不通，气血凝滞，血不养荣肌肤；

意识异常，易怒，健忘——气血瘀滞；

腰痛固定或刺痛，肢体麻木——腰为肾之府，气血不通则痛；

全身或局部水肿，小便不利，尿血——水阻经隧，经络不通，先病水肿，日久水病及血，血瘀结于肾；

舌质紫暗或有瘀点瘀斑，脉涩或细涩——肾病血瘀之证。

（2）治法：活血化瘀。

（3）主方及分析：常用方剂桃红四物汤加减，常用药桃仁、红花、当归、川芎、赤芍、丹参、参三七粉。根据虚实致瘀不同类型，还有如下方剂：①气虚血瘀者，益气健肾汤加减，常用药生黄芪、党参、川芎、当归、益母草、泽兰、地龙、桃仁；②阳虚寒瘀者，温阳健肾汤合化瘀煎加减，常用药生黄芪、党参、附片、当归、锁阳、肉苁蓉、菟丝子、泽泻、茯苓、益母草、莪术、水蛭；③气阴两虚血瘀者，参芪地黄汤合化瘀药加减，常用药生黄芪、太子参、生地黄、山药、山萸肉、泽泻、茯苓、丹皮、赤芍、丹参、益母草；④湿热血瘀者，清热健肾汤加减，常用药白花蛇舌草、半枝莲、青风藤、益母草、白茅根、石韦、赤芍、川芎、泽兰；⑤水阻血瘀者，五苓散合当归芍药汤加减，常用药桂枝、茯苓、猪苓、泽泻、白术、当归、赤芍、椒目、益母草；⑥湿浊血瘀者，黄连温胆汤加减，常用药黄连、吴茱萸、半夏、茯苓、陈皮、竹茹、枳实、石菖蒲、桃仁、莪术、益母草。

（九）水气证

（1）症状及分析：

头面、四肢水肿，胸腔积液，腹腔积液——肺失宣降、脾不运化、肾开合失司、膀胱气化不利、三焦通条不达，体内水停外溢；

尿少甚或无尿——气化失司，湿浊尿毒不得下泄；

心悸、呼吸急促，不能平卧——脏腑阳气衰弱，气血不畅，津液失布。

（2）治法：利水消肿。

（3）主方及分析：五皮饮或五苓散加减，常用药连皮苓、白术、生薏苡仁、猪苓、泽泻、陈皮、车前子。若气虚水湿内停者，用防己黄芪汤；肾阳不足者，用济生肾气丸、真武汤加减；肝肾阴虚、气阴两虚者，加淡渗利水不伤阴之品，如猪苓汤；水气证伴有血瘀者，加丹参、川芎、益母草、泽兰。

八、中成药

尿毒清颗粒、保肾片、黄葵胶囊、海昆肾喜胶囊、百令胶囊、金水宝胶囊、三七通舒胶囊、脉络宁注射液、川芎嗪注射液等按说明书辨证使用。

九、名医验案

1. 国医大师张大宁经验方医案

某某，男，66 岁，无诱因出现双下肢水肿初诊（2018 年 3 月 7 日）。

主诉、现病史及既往史：面色萎黄，周身乏力，腰膝酸软，活动后胸闷气短，畏寒，双下肢凹陷性水肿，尿中泡沫多，纳少，恶心欲吐，寐可，二便调。舌暗红、边有瘀斑，苔白，舌下络脉青紫迂曲，脉沉、涩。患者慢性肾炎病史 12 年，周身乏力 1 年，休息后可缓解。肾功能：血肌酐 340μmol/L，尿素氮 15.2mmol/L；尿常规：蛋白（3+），隐血（2+），24h 尿蛋白定量 3.6g。

中医诊断：慢性肾衰竭，水肿，肾虚血瘀，水湿内蕴。

治法：补肾活血，化湿消肿。

药用：治以肾衰方加减，处方：黄芪 50g、土茯苓 10g、荠菜花 10g、丹参 10g、川芎 20g、大黄 10g、大黄炭 20g、海藻炭 10g、蒲黄炭 10g、补骨脂 10g、核桃仁 10g、麸炒白术 10g、冬瓜皮 20g、大腹皮 20g、女贞子 10g、墨旱莲 10g。21 剂，每天 1 剂，水煎分早晚 2 次口服。

二诊（2018年3月28日）：患者乏力、水肿有所改善，仍尿中泡沫多、腰酸，复查肾功能：肌酐300μmol/L，尿素氮12.2mmol/L，24h尿蛋白定量3.0g，指标均较前好转。舌暗红、苔白，脉沉。

用药调整：在初诊方基础上减冬瓜皮、大腹皮，黄芪改为40g，加煅牡蛎20g、金樱子10g。20剂，每天1剂，水煎分早晚2次口服。

三诊（2018年4月18日）：水肿消失，乏力明显好转，尿中泡沫多，纳寐可。舌暗红、苔薄白，脉沉。

用药调整：效不更方，继续巩固治疗。

【治疗效果】经3个月的调治，患者乏力、水肿完全消失，泡沫尿较前缓解，纳寐可，二便调。复查血肌酐控制在200μmol/L左右，尿素氮12mmol/L左右，24h尿蛋白定量下降至1~2g，病情基本稳定。

【按语】在该患者的治疗过程中，补肾活血法贯穿始终。患者慢性肾炎病史12年，"久病必虚""久病必瘀"，故处方用大剂量黄芪用以补气，黄芪补益肺脾肾之气，气旺则血行，从而改善瘀血，另黄芪能利水消肿，从而水肿得到改善：丹参、川芎活血化瘀，与黄芪的"补气"作用相得益彰，通过补肾来促进活血，活血加强补肾，两者相互协同，使脏腑经络气血更加通畅，从而达到改善肾虚血瘀病理的目的；大黄通腑泄浊，恢复"脾升胃降"之功，增加大便次数；患者为老年人，加之久病，有腰膝酸软、水肿、畏寒等阳虚表现，不宜用附子等大辛大热之品，故以补骨脂、核桃仁温补肾阳、益精填髓；冬瓜皮、大腹皮利尿消肿，胸闷气短症状也随之改善，体现了"以皮治皮"思维；佐以炒白术顾护脾胃。二诊时水肿、乏力症状缓解，仍腰酸，尿中泡沫多，大量蛋白尿，因此减去冬瓜皮、大腹皮，加用煅牡蛎、金樱子。

参考资料

[1]曹伟波等.新编肾内科疾病诊疗精要[M].长春：吉林科学技术出版社，2019.03.

[2]（美）艾瑞克.免疫肾脏病学[M].韩瑞发，姚智，王林主译.沈阳：辽宁科学技术出版社，2016.03.

[3]曹雪涛，龚非力.中华医学百科全书 基础医学 医学免疫学[M].北京：中国协和医科大学出版社，2018.12.

[4]张嵘嵘.肾脏疾病临床诊疗进展与实践[M].昆明：云南科学技术出版社，2020.07.

[5]白珊珊，何霞.UA联合sFIt-1、LKN-1检测对慢性肾小球肾炎的诊断价值[J].国际检验医学杂志，2022，43（04）：428-431+435.

[6]徐保振，高玉伟，杨洪娟等.慢性肾小球肾炎患者血压晨峰、心率变异性、血管内皮功能及肾功能损害间关系研究[J].临床军医杂志，2021，49（09）：1029-1031.

[7]中国慢性肾脏病患者合并高尿酸血症诊治专家共识 [J]. 临床医学研究与实践，2017，2（24）：201.

[8]胡莹莹，吕静. 从虚风湿瘀论慢性肾小球肾炎病因病机 [J]. 山西中医，2020，36（06）：1-3.

[9]陈珑，朱泓，孙伟. 朱良春教授治疗慢性肾小球肾炎经验撷菁 [J]. 中西医结合心血管病电子杂志，2017，5（25）：34-35.

[10]曹伟波等编著. 新编肾内科疾病诊疗精要 [M]. 长春：吉林科学技术出版社，2019.03.

[11]王玉浔等主编. 肾脏内科学基础与实践 第2版 [M]. 长春：吉林科学技术出版社，2019.03.

[12]于宁，董华伟，罗正武等主编. 现代内科疾病诊断与治疗 [M]. 北京：科学技术文献出版社，2018.06.

[13]何立群. 中成药临床应用指南 肾与膀胱疾病分册 [M]. 北京：中国中医药出版社，2017.12.

[14]李焕德，刘绍贵，彭文兴主编. 临床基本药物手册 第2版 [M]. 长沙：湖南科学技术出版社，2018.01.

[15]龚学忠，郑平东. 慢性肾盂肾炎研究进展 [J]. 中国处方药，2005（05）：58-61.

[16]慢性肾盂肾炎中医临床指南 （公开征求意见稿）[J]. 中医药临床杂志，2019，31（04）：796-797.

[17]周文平，许畅，徐贺朋等. 赵玉庸治疗慢性肾盂肾炎经验 [J]. 世界科学技术 – 中医药现代化，2021，23（10）：3788-3793.

[18]李光，李偁，卢天蛟等. 国医大师卢芳应用泌感汤治疗肾盂肾炎临床经验 [J]. 西部中医药，2021，34（06）：45-47.

[19]周文平，许畅，徐贺朋等. 赵玉庸治疗慢性肾盂肾炎经验 [J]. 世界科学技术 – 中医药现代化，2021，23（10）：3788-3793.

[20]姚文山主编. 国家基本药物临床应用指南 [M]. 天津：天津科学技术出版社，2019.02.

[21]李红卫等主编. 实用儿科诊疗与保健 第2版 [M]. 长春：吉林科学技术出版社，2019.03.

[22]王兴虎等主编. 肾脏内科疾病诊治精要 [M]. 长春：吉林科学技术出版社，2019.03.

[23]谌贻璞，陈洪宇，刘宝利等. 肾性水肿的中西医结合诊断与治疗 [J]. 中国中西医结合肾病杂志，2020，21（09）：843-846.

[24]周葵花. 托拉塞米联合血液净化治疗肾病综合征水肿的临床疗效及其安全性 [J]. 临床合理用药杂志，2021，14（24）：93-95.

[25]易岚，周恩超，仲昱等. 国医大师邹燕勤教授治疗肾病综合征经验撷要 [J]. 四川中医，2018，36（12）：11-14.

[26]程丰清，曾凡叶，赵素斌主编. 内科学 [M]. 北京：中国医药科技出版社，2020.03.

[27]陈江华，王子明主编. 泌尿系统疾病 [M]. 背景：人民卫生出版社，2021.05.

[28]张伯礼，高学敏主编；邱模炎分册主编. 常见病中成药临床合理使用丛书 肾病与泌尿科分册 [M]. 北京：华夏出版社，2015.04.

[29]曹伟波等编著. 新编肾内科疾病诊疗精要 [M]. 长春：吉林科学技术出版社，2019.03.

[30]赵玲，宋薇主编. 糖尿病肾脏疾病中西医诊治 [M]. 北京：中国中医药出版社，2019.03.

[31]中国医师协会肾脏内科医师分会，中国中西医结合学会肾脏疾病专业委员会营养治疗指南专家协作组. 中国慢性肾脏病营养治疗临床实践指南（2021版）. 中华医学杂志 [J]，2021，101

（08）：539–559.

[32] 许正锦，邱明山，郭宇英等. 慢性肾脏病中医病因病机探讨 [J]. 辽宁中医药大学学报，2011，13（10）：137–139.

[33] 李小会. 从五脏相关理论论治慢性肾脏病 [J]. 辽宁中医杂志，2011，38（12）：2358–2359.

[34] 王英明，李建省，冯月阳等. 基于"虚实辨证"探析慢性肾脏病的治疗 [J]. 中医临床研究，2022，14（02）：31–34.

[35] 刘光珍，赵文景，魏连波等. 从瘀论治慢性肾脏病的思路与方法 [J]. 中国中西医结合肾病杂志，2021，22（07）：656–658.

（孙婉萍）

第六章　风湿免疫系统疾病

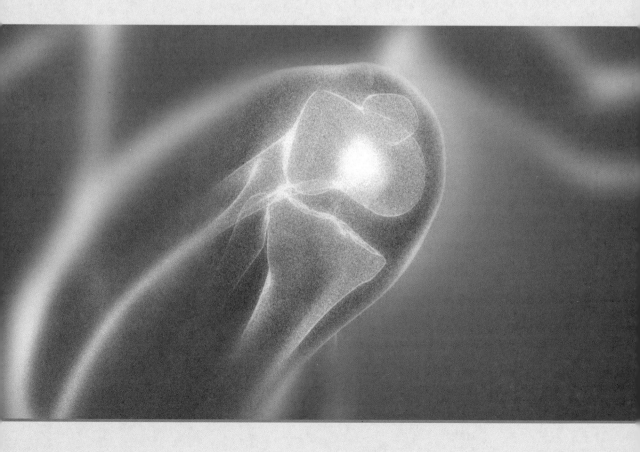

第一节　类风湿关节炎 (rheumatoid arthritis)

一、概述

(一) 类风湿关节炎发展简史

1854 年，英国医生 Garrod 提出了 "类风湿关节炎" 这个名称。1896 年，Schaefer 和 Raymon 将该病定为独立的疾病，同年 Still 亦对儿童型的类风湿关节炎做了详细的描述。1940 年，Waller 发现类风湿因子。直到 1941 年美国正式采用 "类风湿关节炎" 的病名，并首先确定为侵犯结缔组织的全身性疾病。而后 Cawelti、Sloven 分别提出 RA 发病机制的自身变态反应理论，并得到确定。近年来大量的流行病学资料以及相关诊疗手段的不断完善，对该病的早期诊断及干预明显降低了其致残率，有效地改善了 RA 的预后。

(二) 类风湿关节炎在全球和全国的总体流行及分布情况

有研究显示，RA 患者的全球发生率在 1% 左右，我国 RA 的患病率为 0.42%，与国外报道的发展中国家 RA 为 0.35% 的患病率很接近。疾病的发生率与性别有关，临床显示女性 RA 患病率显著高于男性，为 (2~3)：1。无证据表明与人种及地域有明显关联。

二、发病机制

RA 的发病机制不明确，可能的发病机制如下：

(一) 免疫因素

疾病早期天然免疫激活成纤维细胞样滑膜细胞 (FLS)、树突状细胞 (DC) 和巨噬细胞 (MO)。DC 行至中枢淋巴器官呈递抗原并激活 T 细胞，后者激活 B 细胞。反复激活天然免疫系统可直接发生炎症，并可能使抗原呈递在滑膜中进行。在疾病的后续阶段，多种细胞通过核因子 κB 受体激活蛋白 / 核因子 κB 受体激活蛋白配体（RANK/RANKL）系统激活了破骨细胞（OC）。

（二）环境因素

流行病学研究显示，病毒、反转录病毒以及支原体通过其直接感染、天然免疫反应机制或通过分子模拟机制诱导全身适应性免疫反应启动了 RA 的发生。

（三）遗传易感性

同卵双生子的共患病率为 12%～15%，远高于一般人群中 1% 的患病率。RA 患者的异卵双生同胞患病的危险性增加 2%～5%，但并不比 RA 患者一级亲属的患病率高。

三、临床诊断

（一）诊断标准

RA 的诊断主要依靠临床表现、自身抗体及 X 线改变。典型的病例按 1987 年美国风湿病协会（ARA）分类标准及 2010 年美国风湿病学会（ACR）/ 欧洲抗风湿病联盟（EULAR）新的诊断分类标准诊断并不困难，但以单关节炎为首发症状的某些不典型、早期 RA 常被误诊或漏诊。对这些患者，除了血常规、尿常规、红细胞沉降率（ESR）、C- 反应蛋白（CRP）、CCP、RF 等检查外，还可做磁共振成像（MRI），以求早期诊断。对可疑 RA 患者要定期复查、密切随访。［注：美国风湿病协会（ARA）于 1988 年改名为美国风湿病学会（ACR）］

（二）1987 年美国风湿病协会（ARA）分类标准

（1）晨僵：关节及其周围僵硬感至少持续 1h（病程≥ 6 周）。

（2）3 个或 3 个以上区域的关节炎：医生观察到下列 14 个区域（左侧或右侧的近端指间关节、掌指关节、腕、肘、膝、踝及跖趾关节）中累及 3 个，且同时软组织肿胀或积液（不是单纯骨隆起）（病程≥ 6 周）。

（3）手关节炎：腕、掌指或近端指间关节炎中，至少有一个关节肿胀（病程≥ 6 周）。

（4）对称性关节炎：两侧关节同时受累（双侧近端指间关节、掌指关节及跖趾关节受累时，不一定绝对对称）（病程≥ 6 周）。

（5）类风湿结节：医生观察到在骨突部位，伸肌表面或关节周围有皮下结节。

（6）类风湿因子阳性：任何检测方法证明血清类风湿因子含量异常，而该方法在正常人群中的阳性率＜5%。

（7）放射学改变：在手和腕的后前位相上有典型的类风湿关节炎放射学改变，必须包括骨质侵蚀或受累关节及其邻近部位有明确的骨质脱钙。

［注：以上7条满足4条或4条以上并排除其他关节炎者即可诊断RA。］

（三）2010年ACR/EULAR分类标准

评分算法：A-D的项目评分相加；患者如果按下列标准评分≥6/10，明确诊断为类风湿性关节炎［虽然患者评分不足6分的不能分类为类风湿关节炎，但是他们的状态可以再次评价，随着时间推移，可能会符合标准］。

（1）受累关节：1个大关节（0分）；2~10大关节（1分）；1~3小关节（有或没有大关节）（2分）；4~10小关节（有或没有大关节）（3分）；超过10个小关节（至少1个小关节）（5分）。

（2）血清学（至少需要1项结果）：RF和ACPA阴性（0分）；RF和ACPA，至少有1项是低滴度阳性。（2分）；RF和ACPA，至少有一项高滴度阳性（3分）。

（3）急性期反应物（至少需要1项结果）：CRP和ESR均正常（0分）；CRP或ESR异常（1分）。

（4）症状持续时间：＜6周（0分）；≥6周（1分）。

注：①适用人群：至少有一关节明确表现为滑膜炎（肿胀），滑膜炎无法用其他疾病解释；②≥6分可诊断为RA。

（四）活动性判断

RA活动性的项目包括疲劳的严重性、晨僵持续时间、关节疼痛和肿胀的程度、关节压痛和肿胀的数目、关节功能受限程度，以及急性炎症指标（如ESR、CRP和血小板）等。

（五）缓解标准

RA临床缓解标准有：①晨僵时间＜15min；②无疲劳感；③无关节痛；④活动时无关节痛或关节无压痛；⑤无关节或腱鞘肿胀；⑥ESR（魏氏法）女性＜30mm/h，男性＜20mm/h。

符合5条或5条以上并至少连续2个月者考虑为临床缓解；有活动性血管炎、心包炎、胸膜炎、肌炎和近期无原因的体重下降或发热，则不能认为缓解。

四、西医治疗

治疗 RA 常用的西药可分为四大类，即非甾体抗炎药（NSAIDs）、改善病情的抗风湿药（DMARD）、糖皮质激素和生物制剂（biological agent）。

（一）NSAIDs

NSAIDs 通过抑制环氧化合酶活性，减少前列腺素合成而具有抗炎、止痛、退热、消肿作用。由于 NSAIDs 使前列腺素的合成减少，故可出现相应的不良反应。如胃肠道不良反应：恶心、呕吐、腹痛、腹泻、腹胀、食欲不佳，严重者有消化性溃疡、出血、穿孔等；肾脏不良反应：肾灌注量减少，出现水钠潴留、高血钾、血尿、蛋白尿、间质性肾炎，严重者发生肾坏死致肾功能不全。NSAIDs 还可引起外周血细胞减少、凝血功能障碍、再生障碍性贫血、肝功能损害等，少数患者发生过敏反应（皮疹、哮喘），以及耳鸣、听力下降、无菌性脑膜炎等。治疗 RA 的常用 NSAIDs 见表 6-1。

表 6-1 常用于治疗 RA 的 NSAIDs

分类		半衰期（h）	每天总剂量（mg/d）	每次剂量（mg/ 次）	次 /d
丙酸衍生物	布洛芬	2	1200 ~ 300	400 ~ 600	1 ~ 2
	萘普生	14	500 ~ 1000	250 ~ 500	1
苯酰酸衍生物	双氯芬酸	2	75 ~ 150	25 ~ 50	1 ~ 2
吲哚酰酸类	吲哚美辛	3 ~ 11	75	25	1
	舒林酸	18	400	200	1 ~ 2
吡喃羧酸类	依托度酸	8.3	400 ~ 1000	400 ~ 1000	1
非酸性类	萘丁美酮	24	1000 ~ 2000	1000	1 ~ 2
昔康类	吡罗昔康	30 ~ 86	20	20	1
烯醇酸类	美洛昔康	20	15	7.5 ~ 15	1
磺酰苯胺类	尼美舒利	2 ~ 5	400	100 ~ 200	1 ~ 2
昔布类	塞来昔布	11	200 ~ 400	100 ~ 200	1 ~ 2

研究发现，环氧化酶有两种同工异构体，即环氧化酶 -1（COX-1）和环氧化酶 -2（COX-2）。选择性 COX-2 抑制剂（如昔布类）与非选择性的传统 NSAIDs 相比，能明显减少严重胃肠道不良反应。必须指出的是，无论选择何种 NSAIDs，剂量

都应个体化；只有在一种 NSAIDs 足量使用 1~2 周无效后才更改用另一种；避免两种或两种以上 NSAIDs 同时服用，因其疗效不叠加，而不良反应却增多；老年人宜选用半衰期短的 NSAIDs，对有溃疡病史的老年人，宜服用选择性 COX-2 抑制剂以减少胃肠道不良反应。NSAIDs 虽能减轻 RA 的症状，但不能改变病程和预防关节破坏，故不要单用、长期用 NSAIDs 治疗 RA，最佳选择是与 DMARD 联合应用。

（二）DMARD

本类药物较 NSAIDs 发挥作用慢，临床症状的明显改善需 1~6 个月，故又称慢作用药。它虽不具备即刻止痛和抗炎作用，但有改善和延缓病情进展的作用。目前尚不清楚 RA 的治疗首选何种 DMARD。从疗效和费用等考虑，一般首选氨甲蝶呤，并将它作为联合治疗的基本药物，具体见表 6-2。

1. 氨甲蝶呤（methotrexate，MTX）

口服、肌内注射或静脉滴注均有效。口服 60% 吸收，每天给药可导致明显的骨髓抑制和毒性作用，故多采用每周 1 次给药。常用剂量为每周 7.5~25mg，个别重症患者可以酌情加大剂量。常见的不良反应有恶心、口炎、腹泻、脱发、皮疹，少数出现骨髓抑制，听力损害和肺间质变。也可引起流产、畸胎和影响生育能力。服药期间，应定期查血常规和肝功能。

2. 柳氮磺吡啶（salicylazosulfapyriding，SASP）

一般服用 4~8 周后起效。从小剂量逐渐加量有助于减少不良反应。使用方法：每天 250~500mg 开始，之后每周增加 250mg，直至每天 2.0g，如疗效不明显可增至每天 3.0g，如 4 个月内无明显疗效应改变治疗方案。主要不良反应有恶心、呕吐、厌食、消化不良、腹痛、腹泻、皮疹、无症状性转氨酶增高和可逆性精子减少，偶有白细胞、血小板减少，对磺胺过敏者禁用。服药期间应定期查血常规和肝功能。

3. 来氟米特（leflunomide，LEF）

剂量为 10~20mg/d。主要不良反应有腹泻、瘙痒、高血压、肝酶增高、皮疹、脱发和一过性白细胞计数下降等，服药初期应定期查肝功能和白细胞。因有致畸作用，故孕妇禁服。由于来氟米特和 MTX 两种药是通过不同环节抑制细胞增生，故两者合用有协同作用。服药期间应定期查血常规和肝功能。

4. 抗疟药（antimalarials）

有氯喹（250mg/ 片）和羟氯喹（100mg/ 片）两种。该药起效慢，服用后 3~4 个月疗效达高峰，至少连服 6 个月后才可评估疗效，有效后可减量维持。用法为：氯喹 250mg/d，羟氯喹 200~400mg/d。本药有蓄积作用，易沉淀于视网膜的色素上皮细胞，引起视网膜变性而致失明，服药半年左右应查眼底。另外，为防止心肌损害，用药前后应查心电图，有窦房结功能不全、心率缓慢、传导阻滞等心脏病患者应禁用。其他不良反应有头晕、头疼、皮疹、瘙痒和耳鸣等。

5. 硫唑嘌呤（azathioprine，AZA）

口服后 50% 吸收。常用剂量 1～2mg/（kg·d）。一般 100mg/d，维持量为 50mg/d。不良反应有脱发、皮疹、骨髓抑制（包括血小板减少、贫血），胃肠反应有恶心、呕吐，可有肝损害、胰腺炎，对精子、卵子有一定损伤，出现致畸，长期应用致癌。服药期间应定期查血常规和肝功能等。

表 6-2　治疗 RA 常用的 DMARD

药物	起效时间（月）	常用剂量（mg）	给药途径	毒性反应
氨甲蝶呤	1～2	每周 7.5～15	口服、肌内注射、静脉滴注	胃肠道症状、口腔炎、皮疹、脱发，偶有骨髓抑制、肝毒性，肺间质病变（罕见但严重，可能危及生命）
柳氮磺吡啶	1～2	1000，每天 2～3 次	口服	皮疹，偶有骨髓抑制、胃肠道不耐受。对磺胺过敏者不宜服用，腹泻、瘙痒、可逆性转氨酶升高、脱发、皮疹
来氟米特	1～2	10～20，每天 1 次	口服	腹泻、瘙痒、可逆性转氨酶升高、脱发、皮疹
羟氯喹	2～4	200，每天 1～2 次	口服	偶有皮疹、腹泻，罕有视网膜毒性，禁用于窦房结功能不全，传导阻滞者
硫唑嘌呤	2～3	50～150，每天 1 次	口服	骨髓抑制，偶有肝毒性、早期流感样症状（如发热、胃肠道症状、肝功能异常）

6. 环孢素（cyclosporin，Cs）

与其他免疫制剂相比，Cs 的主要优点为很少有骨髓抑制作用，用于重症 RA。常用剂量 3～5mg/（kg·d），维持量是 2～3mg/（kg·d）。Cs 的主要不良反应有高血压、肝肾毒性、神经系统损害、继发感染、肿瘤以及胃肠道反应、齿龈增生、多毛等。不良反应的严重程度、持续时间均与剂量和血药浓度有关。服药期间应查血常规、血肌酐和血压等。

7. 环磷酰胺（cyclophosphamide，CYC）

较少用于 RA。对于多种药物治疗难以缓解时，或重症患者可酌情试用。主要不良反应有胃肠道反应、脱发、骨髓抑制、肝损害、出血性膀胱炎、性腺抑制等。

（三）糖皮质激素

能迅速减轻关节疼痛、肿胀，在关节炎急性发作或伴有心、肺、眼和神经系统等器官受累的重症患者，可给予短效激素，其剂量依病情严重程度而调整。小剂量糖皮质激素（每天泼尼松 10mg 或等效其他激素）可缓解多数患者的症状，并作为 DMARD 起效前的"桥梁"用药或 NSAIDs 疗效不满意时的短期措施，必须纠正单用激素治疗 RA 的倾向，用激素时应同时服用 DMARD。激素治疗 RA 的原则是：不需用大剂量时则用小剂量；能短期使用者，不长期使用；并在治疗过程中，注意补充钙剂和维生素以防止骨质疏松。关节腔注射激素有利于减轻关节炎症状，改善关节功能。但 1 年内不宜超过 3 次。过多的关节腔穿刺除了并发感染外，还可发生类固醇晶状体性关节炎。

（四）生物制剂 （biological agent）

生物制剂是近年来新研究的抗风湿病制剂。大量的动物实验和临床试验资料都显示，生物制剂可很好地控制 RA 和其他自身免疫病的症状，有改善病情的功效。生物制剂的出现是 RA 等风湿病发病机制的深入研究，以及免疫学、生物技术迅速发展的结果。生物制剂治疗的特点是选择性地针对免疫反应中的某一致病因素进行靶向治疗，而不产生全身性的免疫抑制作用。

RA 的发病机制复杂，涉及一系列的免疫反应：抗原进入关节腔后，诱导巨噬细胞和树突状细胞等抗原呈递细胞（antigen-presenting cell，APC）释放细胞因子和趋化性细胞因子，并上调黏附分子在外周血免疫细胞和滑膜上皮细胞上的表达，招募炎症细胞向关节腔内聚集。抗原、MHC-II分子和 T 细胞受体结合形成的三分子复合物（MHCII-Ag-TcR）激活 T 细胞，加上黏附分子和协同刺激分子表达的上调，导致细胞因子的进一步释放。这些促炎症细胞因子刺激滑膜成纤维细胞、巨噬细胞、软骨细胞增生，又反过来产生基质金属蛋白酶，最终导致软骨和骨的降解。生物制剂治疗即是针对上述在滑膜发生并导致关节损害的病理过程而进行的。按照作用部位的不同，目前已上市或尚在研制中的生物制剂主要有以下几类：①针对炎症细胞招募过程的生物制剂；②针对 T 细胞功能的生物制剂；③针对细胞因子的生物制剂；④针对滑膜细胞增殖和功能的生物制剂。

五、中医病因病机

（一）概述

RA属中医"痹证"范畴。早在《黄帝内经》中即有"风寒湿三气杂至，合而为痹也"的论述。历代医家又称为"历节病""鹤膝风""痛风"，也有很多学者认为属"骨痹""顽痹"。因本病可侵及多系统，故近年来又统属于"痹病"范畴。已故的焦树德教授把痹病中表现为经久不愈，发生关节肿大、僵直、畸形、骨质改变，筋缩肉卷，肢体不能屈伸等症者，统称为"尪痹"。本病病因多为先天禀赋不足，正气亏虚，腠理不密，或病后、产后机体防御能力低下，腠理空虚，卫外不固，风寒湿热之邪乘虚而入，痹阻于肌肉、骨节、经络之间，使气血运行不畅，日久痰瘀互结，阻闭经络，深入骨髓发为尪痹。本虚标实是本病的病机特点，本虚为气血、阴阳、脏腑亏损，标实为外受风寒湿热之困，内有痰浊瘀血之患。

（二）病因

一般将类风湿关节炎的病因病机概括归纳为正气亏虚、邪气侵袭、痰浊瘀血3个方面，简称为"虚""邪""瘀"。

1. 正气虚弱

即人体精气血津液等物质不足及脏腑经络组织功能失调。正气亏虚，外邪易侵。《黄帝内经》特意强调了"邪之所凑，其气必虚"，在《素问·评热病论》中曰："风雨寒热，不得虚，邪不能独伤人"。故正气不足，诸虚内存，是本病发生的重要内部原因。正虚主要与以下因素有关：①禀赋不足，《灵枢·五变》曰："粗理而肉不坚者，善病痹"，即是说先天腠理不密，肌肉疏松者，邪气易侵，而易致痹病。②劳逸失度，《素问·宣明五气》曰："久立伤骨，久行伤筋"，指出了劳累过度，耗伤正气，气血不足，而伤筋骨致痹病。③病后产后，气血大亏，内失荣养，外邪易侵，而致本病。唐·昝殷《经效产宝》曰："产后伤虚，腰间疼痛，四肢少力，不思饮食。"

2. 邪气侵袭

指六淫之邪侵袭人体。《黄帝内经》中多次强调了外邪的致病作用，《素问·痹论》曰"所谓痹者，各以其时重感于风寒湿之气"。《素问·评热病论》则有"不与风寒湿气合，故不为痹"。《灵枢·刺节真邪》也有"邪气者……其中人也深，不能自去"。汉·华佗《中藏经》继承并发展了这一观点，增加了"暑邪"致痹，并首次明确了风寒暑湿为痹病的病因，提出"痹者，风寒暑湿之气中于人，则使之然也"，

"痹者闭也，五脏六腑感于邪气……故曰痹"。概括地说明风、寒、湿、热邪是痹病发生发展的外部条件。邪气侵袭主要与以下因素有关：①季节气候异常；②居处环境欠佳；③起居调摄不慎。

3. 痰瘀气滞

瘀血痰浊气滞是痹病的一个重要病理变化，故《素问·痹论》说"痹在于脉则血凝而不流"，《素问·调经论》则说"血气不和，百病乃变化而生"。《素问·调经论》中曰："血气与邪并客于分腠之间，其脉坚大。"《素问·五藏生成》曰："卧出而风吹之，血凝于肤者为痹。"《灵枢·阴阳二十五人》曰："切循其经络之凝涩，结而不通者，此于身皆为痛痹，甚则不行，故凝涩。"《素问·平人气象论》说："脉涩曰痹。"以上这些是说患痹之人必有"瘀血"存在，而导致气血壅滞，痹阻经脉。《中藏经》曰："气痹者，愁忧喜怒过多……"，强调情志郁滞而致痹。宋·陈言《三因极一病证方论》谓："支饮作痹。"明·方贤《奇效良方》则进一步说："支饮为病，饮之为痰故也。"清·董西园提出的"痹非三气，患在痰瘀"是对此病因的最佳概括。痰瘀气滞主要与以下因素有关：①七情郁滞；②跌仆创伤；③饮食所伤。正气亏虚、邪气侵袭、痰瘀气滞三者关系密切。

（三）病机

正虚是 RA 发病的内在因素，起决定性作用；邪侵是发病的重要条件，在强调正虚的同时，也不能否认在一定条件下，邪气致病的重要性，有时甚至起主导作用；不通（痰瘀）是发病的病理关键。在本病发展变化过程中，病理机制甚为复杂。一般可以出现以下 4 种情况：①邪随虚转，证分寒热；②邪瘀搏结，相互为患，"不通"尤甚；③邪正交争，虚因邪生，"不通""不荣"并见；④正虚痰瘀，相互为患，交结难解。痹必有虚、痹必有邪、痹必有瘀，凡 RA 患者体内虚邪瘀三者共存，缺一不可。但不同的患者，虚、邪、瘀三者的具体内容不同、程度不同。虚、邪、瘀三者紧密联系，相互影响，相互为患，互为因果，形成双向恶性循环，即正虚易感邪，邪不祛则正不安；正虚则鼓动气血无力易致瘀，瘀血不祛新血不生则虚更甚；瘀血阻滞则易留邪，邪滞经脉则瘀血难祛。使 RA 的临床表现错综复杂，变证丛生。

本病的病性是本虚标实，正虚（肝肾脾虚）为本，邪实、痰瘀为标。基本病机是素体本虚，气血不足，肝肾亏损，风寒湿邪痹阻脉络，流注关节，痰瘀痹阻。本病初起，外邪侵袭，多以邪实为主。病久邪留伤正，可出现气血不足、肝肾亏虚之候，并可因之造成气血津液运行无力，而风寒湿等邪气侵袭，又可直接影响气血津液运行，如此恶性循环，导致痰瘀形成。痰瘀互结终使关节肿大、强直、畸形而致残，不通不荣并现。病位在肢体、关节、筋骨、脉、肌肉，与肝、脾（胃）、肾等脏腑关系密切。病变后期多累及脏腑，可发展成脏腑痹。

六、辨证要点及治疗思路

（一）辨证要点

1. 明辨寒热病性及邪正虚实

大凡热证以红肿灼痛、骨蒸烦热为特征，寒证以冷痛彻骨、自觉寒从骨髓中来为特征。其虚者无非阳气、阴血损伤，肝肾不足，其实者乃风寒湿热滞留不去，兼夹痰瘀。

2. 分清邪正虚实的兼夹主次

一般来说，痹证新发，风、寒、湿、热之邪明显者为实；痹证日久，耗伤气血，损及脏腑，肝肾不足为虚；病程缠绵，日久不愈，常为痰瘀互结，肝肾亏虚之虚实夹杂证。

（二）类证鉴别

辨风、寒、湿、热、痰、瘀的偏盛：痹痛游走不定者为行痹，属风邪盛；痛势较甚，痛有定处，遇寒加重者为痛痹，属寒邪盛；关节酸痛、重着、漫肿者为着痹，属湿邪盛；关节肿胀，肌肤焮红灼热疼痛为热痹，属热邪盛。关节疼痛日久，肿胀局限，或见皮下结节者为痰；关节肿胀，僵硬，疼痛不移，肌肤紫暗或瘀斑等为瘀。

七、常用方药

（一）风湿痹阻证

（1）临床表现：肢体关节疼痛、重着，或有肿胀，痛处游走不定，关节屈伸不利，舌质淡红，苔白腻，脉濡或滑。

（2）治法：祛风除湿，通络止痛。

（3）方药：羌活胜湿汤加减。加减：关节肿者，加薏苡仁、防己、萆薢以利湿；痛剧者，加制附片、细辛以通阳散寒；痛以肩肘等上肢关节为主者，可选加片姜黄；痛以膝踝等下肢关节为主者，选加牛膝。

（二）寒湿痹阻证

（1）临床表现：肢体关节冷痛，局部肿胀，屈伸不利，关节拘急，局部畏寒，得寒痛剧，得热痛减，皮色不红，舌胖，舌质淡暗，苔白腻或白滑，脉弦缓或沉紧。

（2）治法：温经散寒，祛湿通络。

（3）方药：乌头汤合防己黄芪汤加减。加减：关节肿胀者加白芥子；关节痛甚者加细辛、乌梢蛇、露蜂房；关节僵硬者加莪术、丹参。

（三）湿热痹阻证

（1）临床表现：关节肿痛，触之灼热或有热感，口渴不欲饮，烦闷不安，或有发热，舌质红，苔黄腻，脉濡数或滑数。

（2）治法：清热除湿，宣痹通络。

（3）方药：宣痹汤合三妙散加减。加减：伴发热者加生石膏、青蒿；关节发热者，加蒲公英、白花蛇舌草以清热解毒；关节肿甚者加土茯苓、猪苓以化湿消肿；关节痛甚者加海桐皮、元胡、片姜黄。

（四）痰瘀痹阻证

（1）临床表现：关节肿痛日久不消，晨僵，屈伸不利，关节周围或皮下结节，舌黯紫，苔白厚或厚腻，脉沉细涩或沉滑。

（2）治法：活血行瘀，化痰通络。

（3）方药：小活络丹加减。加减：关节肿胀、局部发热者，可加虎杖、山慈菇；关节不温者，可加干姜、细辛；皮下结节者，加连翘、土贝母；关节肿痛日久，加用破血散瘀搜风之品，如炮山甲、露蜂房、蜈蚣、乌梢蛇等。

（五）气血两虚证

（1）临床表现：关节肌肉酸痛无力，活动后加剧，或肢体麻木，筋惕肉瞤，肌肉萎缩，关节变形；少气乏力，自汗，心悸，头晕目眩，面黄少华，舌淡苔薄白，脉细弱。

（2）治法：益气养血，活络祛邪。

（3）方药：八珍汤合蠲痹汤加减。加减：关节处热加草河车、络石藤；血虚致瘀，症见皮下结节或瘀斑者，酌加鸡血藤。

（六）肝肾不足证

（1）临床表现：关节肌肉疼痛、肿大或僵硬变形，屈伸不利，腰膝酸软无力，关节发凉，畏寒喜暖，舌红，苔白薄，脉沉弱。

（2）治法：补益肝肾，蠲痹通络。

（3）方药：独活寄生汤加减。加减：偏于肾阴不足，选加知母、黄檗、菟丝子、龟板；偏于肝阴不足，症见肌肤麻木不仁、筋脉拘急、屈伸不利，重用白芍，选加枸杞子、沙参、麦门冬；四肢不温者，加附子、鹿角胶。

八、中成药

复方夏天无片、祛风止痛片、疏风活络片、木瓜丸、骨龙胶囊、复方雪莲胶囊、通痹片、寒湿痹颗粒、四妙丸、湿热痹胶囊（颗粒）、新癀片、瘀血痹片、盘龙七片、祖师麻片、小活络丸、大活络丸等按说明书辨证使用。

九、名医验案

案例一

赵某，男，52岁。初诊（1993年10月25日）。

主诉：多关节肿胀疼痛3周，伴有晨僵。

病史：患者于3周前，出现右膝关节肿痛，继而累及双踝关节内侧，双肩、左肘与双手指间关节、掌指关节疼痛，喜热恶寒，伴有晨僵，约活动1h缓解。同时双足背肿胀、不红，活动稍受限。在某医院查血常规：白细胞7.4×10^9/L，中性70%，淋巴24%，血沉：32mm/h。抗"O"：1:500U，黏蛋白：65.4mg/L，类风湿因子(-)。诊为"风湿病"，予以青霉素肌注，症状改善不明显，加用肠溶阿司匹林后，关节疼痛减轻，拟"风湿性关节炎，类风湿性关节炎待排"而来我院门诊。目前见关节疼痛而无红肿，伴有晨僵。乃类风湿关节炎之寒证。双足背肿胀，则知兼挟湿邪为患。凡寒湿相合，其性偏寒。痛处一般较固定。热熨疼痛可暂减。舌脉：舌苔薄白，脉浮紧。

检查：血常规示：血红蛋白182g/L，白细胞8.4×10^9/L，中性81%，淋巴19%，血小板323×10^9/L，血沉40mm/h。免疫球蛋白：IgG 0.4g/L，IgA 3.4g/L，IgM 0.9g/L。类风湿因子：(+)。补体：C3 1.22g/L，C4 0.4g/L，CH50 134g/L。黏蛋白：80mg/L。X线检查：双手正位片示双侧月骨改变，符合类风湿关节炎表现。

辨证：风寒挟湿，痹阻经脉。

诊断：类风湿关节炎。痹证。

治法：温经散寒，祛风胜湿。

方药：桂心1.5g、细辛3g、羌活10g、独活10g、秦艽10g、当归10g、白芍10g、嫩桑枝15g、海风藤15g、炒白术10g、生薏苡仁10g、汉防己10g，14剂，水煎服。

二诊（1993 年 11 月 10 日）：关节疼痛已减，活动稍利，双足背肿消退，脉紧象渐和，仍守前法。

处方：上方桂心易桂枝 5g，去细辛、防己，加桃仁 10g、红花 3g。

随访：患者初发病，症状尚轻，故服药 4 周，即获好转。但根株未除，应防微杜渐于初起，以期稳定。

【按语】风寒湿三气杂至合而成痹，今寒湿偏重，故关节疼痛，喜热恶寒，而双足背肿胀，这是辨证的要点。因其病程较短，病情亦浅，蠲痹汤自属首选。

案例二

叶某，女，42 岁。初诊（1994 年 9 月 16 日）。主诉：多关节反复肿痛 7 年，加重 1 个月。病史：患者在 1987 年时无明显诱因下，出现双肩、双肘、双腕、双膝、双踝关节红肿发热，去医院检查发现血沉增快。治疗给予青霉素，当时上述症状好转，但 4 个月后，双膝关节红热肿痛又作，身热亦起，体温在 38～39℃，1 个月后病情加重，累及双肩、双肘、双腕、双手指、双膝、双踝关节，均见灼热及剧烈疼痛，昼轻夜重，左右手食指、中指及右肘关节轻度畸形，伴有晨僵，约活动 3h 缓解。舌苔黄，质红，脉象细数。

检查：血常规示：血红蛋白：89g/L，白细胞 4.5×10^9/L，中性 78%，淋巴 22%，血小板 179×10^9/L，血沉 25mm/h。类风湿因子：(+)。免疫球蛋白：IgG 11.8g/L，IgA 1.0g/L，IgM 0.7g/L。补体：C3 1.03g/L，C4 0.2g/L，H50 68g/L。X 线检查：双手正位片示类风湿关节炎手部 X 线表现，符合类风湿关节炎诊断。

辨证：风寒湿邪郁而化热，邪热壅遏骨节之间，络脉阻滞，此痹之热者。

诊断：类风湿关节炎。痹证。

治法：清热解毒，活血通络。

方药：水牛角 30g、生石膏 30g、知母 15g、赤芍 15g、丹皮 10g、桂枝 3g、升麻 3g、桃仁 10g、秦艽 10g、银花藤 30g、徐长卿 15g、怀牛膝 10g，14 剂，水煎服。

二诊（1999 年 9 月 30 日）：前进清热解毒、活血通络之剂，关节红肿已见轻减，疼痛之势亦缓，脉仍细数，舌苔黄腻略化，质红较淡。再宗原方出入。

处方：上方去升麻，加大地龙 15g、嫩桑枝 15g、威灵仙 10g。

随访：患者采用上方，连服 2 个月，关节红肿逐步消退，疼痛减轻，嘱门诊继续随访。

【按语】类风湿关节炎发作期之热证，临床上并不罕见，且热证的治愈率与有效率均高于寒证。但应迅速控制病情，防止病情进展及反复发作。

第二节　系统性红斑狼疮

(systemic lupus erythematosus)

一、概述

(一) 系统性红斑狼疮的发展简史

人类认识系统性红斑狼疮 (systemic lupus erythematosus, SLE) 的历史溯源久远。910 年 "狼疮" (lupus) 一词被首次提出, 在拉丁语中意为 "狼咬", 描述了皮肤溃疡仿佛 "被狼咬伤"。19 世纪中叶 (1851 年) 首次出现了 "红斑狼疮" 这一医学术语。1942 年, 莱姆普尔把具此病理变化的疾病 (包括系统性红斑狼疮、系统性硬化症、类风湿关节炎、风湿热、皮肌炎等) 统称为 "弥漫性胶原病"。近几年, 医学免疫学迅猛发展, 提出了自身免疫病的概念, 医学界认为红斑狼疮是自身免疫性疾病。风湿病包括了多种侵犯肌肉关节、韧带、滑膜、内脏及其他结缔组织的疾病, 因此红斑狼疮应归属于风湿病学科的范畴。

(二) 系统性红斑狼疮的流行病学调查

系统性红斑狼疮是一种很严重的自身免疫病, 容易并发多器官损害, 被誉为 "沉默的杀手"。系统性红斑狼疮好发于育龄期女性, 多见于 15 ~ 45 岁年龄段, 女:男为 (7 ~ 9):1。种族差异为非洲裔 197/10 万人 (500 人中 1 人), 亚裔 97/10 万人 (1000 人中 1 人), 白种人 36/10 万人 (2500 人中 1 人)。女性发病率为 6.8/10 万人, 男性 0.5/10 万人。我国的大样本调查 (> 3 万人) 显示 SLE 的患病率为 70/10 万人。本病的临床表现和病程在不同种族的患者也有所不同。非洲裔美洲人和亚裔的 SLE 患者病情较白人重。

二、发病机制

(一) 性别和性激素对 SLE 的影响

女性比男性患自身免疫病的易感性高。除了在性染色体上的基因不同外, 性激素的影响起着重要作用。SLE 的发病均以月经初期至绝经女性绝对居多。性激素如雌激素、黄体酮、雄激素和催乳素等均对免疫系统中多种细胞的功能产生影响。

（二）凋亡缺陷与 SLE

凋亡，是一种程序性细胞死亡方式，SLE 发病之初存在凋亡异常。除细胞凋亡增加外，在 SLE 患者还发现巨噬细胞对凋亡小体清除的障碍。

（三）SLE 中细胞因子的异常

细胞因子是由多种细胞产生的低分子量蛋白质，SLE 患者的 PBMC 在不同抗原和有丝分裂原刺激下的增殖较正常弱。SLE 患者 T 细胞对 IL-2 刺激的增殖反应低于正常 T 细胞。另外，SLE 患者血清中 IL-15、IL-16 和 IL-18 的水平也有升高。肾脏是 SLE 最常受累的器官。巨噬细胞在启动和促进肾损伤中起重要作用。巨细胞集落刺激因子和粒细胞巨噬细胞集落刺激因子可促进狼疮肾炎症区的巨噬细胞生长和分化。

（四）SLE 的免疫细胞异常

活动性 SLE 患者 CD8+T 细胞的抑制功能受损。SLE 各受累器官的主要病理特征是炎症，在光镜和免疫荧光镜检下，肾组织活检见系膜细胞增殖、炎症、基底膜异常和由多种 Ig 和补体成分组成的免疫复合物沉积。通常认为肾炎与 DNA、抗 DNA 抗体及补体在肾小球中形成的免疫复合物沉积相关。

（五）环境因素

阳光：紫外线使皮肤上皮细胞出现凋亡，新抗原暴露而成为自身抗原。药物、化学试剂、微生物病原体等也可诱发疾病。

三、临床诊断

（一）临床表现

1. 症状

（1）一般症状：全身不适、疲乏、食欲不振、发热等。常见的热型有两种：一种是长期的低热，大多数是作为亚急性发病的表现；另一种是弛张型高热，很少有寒战。发热很可能是 SLE 活动的表现，但应除外感染因素。疲乏是 SLE 常见但容易被忽视的症状，常是狼疮活动的先兆。

（2）皮肤症状：SLE 的皮肤症状是全身症状的一部分，常在早期出现，包括面部皮疹、皮肤血管炎、黏膜损害及盘状红斑等。

蝶形红斑：这是本病所特有的症状，皮损以鼻梁为中心在两颧部出现红斑，两侧分布如蝶状，境界一般比较清楚，扁平或因局部浸润轻度隆起。严重者可见有局部水肿，甚至出现水疱，炎症消退时可出现鳞屑、色素沉着，大部分病例皮疹消退后不留痕迹。

盘状红斑：黏膜损害常见在上唇皮肤部分及下唇唇红部位出现红斑、脱屑，边界清楚，有的伴有轻度萎缩。

皮肤血管炎：阳性率约 50%，表现虽无特异性，但却提示有结缔组织病的存在。可表现为瘀点、丘疹、结节、网状青斑和浅表溃疡，这些损害都可能是 SLE 的最早表现；常见指（趾）尖处肿胀、红斑和毛细血管扩张，甲周毛细血管扩张，甲半月板区发红、掌、跖、肘、膝或臀部持续性红斑或紫色斑，附少许鳞屑，微小的毛细血管扩张常见于颜面或其他部位皮肤。

狼疮脱发：弥漫性非瘢痕性脱发形成在额部顶前区的头发参差不齐、短而易折断，称为狼疮发。

黏膜损害：见于 25% 患者。可发生结膜炎、巩膜外层炎以及鼻腔与女阴溃疡，当全身症状加剧时，口唇的炎症反应亦常加重，黏膜出现红斑糜烂或小的溃疡，被有黄色的分泌物，疼痛。另外，多形红斑是常见的皮肤症状：一种是光感性多形红斑，另一种是寒冷性多形红斑，发病率高，有辅助诊断价值。

（3）各系统表现：关节痛与关节炎：70% ~ 80% 患者都有这种症状，常侵犯踝、腕、膝、肘及近端指间关节，多呈游走性关节痛，大关节可以肿痛、压痛，但红肿的不多，而小关节则常伴有轻度红肿。关节痛尤其是关节炎可以作为本病病情活动的一种表现。

肾脏受累：肾脏常受累。肾损害可出现在本病的任何阶段，有时在发病多年后才发生，但以 1 ~ 2 年较多，并随着病程的迁延而增多，发生率约为 75%。分为肾炎型或肾病型，表现为蛋白尿、氮质血症、高胆固醇血症和低血清蛋白血症。在临床上肾外表现与肾损害并无明显平行关系，有明显红斑的患者，不一定有肾损害；相反病期长的肾损害患者，往往无红斑，也无发热及关节痛。

心血管系统：发生率可达 30%。心包炎是 SLE 最常见的心脏损害，可无症状，仅心电图或超声心动图可查出。心肌炎常伴发心包炎，出现率达 25%，休息时无原因的心悸，与体温不成比例的心率加快，心电图检查时 ST-T 段的改变，胸部 X 线检查心脏扩大而无心包液渗出，则要疑及本症。

中枢神经系统：是本病的严重损害，可表现为轻偏瘫、抽搐、癫痫、复视、视网膜炎、脉络膜炎、精神病及其他人格障碍。

血液系统：贫血最常见，多为正细胞性正色素性贫血，白细胞减少（低于 4.0×10^9/L）较常见，不过严重粒细胞减少者少见，若出现时要注意药物所致白细胞减少。白细胞减少与病情活动相关。特发性血小板减少性紫癜有时是 SLE 的先兆，其他异常表现包括中性粒细胞减少症和淋巴细胞减少症。全血减少对 SLE 有一定诊断价值。

胃肠系统：肝损害约占 1/3，主要为转氨酶升高，或伴有轻度肝大、胃纳差。

呼吸系统：SLE 有肺及胸膜被累及者占 40% ~ 50%，胸膜炎或胸膜渗出常呈双侧性，是最常见的临床表现。肺受累显示渗出性胸膜炎、间质性肺炎和急性肺炎。

2.体征

淋巴结肿大占患者的 20% ~ 35%，脾肿大的发生率一般是 15% ~ 36%，以轻度肿大为多。

（二）诊断标准

目前普遍采用美国风湿病学会 1997 年推荐的 SLE 分类标准（表 6-3）。该分类标准的 11 项中，符合 4 项或 4 项以上者，在除外感染、肿瘤和其他结缔组织病后，可诊断 SLE。其敏感性和特异性分别为 95% 和 85%。患者病情的初始或许不具备分类标准中的 4 条，随着病情的进展方出现其他项目的表现。11 条分类标准中，免疫学异常和高滴度抗核抗体更具有诊断意义。一旦患者免疫学异常，即使临床诊断不够条件，也应密切随访，以便尽早做出诊断和及时治疗。

表 6-3 美国风湿病学会 1997 年推荐的 SLE 分类标准

项目	主要症状
颊部红斑	固定红斑，扁平或高起，在两颧突出部位
盘状红斑	片状高起于皮肤的红斑，黏附有角质脱屑和毛囊栓；陈旧病变可发生萎缩性瘢痕
光过敏	对日光有明显的反应，引起皮疹，从病史中得知或医生观察到
口腔溃疡	经医生观察到的口腔或鼻咽部溃疡，一般为无痛性
关节炎	非侵蚀性关节炎，累及 2 个或更多的外周关节，有压痛、肿胀或积液
浆膜炎	胸膜炎或心包炎
肾病变	尿蛋白定量（24h）＞ 0.5g 或（+++），或管型（红细胞、血红蛋白、颗粒或混合型）
神经病变	癫痫发作或精神病，除外药物或已知的代谢紊乱
血液学疾病	溶血性贫血，或白细胞减少，或淋巴细胞减少，或血小板减少
免疫学异常	抗 dsDNA 抗体阳性，或抗 Sm 抗体阳性，或抗磷脂抗体阳性（包括抗心磷脂抗体、狼疮抗凝物、至少持续 6 个月的梅毒血清试验假阳性 3 项中具备 1 项阳性）
抗核抗体	在任何时候和未用药物诱发"药物性狼疮"的情况下，抗核抗体滴度异常

（三）SLE 病情活动性和病情轻重程度的评估

1. 活动性表现

各种 SLE 的临床症状，尤其是新近出现的症状，均可能提示疾病的活动。与 SLE 相关的多数实验室指标的出现或增高，也与疾病的活动有关。提示 SLE 活动的临床主要表现有：中枢神经系统受累（可表现为癫痫、精神病、器质性脑病、视觉异常、脑神经病变、狼疮性头痛、脑血管意外等，但需排除中枢神经系统感染）、肾受累（包括管型尿、血尿、蛋白尿、白细胞尿）、血管炎、关节炎、肌炎、发热、皮肤黏膜表现（如新发红斑、脱发、黏膜溃疡）、胸膜炎、心包炎、低补体血症、抗 dsDNA 抗体滴度增高、血三系减少（需除外药物所致的骨髓抑制）、红细胞沉降率（ESR）增快等。国际上通用的几个 SLE 活动性判断标准包括：英国狼疮评估小组（BILAG）、SLE 疾病活动指数（SLEDAI）、系统性狼疮活动程度检测（SLAM）等，其中以 BILAG 和 SLEDAI 最为常用。

2. 病情轻重程度的评估

轻型 SLE 指诊断明确或高度怀疑者，但临床稳定且无明显内脏损害。所有系统 BILAG 评分为 C 类或 D 类，SLEDAI 积分 < 10 分。中度活动型狼疮是指有明显重要脏器累及且需要治疗的患者，BILAG 评分 B 类（≤ 2 系统），或 SLEDAI 积分 10 ~ 14 分。重型 SLE 是指狼疮累及重要脏器，任何系统 BILAG 评分至少 1 个系统为 A 类和 / 或 > 2 系统达到 B 类者，或 SLEDAI ≥ 15 分。具体包括：①心：冠状动脉血管受累、Libman-Sacks 心内膜炎、心肌炎、心包压塞、恶性高血压；②肺：肺动脉高压、肺出血、肺炎、肺梗死、肺萎缩、肺间质纤维化；③消化系统：肠系膜血管炎、急性胰腺炎；④血液系统：溶血性贫血、粒细胞减少（白细胞计数 < 1×10^9/L）、血小板减少（< 50×10^9/L）、血栓性血小板减少性紫癜、动静脉血栓形成；⑤肾：肾小球肾炎持续不缓解、急进性肾小球肾炎、肾病综合征；⑥神经系统：抽搐、急性意识障碍、昏迷、脑卒中、横贯性脊髓炎、单神经炎 / 多神经炎、精神性发作、脱髓鞘综合征；⑦其他：包括皮肤血管炎，弥漫性严重的皮损、溃疡、大疱，肌炎，非感染性高热有衰竭表现等。

狼疮危象是指急性的危及生命的重症 SLE，如急进性 LN、严重的中枢神经系统损害、严重的溶血性贫血、血小板减少性紫癜、粒细胞缺乏症、严重心损害、严重狼疮性肺炎或肺出血、严重狼疮性肝炎、严重的血管炎等。

四、西医治疗

SLE 目前还没有根治的方法，加之病情复杂，故应终生严密跟踪观察，根据病情变化随时调整治疗方案。大多数患者需长期用药维持。对于任何应激事件，如妊娠、流产、手术、意外的精神及机体创伤，均应加强预防措施或及时进行紧急治疗。

（一）一般治疗

1. 饮食

饮食对 SLE 患者的影响是值得研究的一个环节，一般认为饮食应是碳水化合物、蛋白质、脂肪在内的均衡饮食。应根据疾病活动性及治疗反应来调整，有狼疮肾炎的患者，由于有蛋白尿和低蛋白血症，因此要及时补足够的蛋白质，但要注意适量，以免加重肾脏负担，一般应以优质蛋白质（如牛奶、鸡蛋、瘦肉等）为主，糖皮质激素能分解蛋白质并引起高脂血症、糖尿病和骨质疏松，因此长期较大剂量维持的患者应注意纠正蛋白质的负平衡，避免高脂、高糖饮食，并适当补充维生素 D 及钙剂。

2. 锻炼

休息和锻炼在疾病的开始治疗阶段休息十分重要，但当药物已充分控制症状后，应根据患者的具体情况制订合理的运动计划，可参加适当的日常工作、学习，劳逸结合，动静结合。

3. 婚育

一般而论，狼疮患者的性功能是正常的，因此缓解期患者如无显著内脏损害可以结婚，但一定要在泼尼松剂量 10mg/d 以下，疾病缓解 1 年以上才可以考虑妊娠。狼疮患者不宜服用雌激素，以免引起疾病活动。

4. 其他

去除日常生活中能够诱发或加重系统性红斑狼疮的各种因素，如避免日光暴晒，避免接触致敏的药物（染发剂和杀虫剂）和食物，减少刺激性食物的摄入，尽量避免手术和美容，不宜口服避孕药等。

（二）主要药物和疗法

1. 非甾体抗炎药

非甾体抗炎药（NSAIDs）主要作用为抗炎、镇痛和退热，为对症治疗，无免疫抑制作用，不能控制自身免疫反应的进展。主要用于治疗 SLE 的发热和关节炎。

2. 糖皮质激素

糖皮质激素是治疗急性、活动性 SLE 最重要的药物，小剂量起抗炎作用，大剂量起免疫抑制作用。对于严重、暴发性 SLE，有时激素可以挽救患者的生命。糖皮质激素（简称激素）是目前所知最强力的抗炎药，迄今仍是治疗 SLE 的主药。

泼尼松是常用的口服激素；甲泼尼龙不需肝脏代谢而具活性作用，在肝病或急用时常被采用。激素用量：小剂量泼尼松，一般指 ≤ 10mg/d，适用于有关节炎、皮疹及对其他药物无效的轻症 SLE 患者；中剂量泼尼松，用量 20～40mg/d，适用于 SLE 患者存在高热、胸膜炎、心包炎，以及轻、中度活动性间质性肺炎、系膜增生性肾炎等临床表现；大剂量泼尼松，用量 1mg/（kg·d），适用于 SLE 患者有重要脏器受累及有弥漫性血管炎、弥漫增殖性肾炎、重症血小板减少性紫癜等。必要时可应用大剂量甲泼尼龙冲击治疗。如狼疮危象时通常需要大剂量甲泼尼龙冲击治疗，针对受累脏器的对症治疗和支持治疗，以帮助患者度过危象。后继的治疗可按照重型 SLE 的原则，继续诱导缓解和维持巩固治疗。大剂量甲泼尼龙冲击治疗通常是指：甲泼尼龙 500～100mg，每天 1 次。加入 5% 葡萄糖 250mL。缓慢静脉滴注 1～2h，连续 3 天为 1 个疗程，疗程间隔期 5～30 天，间隔期和冲击后需给予泼尼松 0.5～1mg/（kg·d）。疗程和间隔期长短视具体病情而定。甲泼尼龙冲击疗法对狼疮危象常具有立竿见影的效果，疗程多少和间隔期长短应视病情而异。综上所述，合理适量应用激素是十分重要的，应综合考虑患者病情的严重程度及对治疗的耐受性，在追求疗效的同时兼顾短期和长期副作用的观察和预防。

3. 抗疟药

可作为治疗 SLE 的基本用药，是较安全的药物。对于 SLE 患者的各种皮损（特别是盘状红斑）、关节痛、关节炎、口腔溃疡和乏力有效。在 SLE 病情得到控制，且激素减至维持量或停用时，仍可用抗疟药作为维持用药。临床观察，有些患者停用羟氯喹后病情出现复发。目前最常用的抗疟药有氯喹和羟氯喹。常规剂量：羟氯喹，治疗剂量 400～600mg/d，分 2 次，维持剂量 100～400mg/d；氯喹，250mg/d。一般在常规剂量下极少出现副作用，但加大剂量或长期使用时应注意有无视网膜损害，可 3 个月左右复查眼底 1 次。

4. 免疫抑制剂

（1）环磷酰胺（cyclophosphamide，Cyc 或 CTX）：Cyc 是治疗 SLE 最常用的免疫抑制剂，一般用于有脏器或组织损害者，如狼疮肾炎、神经精神狼疮、血管炎、血小板减少和肺间质病变等。另外，虽无重要脏器受累，但如果出现激素依赖或效果不佳者也可使用。每个月 1 次大剂量 Cyc 静脉冲击已经成为弥漫增殖性狼疮肾炎（Ⅳ 型）的标准治疗方案。主要不良反应为胃肠道反应（恶心、呕吐等）、骨髓抑制、脱发、肝功能异常等。环磷酰胺最严重的副作用是感染、性腺抑制、膀胱并发症和致癌性。

(2) 硫唑嘌呤（AZA）：AZA 为嘌呤类拮抗剂，具有嘌呤拮抗作用。口服硫唑嘌呤加小剂量泼尼松被用来治疗狼疮肾炎。静脉注射 CTX 治疗狼疮肾炎临床缓解后可用口服 AZA 维持，既能充分防止肾炎复发，又能减少 CTX 副作用。AZA 的主要副作用为骨髓抑制与肝脏毒性。尤其前者，发生率大于 CTX，定期外周血常规及肝功能检查十分必要。

(3) 环孢素（CyA）：CyA 常与泼尼松结合用于治疗难治性或经各种常规免疫抑制剂治疗无效的狼疮肾炎，剂量为 3～5mg/（kg·d），有报道其对V型狼疮肾炎疗效较显著。CyA 对胎儿无毒性，因此妊娠妇女在妊娠期间服药是安全的。CyA 的主要副作用为血肌酐升高、肝脏毒性、血压升高、牙龈肿胀、毛发增生等。定期监测肝肾功能和血压水平是必要的。

(4) 氨甲蝶呤（MTX）：MTX 是叶酸的拮抗剂，每周 1 次 7.5～15mg 口服。对 SLE 的关节炎、皮疹、浆膜炎和发热有效。MTX 对肾脏有毒性，因此狼疮肾炎患者不宜应用。MTX 的主要副作用为肝脏毒性、肺纤维化和骨髓抑制。

(5) 吗替麦考酚酯（MMF）：MMF 主要用于治疗传统免疫抑制剂无效或因副作用大不能耐受传统免疫抑制剂的患者，在治疗 SLE 肾炎方面已取得一定经验。初始用量 1.5～2.0g/d，分 2～3 次口服，3 个月后改维持治疗，维持剂量为 1.0g/d，分 2 次口服，时间 6～9 个月，但停药后病情也可能复发。MMF 的优点是副作用较其他免疫抑制剂小，骨髓抑制较少见，无明显肝毒性和肾毒性。

5. 免疫调节剂

沙利度胺（thilidomide），商品名沙利度胺，主要用于治疗慢性皮肤型狼疮和顽固性盘状狼疮。不良反应：胃肠不适、腹泻、腹痛、恶心、消化不良、皮疹、脱发、口腔溃疡、肝酶一过性升高等。

6. 免疫球蛋白

静脉注射用丙种球蛋白对活动性 SLE 可能有较好的疗效，但持续时间较短。对于狼疮引起的血小板减少疗效较好。

7. 血浆置换

血浆置换系将患者血液引入血浆交换装置，将分离出的血浆弃除，并补充一定血浆或代用液，以清除体内可溶性免疫复合物、抗基底膜抗体及其他免疫活性物质。对于常规治疗不能控制的危及生命的 SLE 危象及急进进展性弥漫增殖型肾炎患者可能有一定的帮助。血浆置换是短期的辅助治疗，不宜长期应用，主要并发症为感染（特别是肝炎病毒和 HIV 传染的危险性）、凝血障碍和水、电解质失衡。

8. 干细胞移植

对于严重的顽固性 SLE 可以进行造血细胞和免疫系统的深层清除，随后进行造血干细胞移植，有可能缓解 SLE。如何选择干细胞供体方案，以及干细胞移植对于 SLE 的确切疗效，有待于进一步试验研究和大量临床实践来回答。

五、中医病因病机

（一）概述

中医学关于系统性红斑狼疮的类似症状、病因病机、疾病的发展变化的论述应追溯到《黄帝内经》。《灵枢》中专设"周痹"篇，其中的描述与系统性红斑狼疮多器官、多系统受累相一致。张仲景《金匮要略》对类似系统性红斑狼疮的皮肤损伤、肾脏损伤、关节疼痛、发热等症描述较多。《金匮要略·百合狐惑阴阳毒病脉证治》中讲"阳毒之为病，面赤斑斑如锦纹，咽喉痛，唾浓血……升麻鳖甲汤主之""阴毒之为病，面目青，身痛如被杖，咽喉痛……升麻鳖甲汤去雄黄蜀椒主之"。系统性红斑狼疮皮肤病变有颊部红斑、盘状红斑、斑丘疹、手掌网状青斑、冻疮样皮损、雷诺现象、皮肤色素沉着，而阴阳毒描述的症状类似于蝴蝶斑、盘状红斑、斑丘疹。

《诸病源候论》有"夫欲辨阴阳毒病者，始得病时，可着手足指冷者是阴，不冷者是阳""阳毒者，面目赤。阴毒者，面目青而体冷。若发赤斑，十生一死，若发黑斑，十死一生"。患者面部出现鲜红色片状红斑或青斑，身体疼痛，发热，符合系统性红斑狼疮表现。宋金元时期对类似系统性红斑狼疮的症状进行了补充，如《三因极一病证方论》有："四肢懈惰，发咳，呕沫，上为大塞者，是痹客于脾"，与《黄帝内经》观点一致，描述的症状类似系统性红斑狼疮肌无力的症状。明清时期对类似系统性红斑狼疮病症的症状、病因病机、治疗方法有进一步的认识。明·申拱辰《外科启玄》认为"日晒疮"是由于"受酷日曝晒"，即对日光过敏、日光照射后诱发皮疹或加重病情有明确的认识。吴瑭《温病条辨》曰"太阴温病……必发斑疹，汗出过多者，必神昏谵语"。其提出的化斑汤、银翘散目前临床常用治疗急性期斑疹鲜红者。系统性红斑狼疮出现中枢神经系统病症，可有高热、昏迷等症，现仍常用安宫牛黄丸、至宝丹治疗。"下焦温病，热深厥甚，脉细促……甚则心中痛者，三甲复脉汤主之"。现在系统性红斑狼疮的急性期见热甚伤阴，高热惊厥，心律失常，病情严重时治疗原则宜育阴潜阳。

古代中医文献中没有系统性红斑狼疮的病名，追本溯源，论及对后世医家的影响和对疾病病因病机的概括，我们认为，"阴阳毒"与系统性红斑狼疮对应最为贴切。

（二）病因

系统性红斑狼疮发病的内因为先天禀赋不足，体质虚弱，加之七情内伤，劳累过度或久病失养，以致阴阳气血失去平衡，气滞血瘀，经络阻隔，毒邪犯脏而致。这是本病的内在基础。外因为感受外邪，饮食失调，药物诱发，外受热毒之邪侵袭，是导致本病发作的外部条件。

1. 先天不足

本病多有先天禀赋不足，阴阳失调，肾阴亏损。女子体阴而用阳，阴常不足，少女、少妇正值气火旺盛之时，多有阴虚内热，外邪乘虚而入，"邪入于阴则痹"，痹阻先在阴分，阴虚为本，如若房事不节，命相火动，水亏于下，火炎于上，阴火消泺，真阴愈亏，病久阴血暗耗，阴损及阳，气阴两虚，时有外感引发，病深则阴阳两虚。

2. 肝肾阴虚

先天肝肾阴虚，阴虚不能制火，以致邪火内生，邪毒又与肝肾不足互为因果，先天阴亏导致后天阳亢，阳亢又进一步灼伤阴津，热毒日盛，阴液益虚，由气入血，致使气血逆乱，阴阳失调。

3. 六淫创伤

风、暑、火、燥等阳邪，阳热亢盛，消灼阴液，是其主要外因，冬春有风寒外袭，由腠理而入，与气血阻滞脉络，化热则伤阴；夏有湿热交阻，盛暑则阳光灼热，暑热由皮肤而入，酿成热毒；秋有燥热伤津，津亏血燥而口眼干燥，瘀滞痹阻则关节酸痛。风寒暑湿燥火，外能伤肤损络痹阻经脉，内能损及气血津液、五脏六腑，无处不至。

（三）病机

本病基本病机是素体虚弱，真阴不足，热毒内盛，痹阻脉络，内侵脏腑。病位在经络血脉，以三焦为主，与心、肝、脾、肾密切相关，可及肺、脑、皮肤、肌肉、关节，遍及全身多个部位脏腑。本病的性质是本虚标实，肝肾阴虚血虚为本，郁热、火旺、瘀滞、积饮为标。本病初病在表，四肢脉络痹阻，先表后里，由表入里，由四肢脉络入内而损及脏腑气血津液。入内由上焦而下，渐至中焦，而后入下焦，由轻渐重，由浅渐深。在表在上焦较为轻浅，入里入下焦病为深重，若表里上下多脏同病，当为重症，如再由下而上，弥漫三焦，五脏六腑俱损，上入巅脑是为危急重症。

六、辨证要点及治疗思路

(一) 辨证要点

1. 辨虚实主次

本病多为本虚标实，虚实错杂，尤以正虚肾亏，邪热瘀毒蕴结为多，纯实纯虚证较少。临证时要分清虚实的轻重主次。一般病变初期以邪实为主，病久则以正虚为主；皮肤红斑、关节疼痛明显者以邪实为主，内脏损害多见正虚之证。

2. 辨在表在里

本病初期以皮损和关节症状为主，病变部位在表；病久则内传脏腑，病变由表入里，由肌表经络到脏腑骨髓。

(二) 类证鉴别

本病后期多见五脏损伤，临证时要辨别所损之脏。若面目、四肢水肿，尿中蛋白持续不消者，多为病损在肾；若咳嗽气喘，不能平卧，胸闷胸痛，为病损在肺；若面色萎黄、神疲乏力、纳差便溏，为病损在脾。若胁痛、黄疸，肝功能异常，为病损在肝；若心悸少寐，胸闷气短，脉至数不均，为病损在心。

七、常用方药

(一) 热毒血瘀证

(1) 临床表现：斑疹鲜红，面赤，关节肌肉酸痛，口疮，小便黄，大便秘结，舌质红，苔黄，脉滑数或洪数。本证多见于 SLE 以皮肤损害为主要表现者。

(2) 治法：凉血解毒、祛瘀消斑。

(3) 方药：犀角地黄汤合四妙勇安汤加减。水牛角 15g、生地黄 15g、赤芍 12g、丹皮 12g、玄参 15g、大青叶 15g、蒲公英 30g、金银花 9g、石膏 30g、升麻 12g、鳖甲 30g。

(二) 风湿痹阻证

(1) 临床表现：肢体关节疼痛或有肿胀，痛处游走不定，关节屈伸不利，四肢肌肉酸痛或困重，舌质红，苔腻，脉滑或弦。本证多见于 SLE 以关节和肌肉病变为主要表现者。

(2) 治法：祛风除湿、通络止痛。

（3）方药：大秦艽汤加减。秦艽 12g、白芍 15g、川芎 12g、生地 15g、当归 15g、白芷 12g、羌活 12g、独活 12g、防风 12g、白术 15g、石膏 30g、甘草 9g。

（三）气血亏虚证

（1）临床表现：神疲乏力，头晕，心悸，气短，自汗，面黄少华，舌质淡红，苔薄白，脉细弱。本证多见于红细胞、白细胞、血小板轻度减少为主要表现者。

（2）治法：益气补脾、养血活血。

（3）方药：归脾汤加减。生黄芪 30g、太子参 15g、当归 12g、白芍 15g、丹参 15g、白术 15g、茯苓 15g、生地黄 12g、女贞子 9g、鸡血藤 30g、青蒿 30g、僵蚕 12g、炙甘草 9g。

（四）肝肾阴虚证

（1）临床表现：低热，盗汗，面颧潮红，局部斑疹暗褐，口干咽燥，腰膝酸软，脱发，眼睛干涩或视物模糊，月经不调或闭经，舌质红，苔少或光剥，脉细或细数。

（2）治法：滋补肝肾、养阴清热。

（3）方药：青蒿鳖甲汤加减。青蒿 30g、炙鳖甲（先煎）30g、生地黄 15g、知母 12g、地骨皮 12g、丹皮 12g、山萸肉 15g、山药 15g、白花蛇舌草 30g、赤芍 12g、甘草 9g。

八、中成药

木瓜丸、祛风止痛片、参苓白术散、知柏地黄丸、杞菊地黄丸、六味地黄丸等，按说明书辨证使用。

九、名医验案

案例一

王某，女，47 岁。初诊（1983 年 4 月 6 日）。病史：系统性红斑狼疮病史 2 年，全身水肿 2 个月，近日又见小便困难，经皮质激素、利尿剂治疗收效不著而入院。刻诊：一身悉肿，下肢尤甚，腹大如瓮，胀满不适，颜面黧黑，神疲乏力，小便困难，点滴而下，日量 400mL。

诊查：面颊部有蝶形褐色斑，右鼻腔、口腔及下唇可见散在性溃疡；腹部膨隆，腹围 100cm，腹部叩诊有移动性浊音；两下肢高度水肿；舌质偏红，苔薄腻微黄，脉细滑而数。查血红蛋白 69.5g/L，尿蛋白（++），脓细胞（++），尿素氮 12.3mmol/L，肌酐 411.0μmol/L。

辨证：肾气亏虚，湿热下注，膀胱气化不利。治法：滋肾通关，清利湿热，急则治标。处方：知母 10g、黄檗 10g、白术 10g、猪茯苓 10g、泽泻 10g、防己 10g、肉桂 15g、石菖蒲 5g、小茴香 3g、桃仁 10g、车前草 15g、葫芦瓢 15g，7 剂，水煎服。

二诊（1983 年 4 月 12 日）：小便日渐通利，日量 1500mL，腹部松软腹围 82cm，四肢水肿亦显著减轻，惟呕吐频繁，饮食不下。此乃尿毒上犯，胃失和降。治疗转从降逆和胃为主。处方：制半夏 10g、黄连 3g、黄芩 10g、干姜 3g、党参 10g、石斛 10g、苏梗 6g、茯苓 12g、泽泻 10g、薏苡仁 15g、代赭石 15g（先煎），10 剂，水煎服。

三诊（1983 年 4 月 23 日）：呕吐已止，但饮食量仍少，肠鸣辘辘，大便稀溏，下肢轻度水肿，脉象细缓。脾虚之证暴露。治拟健脾利水，仿春泽汤化裁。处方：党参 12g、苍白术 10g、泽泻 10g、赤猪苓 10g、炒薏苡仁 15g、山药 12g、肉豆蔻 3g、炙鸡内金 6g、乌梅炭 5g、炮姜炭 3g、车前草 10g、白芍 10g，14 剂，水煎服。

四诊（1983 年 6 月 8 日）：水肿全退，呕吐未作，大便正常，腹部移动性浊音（–），蛋白尿（+），尿素氮 8.9mmol/L，肌酐 176.8μmol/L。病情显著好转，治疗转从养肝益肾、益气健脾以图本。处方：何首乌 12g、熟地黄 12g、山药 12g、党参 10g、白术 10g、炙黄芪 12g、茯苓 12g、枸杞子 10g、补骨脂 10g、防己 10g、泽泻 12g、泽兰 15g，水煎服。

出院后继续服上方，药进百余剂，诸证消失，蛋白尿阴性，肾功能正常，已恢复上班。

案例二

王某，女，36 岁。初诊（1982 年 2 月 9 日）。病史：身热，面部红斑 5 年，肢体水肿年余。他院检查确诊为系统性红斑狼疮，经中西医结合治疗病情稳定。1982 年 1 月病情又复加重，高热不退，咳嗽气急，咳痰稠黄偶或夹血，胸胁隐痛，腹胀肢肿。

诊查：体温 39.6℃，面部红斑呈蝶状，手背可见褐色沉着斑。两肺呼吸音粗，肺底可闻及湿啰音，腹膨大，肝肋下 3cm，腹部叩诊有移动性浊音。双下肢轻度水肿。查白细胞总数 10.4×10^9/L，中性粒细胞 0.85；尿蛋白（++），颗粒管型（+）；血沉 50mm/h。胸片示狼疮肺合并感染。舌质红，苔薄黄，脉细数。

辨证：风热毒邪浸淫于肺，肺失清肃。治法：清热宣肺为先。处方：炙麻黄 5g、杏仁泥 10g、生石膏 30g（先煎）、生地黄 15g、赤芍 15g、金银花 15g、连翘 15g、连皮苓 15g、桑白皮 15g、地骨皮 15g、海蛤粉 15g、鲜芦根 30g、生薏苡仁 12g、黄芩 10g、雷公藤 10g，7 剂，水煎服。

二诊（1982 年 2 月 16 日）：身热已退，面部红赤减轻，咳痰减少；而纳差神疲、腹胀肢肿依然。查体两肺啰音消失。治疗转从健脾益气为先。处方：党参 15g、黄芪 15g、白术 10g、连皮苓 10g、怀山药 15g、大腹皮 15g、桑白皮 15g、黄芩 10g、杏仁泥 10g、冬瓜子 15g、薏苡仁 15g、旋覆花 6g（包煎）、赤芍 10g、雷公藤 10g，15 剂，水煎服。

三诊（1982 年 3 月 19 日）：咳嗽、咳痰消失，腹胀肢肿渐退，腹部移动性浊音消失；惟头昏较著，口干，舌红苔少，脉细数。血压 21.3/13.3kPa（160/100mmHg）。转从养肝健脾着手。处方：生地黄 15g、何首乌 12g、枸杞子 10g、女贞子 10g、大麦门冬 10g、白蒺藜 10g、太子参 12g、怀山药 12g、茯苓 12g、薏苡仁 12g、冬瓜子 12g、炙甘草 3g，15 剂，水煎服。

四诊（1982 年 4 月 6 日）：上方略增损调治月余，头昏等症消失，血压 18.7/12.0kPa（140/90mmHg），血沉 29mm/h。病情稳定，出院继续巩固治疗。

【按语】系统性红斑狼疮是一种多发于青年女性的累及多脏器的自身免疫性疾病，临床表现复杂，病程缠绵，可隶属中医学"阴阳毒""痹证""虚劳"等范畴。因其病机变化多端，临证必须随证变法，案例一以肾脏损害为主，初则尿闭不通，急投滋肾通关之巧，通利小便；继则尿毒上冲犯胃，改投半夏泻心汤以降逆和胃；再则转用春泽汤健脾利湿；最终以养肝益肾、补气健脾而收功。案例二患者病初主要是风热毒邪浸淫于肺，治疗先从清肺凉营着手，急则治其标；继则健脾益气以利其湿；最后以养肝运脾，固其本。根据标本虚实的轻重缓急循序渐进地施治，前后 2 个月余即取得满意效果。

第三节　干燥综合征（sjögren's syndrome，SS）

一、概述

（一）干燥综合征的历史演变

1882 年，Leber 报道过丝状角膜炎的病例，1888 年 Mikulicz 对 1 名双侧泪腺和腮腺肿大的患者进行活检，发现其肿大的腺体内存在大量的圆形细胞，推测可能为一尚未发现的疾病，故初步命名为 Mikulicz 综合征。1993 年 Henrik Sjögren 首先报道了丝状角膜炎与关节炎之间的关联，并将其命名为"干燥综合征（Sjögren's syndrome）"，但未受到重视。1953 年 Morgan 和 Castleman 注意到腮腺肿大和角膜炎之间存在一定的共性，且与干燥综合征（Sjögren's syndrome）的组织病理学改变是一致的。此后"干燥综合征（Sjögren's syndrome）"这一病名才逐渐被广泛采用。

（二）干燥综合征在全球和全国的总体流行及分布情况

SS 患病率不同地区的报道各不相同，在不同的研究中估计其患病率为 0.5%～5.5%。美国明尼苏达州的 Olmstead 地区 SS 患病率约为 3.9%。国内张乃峥教授在 1993 年曾对北京郊区 2060 人的调查发现本病患病率为 0.77%（参照哥本哈根标准）或 0.33%（参照 FOX 标准）。除此之外，SS 患病率还与性别、年龄等因素有关。本病好发于中年女性，尤其是绝经后女性，国外有研究表明本病患者男女比例约为 1∶9，但也有学者认为这一比例可达到 1∶11.2。关于本病的好发年龄，除大多学者认为多发于女性绝经后，还有的学者认为本病亦好发于女性月经初潮期。一般来说发病年龄多在 40～50 岁，但也可见于老人和儿童。

二、发病机制

虽然世界各国学者对 SS 的病因及发病机制均提出了不少学说，但其本质仍未完全阐明，目前认为遗传、基因多态性、易感性与 SS 发病有关，即具有基因易感性个体体内的免疫系统在病毒感染或其他致病因素诱导下，引发自身免疫反应，导致外分泌腺体上皮细胞发生免疫活化或凋亡，使自身抗原暴露于外，导致细胞免疫被激活。

（一）遗传因素

家族聚集倾向是 SS 发病的一大特征。研究发现 SS 患者其家族成员罹患 SS 的比例要远远高于正常对照组。已有研究证明 HLA-DR 基因位点与人类的免疫反应有关。不同种族、不同地区人群中与 SS 发病相关的 HLA-DR 位点也不尽相同。

（二）感染因素

目前已有越来越多的证据证明病毒感染与自身免疫病的发病有关，EB 病毒（epstein-barr 病毒）、人类免疫缺陷病毒（human immunodeficiency virus，HIV）、巨细胞病毒、反转录病毒等与 SS 的发病有关已被证实。

（三）细胞因子

SS 的发病与 Th1 和 Th1 均相关，即通过 CD4+T 细胞、B 细胞及树突状细胞的上皮细胞增殖与凋亡，引起免疫介导的外分泌腺组织损伤。越来越多的研究表明细胞因子是调节 SS 患者外分泌腺慢性自身免疫性炎症的关键分子。目前研究发现，多种细胞因子均可参与 SS 发病，如 IFN-γ、TNF-α、IL-12、IL-18、IL-4、IL-6、IL-13、IL-1、IL-14、淋巴毒素、B 细胞激活因子（BAFF）等。

（四）水通道蛋白 5（AQP-5）

AQP-5 属于细胞跨膜转运蛋白，具有高通透性的特点，人体内水分子可以通过其由质膜向高渗方向移动。目前研究证实 AQP-5 与 SS 患者唾液分泌有关。有学者通过动物实验已经证实了 AQP-5 在唾液分泌中起着重要的作用。

（五）毒蕈碱型乙酰胆碱受体亚型 3（CHRM3）

CHRM3 为 M 型受体多种亚型之一，主要分布在外分泌腺上，具有促进唾液腺、泪腺以及消化道、气管和支气管腺体分泌的作用。已有国外学者等通过实验研究发现 CHRM3 数目在对原发性干燥综合征（pSS）患者唇腺组织石蜡切片标本中显著增加，从而推测这种抑制作用可能与 pSS 患者血清中存在的特殊抗体对 CHRM3 的拮抗有关。

（六）性激素

近年来性激素在 SS 发病中的作用越来越受到各国学者们的重视，鉴于 SS 患者中女性占据绝大多数，尤其是绝经后女性多发，有学者提出雌激素不足可能是促使 SS 发病的高危因素。有国外学者发现切除小鼠卵巢后淋巴细胞浸润泪腺先于泪腺细胞的正常凋亡。

三、临床诊断

（一）临床表现

90% 以上患者是女性，多发于 40~50 岁，多数呈隐袭起病和缓慢进展，少数呈急性起病和快速进展。

1. 眼
主要呈干燥性角膜炎，眼干燥发痒或疼痛，有异物感或烧灼感、视力模糊似有幕状物，畏光，角膜混浊，可见散在浸润点和小血管增生，有糜烂或溃疡，严重时角膜可穿孔，合并虹膜脉络膜炎、结膜炎时可见球结膜血管扩张、分泌物多、泪液少、少数泪腺肿大，易并发细菌、病毒和真菌感染。

2. 口腔

初起或轻度病变时，常不易为患者察觉或重视，较重时唾液少，常影响食物咀嚼和吞咽，舌红、干燥或有裂隙，活动不便，可发生溃疡，龋齿和齿龈炎常见，牙齿可呈粉末状或小块破碎掉落，口腔、唇和口角黏膜干燥破裂，有口臭。约50%病例腮腺可反复发生肿大，严重肿大时状如松鼠样脸，质地中等硬度。若腮腺质地坚硬或呈结节状，提示有肿瘤可能，颌下腺亦可肿大。

3. 皮肤

约有50%病例表现皮肤干燥，有的表面有鳞屑，如鱼鳞病样，有的患者诉全身性瘙痒，外生殖器、肛门、阴道等皮肤黏膜可干燥或萎缩，毛发干枯、稀疏、易脆断，有报道可发生结节性红斑、非血小板减少性紫癜、雷诺现象和血管炎等。

4. 呼吸道

鼻黏膜腺体受侵犯引起分泌物减少，发生鼻腔干燥，鼻痂形成，常有鼻出血和鼻中隔炎。欧氏管被痂皮堵塞可发生浆液性中耳炎，导致传导性耳聋。咽喉干燥，有声音嘶哑，痰液稠黏。可并发气管炎、支气管炎、间质性肺炎、肺纤维化、肺不张和胸膜炎，有的无临床明显肺部病变的患者经肺功能检测，可有限制性换气障碍和气体弥散能力下降。

5. 消化道

食管干燥可使吞咽困难，偶见环状软骨后食管狭窄，胃黏膜可因腺体淋巴细胞浸润增大，胃酸分泌物减少形成鹅卵石样假癌。急性或慢性复发性胰腺炎少见，对胃泌素和促胰酶素的反应有障碍，提示亚临床型胰腺炎较常见。约20%病例肝脾肿大。

6. 泌尿道

约30%病例发生肾病变，常见的为间质性肾炎。有肾小管功能缺陷，呈肾小管酸中毒，低钾软瘫有时为SS病的早期表现。尚可有肾性糖尿、氨基酸尿、磷酸盐尿和尿酸排出增多，亦有并发肾小球肾炎。

7. 淋巴结

局部或全身淋巴结可肿大。

8. 神经系统

有单发或多发性脑神经累及，以三叉神经受累多见，亦有周围神经炎报道。

9. 其他

可有局灶性肌炎和轻型复发性侵蚀性关节炎，亦可有动脉炎，累及小动脉至中等大小动脉，并引起皮肤溃疡和周围神经病变等。继发性干燥综合征常合并结缔组织病和相关疾病，最多见的为类风湿关节炎（35%～55%），其他有系统性红斑狼疮、硬皮病、结节性多动脉炎、混合结缔组织病、桥本甲状腺炎、原发性胆汁性肝硬化、慢性活动性肝炎、糖尿病等。

（二）理化检查

25% 的患者有轻度正细胞正血红蛋白贫血，30% 的患者有白细胞减少，25% 有轻度嗜酸性粒细胞增多症，90% 以上的患者有血沉增快，抗人球蛋白试验（Coombs 试验）可阳性，70% 以上病例类风湿因子（RF）阳性，免疫复合物（CIC）增高，血清补体正常或增高，如合并血管炎时可降低。

组织病理以皮肤做直接免疫荧光检测，示表皮基底层下有 IgG 沉着。从唇、腭或鼻黏膜做活组织检查，其特征性病理改变为泪腺、腮腺和颌下腺内呈大量淋巴细胞浸润，以 B 淋巴细胞为主，重度病例 B 细胞可形成淋巴结生发中心，腺体萎缩，导管的上皮细胞增殖形成上皮－肌上皮细胞岛，腺管狭窄或扩张，后期被纤维组织替代。其他部位的小唾液腺和呼吸道、消化道等黏膜腺体中具有同样变化，腺外的淋巴细胞浸润可累及肺、肾或骨骼肌等，引起相应组织的功能障碍。

（三）诊断要点

1. 症状特征

（1）口腔症状：3 项中有 1 项或以上：①感到口干，持续 1 个月以上；②成人腮腺反复或持续肿大；③吞咽干性食物时，需用水帮助。

（2）眼部症状：3 项中有 1 项或以上：①感到不能忍受的眼干，持续 1 个月以上；②有反复的沙子进眼或砂磨感；③需用人工泪液，3 次或 3 次以上。

（3）眼部体征：下述检查任一项或以上阳性：① Schirmer 1 试验（+）（≤ 5mm/5min）；②角膜染色（+）（≤ 4，Van Bijsterveid 计分法）。

（4）组织学检查：小唇腺淋巴细胞灶 ≥ 1。

（5）唾液腺受损：下述检查任一项或以上阳性：①唾液流率（+）（≤ 1.5mL/15min）；②腮腺造影（+）；③唾液腺同位素检查（+）。

（6）自身抗体：抗 SSA 或抗 SSB（+）（双扩散法）。

2. 诊断的具体要求

原发性干燥综合征：无任何潜在疾病情况下，满足下述任何一个条件：上述标准项目中 4 条或 4 条以上，但（4）和（6）项目中至少有 1 条阳性；在（3）～（6）项目中，任 3 条阳性。

继发性干燥综合征：患者有潜在疾病（如任一结缔组织病），尚符合项目中（1）和（2）中任意1条，同时符合（3）～（5）中任意2条。

诊断原发性或继发性SS，均必须除外：颈及头面部放疗史，丙肝感染，AIDS，淋巴瘤，结节病，抗乙酰胆碱药的使用（如阿托品、莨菪碱、溴丙胺太林、颠茄等）。

四、西医治疗

目前，对原发性干燥综合征（pSS）的治疗目的主要是缓解患者症状，阻止疾病的发展和延长患者的生存期，尚无可以根治疾病的方法。

对pSS的理想治疗不但是要缓解患者口、眼干燥的症状，更重要的是终止或抑制患者体内发生的异常免疫反应，保护患者脏器功能，并减少淋巴瘤的发生。pSS的治疗包括3个层次：一是对涎液和泪液的替代治疗以改善症状；二是增强pSS外腺的残余功能，刺激涎液和泪液分泌；三是系统用药改变pSS的免疫病理过程，最终保护患者的外分泌腺体和脏器功能。

1. 对症治疗

（1）口干燥症：减轻口干较为困难，人工涎液的效果很不理想，实用的措施是保持口腔清洁，勤漱口，减少龋齿和口腔继发感染的可能，并且停止吸烟、饮酒及避免服用引起口干的药物（如阿托品等）。人工涎液有多种制剂，含羧甲基纤维素、黏蛋白（mucin）、聚丙烯酸（polyacrylic acid）、黄原胶（xanthan）或亚麻子多糖（linseedpolysaccharide）等成分。人工涎液作用时间短，口感差，但保湿凝胶（oralbalance）是胶状物，作用时间较长，一般在夜间使用。另外，患者还可以使用含氟的漱口液漱口，以减少龋齿的发生。

（2）干燥性角膜炎：予人工泪液滴眼可以减轻眼干症状，预防角膜损伤，减少眼部并发症。人工泪液，有多种非处方制剂，黏度不同，有的含有透明质酸。应鼓励患者根据自己的情况使用，最大限度地缓解症状。另外，在夜间，患者还可以使用含甲基纤维素的润滑眼膏，以保护角、结膜。国外有人以自体血清处理后滴眼。含有皮质激素的眼药水对眼干疗效不佳且能引起角结膜上皮细胞的变性和穿孔，故不宜应用。某些药物（如利尿剂、抗高血压药、雷公藤制剂）可以加重口、眼干燥，应尽量避免使用。

（3）肾小管酸中毒合并低钾血症：钾盐的代替疗法用于肾小管酸中毒合并有低钾血症者，有低血钾性瘫痪才宜静脉补充氯化钾，缓解期可口服枸橼酸钾或缓释钾片，大部分患者需终身服用。多数患者低血钾纠正后尚可正常生活和工作。

（4）肌肉、关节痛：可用非甾体抗炎药（如布洛芬、吲哚美辛等）治疗，由于侵蚀性关节病变罕见，所以没有必要常规使用改善病情的抗风湿药，但羟氯喹 6~7mg/（kg·d），每天最大剂量 ≤ 400mg，可用于缓解 pSS 患者的疲劳、关节痛和肌痛等症，在少见的情况下，可能需要短程使用小剂量糖皮质激素（如泼尼松 5~10mg/d）以缓解关节剧痛等症。

2. 改善外分泌腺体功能的治疗

当使用涎液或泪液替代治疗效果不满意时，可使用毒蕈碱性受体（muscarinic receptor）激动剂刺激外分泌腺分泌。目前常用的药物有毛果芸香碱（匹罗卡品，pilocarpine）和西维美林（cevimeline）。毛果芸香碱是乙酰胆碱类似物，可刺激胆碱能受体，对 M3 受体作用较强。毛果芸香碱 5mg，每天 3 次（每天剂量 10~20mg）可以增加涎液流率。不良反应包括出汗、频繁排尿、肠激惹，对消化道溃疡、哮喘和闭角性青光眼的患者禁用。在临床使用的剂量范围内，患者的不良反应并不多，耐受性良好。Cevimeline 较毛果芸香碱更特异地作用于外分泌腺体中的 M3 受体。Cevimeline 20~30mg，每天 3 次，治疗 SS 的口、眼干燥症效果良好，不良反应与毛果芸香碱相似。此外，茴三硫片（正瑞）、溴己新片（必嗽平）和盐酸氨溴索片（沐舒坦）等也可以增加外分泌腺的分泌功能。

3. 免疫抑制和免疫调节治疗

系统损害者，应根据受损器官及严重程度进行相应治疗。对于有重要脏器受累的患者，应使用糖皮质激素治疗，对于病情进展迅速者可合用免疫抑制剂（如环磷酰胺、硫唑嘌呤等）。出现恶性淋巴瘤者宜积极、及时地进行联合化疗。

pSS 早期以 B 细胞增生为主，因此高免疫球蛋白血症是 pSS 免疫学异常的一个重要特点。pSS 中高免疫球蛋白血症常提示疾病可能处在活动进展期，所以很多医生认为对于高免疫球蛋白血症，而无系统损伤的患者同样应给予全身积极的免疫抑制治疗，包括糖皮质激素和免疫抑制剂，以免疾病进展出现系统受损。但是血清免疫球蛋白达到什么样的水平才给予治疗无法达成一致。

（1）糖皮质激素：对合并有神经系统损害、肾小球肾炎、肺间质性病变、肝损害、血细胞减少尤其是血小板减少、肌炎等，要给予糖皮质激素治疗。糖皮质激素的剂量应根据病情轻重决定，与其他结缔组织病治疗用法相同。肾小管酸中毒的患者主要应用替代疗法，但如果是新发病例，或者肾病理显示为小管及其周围以炎性病变为主的，也可以考虑激素疗法或加免疫抑制剂的治疗，以泼尼松为例，剂量为 0.5~1mg/（kg·d）。

（2）羟氯喹：羟氯喹 200~400mg/d［6~7mg/（kg·d）］，可以降低 SS 患者免疫球蛋白水平；在一些研究中也可以改善涎腺功能。根据目前的临床资料，当患者除口眼干的症状外，还出现关节肌肉疼痛、乏力及低热等全身症状时，羟氯喹是一个合理的治疗选择。

（3）其他免疫抑制剂和免疫调节剂：对合并有重要脏器损害者，宜在应用糖皮质激素的同时加用免疫抑制剂。常用的免疫抑制剂包括氨甲蝶呤 0.2～0.3mg/（kg·d）、硫唑嘌呤 1～2mg/（kg·d）、环孢素 2.5～5mg/（kg·d）、环磷酰胺 1～2mg/（kg·d）或 0.5～1g/m^2，其中环磷酰胺最常用。对于出现神经系统受累或血小板减少的患者，可给予大剂量静脉注射用人免疫球蛋白（IVIG）0.4g/（kg·d），连用 3～5 天，需要时可以重复使用。如果出现由 pSS 导致的中枢神经系统病变，应采用大剂量糖皮质激素静脉冲击治疗，同时应用环磷酰胺。对于合并原发性胆汁性肝硬化的患者应使用熊去氧胆酸治疗。除上述治疗外，局部用环孢素乳化剂滴眼和口腔含服小剂量干扰素，口干和眼干症状均有缓解，而没有出现明显的不良反应，目前国内尚未得到应用，需要进一步研究。

4. 生物制剂

自身反应性 B 细胞的异常激活是 SS 发病的重要因素之一。目前，有越来越多的临床试验表明，使用抗 CD20 和抗 CD22 抗体进行 B 细胞清除治疗可改善 SS 病情。

利妥昔单抗（rituximab，美罗华，抗 CD20 单克隆抗体）最早被用于 B 细胞淋巴瘤的治疗，后在自身免疫病的治疗中也取得了一定疗效。它对 pSS 常规治疗效果不佳的患者，且有严重的关节炎、严重的血细胞减少、周围神经病变及相关的淋巴瘤均有较好的疗效。研究报道，利妥昔单抗每周 1 次治疗 SS 患者，12 周后患者主观症状显著缓解，涎腺有残余功能的患者涎液流率也有明显增加。SS 患者使用利妥昔单抗发生血清病样不良反应的概率较高，同时使用较大剂量的糖皮质激素有可能减少这种不良反应的发生。

利妥昔单抗能否最终改变 SS 病程，消除 SS 外分泌腺体中的异常免疫反应，还需要更长时间、更大样本的观察。根据 SS 发病机制有针对性地采用新的生物制剂、免疫治疗及基因治疗，将为 SS 的治疗带来希望。

五、中医病因病机

（一）概述

早在中医学经典《黄帝内经》中，就论述了燥邪可导致人体疾病，并提出治燥之法，为后世所尊崇，如《素问·阴阳应象大论》云："燥胜则干"。

《素问·至真要大论》提出："燥者濡之"的总则，并进一步指出根据燥邪的性质，要用相应的治法，即"燥淫于内，治以苦温，佐以甘辛，以苦下之"，"燥化于天，热反胜之，治以辛寒，佐以甘苦"的法则。

东汉张仲景在其《金匮要略·血痹虚劳病篇》云："诉人胸满，唇痿舌青，口燥，但与漱水不欲咽，无寒热，脉微大来迟，腹不满，患者言我满，为有瘀血也"，详细论述了由于瘀血导致皮肤干燥、肌肤甲错的机制，并提出"缓中补虚"的治疗原则。

金元时期，刘河间在《素问病机气宜保命集·病机论》中云："诸涩枯涸，干劲皱揭，皆属于燥"，指出燥的病因是气血亏虚，即"枯涩者，气衰血少，不荣于皮肉，气不通利，则皮肤皱揭而湿也，及其则麻痹不仁"。

明清时期，各路医家将"燥邪致病"分为"内燥致病说"和"外燥致病说"两大类。如张景岳在《景岳全书·传忠录·表证篇》云："燥邪之气虽为外邪，但是有阴阳之分。从阳者因于火，热者伤阴，必累于脏；从阴者因于寒，寒者伤阳，必累于经"，明确指出了燥邪致病的不同转化。

喻嘉言在《医门法律》中云："燥盛则干。夫干之为害，非遽赤地千里也，有干于外而皮肤皱揭者，有干于内而精血枯涸者，有干于津液而荣卫气衰、肉烁而皮肉著于骨者，随其大经小络所属上下中外前后，各为病所"，由此提出了精血津液亏虚致燥的"内燥学说"。

叶天士在《临证指南医案·卷五·燥》总结燥邪伤人的规律，认为燥邪有内外之分，外燥伤人上焦气分，提出用药之法当辛凉甘润，以养肺胃之阴。内燥是由于肝肾精血亏虚所致，或因药石所伤，治法应当"以纯阴静药，柔养肝肾为宜"。并且指出燥邪致病的一般规律，即"燥邪致病，始伤人上焦气分，延绵日久，病必入下焦血分"，同时治疗上提出"上燥治气（肺），下燥治血（肾）"的基本原则。

（二）病因

本病起因多端，机制复杂，病因言燥，非单指六淫之燥，既有外部原因，也有内部因素，涉及多脏器、多系统的病理变化。发病多与先天不足、后天失调、外邪侵袭，以及情志、饮食等有关。

1. 先天不足

先天禀赋不足，肝肾亏虚，精血不足，阴津亏耗；或素体为木形之人或火形之人，阴虚体质，内有郁热，血中伏火，多从热化、燥化使阴津亏虚；或先天不足，卫外不固，感受燥邪或风热邪气，使清窍失养，不能濡润筋脉关节、四肢百骸、脏腑而发本病。

2. 后天失调

劳倦过度；或房劳过度，烦劳伤阴；或失治误治，内热津伤；或久病失养，精血内亏；或失血过多；或汗、吐、下后，均可致使津液耗伤，阴血不足而周身筋骨、关节、脏腑等组织失运、失荣，而致本病。

3. 外邪致燥

外邪致燥，并非专指燥邪，与"春初温升""夏热炎炎"及"秋深初凉，西风肃杀"，或"久晴无雨，秋阳日以暴"有关，五气均可致燥，风暑燥火四邪为阳邪，阳热亢盛伤津耗液；风寒伤人能化热，风热伤人能化燥，热则耗液，燥则伤津；另外，外感温热毒邪，热毒炽盛，燔灼气血，伤津耗液，血脉瘀阻，也发本病。

4. 情志因素

情志失调，如肝郁化火，或五志过极化火，火热伤津成燥；或情志不遂，气滞血瘀，津液失布而成燥；或思虑劳倦伤及脾脏，营阴受损，机体正常之津液不足，难以为继，也易发为本病。

5. 饮食失调

饮食不节，过食或嗜食辛辣香燥火炙之品，以及膏粱厚味等，湿热内生，损伤脾胃。脾胃虚弱，湿热内蕴，津液不布；或脾胃阴亏，津液乏源；或过用刚烈燥热药物，或服金石药毒，积热酿毒，耗伤阴津，灼津炼液化燥而发本病。

（三）病机

本病的基本病机为阴津亏虚，燥热痹阻。病理因素主要是燥热瘀血。其病位初在口、眼、鼻、咽等清窍，继而累及四肢肌肤关节筋骨，甚则内舍脏腑。

肺、脾、肾是主要相关脏腑。人体津液的生成、输布和排泄与肺、胃、脾、膀胱、心、肝、肾、三焦、大肠、小肠等脏腑的功能均有关联，而其中以肺、脾、肾三脏的作用尤为重要。脾主运化，转输水液；肺通调水道，布散津液；肾主水，蒸化水液，使清者上升。若各种病因致使肺失通调，脾失转输，肾失蒸化，则津液输布障碍，清窍失于濡养，而发为本病。

病理性质为本虚标实，虚实错杂。阴液不足为本，尤以肺、脾、肝、肾阴虚为本，轻则肺胃（脾）阴虚，重则肝肾阴虚；燥热、气滞、瘀血为标。虚（阴液不足）、瘀、燥、滞四者并存，互为因果。燥邪多由口鼻而入，最易伤肺；而肺阴不足之人更易招致外邪入侵，内外合邪，灼伤津液。燥易化热生火，易伤津耗气。津少则血运滞涩，气弱则血运无力，以致瘀血内停。而瘀血痹阻脉络，津液敷布障碍，进一步加重病情。瘀血内停，气机受阻，津液不布，又可加重气虚、血瘀。

阴虚络滞是燥证的病机关键。本病常常阴虚、燥热、气滞、瘀血相互转化，相互影响，临床上出现一系列的干燥症状。肾精不足，精髓无以化血，阴血亏虚，脉道不充，血行迟缓，而成血瘀。阴虚气弱，气虚无力行血，瘀血乃生。瘀血一经形成，又可阻碍气机，气滞不畅，津液不能输布，则燥证愈甚。阴虚、津亏、气虚可致脉络滞涩，气滞、血瘀则脉络闭滞不通。由于本病主要是机体津液不足及津液输布障碍所致的病证，故其病机关键为阴虚络滞。

从整个病变过程来看，素体肝肾精血不足，脾胃津液匮乏，脏腑孔窍失润，或正虚感邪，燥毒外袭，煎熬津液是发病的根本；阴虚累及于气，气虚不能化津，气阴两虚，甚则阴损及阳是其病变的发展。

六、辨证要点及治疗思路

（一）辨证要点

主要表现为口干唇燥、咽干鼻燥、目睛干涩、肌肤毛发枯燥等干燥症状。常有肢体关节、肌肉疼痛的症状。多为中年女性，且以秋季多发。

（二）诊治思路

本病以辨标本虚实为总则。燥证为本虚标实之证，本虚当辨阴血虚或阳气虚，临床多以阴津不足为主，亦有气阴两虚或以阳气不足为主者；标实宜辨燥热、气滞、瘀血的偏重，三者往往兼夹为患。

七、常用方药

（一）肝肾阴虚

（1）临床表现：两目干涩，口燥咽干，皮肤干燥，腰膝酸软，五心烦热，头晕耳鸣，唇红而干，齿燥脆。舌红，少苔或无苔，脉弦细数。

（2）治法：补益肝肾，滋阴润燥。

（3）方药：知柏地黄丸合沙参麦门冬汤。知母 15g、熟地黄 15g、黄檗 10g、山茱萸 10g、山药 15g、牡丹皮 15g、茯苓 10g、泽泻 10g、玉竹 15g、北沙参 15g、麦门冬 15g、天花粉 15g、扁豆 10g、桑叶 6g、甘草 3g。水煎服，每天 1 剂，分 2 次服。加减：两目干涩明显者，加菊花、枸杞子；口燥咽干明显者，加葛根、知母、天花粉；腰膝酸软明显者，加桑寄生、续断；五心烦热者，加生地黄、秦艽。

（二）气阴两虚

（1）临床表现：两目干涩，口燥咽干，口渴欲饮，饮后反干，声音嘶哑，乏力自汗，少气懒言，五心烦热，大便秘结。舌红而瘦干，少苔或无苔，或有裂纹，脉细数。

（2）治法：益气养阴，润燥生津。

（3）方药：生脉饮合沙参麦门冬汤。太子参 20g、麦门冬 15g、五味子 10g、玉竹 15g、北沙参 15g、桑叶 6g、天花粉 15g、扁豆 10g、生甘草 3g。水煎服，每天 1 剂，分 2 次服。加减：乏力明显者，加生黄芪、生白术；自汗明显者，加浮小麦、麻黄根；五心烦热明显者，加生地黄、黄檗；大便秘结明显者，加火麻仁、郁李仁。

（三）阴虚血瘀

（1）临床表现：两目干涩，口燥咽干，口渴不欲饮，或有关节疼痛，面色晦暗，皮肤可见紫斑，唇红而紫暗。舌黯淡，少苔或无苔，脉虚而涩。

（2）治法：滋阴润燥，化瘀通络。

（3）方药：六味地黄丸合桃红四物汤。熟地黄 15g、山茱萸 10g、山药 15g、牡丹皮 15g、茯苓 10g、泽泻 10g、桃仁 10g、红花 10g、川芎 10g、当归 10g、生地 15g、赤芍 10g。水煎服，每天 1 剂，分 2 次服。加减：关节疼痛明显者，加延胡索、苏木；两目干涩明显者，加菊花、枸杞子；口燥咽干明显者，加葛根、知母、天花粉。

（四）燥毒瘀结

（1）临床表现：两目干涩，口燥咽干，牙齿脱落，仅留残根，面色黧黑，关节肌肉肿胀疼痛，口腔及眼结膜可见溃疡，皮肤紫斑，低热，大便干燥，腮腺肥大。舌紫暗，少苔或无苔，脉细涩。

（2）治法：润燥解毒，化瘀通络。

（3）方药：活血解毒方。丹参 30g、当归 15g、川芎 15g、鸡血藤 20g、玄参 20g、连翘 15g、南沙参 15g、北沙参 15g、麦门冬 20g、太子参 20g、生地黄 30g、石斛 20g、甘草 10g。水煎服，每天 1 剂，分 2 次服。加减：关节疼痛明显者，加延胡索、苏木；腮腺肥大明显者，加紫草、连翘、金银花；大便干燥者，加大黄、枳实。

八、中成药

杞菊地黄丸、麦味地黄丸、参麦口服液、抗衰老片、生脉饮口服液、龙血竭片、祖师麻片、正清风痛宁片、新癀片、八宝丹胶囊等按说明书辨证使用。

九、名医验案

案例一

汪某，女，43 岁。初诊（1986 年 12 月 26 日）。主诉：口干 10 余年，眼干 1 年，伴间断发热、关节痛，加重 1 个月。病史：患者口干 10 余年，时轻时重，近 1 年来间断发热，眼干、泪少，烧灼及异物感，伴关节痛。曾于 1986 年 6 月住院检查，当时口、眼津液少，眼结膜充血，口腔多个龋齿，牙龈出血红肿。心肺（-），肝右肋下 1.0cm，脾 2.0cm，质中。各关节无红肿，PT（+）、RNP（+），球蛋白 36%，双眼荧光染色（+），唇腺活检有慢性炎症表现。诊断为干燥综合征。给予对症治疗。1986 年 6 月 25 日，出院后继续门诊治疗，并复查。ANAl：10，ADNA 30%，结合患者有多系统损害，血常规亦低，考虑合并红斑狼疮。1986 年 9 月 23 日，请中医会诊。现证：病情如上述，口干咽燥，眼干泪少，烧灼及异物感，视力模糊，鼻衄，牙衄，四肢关节疼痛。舌质红苔薄，脉细数。

辨证：证属肝肾阴虚，虚火上炎。治法：滋养肝肾，壮水之主以制阳光。

处方：熟地 15g、枸杞子 10g、山萸肉 12g、乌梅 15g、北沙参 15g、白芍 15g、甘草 9g、黄精 15g、麦门冬 10g、当归 10g、知母 10g、元参 10g、陈皮 9g。每天 1 剂，煎 2 遍，早晚分服。

二诊（1986 年 9 月 29 日）：前方初服有效，近来口干频饮不多，鼻燥、眼干、泪少、皮肤燥涩又有反复，经停 2 个月。诊见面色黧黑、口唇紫黯，舌红绛无苔，脉细数。乃肝肾阴虚，津无以生，致血热而冲，冲任失调，拟方滋阴生津，凉血活血而调冲任。处方：生地黄 15g、元参 12g、麦门冬 12g、丹参 15g、丹皮 12g、赤芍 15g、当归 12g、知母 10g、石斛 10g、甘草 9g、陈皮 9g、生山楂 10g、天花粉 10g。3 剂，水煎服。

三诊（1987 年 1 月 24 日）：病情同前，无明显好转，舌红苔少、脉细略数。仍以滋养肝肾，育阴生津增液汤加味。处方：生地黄 15g、元参 15g、麦门冬 12g、枸杞子 12g、玉竹 12g、石斛 10g、知母 12g、菊花 12g、甘草 10g、北沙参 12g。水煎服。

四诊（1987 年 2 月 14 日）：上方连服 3 周，病势趋缓，口干鼻燥、眼干均明显减轻，关节疼痛亦减。舌质淡红而润，苔薄，脉细数。仍予原方继续服用。

【按语】干燥综合征是一种侵犯外分泌腺尤其以唾液腺和泪腺为主的慢性自身免疫性疾病，临床表现以口腔干燥、干燥性角膜结膜炎和风湿性关节炎为特征。肝开窍于目，肾主五液，肝肾阴虚故目干涩泪少，视物模糊，口干咽燥。肝主筋，肾主骨，肝肾阴虚，津液不能濡润筋骨故关节疼痛。滋养肝肾，育阴生津，方中枸杞子、山萸肉、沙参、黄精、麦门冬、元参滋阴润燥，熟地黄、当归、白芍补益精血，乌梅生津止渴，知母清热润燥，陈皮理气使滋而不滞。诸药相伍使肾水渐充，津自内生，木得滋荣，故上述诸症得以渐减。以作者临床经验，此类患者适当用一些太子参或党参之类气阴双补之剂，因气能生津，气能行津，气能化津，津液的存亡离不开气，可作为借鉴。

案例二

治某，男，33 岁。初诊（1993 年 2 月 23 日）。病史：患者 7 周前因"上感"双面颊红肿疼痛，在外院诊为"腮腺炎""颌下腺炎"，予肌注青霉素治疗后颊部红肿消退。此后渐感口干舌燥，眼涩无泪，遂于 2 周前往某院做口腔涎腺检查，诊为"继发性涎腺萎缩"，经治疗症状无缓解。近日因口舌干燥，需随身携带水瓶频频饮水以解无涎之苦，同时伴双眼干涩无泪、乏力、尿浊、便干。

诊查：口腔、唇、舌黏膜干燥，唾液全无，两眼干燥，不时闭眼，舌红苔少，中心剥苔，脉细。

西医诊断：干燥综合征。

辨证：外感毒邪，阴液耗竭。治法：养阴益气，润燥解毒。处方：干生地黄 30g、元参 15g、石斛 30g、南北沙参各 15g、女贞子 30g、旱莲草 15g、白术 10g、茯苓 15g、薏苡仁 30g、扁豆 10g、枳壳 10g、双花 15g、连翘 15g、板蓝根 30g、重楼 15g。14 剂，水煎服。

二诊（1993 年 3 月 7 日）：服上方 14 剂，口腔分泌液增多，口眼干燥症状有减轻。诊查：舌红苔薄白，中心苔少，脉细。辨证属气阴两伤，血脉瘀阻。立法养阴益气，解毒治血。上方去双花、连翘，加丹参 15g、红花 10g。

三诊（1993 年 3 月 21 日）：服上方 14 剂，口眼干涩症状完全缓解，再经某医院检查，涎腺分泌液量恢复正常，治法不变，再服 14 剂痊愈。

【按语】中医古代文献中虽无干燥综合征之病名，但在《素问·阴阳应象大论》首先提出了"燥胜则干"的论点。金·刘河间在论《黄帝内经》病机十九条中加入论燥一条："诸涩枯涸，干劲皴揭，皆属于燥。"他认为：燥病的形成，或由寒凉收敛，气血不通利所致；或由"中寒吐泻，亡液而成燥"，但更多见的是"风能胜湿，热能耗液，阴液不足则气行壅滞，不得滑泽通利，故皮肤黏膜干燥。治宜开通道路，养阴退阳，凉药调之。"本病特征是干燥，属中医燥证范畴，称"燥毒证"。它的产生，与"毒邪"外袭密切相关。本案发病前有外感史，毒邪外袭内攻，以致热灼脏腑，阴精耗竭，究其内因，则患者素体虚弱，禀赋不耐，有显著的气、血、阴、阳的虚损，其中以阴虚血燥最为突出。因其临床表现为口干舌燥、两眼干涩，中医认为"胃开窍于口，肝开窍于目"，故此例乃肝肾阴虚所致。抓住这一主证，重用石斛、沙参养胃生津，再用女贞子、旱莲草益肝肾之阴，以生地黄、元参清热滋阴。《黄帝内经》云五脏相关，故以上 6 味药共成滋养脾胃肝肾之阴、润燥生津之功。因毒邪内攻，正气已伤，而余毒未尽，故以双花、连翘、板蓝根、重楼清热解毒，祛除毒邪，同时用白术、茯苓、扁豆、薏苡仁健脾益气，以达扶正祛邪之效。实乃祛邪而不伤正，扶正而不滞邪，攻补兼施之妙法。

第四节　强直性脊柱炎（ankylosing spondylitis，AS）

一、概述

（一）强直性脊柱炎的发展简史

强直性脊柱炎是一个古老的疾病，Brodie 于 1850 年首先描述了一位 31 岁男性患者，临床表现为脊柱强直、偶尔伴发严重眼部炎症；直到 1930 年人们才充分认识到骶髂关节病变是 AS 放射学上的特点。由于以前对该病认识不充分，曾经有过许多命名，如类风湿关节炎中枢型、类风湿脊柱炎。1963 年，国际抗风湿病联盟会议命名为"强直性脊柱炎"，以代替类风湿脊柱炎，随着医学的发展以及发现该病与 HLA-B27 强相关以来，对该病的认识逐渐深入。

（二）强直性脊柱炎在全球和全国的总体流行及分布情况

强直性脊柱炎发病存在明显的种族和地区差异。欧洲白人的患病率大约为 0.3%，在亚洲，中国的患病率与欧洲相仿，患病率初步调查为 0.3% 左右，日本本土人为 0.05%～0.2%。在非洲黑人中，强直性脊柱炎罕见，仅在中非和南非有过个别的病例报道。

二、发病机制

虽然 AS 的病因及发病机制至今仍不明，但其发病可能涉及遗传、感染、免疫、环境、创伤、内分泌等方面因素。

（一）遗传因素

AS 具有遗传倾向，基因在其发病中起了主导作用，所涉及的遗传因素除 HLA-B27 及其亚型之外，尚有 HLA-B27 区域内及区域外的其他基因参与，同时也体现了家族聚集性。

（二）免疫因素

1.细胞免疫和体液免疫应答

AS 患者存在多种抗体和细胞免疫改变，具有自身免疫性特征。活动期 AS 患者血清 IgG、IgM，尤其是 IgA 水平经常增高，提示该病涉及体液免疫；在 AS 患者体内存在严重的 Th1/Th1 失衡，且随炎症的活动，Th1 细胞的分化能力较 Th1 下降更明显。

2. 细胞因子网络调节

AS 患者体内存在多种细胞因子的改变，血清中 TNF-α、IL-17 水平明显升高，且与疾病活动指数具有相关性。

（三）其他因素

外源性因素可能诱发 AS，包括细菌感染、寒冷潮湿、创伤等因素。

三、临床诊断

国内外沿用的 AS 诊断标准主要为 1966 年纽约标准和 1984 年修订的纽约标准。近年来较多用 1984 年修订的纽约标准。对一些暂时不符合上述标准者，可参考有关脊柱关节病的诊断标准，主要包括 Amor、欧洲脊柱关节病研究组（ESSG）和 2009 年国际 AS 评估工作组（ASAS）推荐的中轴型脊柱关节病的分类标准。

（一）1984 年修订的 AS 纽约标准

（1）下腰背痛的病程至少持续 3 个月，疼痛随活动改善，但休息不减轻。

（2）椎体在前后和侧屈方向活动受限。

（3）胸廓扩展范围小于同年龄和性别的正常值。

（4）双侧骶髂关节炎Ⅱ~Ⅳ级，或单侧骶髂关节炎Ⅲ~Ⅳ级。

如果患者具备（4）并分别附加（1）~（3）条中的任何 1 条即可确诊为 AS。

（二）欧洲脊柱关节病诊断标准

炎性脊柱痛或非对称性以下肢关节为主的滑膜炎，并附加以下项目中的任何 1 项，即：

（1）阳性家族史；（2）银屑病；（3）炎性肠病；（4）关节炎前 1 个月内的尿道炎、宫颈炎或急性腹泻；（5）双侧臀部交替疼痛；（6）肌腱末端病；（7）骶髂关节炎。

符合者可列入此类进行诊断和治疗，并随访观察。

（三）2009 年 AS 标准

专家组推荐的中轴型脊柱关节病的分类标准：起病年龄 < 45 岁和腰背痛 ≥ 3 个月的患者，加上符合下述其中 1 种标准：①影像学提示骶髂关节炎加上 ≥ 1 个下述

的 AS 特征；② HLA–B27 阳性加上 ≥ 2 个下述的其他 SpA 特征。

其中影像学提示骶髂关节炎指的是：① MRI 提示骶髂关节活动性（急性）炎症，高度提示与 AS 相关的骶髂关节炎；或②明确的骶髂关节炎影像学改变（根据 1984 年修订的纽约标准）。

（四）SpA 特征

①炎性背痛；②关节炎；③起止点炎（跟腱）；④眼葡萄膜炎；⑤指（趾）炎；⑥银屑病；⑦克罗恩病 / 溃疡性结肠炎；⑧对 NSAIDs 反应良好；⑨ SpA 家族史；⑩ HLA–B27 阳性；⑪ CRP 升高。

四、西医治疗

治疗目标：①缓解症状和体征。消除或尽可能最大限度地减轻症状，如背痛、晨僵和疲劳。②恢复功能。最大限度地恢复患者身体功能，如脊柱活动度、社会活动能力和工作能力。③防止关节损伤。要防止累及髋、肩、中轴和外周关节的新骨形成、骨质破坏、骨性强直和脊柱变形。④提高患者生活质量。包括社会经济学因素、工作、病退、退休等。⑤防止脊柱疾病的并发症。防止脊柱骨折、屈曲性挛缩，特别是颈椎。

治疗原则：AS 尚无根治方法。但是患者如能及时诊断及合理治疗，可以达到控制症状并改善预后的目的。应通过非药物、药物和手术等综合治疗，缓解疼痛和发僵，控制或减轻炎症，保持良好的姿势，防止脊柱或关节变形，以及必要时矫正畸形关节，以达到改善和提高患者生活质量的目的。

1. 非甾体抗炎药（NSAIDs）

本类药物可迅速改善患者腰背部疼痛和晨僵，减轻关节肿胀和疼痛及增加活动范围，无论早期或晚期 AS 患者的症状治疗都是首选的。抗炎药种类繁多，但对 AS 的疗效大致相当。

NSAIDs 不良反应中较多见的是胃肠不适，少数可引起溃疡；其他较少见的有心血管疾病，如高血压等，可伴头痛、头晕、肝肾损伤、血细胞减少、水肿及过敏反应等。医生应针对每例患者的具体情况选用一种抗炎药物。同时使用 2 种或 2 种以上的抗炎药不仅不会增加疗效，反而会增加药物不良反应，甚至带来严重后果。不管使用何种非甾体抗炎药，为了不仅达到改善症状的目的，同时希望延缓或控制病情进展，通常建议较长时间持续在相应药物的治疗剂量下使用。要评估某个特定非甾体抗炎药是否有效，应持续规则使用同样剂量至少 2 周。如一种药物治疗 2 ~ 4 周疗效不明显，应改用其他不同类别的抗炎药。在用药过程中应始终注意监测药物不良反应并及时调整。

2. 生物制剂

抗 TNF-α 拮抗剂包括依那西普（etanercept）、英利西单抗（infliximab）、阿达木单抗（adalimumab）。

这些药物治疗 AS 已经经过多项随机双盲安慰剂对照试验研究评估，总有效率达 50% ~ 75%。

抗 TNF-α 拮抗剂治疗 6 ~ 12 周有效者建议可继续使用。应用一种抗 TNF-α 拮抗剂疗效不满意或不能耐受的患者可能对另一种制剂有较好的疗效。研究提示，疗效反应好的患者可持续至少 2 年疗效。使用抗 TNF-α 拮抗剂也可以减少葡萄膜炎的复发频率，抑制骨损害。

下列情况应选用抗 TNF-α 拮抗剂治疗：①已应用非甾体抗炎药治疗，但仍有中重度的活动性脊柱病变；②尽管使用非甾体抗炎药和一种其他病情控制药，仍有中重度的活动性外周关节炎。治疗 AS 最常用的生物制剂为依那西普，其特点是安全、有效，患者依从性好。

3. 柳氮磺吡啶

本品可改善 AS 的关节疼痛、肿胀和发僵，并可降低血清 IgA 水平及其他实验室活动性指标，特别适用于改善 AS 患者的外周关节炎。本品对 AS 的中轴关节病变的治疗作用及改善疾病预后的作用均缺乏证据。通常推荐用量为每天 2.0g，分 2 ~ 3 次口服。剂量增至 3.0g/d，疗效虽可增加，但不良反应也明显增多。本品起效较慢，通常在用药后 4 ~ 6 周。为了增加患者的耐受性，一般以 0.25g，每天 3 次开始，以后每周递增 0.25g，直至 1.0g，每天 2 次。或根据病情，或根据患者对治疗的反应调整剂量和疗程，维持 1 ~ 3 年。本品的不良反应包括消化系统症状、皮疹、血细胞减少、头痛、头晕以及男性精子减少及形态异常。

为了弥补柳氮磺吡啶起效较慢及抗炎作用欠强的缺点，通常选用一种起效快的抗炎药与其并用。男性难治性 AS 患者可应用沙利度胺治疗，临床症状和血沉及 C-反应蛋白可获明显改善；初始剂量 50mg/d，每 10 天递增 50mg，至 200mg/d 维持，国外有用 300mg/d 维持；用量不足则疗效不佳，停药后症状易迅速复发。沙利度胺的不良反应有嗜睡、口渴、血细胞计数下降、肝酶水平增高、镜下血尿及指端麻刺感等。因此，对选用沙利度胺治疗者应严密观察，在用药初期应每周查血常规和尿常规，每 2 ~ 4 周查肝肾功能；对长期用药者应定期做神经系统检查，以便及时发现可能出现的外周神经炎。对上述治疗缺乏疗效，AS 外周关节受累者，可使用氨甲蝶呤，但其对中轴关节病变的疗效还需进一步研究和评估。

五、中医病因病机

（一）概述

《黄帝内经》对痹病的概念、病机、病位、症状及鉴别、预后等均有较详尽的记载，是后世医家论痹、治痹之渊源，其中有关"肾痹""骨痹"的论述，颇多与现代医学之 AS 有相似之处，可以看作祖国医学对本病认识的先驱。如《素问·痹论》云："五脏皆有所合，病久而不去者，内舍于其合也。故骨痹不已，内舍于肾……肾痹者，善胀，尻以代踵，脊以代头。"又如《素问·骨空论》云："督脉为病，脊强返折。"在汉隋唐时期，如《诸病源候论·背偻候》云："肝主筋而藏血，血为阴，气为阳。阳气，精则养神，柔则养筋。阴阳和同，则血气调适，共相荣养也，邪不能伤。若虚则受风，风寒搏于脊膂之筋，冷则挛急，故令背偻"等。元·朱震亨《丹溪心法·腰痛七十三》云："湿热腰痛者，遇天阴或久坐而发者是也；肾虚者，痛之不已是也。瘀血者日轻夜重者也"。此明确指出，肾虚是腰痛的根本原因。到了明清时期，《杂病源流犀烛》云："凡人一身之骨，最大者脊骨也……且居中丽正，一身之骨胥于是附，犹屋之正梁，且为一身之骨之主也"。尤在泾《静香楼医案·下卷》云："脊背为督脉所过之处，风冷承之，脉之不得通，则恶寒而痛，法宜通阳。"此明确指出应以"温通"为用。

以上记载有关腰脊、骶髂关节部位疾病的描述，虽然不能认为它就是 AS，但其中包含着似本病的可能性。

（二）病因

1. 先天不足

先天禀赋不足，肾气亏虚，筋脉失养，而外邪易侵；若兼房事不节、相火妄动，水亏于下，火炎于上，阴火消烁，真阴愈亏；病久阴血暗耗，阴损及阳，时有外感风寒、湿热诸邪，深侵肝肾，筋骨失荣而致本病。唐·孙思邈《备急千金要方》强调说："腰背痛者皆是肾气虚弱。"近代张锡纯《医学衷中参西录》曰："肾虚者，其督脉必虚，是以腰疼。"

2. 感受外邪

风寒湿热等邪由腠理而入，经脉不利，营卫失和，气血阻滞脉络，经脉痹阻，不通则为病。如《素问·痹论》云："所谓痹者，各以其时，重感于风寒湿之气也。"宋·严用和《济生方》曰："皆因体虚，腠理空疏，受风寒湿气而成痹也。"指出了风寒湿邪是本病病因，可由体虚而感受外邪所致。

3. 肾虚督寒

肾主骨生髓，肾气不足，寒湿内盛，兼受寒湿之邪乘虚内侵，内外合邪，使气血运行不畅，不通则痛。因脊柱乃一身之骨主，骨的生长发育又全赖骨髓的滋养，而骨髓乃肾中精气所化生，若肾中精气不足，骨髓空虚，则骨质疏松，酸软无力。督脉"循背而行于身后，为阳脉之总督，督之为病，脊强而厥"，督脉"贯脊属肾"，其为病"脊强反折"，肾虚寒湿深侵，肾气不足，督脉失养，脊骨受损而致本病。《素问·逆调论》曰："肾者水也，而生于骨，肾不生则髓不能满，故寒甚至骨也……病名曰骨痹，是人当挛节也。"

4. 痰瘀气滞

跌仆闪挫损伤经脉气血，瘀血内阻；或长期体位不正，腰部用力不当，屏气闪挫，或郁怒伤肝，气滞血瘀，阻塞经络；或脾失运化，痰浊内生；气血阻滞于背部经络，腰脊失气血濡养而发生本病。

（三）病机

本病基本病机是先天禀赋不足或后天调摄失调，房事不节，惊恐、郁怒、病后失调等，而致肝肾亏虚，督脉失荣，风寒湿等邪乘虚侵袭，深入骨节、脊柱；病久肝肾精血亏虚，使筋挛骨弱而邪留不去，渐致痰浊瘀血相互胶结而成。故虚、邪、瘀是对本病病因病机的高度概括。虚、邪、瘀三者关系密切，痹必有虚、痹必有邪、痹必有瘀，凡 AS 患者体内虚邪瘀三者共存，缺一不可。但不同的患者，虚邪瘀三者的具体内容、程度不同。虚邪瘀三者紧密联系，相互影响，相互为患，互为因果，形成双向恶性循环。本病初起，外邪侵袭，多以邪实为主；病久邪留伤正，可出现肾督亏虚、痰瘀互结，而成虚证或本虚标实之证。病位在脊柱、筋骨、关节，与肝、肾等脏腑关系密切。病变后期可累及脏腑。

六、辨证要点及治疗思路

（一）辨证要点

根据强直性脊柱炎病的临床特点，必须辨证与辨病相结合，在明确诊断后可根据以下症候进行辨证。

1. 寒湿痹阻

腰骶、脊背酸楚疼痛，痛连颈项，伴僵硬，转侧不利，阴雨潮冷天加重，得湿痛减，舌质淡，苔薄白腻，脉沉迟。

2. 湿热阻络

腰骶、脊背、髋部酸痛，僵硬、重着，活动不利，活动后可减轻，或伴膝关节红肿疼痛，或烦热口苦，胸闷，小便赤黄，舌红苔黄腻，脉濡数。

3. 肝肾阴虚

腰骶、背脊酸痛，喜按喜揉，关节僵硬难直；或四肢酸软无力，筋脉拘急，肌肉萎缩；或咽干口渴，头晕心悸，耳聋耳鸣，心烦失眠，潮热盗汗；舌红苔薄黄，脉弦细数。

4. 肾阳虚亏

腰骶疼痛，俯仰不利；腰膝酸软，肢体沉重；得温则舒，劳累或遇寒则剧；或腰膝酸软无力，或肌肉萎缩，形寒肢冷，大便稀溏，小便清长，舌淡苔薄白，脉沉弱。

5. 瘀血痹阻

腰背酸痛，痛如锥刺，固定不移，转侧不能，日轻夜重；晨时肢体僵硬明显，或关节屈曲变形，舌暗红或有瘀斑瘀点，苔薄黄或干，脉细涩或弦。

（二）治则治法

治疗强直性脊柱炎（大偻）时不管是肾虚督寒证、邪郁化热证、湿热伤肾证、肝肾两虚证等而活血化瘀、祛痰通络的治疗原则应贯穿始终。

七、常用方药

（一）寒湿痹阻证

（1）临床表现：腰骶、脊背酸楚疼痛，痛连颈项，伴僵硬和沉重感，转侧不利，阴雨潮冷天加重，得温痛减，或伴双膝冷痛，或恶寒怕冷，舌质淡，苔薄白腻，脉沉迟。

（2）治法：散寒蠲痹，温经通络。

（3）方药：蠲痹汤合桂枝汤加减。羌活 15g、桂枝 12g、秦艽 12g、当归 15g、川芎 12g、海风藤 15g、桑枝 12g、乳香 9g、木香 9g、赤芍 10g、白芍 10g、干姜 10g、甘草 10g。

加减：寒邪偏重者，可加细辛 3g、川乌 6g；湿邪明显，有关节肿胀者，加茯苓 15g、泽泻 15g、薏苡仁 20g；血瘀明显，疼痛日轻夜重，舌质紫暗或有瘀斑者，加桃仁 10g、红花 10g、丹参 30g。

（二）湿热阻络证

（1）临床表现：腰骶、脊背、髋部酸痛，僵硬，重着，活动不利，或伴膝、踝等关节红肿疼痛，或见烦热、口苦、胸脘痞闷，小便黄赤，舌红苔黄腻，脉濡数。

（2）治法：清热解毒，利湿通络。

（3）方药：四妙散合宣痹汤加减。黄檗 12g、苍术 10g、白术 10g、牛膝 15g、薏苡仁 20g、防己 12g、连翘 12g、栀子 12g、滑石 20g、法半夏 12g、老鹳草 20g。

加减：关节肿胀明显者，加茯苓 15g、泽泻 15g；热象明显伴发热者，加金银花 20g、蒲公英 15g、土茯苓 15g、青风藤 30g、白花蛇舌草 30g。

（三）肾虚督空证

（1）临床表现：腰骶、脊背、髋部、颈部酸疼、冷痛，痛势隐隐，喜暖喜按，劳累或遇寒加重；或见关节强直，屈伸不利，或伴腿膝酸软乏力，或肌肉萎缩，或畏寒肢冷，或大便稀溏，小便清长，舌淡，苔薄白，脉沉弱。

（2）治法：温肾补督，祛痹通络。

（3）方药：

①青娥丸合独活寄生汤加减。杜仲 15g、桑寄生 20g、肉桂 12g、牛膝 24g、熟地黄 12g、补骨脂 9g、核桃仁 18g、独活 12g、秦艽 12g、细辛 3g、防风 12g、川芎 12g、白芍 15g、茯苓 12g。加减：阳虚畏寒肢冷，腿脚酸软明显，加桂枝 10g、巴戟天 15g；督脉空虚、腰背酸软乏力者，加鹿角胶 10g、狗脊 15g、续断 10g；瘀血较重，疼痛明显者，可加桃仁 10g、红花 10g、鸡血藤 15g、水蛭 6g。

②益肾通督方：由鹿角胶 10g、龟甲胶 10g、狗脊 10g、骨胶 10g（烊化），淫羊藿 10g、巴戟天 10g、补骨脂 10g、菟丝子 10g、炒杜仲 10g、枸杞子 10g、山茱萸 10g、女贞子 10g、当归 10g、白芍 10g、炒白芥子 10g、水蛭 10g、熟地黄 10g、蜈蚣 2 条（研面冲服）、降香 6g、川乌 6g，细辛 5g 组成。

③骨痹汤：由狗脊 15g、杜仲 15g、怀牛膝 15g、骨碎补 15g、独活 15g、陈皮 15g，淫羊藿 15～30g、威灵仙 15～30g、生地黄 15～30g、枸杞子 15～30g，僵蚕 12g、熟地黄 12g、当归 12g、桂枝 9～15g、蜈蚣 2 条组成。随症加减。水煎服，30日为 1 个疗程。

（四）肝肾阴虚证

（1）临床表现：腰骶部、脊背、颈部、髋部酸或疼痛势缓，喜按喜揉，或见关节强直变形，屈伸不利，或有四肢酸软乏力，肌肉萎缩，或有双目干涩疼痛，可伴消瘦，咽干口渴，头晕心悸，耳聋耳鸣，心烦失眠，面色潮红，手足心热，盗汗遗精，舌质红，苔少或薄黄，脉弦细数。

（2）治法：补益肝肾，通络止痛。

（3）方药：当归地黄丸合虎潜丸加减。熟地黄 24g、山茱萸 15g、山药 20g、龟甲 12g、知母 12g、白芍 12g、杜仲 15g、牛膝 24g、当归 15g。

加减：关节疼痛明显，日轻夜重，舌质紫暗或有瘀斑者，加鸡血藤 15g、王不留行 10g、桃仁 10g；阴虚火旺者，加青蒿 20g、牡丹皮 10g、天花粉 15g；伴有阳虚者，加用狗脊 10g、桑寄生 15g、肉桂 5g。

（五）瘀血阻络证

（1）临床表现：腰背疼痛剧烈，固定不移，转侧不能，夜间尤甚，有时需下床活动后才能重新入睡，晨起肢体僵硬明显，或有关节屈曲变形，舌质暗或有瘀点或瘀斑，苔薄白或薄黄，脉弦涩。

（2）治法：活血祛瘀，通络止痛。

（3）方药：大黄䗪虫丸合身痛逐瘀汤加减。土鳖虫 10g、丹参 30g、川芎 10g、桃仁 12g、红花 12g、牛膝 24g、乳香 9g、没药 9g、香附 12g、秦艽 15g、羌活 15g、地龙 12g、生地黄 10g、甘草 10g。

加减：寒邪偏重者，加用川乌 10g、细辛 3g、干姜 6g；如虚损明显，当补肾与祛邪之剂并用，加用熟地黄 20g、龟甲 10g，去秦艽。

八、中成药

脑补肾舒脊颗粒、尪痹胶囊（片、颗粒）、藤黄健骨片、独活寄生丸、风湿骨痛胶囊、清热舒脊浓缩丸、湿热痹胶囊（颗粒）、四妙丸、知柏地黄丸、帕夫林胶囊等按说明书辨证使用。

九、名医验案

案例一

李某，女，40 岁。初诊（1991 年 8 月 20 日）。病史：患者患强直性脊柱炎 3 年余，曾用肾上腺皮质激素半年，因疗效不佳停用。1 年前曾用雷公藤片及布洛芬、吲哚美辛（消炎痛）等抗风湿药物治疗 5 个月，症状有所缓解，因胃肠道副反应较重而停用。近 3 个月来病情反复，自感腰背僵硬、疼痛，双髋关节疼痛较重，翻身，行走均困难，故不能上班而休病假，舌质黯淡，苔白腻，脉细弦。

诊查："4"字试验阳性，RF 阴性，HLA-B 27 阳性，血沉 54mm/h，X 线片示：双侧骶髂关节骨质疏松，关节面模糊变窄，有虫蚀样破坏。

辨证：气阴两虚，寒湿阻络。

治法：治宜益气养阴，活血利湿。

药用：生黄芪 15g、赤芍 10g、防风 8g、桂枝 8g、炙甘草 5g、桑枝 10g、川牛膝 10g、薏苡仁 15g、元胡 10g、当归 10g、生地黄 15g、木瓜 10g。水煎服。

服上方 14 剂后，自感症状明显减轻，服至 1 个月后诸症日渐消失。复查"4"字试验（±），血沉 20mm/h，临床治愈，患者正常上班工作。嘱患者守上方继服 2 个月以巩固治疗。

【按语】强直性脊柱炎属于中医"顽痹"之范畴，病情比较顽固，缠绵难愈，治疗颇为棘手。高老治疗此类痹证，既不拘于《黄帝内经》"风寒湿三气杂至，合而为痹"，亦不限于吴鞠通"痹之因寒者固多，因乎热者亦复不少"的论述，而是综合患者整体情况进行灵活施治。本案患者证属气阴两虚，寒湿阻络。治疗从益气养阴，活血利湿立法。方中重用黄芪、炙草、生地黄、木瓜益气养阴以扶其正，更配当归、赤芍、元胡、川牛膝、桂枝、桑枝、薏苡仁活血渗湿以祛其邪，相辅相成，活血渗湿不伤其阴，益气滋阴不恋其邪，临床治疗确有独到之处。

案例二

周某某，男，28 岁。初诊：1978 年 4 月 10 日。主诉：腰背冷痛、不能转侧半年余。患者为汽车司机，曾经外出夜宿车上，因不慎寒湿侵袭肾府，出现腰背冷痛，转侧、弯腰十分困难，遇阴冷天疼痛加重。曾在当地医院就诊，诊断为强直性脊柱炎，给予泼尼松、吲哚美辛等西药以及祛风除湿中药 10 余剂，还配合针灸治疗，仍不效，求中医治疗。

诊查：面色苍青，身体消瘦，腰部冷痛，转侧、弯腰困难，屈伸不利，多汗，脊柱畸形，行动佝偻，四肢清冷，小便多而清。脉沉迟，舌淡红，苔薄白。腰椎 X 线片显示：4~5 腰椎骨质变形、疏松，血沉 30mm/h，类风湿因子阳性。西医诊断为强直性脊柱炎。

辨证：寒痹。寒湿蕴结肾腑，伤及肾阳，筋脉凝滞，气血运行不畅。

治法：散寒除湿，通络宣痹。

药用：麻黄 6g、川乌头 6g、老鹳草 30g、伸筋草 12g、防己 15g、木瓜 10g、黄芪 30g、生地黄 10g、黄芩 10g、砂仁 10g、甘草 3g。7 剂，水煎服。

二诊（4 月 18 日）：自觉服药后疼痛缓解，出汗减少，腰部屈伸有好转，能参加一些轻体力劳动。上方加狗脊 15g，桑寄生 15g，服用 10 剂。

三诊（5 月 15 日）：腰部疼痛消失，血沉已降至正常，类风湿因子阴性，但脊柱畸形变化不大，病情已基本控制。上方加党参 15g、丹参 15g，扶正固本，活血通络。服用 20 余剂，感觉良好。

【按语】本案患者因不慎感受寒湿之邪，寒湿蕴结肾府而致腰背疼痛转侧不利，治宜散寒除湿，通络宣痹。药用麻黄、乌头逐寒除湿；病在肾府，非皮毛之邪一汗而解，故以黄芪、生地黄补气滋肾培元，缓而图之；以防己、木瓜除湿宣痹；老鹳草、伸筋草祛湿通络；黄芩、甘草以防麻黄、乌头之辛热过散；砂仁燥湿醒脾以防内湿与外湿互结。二诊时腰背疼痛减轻，并能转侧活动，但寒湿着肾府，日久必伤其脏，故加狗脊、桑寄生益肾强脊。三诊时加党参、丹参益气活血通络之品以巩固疗效。

案例三

成某，男，16岁，学生，1998年3月11日初诊。主诉：右髋痛已1年余，来京到301医院治疗，拍片及腰做CT检查确诊为强直性脊柱炎。曾在某医院检查血沉48mm/h，HLA-B 27（+）。有家族史，患病的原因，自觉是由于跑步引起的右髋痛，环跳部位痛，右足跟痛，给予柳氮磺胺吡啶，每天4片，芬必得每天3片，疗效不显著，求中医治疗。现症：腰痛，右髋痛，环跳部位痛，按之剧痛，拒按，右足跟痛，行路不便。舌苔薄黄，脉象弦数。

辨证：肾虚，阴阳失调，内邪与正气相抗，引起督脉瘀滞，故而疼痛。

辨病：强直性脊柱炎早期急性发作。

治法：清热解毒，燥湿通络。

方用：白花蛇舌草30g、银藤30g、土茯苓30g、白鲜皮15g、半枝莲15g、虎杖20g、苍术10g、炒黄檗10g、赤芍10g、白芍10g、防己15g、桂枝10g、生甘草10g。30剂，水煎服。

二诊（1998年4月22日）：右髋及右足后跟疼痛减轻，左肩关节痛，不怕冷，大便正常，舌苔薄白，质淡，脉象沉细，血沉20mm/h，基本正常，痛得不严重，喜按，证属虚象，热象已消失，当用治本之法。

方用：鹿角霜45g、龟甲45g、山萸肉45g、大熟地60g、枸杞子45g、大蜈蚣21条、川乌30g、淫羊藿45g、菟丝子45g、骨碎补45g、水蛭30g、红花30g、元胡30g、炒白芍60g、生甘草20g、生鹿角45g、没药30g，以上诸药共为细末，炼蜜为丸，每丸重10g，早晚各服1丸，嘱3个月后验血沉，再来诊治。

三诊（1998年8月5日）：膝、腰不痛，偶尔发作也不重，有时膝关节窜痛，颈部隐痛，怕风怕凉，腰微僵，活动后缓解，大便偏干。苔薄白，脉沉细。检血沉11mm/h。上方加减：去淫羊藿，加肉苁蓉60g、川牛膝45g、木瓜45g、狗脊60g、炒黄檗30g、生葛根45g、粉丹皮45g。以上诸药共为细末，炼蜜为丸，每丸重10g，早晚各服1丸。

【按语】本病例确诊为强直性脊柱炎后，用西药治疗效果不显，因患者正处于早期急性发作期，给予清热解毒、燥湿通络之品治其标；治疗 30 天将病情控制住后，随之治本。3 个月后三诊，疼痛基本缓解，在原方的基础上进行加减，突出治疗主证的药物，增加针对兼证的药物。如大便偏干，便将淫羊藿改为肉苁蓉，因为两药都补肾阳，淫羊藿又能散寒祛湿，治因风湿引起的四肢麻木，筋骨拘挛，而肉苁蓉还有润肠通便之能。本病不是外感寒湿，故第二方不用淫羊藿，改用肉苁蓉助阳润肠；本病腰痛不重，主要膝痛，故减杜仲、续断，加牛膝、木瓜；颈项痛，怕风，怕凉，加生葛根。丝丝入扣，病自痊愈。本病例比较单纯，是先天阴阳两虚，故在补益肾精上下功夫，才使患者顺利治愈。

第五节　痛风（gout）

一、概述

（一）痛风的发展简史

公元 13 世纪，Vielehardouin 首先提出"gout"的名称；17 世纪，Thomas 首次对痛风症状和体征做了详细描述，把痛风作为独立的疾病划分出来。19 世纪，Garrod 证实痛风与人体血尿酸浓度增高有关，他认为沉淀的尿酸盐是引起痛风的原因。1950 年，人们可用尿酸氧化酶法精确的测定血尿酸值，并使用偏振光显微镜观察到尿酸钠盐结晶。

（二）痛风的流行病学

痛风在世界各地的发病呈现逐步增加的趋势，种族和地区不同而有差异。饮食与饮酒、肥胖、其他疾病、药物、家族和遗传等因素均影响其发病。主要见于中老年男性和绝经期妇女，男女患病率约为 20:1。

二、发病机制

（一）痛风发病的生理遗传机制

高尿酸血症是痛风发病最重要的生化基础，主要源于嘌呤代谢紊乱及肾脏尿酸排泄障碍。结合现有研究，本章将痛风的主要可能发病机制总结为以下几个方面。

1. 嘌呤代谢紊乱人体内嘌呤有两个来源

（1）外源性：外源性嘌呤来源于食物，占体内尿酸来源的 20%。由于食物中摄入的嘌呤在体内几乎都转变成尿酸，因此高嘌呤饮食可使血尿酸浓度增高。

（2）内源性：内源性嘌呤占体内尿酸来源的 80%，是体内尿酸生成增多的首要因素。其机制包括嘌呤生物合成增多和分解加速，可分为原发性尿酸生成增多和继发性尿酸生成增多。原发性尿酸生成增多的主要因素是酶的缺陷。酶缺陷的部位可能有：磷酸核糖焦磷酸合成酶活性增高；磷酸核糖焦磷酸酰基转移酶的浓度或活性增高；次黄嘌呤 – 鸟嘌呤磷酸核糖转移酶部分缺乏，使鸟嘌呤转变为鸟嘌呤核苷酸及次黄嘌呤转变为次黄嘌呤核苷酸减少，以致对嘌呤代谢的负反馈作用减弱；黄嘌呤氧化酶活性增加等。以上这些酶的缺陷均可导致尿酸生成增多。

继发性尿酸生成增多，包括细胞转换增加、嘌呤核苷酸分解加速和酶的缺陷：细胞转换增加常由血液病、恶性肿瘤、银屑病等疾病导致体内核酸合成和分解增强，导致血尿酸水平升高；嘌呤核苷酸分解加速常由细胞毒性药物短时间内大量破坏细胞导致细胞核裂解，导致核酸分解加速，从而使尿酸生成增多；酶的缺陷主要为次黄嘌呤 – 鸟嘌呤磷酸核糖转移酶完全缺乏和葡萄糖 –6– 磷酸酶缺乏，分别由 icech–X– 伴性 Nyhen 综合征和糖原贮积症 I 型所致。

2. 尿酸排泄障碍

正常人体内尿酸池约为 1200mg，转换率为 60%，即每天产生并排出 750mg，达到动态平衡。其中 1/3 由大肠中的细菌分解，2/3 由肾脏排泄。正常人尿中的尿酸低于 600mg/d（5 天限制嘌呤饮食，普通饮食时尿酸低于 1000mg/d）。原发性痛风尿酸清除过少约占患者的 90%，继发性痛风所占比例要少一些。生理学及药理学的研究结果发现，肾脏尿酸盐转运的经典模式为：肾小球的滤过、肾小管的重吸收、肾小管的分泌、分泌后肾小管的重吸收。凡是影响上述 4 个过程的因素，都会影响肾脏对尿酸的排出。

（1）肾小球：肾小球的滤过减少导致的高尿酸血症主要见于慢性肾疾病引起的肾衰竭，还有肾排尿酸阈值增高，原因未明。

（2）肾小管：尿酸盐在肾脏经过肾小球的滤过、滤过后肾小管的重吸收、吸收后肾小管的再分泌、分泌后肾小管的再吸收等复杂的过程。尿酸因带负电荷而不能自由通过细胞膜的脂质双层，肾小管对尿酸的排泄依赖于一系列的转运蛋白。肾小管尿酸排泄减少与一些尿酸盐转运蛋白有关，如 SLC2A9、SLC22A12 等参与近曲肾小管对尿酸盐的主动分泌和重吸收，其异常与基因变异有关。肾小球滤过的尿酸 98% 以上被近端肾小管重吸收然后再分泌，故肾小管是影响尿酸排泄量最重要的因素。

（3）遗传因素：自古就发现痛风具有家族遗传倾向。原发性痛风患者中有

10% ~ 20% 有阳性家族史，且发病年轻化，病情更严重。痛风多为常染色体显性遗传，但外显性不完全。高尿酸血症的遗传变异性更大，可能为多基因。全基因组扫描（GWAS）的应用，发现多种痛风的易感基因，有望进一步了解痛风的遗传机制。

（二）痛风症状的发病机制

1. 急性痛风性关节炎发病机制

痛风的临床发病机制十分复杂，痛风的发作主要表现为痛风性关节炎。单钠尿酸盐（MSU）的沉积是痛风急性发作的根本原因。当血尿酸浓度超过 70mg/L 或 0.41mmol/L 时，血浆尿酸就呈饱和状态（在 pH 为 7.4，温度 37℃ 及血清钠正常情况下）。针形单钠尿酸盐析出，在某种刺激下（目前机制不详）引发关节部位的中性粒细胞、巨噬细胞、滑膜细胞等聚集，释放多种促炎症细胞因子和趋化因子，如 IL-1β、TNF-α、IL-8 等，从而诱导大量的中性粒细胞浸润到关节腔，并刺激中性粒细胞激活，介导严重的炎症反应。尿酸盐晶体沉积于周围组织，在感染、高嘌呤饮食、疲劳等因素下诱发急性痛风发作。另外，在口服降尿酸药物治疗过程中，患者血尿酸浓度波动，沉积的单尿酸钠盐晶体溶解，亦可诱发急性痛风发作。尿酸盐结晶可能通过以下两个机制诱发急性痛风性关节炎发作。

（1）传统途径：尿酸盐结晶作为调理素和吞噬颗粒诱发吞噬细胞的一系列吞噬反应，如溶酶体溶解、呼吸暴发和炎性介质释放。

（2）特异途径：尿酸盐结晶通过膜插入和膜糖化蛋白交联与脂质膜蛋白直接作用，激活 G 蛋白、磷脂酶 C 和 D 等信号通路，进而诱导单核细胞白细胞介素 -8（interleukin，IL-8）的表达，IL-8 在中性粒细胞聚集中发挥重要作用。痛风动物实验模型中发现单核细胞和肥大细胞参与了炎症早期阶段。肥大细胞在补体、IL-1 作用下释放炎性介质组胺，增加血管通透性；分化程度低的单核吞噬细胞吞噬尿酸盐结晶后合成肿瘤坏死因子和激活内皮细胞。单核细胞在促进痛风急性发作中发挥重要作用。血管内皮细胞受到炎性细胞因子——TNF-α，IL-1 及趋化因子 IL-8 等刺激后其表面表达黏附分子 E- 选择素，血管内皮细胞可通过这些黏附因子与中性粒细胞黏附并进入组织中，而后中性粒细胞侵入，向炎症部位游走，导致发病。

2. 慢性痛风性关节炎及痛风石的形成机制

在 30℃ 时，尿酸盐的溶解度降低为 40mg/L，针形单钠尿酸盐容易在无血供（如软骨）或血供相对少的组织（如肌腱、韧带）沉积，这些部位包括肢体远端的关节及像耳郭等温度较低的组织。病情严重及患病时间长的患者，单钠尿酸盐结晶可在中央大关节及实质性器官（如肾脏中沉积），形成痛风石及尿酸盐结石。痛风石是单钠尿酸盐结晶聚集物，初期仅表现为尿酸盐晶体沉积，导致关节炎反复发作；中期大到可以在关节的 X 线片中出现时，表现为"穿凿样"病变；较后期表现为皮下结节，可肉眼观察到或用手触摸到。

3. **痛风性肾病的发病机制**痛风患者肾脏病变分为 3 种类型：

（1）尿酸盐晶体沉积在肾脏髓质和肾乳头间质，其周围包绕着单核吞噬细胞，称为尿酸盐肾病。临床上一般表现为肾小管性炎症、间质性肾炎，病情较轻，进展缓慢。

（2）尿酸盐结晶沉积在远曲小管和集合管，导致近曲小管扩张和萎缩，形成肾结石。其形成与尿酸盐浓度及尿酸尿浓度有关。

（3）急性梗阻性肾病，是由于大量的尿酸盐晶体沉积在肾间质及肾小管内，肾小管腔被堵塞，引起少尿型肾衰竭。主要见于继发性高尿酸血症，如严重高尿酸血症患者服用降尿酸药物、肿瘤患者服用化疗药物后大量细胞坏死时。由于痛风患者尿 pH 降低，容易形成尿酸结石。因此，碱化尿液可促进尿酸排泄，防止尿酸结石形成。

三、临床诊断

（一）痛风的临床表现

痛风最重要的表现是痛风性关节炎。痛风性关节炎常有如下特点：

（1）突发的关节急性炎症：关节局部出现红、肿、热、痛。

（2）疼痛剧烈，难以忍受，常因疼痛影响入睡。

（3）关节怕按压，关节炎症消退后局部常有脱屑。

（4）受累关节为非对称性，下肢关节多见，尤其是足部第一跖趾关节最易受累，75% 的患者首次发病时症状出现于该部位。

（5）大多数情况下，关节的急性炎症消退快，病程为 7~10 天，常不遗留关节畸形。

（6）发作间歇期可无症状，但少数慢性痛风患者病情延绵不断，反复发作，无明显间歇期。

（二）痛风的诊断及分类

1. 痛风的诊断

痛风的诊断主要依靠症状、体征及辅助检查结果。

（1）症状：

1）突发关节红肿、疼痛剧烈，累及肢体远端单关节，特别是第一跖趾关节多见，常于 24h 左右达到高峰，数天至数周内自行缓解。

2）早期试用秋水仙碱可迅速缓解症状。

3）饱餐、饮酒、过劳、局部创伤等为常见诱因。

4）上述症状可反复发作，间歇期无明显症状。

5）随病程迁延，受累关节可持续肿痛，活动受限。

6）可有肾绞痛、血尿、尿排结石史或腰痛、夜尿增多等症。

（2）体征：

1）急性单关节炎表现，受累关节局部皮肤紧、红肿、灼热，触痛明显。

2）部分患者体温升高。

3）间歇期无体征或仅有局部皮肤色素沉着、脱屑等。

4）耳郭、关节周围皮下可见痛风石，破溃时有白色粉末状或糊状物溢出，经久不愈。

5）慢性期受累关节持续肿胀、压痛，并出现畸形甚至骨折。

6）可伴水肿、肾区叩痛等。

（3）辅助检查：

1）血尿酸的测定：以尿酸氧化酶法应用最广。血尿酸正常值男性为 210～416μmol/L（35～70mg/L）；女性为 150～357μmol/L（25～60mg/L），绝经期后接近男性。血液中 98% 的尿酸以钠盐的形式存在，在 37℃、pH 为 7.4 的生理条件下，尿酸盐溶解度约为 64mg/L，加上尿酸盐与血浆蛋白结合约为 4mg/L，血液中尿酸盐饱和度约为 70mg/L。血尿酸 ≥ 416μmol/L（70mg/L）为高尿酸血症。由于血尿酸受多种因素影响，存在波动性，应反复测定。当血尿酸持续高浓度或急剧波动时，呈过饱和状态的血尿酸就会结晶沉积在组织中，引起痛风的症状和体征。此外，影响尿酸溶解度的因素，如雌激素水平下降、尿酸与血浆蛋白结合减少、局部温度和 pH 降低等，也可促使尿酸盐析出。然而在血尿酸水平持续增高者中，仅有 10% 左右罹患痛风，大多数患者仅存在无症状性高尿酸血症；而少部分痛风患者在急性关节炎发作期血尿酸在正常范围，这既说明痛风发病原因较为复杂，也说明高尿酸血症和痛风是应该加以区分的两个概念。

2）尿中尿酸的测定：低嘌呤饮食 5 天后，留取 24h 尿，采用尿酸氧化酶法检测，正常水平为 1.2～2.4mmol（200～400mg）。＞ 3.6mmol（600mg），为尿酸生成过多型，仅占少数；多数 ＜ 3.6mmol（600mg），为尿酸排泄减少型。实际上不少患者同时存在生成增多和排泄减少两种缺陷。通过尿中尿酸测定，可初步判定高尿酸血症的分型，有助于降尿酸药物的选择及鉴别尿路结石的性质。

3）影像学检查：针对痛风的影像学检查，以往主要依靠 X 线片，阳性表现多见于有骨质破坏的患者。X 线片上可见受累关节有圆形或不整齐的穿凿样、虫蚀样透亮缺损。针对痛风的诊断，目前有更直观的关节超声、能谱 CT 及双能 CT、磁共振（MRI）等检查，能及早发现沉积在关节及组织的尿酸盐结晶，有助于痛风的诊断及鉴别诊断。因 MRI 检查费用较昂贵，临床使用受到一定限制。随着高分辨率超声的发展，双能 CT 与超声对痛风的诊断价值目前认为是相当的，但鉴于超声检查方便、经济，使超声检查在痛风的诊断及病情评估中得到广泛的应用。

2. 痛风的分类标准

目前，痛风的诊断主要应用 1977 年美国风湿病学会（ACR）的分类标准

（1）滑囊液中查见特异性尿酸盐结晶。

（2）痛风石经化学方法或偏振光显微镜检查，证实含有尿酸钠结晶。

（3）具备下列临床表现、实验室检查结果和 X 线征象等 12 项中 6 项：①1 次以上的急性关节炎发作；②炎症表现在 1 天内达到高峰；③单关节炎发作；④患病关节皮肤呈暗红色；⑤第一跖趾关节疼痛或肿胀；⑥单侧发作累及第一跖趾关节；⑦单侧发作累及跗骨关节；⑧有可疑的痛风石；⑨高尿酸血症；⑩X 线片显示关节非对称性肿胀；⑪X 线片显示骨皮质下囊肿不伴有皮质侵蚀；⑫关节炎症发作期间关节液微生物培养阴性。

符合以上（1）、（2）、（3）中任何一个条件者即可诊断为痛风。确诊有困难时，可试用秋水仙碱做诊断性治疗，如为痛风，患者服秋水仙碱后症状迅速缓解，具有诊断意义。还可考虑使用针刀镜检查协助诊断。

四、西医治疗

（一）痛风的非药物治疗

痛风的非药物治疗主要包括以下几点内容：①低嘌呤、碱性饮食，减轻体重。②戒烟、戒酒。③适宜多量饮水，促进尿酸排泄。④避免过度劳累和精神紧张。⑤避免使用升高尿酸的药物，如利尿剂及阿司匹林等。⑥微创治疗：微创治疗是目前内科治疗的延伸，通过小切口切除体表痛风石，可以防止关节畸形及缩短降尿酸的时间。沉积于关节内的尿酸盐结晶是痛风性关节炎反复发作的重要诱因，传统治疗无法及时清除这些尿酸盐结晶，通过内镜下清除沉积于关节软骨及滑膜的尿酸盐结晶可以减少关节内的刺激，减少痛风的发作，同时可以减少体内尿酸池的尿酸容量，对降尿酸治疗起到促进作用，减少药物的使用剂量及不良反应。

（二）痛风的药物治疗

1. 急性期的治疗

痛风急性期以消炎镇痛、缓解症状为主。我国痛风指南中推荐的一线药物是秋水仙碱和非甾体消炎药（NSAIDs）。美国风湿病学会（ACR）和欧洲抗风湿病联盟（EULAR）推荐的一线药物多了一项糖皮质激素。急性发作时镇痛药的选择，三者并无优先，可以根据相关禁忌证、先前治疗反应史选择用药。美国有学者曾经回顾了30 项随机对照研究，得出的结果是：NSAIDs、糖皮质激素、秋水仙碱、促肾上腺皮质激素（ACTH）和卡纳单抗治疗急性痛风均有效。

急性期的治疗，应根据患者的共存疾病以及药物不良反应的风险进行综合考虑，包括小剂量秋水仙碱（每天最大剂量 2mg）、非甾体消炎药和 / 或糖皮质激素（关节腔内注射、口服或肌内注射）。其中口服和肌内注射糖皮质激素的证据强度远远强于关节腔内注射糖皮质激素；选择性环氧化酶 -2（COX-2）抑制剂与 NSAIDs 的疗效差异无统计学意义。

痛风急性期药物选择推荐首选一线药物。秋水仙碱首剂 2 片，1h 后附加 1 片，12h 后使用 1 片，疗程 7 ~ 10 天，但现在临床多采用小剂量，如每天 1 片或每天 2 片；NSAIDs 也是痛风急性期首选用药；糖皮质激素适用于肾功能不好的患者，可采用口服、肌内注射、静脉注射、关节腔内注射等多种方式，推荐起始剂量为 0.5mg/kg，维持 2 ~ 5 天，在 7 ~ 10 天内逐步减停。对于上述 3 种药物初始单药治疗无效的患者，可以考虑更换其中另一种药物或者联合用药。如仍然无效的患者，鉴于 IL-1β 在急性发作中发挥着重要作用，可选用 IL-1 拮抗剂进行治疗。同时也可尝试抗 TNF-α 拮抗剂控制炎症反应。

2. 间歇期与慢性期治疗

痛风间歇期与慢性期治疗主要以规范治疗为主，即持续血尿酸达标治疗。血尿酸达标治疗是稳定期痛风患者的治疗目标，即血尿酸水平＜ 357μmol/L（60mg/L），但对于痛风石患者，血尿酸水平应降至 238μmol/L（40mg/L）以下，在此水平下不仅可以消除体内的尿酸盐结晶，缩小或溶解痛风石，甚至可终止痛风发作，而且可以阻止关节局部结构的破坏。

降尿酸治疗时机：痛风发作缓解后 1 ~ 6 周开始降尿酸；存在无症状高尿酸血症，有痛风家族史或尿酸性肾病者，血尿酸＞ 535μmol/L（90mg/L），也应降尿酸。目前，国内可选用的降尿酸药有别嘌醇（别嘌呤醇）、苯溴马隆（立加利仙）及非布司他（优立通）。对于初次使用别嘌醇的患者一定要警惕超敏反应的发生，尤其是过敏体质、与利尿剂联用或 HLA-B 5801 阳性的患者；肾功能不全的患者需根据肌酐清除率来调整用量。因此，临床应用别嘌醇要特别小心，一般从小剂量起始，采用滴定给药的方式逐步加量。而非布司他不存在这种问题，轻中度肾功能不全的患者不需调整用药剂量。苯溴马隆适用于没有肾结石的所有高尿酸血症患者。对于难治性痛风患者，可用黄嘌呤氧化酶抑制剂和促进尿酸排泄的药物联合治疗。间歇期与慢性期治疗，降尿酸治疗不仅仅要达标，而且要维持达标。

3. 痛风的预防性治疗

降尿酸过程中尿酸过度快速波动可诱发痛风发作或炎症加重。痛风发作时，正服用降尿酸药物者不应停用，未用者暂不加用。痛风发作时同时给予秋水仙碱或NSAIDs 可预防痛风的发作。对于无痛风石患者，血尿酸达标后一般进行预防性治疗3 个月，有痛风石患者血尿酸达标后应预防性治疗 6 个月。预防性治疗的药物仍然是急性期的用药：秋水仙碱（1 片，每天 1 次或 2 次），或低剂量 NSAIDs。如对秋水仙碱和 NSAIDs 都不耐受，或有禁忌证或无效者，可选用低剂量泼尼松（＜ 10mg/d）。

五、中医病因病机

（一）概述

中医学中"痛风"病名，"独活……主治百节痛风无久新者"，最早见于梁代陶弘景《名医别录》。金元四大家之一朱丹溪《丹溪心法》列痛风专篇："痛风者，四肢百节走痛是也，他方谓之白虎历节风证""又有痛风，而痛有常处，其痛处赤肿灼热，或浑身壮热"。指出病机有：痰、风热、风湿、血虚、血热、瘀血，阻滞经脉。创立痛风汤，对后世研究痛风具有指导意义。

明·张景岳《景岳全书》中认为："外是阴寒水湿，今湿邪袭人皮肉筋脉；内由平素肥甘过度，湿壅下焦；寒与湿邪相结郁而化热，停留肌肤……病变部位红肿潮热，久则骨蚀"，阐述了痛风的病因病机及与饮食的相关性。

清·林佩琴《类症治裁·痛风历节风论之》提出："痛风，痛痹之一症也，其痛有常处……初因寒湿风郁痹阴分，久则化热攻痛，至夜更剧"，所论症状接近现代之痛风的表现。

经诸代医家的发展，对于痛风相关的认识逐步深入，认识到饮食内伤、内生邪气而致病，为现代中医学对痛风的研究奠定了基础。

（二）病因

历代医家对痛风病因的认识，多认为风、寒、湿、热为主因，或过食肥甘，痰湿内生所致；痛风的病机责之于风、湿、痰、瘀等阻滞经络。本病病因主要有 3 个方面。

1. 内因

主要是先天禀赋不足和正气亏虚。禀赋不足，肝肾亏损，精血不足则筋骨经脉失养，或肾司二便功能失调，湿浊内聚，流注关节、肌肉，闭阻经脉，均可形成痹痛；禀赋不足，阴阳失衡则累及其他脏腑，主要累及脾，使之运化失调，尤其对厚味、酒食运化不及，致痰浊内生，凝滞于关节，或化源不足，气血无以充养关节经脉，亦可导致痹病。正气亏虚，可为素体虚弱，亦可由其他疾病内耗，产后气血不足，或劳倦、饮食、情志所伤，或过服某些化学药物所致。

2. 外因

主要是感受风、寒、湿、热之邪。由于居处潮湿，劳作环境湿冷，或水中作业，或冒雨涉水，或阴雨、暑湿天气缠绵，或汗出当风、汗出如水等原因，在正气不足，卫外不固之时，风寒湿热之邪，即可入侵人体筋脉，留着于肢体、筋骨、关节之间，闭阻不通，发为本病。由于感邪不同，或邪气偏盛而形成不同的、相应的痹证。

3. 诱因

主要是在正虚邪侵，或邪滞经脉之时，复加过度劳累，七情所伤，内耗正气；或饮食不节，醇酒厚味，损伤脾胃，内生痰浊愈甚；或复感创伤，或手术，或关节损伤等，均可加重经脉痹阻、气血运行不畅而诱发本病。

（三）病机

其病位初期表现在肢体、关节之经脉，继则侵蚀筋骨，内损脏腑。其实，本病在出现症状之前，即有先天肝肾不足和脾运失司，不可忽略。本病的性质是本虚标实，以肝肾亏虚，脾运失调为本，后及他脏，以风寒湿热、痰浊、瘀血闭阻经脉为标。

六、辨证要点及治疗思路

（一）辨证要点

凡属风邪偏盛者为行痹，关节疼痛，游走不定；寒邪偏盛者为痛痹，关节僵硬，痛有定处；湿邪偏盛者为着痹，关节肌肉麻木，重着肿胀；热邪偏盛者为热痹，关节红肿灼热，疼痛拒按；而过多的尿酸则属湿浊，因脾失健运使湿浊内生，肾分清泌浊功能失调致湿浊排泄障碍，加之酗酒暴食，劳倦过度等，则湿浊流注于关节、肌肉，导致气血运行不畅而发病。

（二）治则治法

治疗在急性期以祛邪为主，用祛风除湿，清热利湿等法；慢性期以扶正祛邪为主，用健脾益气，补益肝肾等法。

七、常用方药

（一）痛风急性发作期

1.**临床表现**：局部关节红肿热痛，剧痛难忍，不敢触碰，或有发热，口干舌燥，大便秘结，舌红苔黄，脉弦滑数。

（1）如有发热，病来较重者，属热毒证。

治法：泄热毒，利湿浊，消肿痛。

方药：五味消毒饮合龙胆泻肝汤加减。

（2）如无发热者，属湿热痹阻证。

治法：清热除湿，消肿止痛。

方药：四妙丸合桂苓甘露饮加减。

加减：发于足趾关节，可加络石藤、海桐皮、牛膝；若累及上肢关节，可加忍冬藤、桑枝、秦艽；发热较甚，可加水牛角粉、大黄、生石膏；肿胀较甚，可加滑石粉、车前子、草薢；肢体麻木、活动不利，可加木瓜、丝瓜络。

（二）痛风慢性发作期 – 痰瘀痹阻证

（1）临床表现：痛风性关节炎反复发作，局部痛风石沉积，关节肿大畸形，每因劳倦、运动、饮食不节而发作，时轻时重，固定不移，迁延日久难以缓解。或有刺痛，皮色暗红或不红，舌淡暗或暗红，苔白腻或黄，脉弦或沉涩。

（2）治法：消痰行瘀，蠲痹通络。

（3）方药：二陈汤合桃红饮加减。加减：若有局部皮温高触之热，可加土茯苓、蒲公英、苦参；痛风石明显者，可加皂角刺、夏枯草、白芥子；关节痛久不缓，加僵蚕、地龙。

（三）间歇期（缓解期）– 痰湿阻络证

（1）临床表现：发作后的缓解阶段，此期关节肿痛不明显，自觉关节酸胀不舒，常伴肢体沉重，易疲劳，或有小便黄、口渴，舌胖，舌质淡红或淡暗，苔白腻，有齿痕，脉细弦。

（2）治法：健脾祛湿，化痰通利。

（3）方药：导痰汤合防己黄芪汤加减。加减：舌苔厚腻，可加佩兰、苍术；食纳不振，酌加炒谷芽、焦麦芽、焦山楂、焦神曲；肢体畏寒，加党参、肉桂；肿胀明显，加桂枝、薏苡仁；体虚乏力疲劳，可加黄精、山药。

（四）痛风性肾病 – 肾精亏虚证

（1）临床表现：关节隐隐作痛，日久不愈，甚或关节畸形，活动不利，下肢水肿，尿中泡沫，腰膝酸软乏力，足跟疼痛，舌淡，苔白，有齿痕，脉沉细。

（2）治法：补肾泄浊。

（3）方药：金匮肾气丸合真武汤。加减：若尿蛋白明显，可加金樱子、芡实；水肿明显，可加玉米须、大腹皮；乏力明显，可加党参、黄芪；腰痛明显，可加菟丝子、千年健。

痛风多有尿酸水平升高，可加海风藤、青风藤、络石藤等藤类药，其属碱性，可中和尿酸，秦皮、苦参亦属此类。注意护固脾胃，避免苦寒解毒中药久服伤脾碍胃。

八、中成药

脑立清、珍菊降压片、杞菊地黄丸、杜仲平压片、清脑降压片等按说明书辨证使用。

九、名医验案

案例一

夏某，男，55岁，初诊（1988年3月14日）。主诉：手指、足趾小关节经常肿痛，以夜间为剧，已经5年，右手食指中节僵肿破溃，亦已2年余。

病史：5年前因经常出差，频频饮酒，屡进膏粱厚味，兼之旅途劳顿，感受风寒，时感手指、足趾肿痛，因工作较忙，未曾介意。以后每于饮酒或劳累、受寒之后，即疼痛增剧，右手食指中节及左足拇趾内侧肿痛尤甚，以夜间为剧，即去医院就诊，行风湿性关节炎处理，曾服吡罗昔康、布洛芬等药，疼痛有所缓解，时轻时剧，终未根治。2年前右手食指中节僵肿处破溃，流出白色脂膏，查血尿酸高达918μmol/L，确诊为"痛风"，即服用别嘌呤醇、丙磺酸等药，症情有所好转，但因胃痛不适而停服，因之肿痛又增剧，乃断续服用，病情缠绵，迄今未愈。

检查：形体丰腴，右手食指中节肿痛破溃，左足大趾内侧亦肿痛较甚，入暮为剧，血尿酸714μmol/L，口苦，苔黄腻，质衬紫，脉弦数。右耳翼摸到2枚痛风石结节，左侧亦有1枚。

诊断：浊瘀痹（痛风）。

治疗：泄化浊瘀，蠲痹通络。

处方：土茯苓 60g、生薏苡仁 30g、威灵仙 30g、萆草 30g、虎杖 30g、草薢 20g、秦艽 15g、泽兰 15g、泽泻 15g、桃仁 15g、地龙 15g、赤芍 15g、土鳖虫 12g、三妙丸 10g（包煎），10 剂，水煎服。

二诊（1988 年 3 月 25 日）：药后浊瘀泄化，疼痛显减，破溃处之分泌物有所减少，足趾之肿痛亦缓，苔薄，质衬紫稍化，脉细弦。此佳象也，药既奏效，毋庸更改，继进之。上方去三妙丸，加炙僵蚕 12g、炙蜂房 10g，15 剂。

三诊（1988 年 4 月 10 日）：破溃处分泌物已少，僵肿渐消，有敛愈之征；苔薄，衬紫已化，脉小弦。血尿酸已接近正常，前法续进，并复入补肾之品以善其后。上方土茯苓减为 30g，去赤芍、萆草，加熟地黄 15g、补骨脂 10g、骨碎补 10g，15 剂。

随访（10 月 5 日）：手足指、趾之肿痛，迄未再作。

案例二

郭某，男，57 岁，2000 年 1 月 7 日初诊。病史：确诊痛风及类风湿关节炎均已多年。双手十指变形，左手小指有痛风结石，全身关节酸痛，近日足趾突发红肿热痛，故来就诊。纳可，便调，舌红绛、苔黄浊，脉弦。此浊瘀阻络，有化热伤阴之征，治宜泄化浊瘀，养阴清热，通络定痛。

处方：①青风藤 30g、土茯苓 30g、泽兰 30g、泽泻 30g、豨莶草 30g、炒延胡索 30g、生地黄 20g、没药 15g、赤白芍 15g、炙蜂房 10g、炙地鳖虫 10g，14 剂。②痛风冲剂 9 包 ×4 袋，每服 1 包，每天 3 次，饭后服。③益肾蠲痹丸 4g×42 包，每服 4g，每天 3 次，饭后服。

二诊（2000 年 2 月 8 日）：既往曾用激素未相告，用中药后擅自将泼尼松 4mg/d 突然停服，故痛反剧，肿不消、口干、痰多，二便正常，苔中白腻，舌红，脉弦。前法损益。处方：①穿山龙 50g、土茯苓 30g、豨莶草 30g、青风藤 30g、泽兰 30g、泽泻 30g、金荞麦 30g、炒延胡索 30g、徐长卿 10g、没药 10g、地龙 10g、赤芍 10g、炙僵蚕 15g、皂角刺 10g、地鳖虫 10g、当归 10g、甘草 6g。14 剂。②痛风冲剂 9 包 ×4 袋，每服 1 包，每天 3 次，饭后服。③益肾蠲痹丸 4g×42 包，每服 4g，每天 3 次，饭后服。

三诊（2000 年 3 月 14 日）：药后肿痛缓解，舌红，苔白腻，脉弦滑。激素已撤除，原法出入。处方：①穿山龙 50g、鸡血藤 30g、土茯苓 30g、威灵仙 30g、金荞麦 30g、徐长卿 15g、制川乌 10g、乌梢蛇 10g、炙蜂房 10g、地鳖虫 10g、广地龙 10g、炙僵蚕 10g、全当归 10g、凤凰衣 8g。30 剂。②痛风冲剂 9 包 ×4 袋，每服 1 包，每天 3 次，饭后服。③益肾蠲痹丸 4g×42 包，每服 4g，每天 3 次，饭后服。随访已趋缓解，嘱忌食含嘌呤类食物如各种豆类、海鱼、动物内脏、菠菜等，戒酒，多饮水，每天服益肾蠲痹丸 2 包，以期巩固。

【按语】长期使用激素者，在改服中药的过程中均需递减，不可骤停。方中用穿山龙，且所用剂量较大，似有替代激素的作用，而无激素的不良反应；金荞麦则为良好的祛痰化瘀、清热消炎药。

案例三

程某，男，58岁。初诊（1994年8月17日）。病史：患者就诊当天清晨被左足剧烈疼痛惊醒，故来诊。诊查：形体较胖，步履维艰，左足第一跖趾关节红肿发热，触之疼痛难忍。舌质红，苔薄黄微腻，脉弦滑。血白细胞：$12 \times 10^9/L$，中性：0.86，血沉：25mm/h，血尿酸：485μmol/L。

诊断：痛风。本患者系浊瘀痹阻，脉络不通。处方：土茯苓60g、虎杖30g、粉萆薢15g、忍冬藤30g、薏苡仁50g、威灵仙10g、黄檗10g、川牛膝10g、丝瓜络10g、丹参10g、路路通10g、泽泻10g、制乳香10g、制没药10g，7剂，水煎服。

二诊（1994年8月24日）：药后，患者左足第一跖趾关节红肿热痛蠲除，步履稳健。若顾及其复发，在上方中加山萸肉10g、补骨脂10g、骨碎补10g，连服2周。后查血常规、血沉、血尿酸均在正常范围。

【按语】痛风虽属痹证范畴，病因方面除赞同风、寒、湿、热以外，与浊瘀有关。若按一般风、寒、湿、热治疗，奏效缓慢，必须化浊祛瘀，通络蠲痹，方可收到较捷之效。由于患者恣食甘肥海鲜，从而湿热内蕴，浊瘀痹阻，脉络不通。化浊祛瘀痛风方，与一般的痹证治疗方法不同。方中重用土茯苓、虎杖、薏苡仁为主药，以冀化浊祛瘀；《滇南本草》认为土茯苓利湿祛风，能治"筋骨挛痛"，现代研究提示，土茯苓有促进尿酸排泄作用；虎杖活血通经，利尿通淋，解毒，《本草拾遗》谓其"主风在骨节间及血瘀"；《神农本草经》记载薏苡仁"主筋急拘挛不可屈伸"。萆薢、忍冬藤、黄檗、泽泻、威灵仙、丝瓜络佐主药，增强清化湿浊之力；丹参、制乳没活血通经止痛。全方具有化浊祛瘀、活血止痛、标本兼治之功，故收效显著。

参考资料

[1]唐先平，李亚平.名中医治疗风湿病医案精选[M].北京：中国纺织出版社，2019.

[2]吴启富，范永升，叶志中.风湿病中西医结合诊疗指南[M].北京：人民卫生出版社，2019.

[3]王承德.中医临床诊疗指南释义风湿病分册[M].北京：中国中医药出版社，2015.

[4]阎小萍，张烜，翁习生.常见风湿病及相关骨科疾病中西医结合诊治[M].北京：人民卫生出版社，2015.

[5]张剑勇，娄玉钤.风湿免疫疾病中医特色疗法[M].北京：人民卫生出版社，2019.

[6]杨静.痛风的诊治与管理[M].成都：四川大学出版社，2017.

（郭　鹤、郑　一）

第七章 神经系统疾病

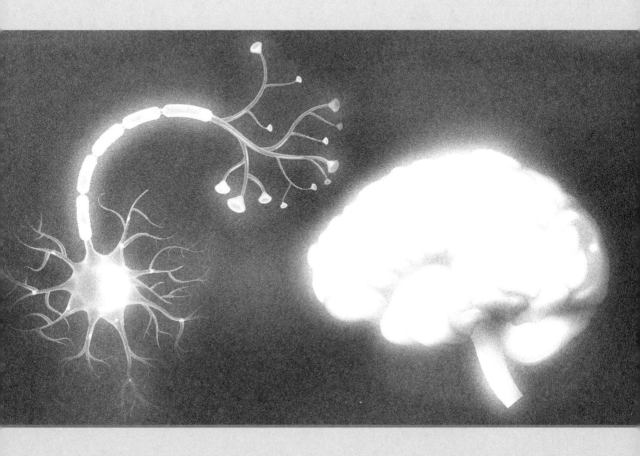

一、概述

（一）神经系统的基本功能

神经系统（nervous system）是由位于颅腔内的脑和位于脊椎管内的脊髓以及与它们相连并遍布全身各处的脑神经和脊神经组成的，是人体结构和功能最复杂的系统，在人体各器官、系统中占有重要的地位，组成人体各系统的不同细胞、组织和器官都在进行不同的功能活动，这些活动都在神经系统的调节下协调起来。主要功能：①神经系统调节和控制各系统、器官的功能活动，使机体成为一个完整、统一的整体。②神经系统通过调整机体的功能活动，维持机体与外环境间的统一，使机体适应不断变化的外界环境。③神经系统特别是大脑皮质在进化过程中得到了高度发展，产生了语言和思维，能够适应社会和改造世界，这是人类区别于其他物种的最主要的优势。

（二）神经系统的分类

1.神经系统按其位置的不同，可分为中枢神经系统和周围神经系统

（1）中枢神经系统：中枢神经系统包括脑和脊髓。脑又可分为脑干、小脑、间脑和大脑 4 个部分。其中脑干自上而下由中脑、脑桥和延髓组成；间脑主要包括丘脑和丘脑下部；脊髓自枕骨大孔处续于延髓。

（2）周围神经系统。

2.周围神经系统包括 12 对脑神经和 31 对脊神经

按分布区域和功能的不同分类

神经系统又按其分布区域分为躯体神经系统和内脏神经系统。两种神经都有感觉（传入）和运动（传出）纤维，分别由周围向中枢和由中枢向周围传递神经冲动。

（1）躯体神经系统：躯体神经系统主要是分布到体表的皮肤和运动系统（头颈、四肢的骨、关节和骨骼肌）。

（2）内脏神经系统：内脏神经系统又称自主神经系统，分布到内脏、心血管、平滑肌和腺体。内脏神经运动纤维又根据其作用不同，分为交感神经和副交感神经。

3.神经系统的组成和活动方式

神经系统主要由神经组织组成，神经组织包括神经元即神经细胞和神经胶质细胞。它们都是具有突起的细胞。神经系统是生命活动中整合和调节作用的信息系统，神经细胞是神经系统结构和功能上的基本单位，是神经系统的主要成分，故又称为神经元。神经细胞是高度分化的细胞，具有感受刺激和传导冲动的功能，神经元通过一级级严谨有序的方式形成了复杂的神经网络。神经胶质是神经系的辅助成分，体积小、数量多，填充在神经细胞间，不能感受刺激，也不能传导冲动，对神经元有支持、营养、修复和保护等作用。

一个神经元由细胞体和突起两部分构成。细胞体是神经元的营养中心，主要位于脑、脊髓和周围神经节内。不同的神经元，其细胞体的形状和大小差异很大。突起分为轴突和树突两种。树突一条或多条，较短而分支多。轴突在每一个神经元只有一条，其长短因神经而异。树突和胞体是接受冲动的主要部位，轴突则把冲动自胞体传出。神经元按功能的不同，分为感觉神经元、运动神经元和中间神经元。

神经系内有数量非常多的神经元。每一神经元并不独立存在，而是与其他神经元相联系共同完成功能活动。一个神经元与另一个神经元信息交流最关键的接触点称为突触，突触是神经元发出和接受神经冲动的基本结构，在反射活动中各种神经冲动都要通过突触进行传导，突触是神经元发挥功能的关键部位，可谓神经系统发挥功能的关键所在，所以对于突触结构和功能日益成为神经科学领域的一个热点问题，为揭开整个神经系统功能起着决定性的作用，为脑部的病变和神经疾患的进一步认识提供依据。突触方式最多的是一个神经元轴突末梢与另一个神经元的胞体或树突接触，分别称为轴体突触或轴树突触。

（三）神经系统疾病的病因学分类与特性

（1）血管性疾病起病急骤，发病后短时间内（数秒、数分钟、半小时或数日）症状达高峰。多见于中老年人，既往常有高血压、糖尿病、心脏病、动脉粥样硬化、高脂血症等病史。神经系统症状常有头痛、呕吐、意识障碍、肢体偏瘫和失语等。影像学检查有助于确定诊断。主要疾病有脑梗死、脑出血、蛛网膜下腔出血等。

（2）感染性疾病多呈急性或亚急性起病，常伴有畏寒、发热、外周血白细胞增加或血沉增快等全身感染的征象。神经系统症状表现多样，可出现脑、脑膜和脊髓损害。主要疾病有急性化脓性脑膜炎、单纯疱疹病毒性脑炎、结核性脑膜炎、新型隐球菌脑膜炎、脑囊虫病等。

（3）神经变性疾病起病隐匿，进展缓慢，常呈进行性加重，主要侵犯某一神经系统，如肌萎缩侧索硬化主要累及上下运动神经元，帕金森病主要损害黑质多巴胺能神经元等。

（4）创伤常呈急性起病，多有创伤史，神经系统症状和体征的出现与创伤有密切关系。主要疾病有脑挫裂伤、硬膜外血肿、硬膜下血肿、创伤性蛛网膜下腔出血、脊髓挫裂伤、周围神经损伤等。

（5）肿瘤大多数起病缓慢，病情呈进行性加重，常有头痛、呕吐、视盘水肿等颅内高压症状，还可引起局灶性定位症状和体征。主要有胶质瘤、脑膜瘤、垂体瘤、颅咽管瘤、脊髓肿瘤、转移瘤等。

（6）脱髓鞘性疾病常呈急性或亚急性起病，病灶分布较弥散，病程中多表现有缓解与复发的倾向。常见疾病有多发性硬化、急性播散性脑脊髓炎、吉兰-巴雷综合征等。

（7）营养和代谢障碍性疾病常有引起营养及代谢障碍的病因，如胃肠切除术后、长期经静脉补充营养、饥饿、偏食、腹泻和酗酒等，或者患有糖、脂肪、蛋白质、氨基酸和重金属代谢障碍性疾病。通常发病缓慢，病程较长，常有其他脏器（如肝、脾、视网膜、血液和皮肤）受损的证据。如糖尿病引起的多发性周围神经病、B族维生素缺乏导致的脊髓亚急性联合变性等。

（8）中毒有与毒物接触史或滥用药物及长期服药史，除急性中毒外，通常起病缓慢，可表现为急或慢性脑病、周围神经病、帕金森综合征、共济失调等症和体征，常有其他脏器受损的证据。

（9）遗传性疾病多在儿童和青春期起病，部分病例可在成年期起病，呈慢性或隐匿起病、进行性发展，可有家族史。如遗传性共济失调、痉挛性截瘫、神经皮肤综合征、腓骨肌萎缩症、肝豆状核变性等。

（10）先天性发育异常表现为神经系统发育缺陷、智能障碍、运动障碍、发育迟滞。常见疾病有颅裂和脊柱裂、小脑扁桃体下疝畸形、扁平颅底、寰椎与枢椎畸形、腰骶椎融合等。

（11）系统性疾病伴发的神经系统损害可呈急性、亚急性或慢性起病，神经系统症状表现多样，演变过程与系统疾病有密切关系。许多内分泌、血液、心血管、呼吸、消化、泌尿、结缔组织系统疾病、恶性肿瘤等都可并发神经系统损害。

（四）神经系统疾病的特性

（1）复杂性神经系统和肌肉组织的解剖构造都非常复杂，不同部位病变所表现的症状不同，如果病灶同时累及几个部位，临床症状就会互相重叠。给诊断和分析带来较大困难。

（2）广泛性神经系统的症状既可由神经疾病引起，也可由其他系统疾病产生，如昏迷这一症状，原发病可为脑出血、蛛网膜下腔出血，也可能为其他内科疾病，如糖尿病。神经系统的功能紊乱也可导致其他系统的功能障碍，如脑出血常出现心血管系统和消化道的症状。许多"神经系统"症状具有广泛的覆盖性，并不单单是属于神经系统疾病，其他系统疾病也可引起。

（3）严重性神经系统疾病急症、重症多，对生命威胁程度较高。如脑梗死、脑出血严重时可发生脑疝，可突发呼吸心跳停止。再如重症肌无力和吉兰－巴雷综合征可发生呼吸肌麻痹，如不及时抢救，可随时威胁生命。因此，在临床实践中应做到对疾病观察细致、估计充分，才能防患于未然，减少病死率。

（4）辅助检查的重要性现代科技的发展，使得许多新方法和新手段不断涌现，为医生诊断疾病带来较多便利。辅助检查对于大多数神经系统疾病的诊断越来越重要，如 CT 诊断脑出血，MRI 诊断多发性硬化，肌肉活检和肌电图对于周围神经病和肌病的诊断等。因此，需要了解众多的相关知识，以正确利用辅助检查为诊断服务。

（5）治疗的可能性神经系统疾病有些是可以完全治愈的，如大多数感染性疾病、营养缺乏性疾病、早期或轻症的脑血管病、特发性面神经麻痹等；有些神经系统疾病虽不能根治，但经过治疗可使症状完全得到控制或缓解，如多发性硬化、重症肌无力、特发性癫痫等；还有少部分神经系统疾病目前尚缺乏有效的治疗方法，如神经系统变性疾病、遗传性疾病等。对可治愈的疾病，应及时给予积极有效的治疗；对能控制的疾病，应尽早采取措施使之缓解，延缓进展；对难治或目前尚无有效治疗方法的疾病，也应设法给予对症和支持治疗，并努力进行深入的研究，以提高患者生活质量，延长寿命。

二、中医学认识

中医学在 2000 多年的临床实践中不断完善了对神经系统的解剖、生理等方面的理论认识，并对神经系统疾病的诊治积累了丰富的临床经验，逐渐形成了中医脑髓学说。

中医历代医学书籍中，对神经系统的解剖有许多精辟的论述。《灵枢·经脉》曰："人始生，先成精，精成而脑髓生。"《灵枢·五癃津液别论》说："五谷之津液，和合而为膏者，内渗于骨，外溢脑髓。"指出了脑和脊髓的生长发育有赖于先天肾精的化生以及后天水谷精微的补充和营养。

脑位于巅顶，为髓之海，外为头面，内为脑髓。《灵枢·骨度》记载："头之大骨围为二尺六寸""颅至项一尺二寸。"对其尺度大小描记与现代医学统计测量的成人平均头围数值十分相近。《灵枢·海论》说："脑为髓之海，其输上在于其盖，下在风府。"清代刘思敬在《彻剩八篇内镜·头面脏腑形色观》提出："脑之皮分内外层，内柔而外坚，既以保存身气，又以肇始诸筋。"

10 世纪，解剖学家杨介绘制出颅骨、脊柱、椎体、椎板及椎管等的解剖图，这些均反映出中医学对神经系统的解剖已有了一定的认识。可归纳为脑在头颅骨内，上至天灵盖，下至风府穴的脑腔之中，脑腔内充满脑髓，脑髓外包脑膜。这与现代医学脑的解剖相似。清代医家王清任在《医林改错》中对五官感觉与脑的关系有深刻的认识："灵机记性在脑者，因饮食生气血，长肌肉，精汁之清者，化而为髓，由脊髓上行于脑，名曰脑髓……两耳通脑，所听之声归于脑……两目系如线长于脑，所见之物归于脑……鼻通于脑，所闻香臭归于脑……小儿周岁脑渐生，囟门渐长，耳稍知听，目稍有灵动，鼻微知香臭，舌能言一二字。"这是他亲赴刑场和坟地进行尸解的结果。

《素问·五脏生成篇》曰："诸髓者，皆属于脑"。这明确指出了脑是髓汇集而成，脑与髓有着密切相关性。明代李梴编写的《医学入门》指出："脑者髓之海，诸髓皆属于脑。故上至脑，下至尾骶，皆精髓升降之道路也。"这表明椎管与脊髓的相关性，脊髓位于椎管内，与脑相连。

《素问·生气通天论篇》："有伤于筋，纵，其若不容"表明"筋"伤后会出现周围神经瘫痪的表现。清代刘思敬在《彻剩八篇内镜·头面脏腑形色观》中明确记载："筋自脑出者六偶，独一偶逾颈至胸，下垂胃口之前，余悉存颈内，导气于五官，或令之动，或令之觉。又从髓出筋十三偶，各有细络旁分，无肤不及。其一皮肤接处，稍变似肤，始缘以引气入肤，充满周身，无弗达矣。筋之体，额其内，皮其表，类于脑，以脑与周身联系之要约。"明确指出周围神经成对分布，唯独有一对脑神经达到内脏，此与迷走神经类同。许多医籍中有关"经"和"筋"的认识与脑神经和脊神经相似。

中医学对神经系统的生理功能认识主要反映在中医的脏象学说中，认为心为"君主之官，神明出焉""为五脏六腑之大主，精神之所舍也"，即"心主神明"。同时也存在"脑主神明"学说，《素问·脉要精微论》说："头者，精明之府。"《灵枢·大惑论》说："五脏六腑之精气，皆上注于目而为之精……筋、骨、血、气之精而与脉并行为系，上属于脑。"若"邪中其项，因逢其身之虚，其入深，则随眼系以入于脑，入脑则脑转，脑转则引目系急，目系急则目眩以转矣"。《灵枢·海论》篇则曰："髓海有余则轻劲多力，自过其度。髓海不足，则脑转耳鸣，胫酸眩冒，目无所见，懈怠安卧。"《灵枢·口问》篇也记载："上气不足，脑为之不满，耳为之苦鸣，头为之苦倾，目为之眩。"王惠源在《医学源始》中指出："耳、目、口、鼻聚于首，最显最高，便于接物，耳、目、口、鼻之所导入，最近于脑，必以脑先受其象而觉之，而寄之，而存之也。"说明脑与五官特殊感觉的关系。李时珍认为"脑为元神之府。"汪昂在《本草备要》中有"人之记性皆在脑中"的记载，王清任强调指出："灵机记性，不在心而在脑"，又曰："所以小儿无记性，脑髓未满；年高无记性者，脑髓渐空。"脑与五官、五脏六腑、四肢百骸有着密切的关联，构成一个有机的整体。脑受养于脏腑的精气，又支配脏腑的活动。即《医部全录》所谓："诸阳之神奇气，上会于头，诸髓之精，上聚于脑，故头为精髓神明之府。"

至于脊髓的生理功能，督脉的功能与之相似。《难经·二十八难》记载："督脉者，起于下极之俞，并于脊里，上至风府，入属于脑……"督有总督、统管之意，其与阳经和阳维脉数度交会，能总督一身阳经之气，为阳脉之海。阳主动，主管全身之活动，五脏六腑通过足太阳膀胱经的俞穴受督脉经气的支配。因此脏腑四肢的功能运动均受督脉统管，其病变时，"实则脊强，虚则头重"。表现为痉挛性瘫痪、感觉障碍和二便潴留或小便失禁等病症。

第一节　阿尔茨海默病（alzheimer disease）

一、概述

阿尔茨海默病（alzheimer disease，AD）是老年人常见的神经系统变性疾病，是痴呆最常见的病因。病理特征为老年斑、神经元纤维缠结、海马锥体细胞颗粒空泡变性和神经元缺失。临床特征为隐袭起病、进行性智能衰退，多伴有人格改变。一般症状持续进展，病程通常为 5～10 年。本病最早由 Alois Alzheimer（德国）1906 年描述，其发病率随年龄增高，65 岁以上患病率约为 5%，85 岁以上为 20% 或更高，女性多于男性。AD 通常为散发，约 5% 的患者有明确的家族史。如果家族中有先证患者，一级亲属的女性较男性具有更高的发病风险。通常女性患者病程较男性患者长。我国张明园等（1995）报道了上海社区老人中痴呆的年发病率，65 岁以上的老年人发病率为 1.15%，70 岁以上的老年人为 1.54%，75 岁以上的老年人为 2.59%，80 岁以上的老年人为 3.54%。85 岁以上的老年人为 3.23%。

AD 是西医学的病名，在中医学中尚无相同病名，但是早在先秦时期的文献中就有类似的记载，如《左传》中曰："不慧，盖世所谓白痴"；《医学正传》谓之"愚痴"；《资生经》谓之"痴证"；《针灸甲乙经》名曰"呆痴"；《辨证录》谓"呆病"；《景岳全书》称为"痴呆"；《临证指南医案》曰"神呆"等。虽然名目繁多，但总以智能低下、愚痴呆傻、不能独立处理日常事务为特征。

二、发病机制

病因至今仍不清楚，目前有多种学说，一般认为与遗传和环境因素有关。

（一）遗传因素

AD 与遗传有关是比较肯定的。绝大部分的流行病学研究都提示，痴呆家族史是 AD 的危险因素。调查发现 Alzheimer 病患者的亲属有较高患病风险。家族性 Alzheimer 病为常染色体显性遗传，为多基因遗传病，具有遗传异质性，迄今为止发现与 Alzheimer 病相关的染色体有 1、14、19、21 号染色体，染色体上的基因突变引起 Alzheimer 病或改变 Alzheimer 病的易感性，如淀粉样前体蛋白（APP）基因、早老素 1（presenilin 1，PSI）基因、早老素 2（presenilin 2，PS2）等。

（二）环境因素

铝中毒、受教育水平低下、脑创伤等都可增加患病风险。

曾经作为 AD 危险因素研究的化学物质有重金属盐、有机溶剂、杀虫剂和药品等。铝的作用一直令人关注，因为动物实验显示，铝盐对学习和记忆有影响；在实验室，铝可导致神经生化改变；流行病学研究提示，痴呆的患病率与饮水中铝的含量有关。

低教育水平与痴呆的患病率增高有关的报道越来越多。低教育水平与 AD 的病因联系仍不太清楚，可能的解释是早年的教育训练促进了皮质突触的发育，使突触数量增加和"脑储备（brain reserve）"增加，因而推迟了痴呆的诊断时间。

脑创伤作为 AD 危险因素已有较多报道，特别是最近的一项严重脑创伤的随访研究报道，更加引起了人们的兴趣。Robert 等平均随访严重脑创伤患者 2.5 年，结果有大约 1/3 的患者的脑组织中出现类似于 AD 的 β 淀粉样蛋白沉积。临床和流行病学研究提示，严重脑创伤可能是某些 AD 的病因之一。

（三）神经递质系统功能障碍

Alzheimer 病患者的脑内存在广泛的神经递质水平下降，可累及乙酰胆碱系统、氨基酸类、单胺系统、神经肽类等，这些递质系统与学习和记忆密切相关。神经递质系统功能障碍包括神经递质减少和递质受体减少，目前最为明确的是乙酰胆碱（Ach）和谷氨酸（Glu）的减少。

由这一病因学说获得多种治疗策略，如胆碱酯酶抑制剂经临床试验证实对 AD 的治疗具有长期稳定的效果。

（四）其他

AD 还可能与炎症反应、神经毒性损伤、氧化应激、自由基损伤、血小板活化、雌激素水平低下和免疫功能缺陷等有关。

然而以上任一种学说都不能完全解释 AD 所有的临床表现，说明 AD 是多种原因引起的。

AD 患者大体病理呈弥漫性脑萎缩，重量常较正常大脑轻 20% 以上或 < 1000g，脑回变窄，脑沟变宽，尤以颞、顶、前额叶萎缩更明显，第三脑室和侧脑室异常扩大，海马萎缩明显，而且这种病理改变随着病变程度而加重。镜下病理包括老年斑、神经元纤维缠结、颗粒空泡变性、广泛神经元缺失及轴索和突触异常、星形胶质细胞反应、小胶质细胞反应和血管淀粉样变，并以老年斑、神经元纤维缠结和神经元减少为主要特征。

三、临床诊断

（1）病史发病年龄为 40 ~ 90 岁，多在 65 岁以后，无其他精神疾病史。

（2）症状及体征必须有 2 种或 2 种以上认知功能障碍，临床表现为记忆、认知、精神和行为障碍，进行性加重，无意识障碍。简易精神状态检查量表（MMSE）及 Blessed 痴呆量表等神经心理测试支持 AD。

（3）检查颅脑 CT 及 MRI 可见脑皮质弥漫性萎缩。关于 AD 的诊断标准，目前认识比较一致的是采用《美国精神障碍诊断统计手册》（第四版）（DSM-IV）和美国国立神经病语言障碍卒中研究所和阿尔茨海默病及相关疾病学会（NINCDS-ADRDA）两种诊断标准。

1.轻度阿尔茨海默病

近记忆障碍常为首发及最明显症状，如经常失落物品，忘记重要的约会及许诺的事，记不住新来同事的姓名；学习新事物困难，看书读报后不能回忆其中的内容。常有时间定向障碍，患者记不清具体的年月日。计算能力减退很难完成简单的计算，如 100 减 7 再减 7 的连续运算。思维迟缓，思考问题困难，特别是对新的事物表现出茫然难解。早期患者对自己记忆问题有一定的自知力，并力求弥补和掩饰，例如经常做记录，避免因记忆缺陷对工作和生活带来不良影响，例如妥善的管理钱财和为家人准备膳食。尚能完成已熟悉的日常事务。患者的个人生活基本能自理。人格改变往往出现在疾病的早期，患者变得缺乏主动性、活动减少、孤独、自私、对周围环境兴趣减少、对周围人较为冷淡，甚至对亲人漠不关心，情绪不稳，易激惹。对新的环境难以适应。

2. 中度阿尔茨海默病

到此阶段，患者不能独立生活。表现为日益严重的记忆障碍，用过的物品随手即忘，日常用品丢三落四，甚至贵重物品。刚发生的事情也遗忘。忘记自己的家庭住址及亲友的姓名，但尚能记住自己的名字。有时因记忆减退而出现虚构。远记忆力也受损，不能回忆自己的工作经历，甚至不知道自己的出生年月。除有时间定向障碍外，地点定向也出现障碍，容易迷路走失。甚至不能分辨地点，如学校或医院。言语功能障碍明显，讲话无序，内容空洞，不能列出同类物品的名称；继之，出现命名不能，在命名检测中对少见物品的命名能力丧失，随后对常见物品的命名亦困难。失认以面容认识不能最常见，不认识自己的亲人和朋友，甚至不认识镜子中自己的影像。失用表现为不能正确地以手势表达，无法做出连续的动作，如刷牙动作。患者已不能工作，难以完成家务劳动，甚至洗漱、穿衣等基础的生活料理也需家人督促或帮助。患者的精神和行为也比较突出，情绪波动不稳；或因找不到自己放置的物品，而怀疑被他人偷窃，或因强烈的妒忌心而怀疑配偶不贞可伴有片段的幻觉；睡眠障碍，部分患者白天思睡、夜间不宁。行为紊乱，常捡拾破烂、藏污纳垢；乱拿他人之物；亦可表现为本能活动亢进，当众裸体，有时出现攻击行为。

3. 重度阿尔茨海默病

记忆力、思维及其他认知功能皆因此受损。忘记自己的姓名和年龄，不认识亲人。语言表达能力进一步退化之患者只有自发言语，内容单调或反复发出不可理解的声音，最终丧失语言功能。患者活动逐渐减少，并逐渐丧失行走能力，甚至不能站立，最终只能终日卧床，大、小便失禁，晚期患者可原始反射等。最为明显的神经系统体征是肌张力增高，机体屈曲。病程呈进行性，一般经历 8～10 年，罕见自发缓解或自愈，最后发展为严重痴呆，常因骨折、肺炎、营养不良等继发躯体疾病或衰竭而死亡。

四、西医治疗

（一）药物治疗

1. 作用于神经递质的药物

主要有胆碱乙酰转移酶（AChE）抑制药：轻微改善认知功能。①他克林：10mg/ 次，4 次 /d，口服，6 周后可加至 20mg，4 次 /d，肝脏毒性较明显；②多奈哌齐（安理申）：5mg 睡前口服，4～6 周加至 10mg。由于 1 次 /d 用药和不良反应较轻，常被选用；③累司替明（艾斯能）：1.5～6mg/次，2次/d，口服；④加兰他敏（强肌片、尼瓦林）：4～12mg/次，2次/d，口服；⑤石杉碱甲：100～200mg/次，2次/d。

2. 脑循环促进剂

增加脑血流量，改善脑组织细胞的血氧供应、物质及能量代谢，改善认知功能或延缓痴呆进程。①尼麦角林（麦角溴烟酯、脑通）10～20mg/次，3次/d，口服。②双氢麦角碱（二氢麦角毒素单甲磺酸盐、海得琴、二氢麦角碱、喜得镇、舒脑宁、安得静、弟哥静、好如临、斯托芬）1～2mg/次，3次/d，饭前口服，肌内或皮下注射，0.3～0.6mg/次，每天或隔日1次，静脉滴注0.6～0.9mg，置于生理盐水或5%葡萄糖注射剂500mL中缓慢滴入，1次/d。③都可喜：1片/次，1～2次/d，口服。④银杏叶提取物（金纳多）：40～80mg/次，3次/d，口服。

3. 改善脑组织代谢药物

吡咯烷酮衍生物，可增强神经传递，调节离子流，增加钙、钠内流，减少钾外流，影响载体介导的离子转运。①吡拉西坦（脑复康，吡乙酰胺）：0.4～0.8g/次，3次/d，口服；②回拉西坦（阿尼西坦，三乐喜）：0.2g/次，3次/d，口服。氨基酸一低分子肽（施普善、脑活素、依比威、脑神经生长素、脑蛋白水解物）：皮下注射2mL/次，肌内注射5mL/次，静脉注射10mL/次，静脉滴注10～30mL/次。

4. 钙通道阻滞剂

有效调节细胞内钙水平，使细胞内钙离子浓度降低，促进受伤神经元的再生，维持正常生理功能。常用有尼莫地平，40～90mg/d，分2～3次服用，或每天10mg维持6h以上静脉滴注。

5. 抗精神病药物

伴有抑郁的痴呆患者，可适当给服抗抑郁药，如氟西汀、帕罗西汀、西酞普兰、舍曲林等。如患者夜间吵闹不宁，可服小剂量抗精神病药物，如利培酮、喹硫平、奥氮平等。严重痴呆患者伴有偏执症状、失眠、无目的游荡及其他精神症状，可短期服用抗精神病药物。老年人失眠可选用短效的助眠药。这些药的使用总原则是：低剂量起始；缓慢增量；增量间隔时间稍长；尽量使用最小有效剂量；治疗个体化；注意药物间的相互作用。

（二）非药物治疗

（1）智力训练：勤于动脑，以延缓大脑老化。有研究显示，常用脑，常做有趣的事，可保持头脑灵敏，锻炼脑细胞反应敏捷度，整日无所事事的人患痴呆症的比例高。老年人应保持活力，多用脑，如多看书、学习新事物、培养多种业余爱好，可活跃脑细胞，防止大脑老化。广泛接触各方面人群，对维护脑力有益。和朋友聊天、打麻将、下棋等，都可激荡脑力，刺激神经细胞活力。

（2）精神调养：人们常说，"笑一笑，十年少"，这说明精神之调养重在调节七情之气，注意保持乐观情绪，应节思虑、去忧愁、防惊恐，要宁静无惧，恬淡虚无，与世不争，知足常乐，清心寡欲。做到外不受物欲的诱惑，内不存情感的激扰。这样气血调和，健康不衰。注意维持人际关系，避免长期陷入忧郁的情绪及患上忧郁症，避免精神刺激，以防止大脑组织功能的损害。另外，家庭和睦可以保持心情愉快，能增强抗病能力。

（3）体育锻炼：许多人都知道，运动可降低卒中概率。事实上，运动还可促进神经生长素的产生，预防大脑退化。实践证明，适当的体育锻炼有益于健康，如坚持散步、打太极拳、做保健操或练气功等，有利于大脑抑制功能的解除，提高中枢神经系统的活动水平但要循序渐进，量力而行，持之以恒，方可达到理想效果。除整体性全身活动外，尽量多活动手指。

（4）起居饮食：起居饮食要有规律，不能变化无常。一般应早睡早起，定时进食，定时排便，注意保持大便的通畅。在膳食上，一般要注意以下几点：①强调做到"三定、三高、三低和两戒"，即定时、定量、定质，高蛋白、高不饱和脂肪酸、高维生素，低脂肪、低热量、低盐，戒烟、戒酒。②避免使用铝制饮具。③补充有益的矿物质。

五、中医病因病机

因年老或久病脏腑虚衰，阴阳不调，气血精髓之间相互转化失常，气机升降逆乱，痰阻血瘀导致脑神功能紊乱而致痴呆。

（一）病因

1.年老肾亏

肾藏精，精生髓，髓上聚于脑，故"脑为髓海"，肾精充足则生髓功能旺盛，髓旺则脑髓充实，精力充沛，智力强健，耳聪目明，动作灵巧。如年老肾精虚衰，精源亏乏，使髓海不充，脑神功能障碍，渐至痴呆。

2.饮食失节

长期态食肥甘厚味，或嗜酒成癖，脾胃受损，运化力薄，湿浊内聚，郁而成痰，痰浊内盛，上蒙清窍，脑失清灵；或痰湿内盛之体，外感邪热，痰与热结，上扰清窍，扰乱神明，使神明失用而发为痴呆。

3. 七情内伤

肝郁气滞，脑神失养，渐至痴呆。

4. 劳逸损伤

劳力过度则伤气，劳神过度则伤心脾，导致气血亏虚；房事过度则肾精亏耗，精不生髓，髓海空虚，皆导致本病。过度安逸，不事活动，气血运行不畅，脾胃运化失司，聚生湿痰，亦可导致本病。

（二）病机

1. 肾精亏损

人至老年，肾精渐衰，而致脑髓渐空。脑髓亏虚，则神机失用，精明失聪，发为痴呆。此类痴呆多发病较晚，进展较慢。

2. 气血两虚

气血亏损，心神失养；或年高之人，脾气不足，水湿运化失司，湿浊内蕴而成痰，蒙闭清窍，神明不明；或气血不足，血脉不畅，精气不能上荣于脑。以上均可发为痴呆。

3. 气滞血瘀

七情内伤，或脏腑功能失调，则气机不畅，血行不利；或五脏虚损，气血不足，气虚无以行气，血虚无以生气，终致气滞血瘀，经络不通，脏腑生化之气血不能上荣于脑，而发为本病。

4. 痰浊阻窍

脾虚水湿内停，成痰成饮；或素体肥胖，痰湿内盛，上蒙清窍，清阳不能上荣于脑；或为情志所伤，肝气郁滞，肝失疏泄，脾失健运，或情志过激，肝气横逆，脾失健运，均可致痰浊内生，蒙闭清窍，长期情志不遂，忧虑过度，耗伤心脾，心血亏虚则神失所养；脾虚则气血生化无源，清阳不升，气血精华不能上荣于脑窍；或情志不遂，肝气郁结，甚则气血逆乱，脑脉络血脉瘀阻，脑失清灵；或肝郁不达，气机阻滞，引起津聚痰结，脑络阻消渴病的病因比较复杂，禀赋不足、饮食失节、情志失调，劳欲过度或外感热邪等原因均可致阴虚燥热而发为消渴。

六、辨证要点及治疗思路

1. 髓海不足证

主证：智力下降，神情呆滞，记忆力和计算力下降，懈怠思卧，齿枯发焦，腰酸腿软，头晕耳鸣，舌瘦质淡红，脉沉细弱。

治法：补精填髓养神。

处方：七福饮加减。7剂，每天1剂，分2次煎服。组成：熟地黄20g、当归15g、人参10g、白术10g、炙甘草10g、远志6g、杏仁6g。加减：可酌加紫河车、鹿角胶等填髓益智；腰酸软明显者，加续断、杜仲。

2. 脾肾两虚证

主证：表情呆滞，行动迟缓，记忆力减退，失认失算，口齿不清，腰膝酸软，食少纳呆，少气懒言，流涎，舌淡体胖，苔白，脉沉弱。

治法：温补脾肾。

处方：还少丹加减。7剂，每天1剂，分2次煎服。组成：熟地黄15g，枸杞子10g、肉苁蓉10g、巴戟天10g、小茴香6s、杜仲10g、怀牛膝10g、芡实子10g、茯苓6g、山药10g、大枣10g、石菖蒲6g、远志6g、五味子6g。加减：脾肾阳虚明显者，可用金匮肾气丸、右归丸；畏寒肢冷者，加续断；短气乏力甚者，加黄芪、紫河车等。

3. 肝肾阴虚证

主证：平素沉默寡言，呆钝愚痴，头晕目眩，耳鸣，腰膝酸软，五心烦热，口干，舌红少苔，脉细数。

治法：补益肝肾。

处方：知柏地黄汤加减。7剂，每天1剂，分2次煎服。组成：知母10g、黄檗10g、熟地黄15g、山药10g、茯苓6g、牡丹皮6g、泽泻6g、山茱萸10g。加减：肾虚明显者用左归饮；阴虚火旺明显者加地骨皮；虚风内动者，加天麻、钩藤、生牡蛎、龙骨。

4. 痰浊阻窍证

主证：表情呆痴，智力减退，或哭笑无常，或默默不语，不饮食，头晕重，脘腹胀满，口多痰涎，气短乏力，舌质淡，苔腻，脉滑或濡。

治法：健脾益气，豁痰开窍。

处方：洗心汤加减。7剂，每天1剂，分2次煎服。组成：人参15g、甘草10g、半夏10g、陈皮6g、附子（久煎）6g、酸枣仁6g、神曲6g、石菖蒲10g。加减：脾虚明显者，加党参、茯苓；痰浊内盛者，加佩兰、重用法半夏、陈皮；郁而化热者，可加黄芩、竹茹。

七、常用方药

六味地黄丸，1盒，口服给药，10粒/次，3次/d。组成：熟地黄、山茱萸

（制）、牡丹皮、山药、茯苓、泽泻，辅料为蜂蜜制成丸剂。功效：补精益肾。主治：用于心肾亏虚之痴呆。

心通口服液，1盒，口服给药，1支/次，2次/d。组成：杜仲、土木香、瓜蒌、丹参、泽泻、决明子、山楂、槐米。功效：活血健脾、化浊调脂。主治：痰郁互结之痴呆。

大黄胶囊，1盒，口服给药，2~4粒/次，1次/d。组成：大黄等胶囊剂。功效：泄热通肠，凉血解毒，逐瘀通经。主治：用于痴呆见便秘者。

脑血通口服液，2盒，口服给药，1支/次，2次/d。组成：水蛭、黄芪、当归、川芎、丹参。功效：活血补血养血。主治：痴呆由于痰郁互结所致痰瘀互结者。

健脑补肾丸，2盒，口服给药，15粒/次，2次/d。组成：人参、鹿茸、狗鞭、肉桂、金樱子、杜仲（炭）、当归、远志（甘草水制）、酸枣仁（炒）、龙骨（煅）、牡蛎（煅）、金牛草、牛蒡子（炒）、川牛膝、金银花、连翘、蝉蜕、山药、砂仁、茯苓、白术（麸炒）、桂枝、甘草、白芍（酒炒）、豆蔻。功效：健脑补肾，益气健脾，安神定志。主治：心肾亏虚之痴呆。

心脑联通胶囊，2盒，口服给药，5粒/次，3次/d。组成：灯盏细辛、虎杖、野山楂、柿叶、葛根、刺五加、丹参。功效：活血化瘀。主治：诸类痴呆。

银杏叶胶囊，2盒，口服给药，1粒/次，3次/d。组成：银杏叶提取物。功效：活血化瘀。主治：诸类痴呆。

益脑胶囊，2盒，口服给药，3粒/次，3次/d。组成：人参、党参、灵芝、龟甲胶、茯苓、龙骨、石菖蒲、远志、五味子、麦门冬。功效：补气养阴，滋肾健脑，益智安神。主治：痴呆见神经衰弱，体倦头晕，失眠多梦。

八、名医验案

案一　董廷瑶桂枝加附子汤案

段某，男，7岁。1984年9月29日初诊。患儿难产，经产钳始下。自幼意识呆钝，有时独语，初进小学，学习成绩欠佳。言少手抖，走路蹭行，面色苍黄，动辄多汗，大便时干，小便夜遗。脉濡细弱，舌苔淡润。心神受损，表阳久虚。治以桂枝加附子汤。桂枝3g、白芍6g、清甘草3g、生姜2片、红枣3枚、黄厚附子4.5g、干菖蒲9g、制首乌9g、当归6g、火麻仁9g、麻黄根9g，7剂。因住外地，嘱以连服。

二诊（1984年12月29日）：神思已清，智能渐开，能言能写，手足亦舒，尚有夜遗，脉濡苔润。治宗原法，合以扶元固肾。桂枝3g、白芍6g、清甘草3g、生姜两片、红枣3枚、龙骨20g、牡蛎20g（先入）、黄厚附子6g、桑螵蛸9g、莲须9g、怀山药 9g、太子参 10g，7 帖。经又服 2 个月余，智力接近正常，诸症亦平。

【按语】本例之症，虽是意识呆钝，独语言少，然四诊所见，尚有手抖踽行，动即汗出，遵《难经》"损其心者，调其营卫"之旨，根据《伤寒论》"太阳病，发汗，遂漏不止，其人恶风，小便难，四肢微急，难以屈伸者，桂枝加附子汤主之"，即投该方，并贯穿于治疗始终，取得良效。其间曾参入扶元固肾药，但桂枝法的益神开智之功，昭然若揭。可见和营振阳之法不仅宜于血脉之心，亦可用于神明之主也。

案二　姚培发肾气丸案

龚某某，女，62 岁。1989 年 4 月 16 日初诊。家属代诉：近 2 年健忘，意志消沉，胆怯善惊，意识欠清。现神疲呆钝，问而不答或答非所问，失去个位数计算能力，外出忘记归途，不寐，便秘、口渴，舌质红，脉弦细。脑 CT 检查示：脑回增宽、脑室扩大、脑萎缩。证属肝肾不足，髓海空虚，痰热上蒙。治宜补肾填精、泄热豁痰开窍。处方：生地黄 15g、熟地黄 15g、益智仁 15g、石菖蒲 15g、黄芩 15g、天竺黄 10g，白芍 15g、怀山药 15g、丹参 15g、远志 6g、竹沥（冲服）1 支、炙甘草 4.5g、珠黄散（冲服）0.3g。

略予加减服 5 个月后，意识清楚，夜寐安，准确回答简单问题，恢复个位数计算能力，耳鸣，时健忘，脉细弱，表明痰热已除，肾精未充，故以补肾填精为主，药以生地黄 10g、熟地黄 10g、肉苁蓉 10g、枸杞子 12g、女贞子 12g、旱莲草 12g、何首乌 15g、茯苓 15g、远志 4.5g、炙甘草 4.5g、珠黄散（冲服）0.3g。服用月余后，意识清楚，问答切题，定向障碍消失，生活自理。

第二节　癫痫（epilepsy）

一、概述

癫痫（epilepsy）是一组由不同病因所引起，脑部神经元高度同步化，且常具自限性的异常放电所导致，以发作性、短暂性、重复性及通常为刻板性的中枢神经系统功能失常为特征的综合征。每次发作称为癫痫发作，持续存在的癫病易感性所导致的反复发作称为癫痫。根据皮质神经元放电的部位和传播程度的不同而出现不同的症状和体征，可表现为运动、感觉、意识、行为和自主神经等障碍。临床上确实无症状而仅在脑电图（EEG）上出现异常放电者，不称之为癫痫发作。因为癫痫是脑的疾患，身体其他部位的神经元（如三叉神经节神经元或脊髓前角神经元）异常和过度放电也不属于癫痫发作。任何导致大脑神经元异常放电的因素均可能诱发癫痫发作，因此癫痫作为一个疾病诊断名称，与有明确病因的疾病相比范围更广，在这个意义上癫痫更应看作是一个综合征。在癫痫中，具有特殊病因，由特定的症状和体征组成的特定的癫痫现象称为癫痫综合征。长期的癫痫发作也会对患者的躯体、认知、精神心理和社会功能等诸多方面产生不良影响。

癫痫是神经系统最常见的疾病之一，据世界卫生组织估计，全球大约有5000万癫痫患者。国内流行病学资料显示，我国癫痫"终生患病率"在4%~7%。

二、发病机制

癫痫都是有病因的，但限于对癫痫认识的局限性，有些病因人类已知，有些则在探索中。前者称为症状性或继发性癫痫，后者称为特发性癫痫。对临床表现提示为症状性癫痫，但尚不能明确病因者称为隐源性癫痫。任何疾病，只要能引起大脑皮质的损伤，均有可能成为癫痫的病因。

（1）症状性癫痫的病因：脑创伤、肿瘤、中枢神经系统的感染、遗传代谢性疾病、皮质发育障碍、神经系统变性疾病、药物和毒物、缺氧等。

（2）特发性癫痫的病因：特发性癫痫应是病因不清楚的癫痫，一旦明确病因就应归于继发性癫痫中。但目前临床上更倾向于将由基因突变和某些先天因素所致，有明显遗传倾向，需用分子生物学方法才能发现病因的癫痫仍称为特发性癫痫。特发性癫痫另一个主要特征是到目前为止，仍然没有发现其脑部有足以引起人类癫痫发作的结构性损伤或生化异常。

癫痫的发作除具备机体的易感性和引起癫痫的病因外，某些诱发因素也在癫痫发作中起作用。饮酒、疲劳、缺少睡眠、精神刺激、服用某些中枢兴奋剂或抗抑郁药、停服抗癫痫药和发热等因素可诱发癫痫发作。反射性癫痫在某些特定的感觉因素（如视、听、嗅、味觉）或在进行某种特定的活动时（如下棋、看电视）发病。癫痫还与觉醒和睡眠周期有关，有些患者多在日间发病，而有些仅在夜间发病。月经和妊娠对部分女性患者的发病有影响。

癫痫的发病机制仍不完全清楚，但一些重要的发病环节已为人类所知。但不管是何种原因引起，其电生理的改变是一致的，即大脑神经元由于兴奋和抑制突然不平衡，导致异常的过渡性同步放电，这种脑电图异常的放电在某些非特异诱因的共同作用下，经过特殊的传导途径转变成临床发作，脑电图上的病性放电和临床发作是癫痫的3个主要特征。

1. 神经元异常放电及其扩布

神经元异常放电是癫痫的病变基础，而异常放电的原因系离子异常跨膜运动所致，后者的发生则与离子通道结构和功能异常有关，调控离子通道的神经递质或调质功能障碍又是引起离子通道功能异常的主要原因，离子通道蛋白和神经递质多数是以DNA 为模板进行代谢的基因表型产物，因而其异常往往与基因的表达异常有关。起步神经元的异常放电要变为成千上万神经元高度同步化放电就必须通过神经元间连接通道多方向扩布。有研究表明，癫痫患者神经元突触有明显的功能异常，这种病态突触通过突触囊泡的快速循环再生使正常情况下每秒仅能传播数次或数十次神经冲动的突触传递功能增加到数十次到数百次，使痫样放电得以迅速扩布。

2. 脑电图上痫性放电与临床发作

单个神经元的异常放电并不足以引起临床上的癫痫发作，但这种异常的神经元放电进入到局部的神经网络并在其中传播时，可受到网络内兴奋或抑制神经元的增益或抑制，使这种异常电流增大或降低。当异常电流增加到一定程度，并可通过脑电图记录到时，就表现为脑电图上的痫性放电。当电流增加到足以冲破脑部的抑制功能，或脑内对其抑制作用减弱时，就会沿电阻最小径路传播，引起临床上的癫痫发作。现有研究资料支持脑电图上的病性放电是以谷氨酸为代表的脑内兴奋功能增强的结果，临床上的癫痫发作除兴奋功能增强外，还与 y- 氨基丁酸为代表的脑内抑制功能绝对或相对减弱有关。

3. 不同类型癫痫发作的可能机制

癫痫的传播范围与其他部位对其抑制能力有关，痫性活动仅影响一个区域的大脑皮质而不向其他部位扩散，临床上就表现为局灶性发作；引起临床上的单纯部分性发作，如果痫性活动在皮质突触环内长期运转，会造成持续性部分性癫痫。神经元痫性活动缓慢在运动皮质局部扩散，是造成 Jackson 发作的原因，起源于颞叶内侧面或额叶眶部的痫性活动在边缘系统播散时，则表现为复杂性部分发作。全面性癫痫起源于丘脑或其他结构，开始即发生脑干网状结构间的联系紊乱，意识首先丧失，强直 - 阵挛发作通过丘脑弥散系统向各处扩散，失神发作传至丘脑网状结构即被抑制。

三、临床诊断

（一）病史

本病可分为症状性癫痫、特发性癫痫、隐源性癫痫 3 大类。症状性癫痫由各种明确的中枢神经系统结构损伤或功能异常所致，如脑创伤、脑血管病、颅内肿瘤、中枢神经系统感染、寄生物、代谢性疾病、皮质发育障碍、神经系统变性、药物和毒物等。特发性癫痫与遗传因素密切相关，常在某一特定年龄段起病，具有特征性临床及脑电图表现。隐源性癫痫，病因不明，临床表现为症状性癫痫。

（二）症状

癫痫的临床表现多种多样，但都具有以下共同点：①发作性，即症状突然发生，持续一段时间后迅速恢复，间歇期正常。②短暂性，即发作时间非常短，通常为数秒钟或数分钟，除癫痫持续状态外，很少超过半小时。③重复性，即第一次发作后，经过不同的间隔时间会有第二次或更多次的发作。④刻板性，即每次发作临床表现几乎一致。

（三）分类

临床大致可分为部分性发作、全面性发作及不能分类的发作：

部分性发作包括单纯部分性发作、复杂部分性发作及部分性继发全面性发作三大类。

单纯部分性发作：是指发作时间短，一般不超过 1min，突发突止，无意识障碍，又可分为以下 4 型：①部分运动性发作，表现为身体某一部分发生不自主抽动，多见于一侧的眼睑、口角、手或足趾，也可波及一侧面部或肢体，常见以下几种发作形式：Jakson 发作：抽搐自手指—腕部—前臂—肘—肩—口角—面部逐渐发展，严重时可有短暂的肢体瘫痪，一般 36h 内消除，称为 Todd 麻痹。旋转性发作：表现为双眼突然向一侧偏斜，继之头部向同向不自主转动，伴有身体的扭转，可出现继发性全面性发作。姿势性发作：表现为一侧肢体外展、肘部屈曲、头向同侧扭转、眼睛注视同侧。发音性发作：表现为不自主的重复发作前的单音或单词，偶可有语言抑制。部分感觉性发作：表现为一侧肢体麻木感或针刺感，眩晕性发作表现为坠落感、漂浮感或垂直或水平运动感。自主神经性发作：表现为面色苍白，多汗，瞳孔散大、呕吐、腹痛、欲排尿感。精神性发作：表现为记忆障碍、情感障碍、错觉、幻觉等。

复杂部分性发作：占成年人癫痫发作的 50% 以上，病灶多在颞叶，故又称额叶癫痫，主要表现为以下几类：①仅表现为意识障碍：一般表现为意识模糊，意识丧失少见，类似失神。②表现为意识障碍和自动症：可从先兆开始，以上腹部感觉异常最常见，随后闪现意识障碍，呆视和动作停止。发作通常持续 1~3min。自动症是指在癫痫发作过程中或发作后意识模糊状态下出现的具有一定协调和适应性的无意识活动。均在意识障碍的基础上发生，伴有遗忘。

可表现为反复咂嘴、噘嘴、舔舌、吞咽、搓手、拂面，不断地穿衣、脱衣、解衣扣、游走、奔跑、无目的开关门，还可表现为自言自语、唱歌、叫喊等。

部分性发作继发全面性发作：单纯部分性发作或复杂部分性发作均可泛化为全面性强直—阵挛发作。

全面性发作：多在发病初期就有意识丧失。全面强直—阵挛发作（GTCS）：意识丧失，双侧强直后出现阵挛为主要临床特征。可分为 3 期：①强直期。表现为全身骨骼肌持续性收缩，眼睑上牵、眼球上翻或凝视；咀嚼肌收缩出现张口，随后猛烈闭合，可咬伤舌尖；喉肌和呼吸肌强直性收缩导致患者尖叫一声，呼吸停止；颈部和躯干肌肉强直性收缩致颈部和躯干先屈曲后反张；上肢由上举后旋转为内收旋前，下肢先屈曲后伸直，持续 10～20s 后进入阵挛期。②阵挛期。肌肉交替性收缩与松弛，呈一张一弛交替性抽动，可持续 30～60s，在一次剧烈阵挛后发作停止进入发作后期。③发作后期。本期全身肌肉松弛，可发生尿失禁。呼吸先恢复，随后瞳孔、血压、心率逐渐正常。肌张力松弛，意识逐渐恢复。从发作到意识恢复历时 5～15min。醒后患者常感头痛、全身酸痛、嗜睡。

强直性发作：多见于弥漫性脑损害的儿童，表现为强直 – 阵挛性发作中强直期相似的全身骨骼肌强直性收缩，常伴有自主神经症状，如面色苍白等。

阵挛性发作：多发生在婴幼儿，特征是重复阵挛性抽动伴有意识丧失，之前无强直期。失神发作：表现为突然短暂的意识丧失和正在进行的动作中断，双眼茫然凝视，呼之不应，可伴有简单自动性动作，如擦鼻、咀嚼、吞咽等，或伴失张力如手中持物坠落或轻微阵挛，一般不会跌倒。醒后不能回忆。

肌阵挛发作：表现为快速、短暂、触电样肌肉收缩，可遍及全身。

失张力发作：是姿势性张力丧失所致。表现为部分或全身张力突然降低导致垂颈、张口、肢体下垂或跌倒或猝倒发作。

（四）体征

当患者出现全面强直—阵挛发作时可伴有呼吸停止、血压升高、心率加快、瞳孔散大、光反射消失、唾液和其他分泌物增多、Babinski 征阳性等。

（五）检查

（1）脑电图：是诊断癫痫最重要的辅助检查方法。有助于明确癫痫的诊断及分型，可记录到发作或发作间期痫样放电，但部分癫痫患者脑电图可始终正常。因此，不能单纯依靠脑电图活动的异常来判断是否患有癫痫。24h 长程脑电监测和视频脑电图使发现痫样放电的可能性大为提高。全面强直阵挛发作的典型脑电图表现为，强直期开始逐渐增强的 10 次 /s 棘波样节律，然后频率不断降低，波幅不断增高，阵挛期弥漫性慢波伴间歇性棘波，痉挛后期呈明显脑电抑制；强直性发作脑电图为暴发性多棘波。

（2）影像学检查：包括 CT 和 MRI，可确定脑结构或病变，对癫痫诊断和分类颇有帮助，可做出病因诊断，如颅内肿瘤、灰质异位等。

四、西医治疗

（一）病因治疗

即积极治疗引起癫痫发作的原发性疾病，如脑肿瘤、脑炎、脑寄生物以及全身性其他疾病等。对颅内占位性病变首先考虑手术治疗；但即使在顺利切除后，仍需抗痫药物治疗，因残余的病灶或术后的癫痫形成使约 50% 患者术后可能继续发作。如因代谢紊乱所致的低血糖、低血钙等病因，主要针对病因治疗，抗癫痫药物可酌情停服。

（二）药物治疗

一旦癫痫诊断成立，在 2 次或更多次发作后，即使未发现病因，均应开始治疗，但发作甚为稀疏者，如 12 个月以上 1 次者，可不用药。

（1）药物应用的总原则临床上运用抗癫痫药物时，总的原则是使用最少的药物和最小的药物剂量能完全控制癫痫发作，并在应用药物的过程中又不产生明显或严重的毒性反应或副作用。

（2）药物的选择主要决定于痫性发作的类型，也要考虑药物的毒性。如特发性失神发作的首选药物为乙琥胺；二线药物为乙酰唑胺和氯硝西泮。儿童和青春期的肌阵挛发作首选丙戊酸钠，其次为乙琥胺或氯硝西泮；二线药物为乙酰唑胺、苯妥英钠或苯巴比妥。特发性 GTCS，或与失神发作合并发生时，首选丙戊酸钠，其次为苯妥英钠或苯巴比妥。单纯部分性发作以及继发的 GTCS 首选卡马西平，其次为苯妥英钠或苯巴比妥；二线药物为乙酰唑胺或氯硝西泮。复杂部分性发作首选卡马西平，其次为苯妥英钠；二线药物为扑米酮或苯巴比妥。对有中央 – 额部或枕部棘波的良性儿童期癫痫，可用卡马西平或丙戊酸钠。Lennox-Gastaut 综合征首选丙戊酸钠，其次为氯硝西泮；二线药物为卡马西平或乙酰唑胺。对婴儿痉挛症应在发病后 1 个月内给予 ACTH（凝胶）注射，辅以口服泼尼松，疗程不少于 6 周。

（3）药物剂量在急诊情况下，需要迅速而充分的抗癫痫作用时，开始就应给足量；如非紧急情况，一般开始剂量宜小，有些药物初服时反应较大，更需先从小剂量开始，例如卡马西平开始用 100mg/d，丙戊酸钠用 150mg/d，氯硝西泮用 0.5mg/d，扑米酮用 62.5mg/d。然后逐步调整到既能控制发作又不产生毒副反应为宜，也即达到最小的有效量。调整剂量时除临床观察外，血药浓度测定可作为重要依据，这对卡马西平、苯妥英钠、乙琥胺和苯巴比妥尤为重要。血浓度测定需待药物达到稳定状态时间（Tss）方有意义。

（4）单药治疗临床主张用单药治疗，特别对新诊断的患者效果更好。已用多药治疗的患者，可以通过血药浓度监测来缩减一些次要药物，研究表明正规的单药治疗可控制 80% 的发作。

（5）多药治疗合并用药一般局限于 2 种抗癫痫药，最好不要超过 3 种。在确认单药治疗失败后，方可加用第 2 种药物。

（6）用药时间 GTCS 和单纯部分性发作，服药完全控制 2~3 年后，失神发作在完全控制半年以后，可考虑停止服药。停药必须逐渐减量。停药减量的原则是病程越长，药物剂量越大，停药越应缓慢（即所用时间越长）。整个停药过程一般不少于 3 个月，若有复发，则重复给药如前。另外，复杂部分性发作很少完全被控制，也需长期服用小剂量抗癫痫药维持。

（三）外科治疗

癫痫的药物治疗临床控制率可达 75% ~ 80%，但仍有 20% 左右的癫痫患者用药物不能控制发作，称为顽固性癫病，其中至少 50% 的患者适宜外科手术治疗。临床证实手术治疗是安全和有效的，其疗效可达 60% ~ 80%。手术治疗的类型有：切除手术、阻断癫痫发放传播通路手术、毁损和刺激手术。常用的手术方法有：前颞叶切除术，选择性杏仁核、海马切除术，额叶以外的脑皮质切除术，脑病变切除术，大脑半球切除术，胼胝体切开术，多处软脑膜下横切术，脑立体定向手术，慢性小脑刺激术，迷走神经电切除术等。

五、中医病因病机

痫病的发生，大多由于七情失调，先天因素，脑部创伤，饮食不节，劳累过度；或患脑病之后，脏腑失调，痰浊阻滞，气机逆乱，风阳内动所致，而尤以痰邪作祟最为重要。

1. 风痰闭阻
素有痰浊，肝阳化风，痰随风动，风痰闭阻，上干清窍。

2. 痰火扰神
痰浊蕴结，气郁化火，痰火内盛，上扰脑神。

3. 瘀阻脑络

多继发于颅脑创伤、产伤、颅内感染性疾患后，或先天脑发育不全，瘀血阻窍，脑络闭塞，脑神失养而风动。

4. 心肾亏虚

痫病日久，心肾精血亏虚，髓海不足，脑失所养。

六、辨证要点及治疗思路

临证时，应根据患者发作时的症状、舌脉、发作时间长短来确定病性，辨别虚实，频繁发作，以治标为主，着重清泻肝火，豁痰熄风，开窍定瘤；平时则补虚治其本，宜益气养血，健脾化痰，滋补肝肾，宁心安神。

七、常用方药

（1）风痰闭阻证

主证：发病前常有眩晕、头昏、胸闷、乏力、痰多，心情不悦。发作呈多样性，或见突然跌倒、意识不清、抽搐吐涎，或伴尖叫与二便失禁，或短暂意识不清，双目发呆，茫然所失，谈话中断，持物落地，或精神恍惚而无抽搐，舌质红，苔白腻，脉多弦滑有力。

治法：开窍定痫。

处方：定痫丸 7 剂，每天 1 剂，分 2 次煎服。组成：天麻 9g、全蝎 3g、僵蚕 10g、胆南星 12g、姜半夏 9g、竹茹 10g、石菖蒲 12g、琥珀粉 1g、远志 6g、茯苓 15g、丹参 30g、生铁落（先煎）60g。加减：眩晕、目斜视者，加生龙骨 20g，生牡蛎（先煎）30g；抽搐不已者，加羚羊粉（冲服）、白芍粉（冲服）。

（2）痰火扰神证

主证：发作时抽搐，吐涎，或有吼叫，平时急躁易怒，心烦失眠，咳痰不爽，口苦咽干，病发后，症情加重，彻夜难眠，目赤，舌红，苔黄腻，脉弦滑而数。

治法：清热泻火，化痰开窍。

处方：龙胆泻肝汤合涤痰汤。7 剂，每天 1 剂，分 2 次煎服。组成：龙胆草 10g、黄芩 10g、栀子 10g、生地黄 12g、当归 10g、石菖蒲 10g、姜半夏 10g、胆南星 12g、竹茹 10g、枳实 6g、陈皮 6g、茯苓 15g、泽泻 10g、车前子 10g、木通 10g、甘草 6g、柴胡 3g。加减：大便秘结者加大黄；抽搐明显者，加天麻、钩藤、地龙、全蝎。

（3）瘀阻脑络证

主证：平素头晕头痛，痛有定处，常伴单侧肢体抽搐，或一侧面部抽动，颜面口唇青紫，舌质暗红或有瘀斑，舌苔薄白，脉涩或弦。多继发于颅脑创伤、产伤、颅内感染性疾患者，或先天脑发育不全。

治法：活血化瘀，熄风通络。

处方：通窍活血汤。7剂，每天1剂，分2次煎服。组成：赤芍10g、川芎10g、桃仁10g、红花9g、郁金15g、僵蚕10g、全蝎5g、地龙10g、老葱2根。加减：痰涎偏盛者，加半夏、胆南星、竹茹；气血亏虚者，加熟地黄、黄芪；失眠多梦者，加酸枣仁、何首乌藤。

（4）心肾亏虚证

主证：痫病发作日久，心悸，健忘失眠，头晕目眩，腰膝酸软，神疲乏力，舌淡红，脉沉细而数。

治法：补益心肾，健脾化痰。

处方：大补元煎合六君子汤。7剂，每天1剂，分2次服。组成：熟地黄15g、山药12g、山茱萸10g、当归10g、枸杞子15g、杜仲10g、党参15g、白术10g、远志6g、郁金9g、石菖蒲10g、甘草6g。加减：心中烦热者，加栀子10g、莲子心10g；大便干燥者，加玄参10g、火麻仁10g、天花粉10g；痫病常与气滞血瘀有关，如产伤等均可致头部受伤，故可加丹参30g、红花6g、川芎10g、桃仁10g等。

八、中成药

龙胆泻肝丸，口服，1~2丸/次，2次/d。组成：龙胆、黄芩、泽泻、车前子、地黄、柴胡、栀子、木通、当归、甘草。功效：清肝胆、利湿热。主治：用于肝胆湿热，头晕目赤，耳鸣耳聋，胁痛口苦，尿赤涩痛、湿热带下。

癫痫宁片，口服，4~6片/次，3次/d。组成：钩藤、朱砂、硼砂、制石灰。功效：平肝熄风镇惊，清热化痰解毒。主治：实热痰火，喉中吼叫，平素口苦便秘，性情急躁，心烦失眠，舌红苔黄腻，脉弦滑。

九龙化风丸，口服，3丸/次，在癫痫发病前服用，周岁以内小儿0.5丸/次，2~3岁1丸/次，5~10岁2丸/次。功效：镇痉熄风，开窍豁痰。主治：用于小儿急惊风，癫痫，热病抽搐；组成：巴豆霜、白附子、冰片、薄荷、常山、大黄、胆南星、地龙、防风、僵蚕、桔梗、麻黄、羌活、全蝎、没香、天麻、枳壳、朱砂、猪牙皂、细辛。

白金丸，口服，3~6g/次，2次/d，饭前服用。组成：白矾、郁金。功效：豁痰通窍，清心安神。主治：痰气蕴寒，癫痫发狂，口吐涎沫。

镇痫片，口服，4 片 / 次，3 次 /d，饭前服用。组成：胆南星、茯苓、甘草、郁金、红参、莲子心、麦门冬、牛黄、石菖蒲、酸枣仁、远志、珍珠母、朱砂。功效：镇心安神，豁痰通络。主治：癫狂心乱，痰迷心窍，意识昏迷。

羊痫风丸，口服，6g/ 次，1～2 次 d。组成：白矾、黄连、金碑石、全蝎、乌梅、郁金。功效：熄风止惊，清心安神。主治：用于癫痫。

九、名医验案

案一　岳美中柴胡加龙骨牡蛎汤案

朱某，11 周岁，女孩，北京昌平人。在出生时，因难产用产钳助生，生后脑顶巅左侧有一个隆起疙瘩。哭闹呕吐甚剧。1 周之后，逐渐好转。2～3 岁时发现坐时，有时出现两腿并紧，伸直两手插在腿间，脸涨得通红，发呆，呼之不答，发病前后烦躁，犯过则一切正常。4 岁左右，诊断为非典型性癫痫。开始服吗啡因及苯巴比妥（鲁米那），2 年多以后不再发病，8 岁多又有小发作，改为不自主口做吸吮，眼角眉毛上吊，有时在睡前腿和手并紧伸直，继服鲁米那，但经常发作。

初诊（1970 年 5 月 17 日）：此时患儿每天犯病 10 次左右，每次发作长达约半小时，最短约 10min。主要症状是：手脚乱颤，两眼直视上吊，两腿上弯，骤然下挺，脚伸直，反复多次；或角弓反张，腹部挺起一尺多高；有时喊叫、昏迷、乱指乱动；有时在地上来回行走，呼叫不应。这些都表明是肝阳横逆，上扰清窍，蒙蔽神明，切其脉浮弦而滑，证属阳痫，不可强制，唯宜取和解之剂，以协调而使之驯服，并辅以摄纳之品，以育阴潜阳，以柔制刚，才能符合"因势利导"之旨。乃取张仲景柴胡加龙骨牡蛎汤：柴胡 9g、黄芩 4.5g、桂枝 9g、半夏 9g、党参 9g、生龙骨 24g、生牡蛎 24g、茯苓 9g、生川大黄 9g、生姜 6g、大枣 3g，予之，嘱服 20 剂。

二诊（1970 年 6 月 17 日）：服前药后，痫发每天减至 6～7 次，时间也有所缩短。因就原方加紫贝齿 15g，增益龙牡收摄浮阳之力，因大便稍溏薄，以熟大黄 3g 易生大黄。

三诊（1970 年 7 月 1 日）：前药服至 6 剂，犯病次数减至 5 次，以后逐日增减，到 6 月 30 日，癫痫基本停止发作。依原方加珍珠母 15g，以安顿精神，再服之。

四诊（1970 年 8 月 10 日）：脉弦象已去，舌白腻已除，因病情已控制，乃为削减全药之量约剩 1/4，使缓缓服之以事观察。不意服至 6 剂时，又发生性情急躁，两眼直视、上吊，嘴微颤动。急改投第 3 方，3 剂后，又复平静。

五诊（1970 年 8 月 26 日）：病势既稳定，因投予安神之剂以巩固之而善其后，方为：整小麦 30g、甘草 9g、大枣 6 枚（擘）、知母 6g、生地黄 9g、百合 9g、酸枣仁 9g、茯神 9g、合欢皮 6g、夏枯草 9g、生龙骨 18g、生牡蛎 19g、珍珠母 18g。方中取仲景甘麦大枣汤以缓解精神之急迫，取百合地黄汤以清热养血，夏枯草能清肝火、抑肝阳，茯苓、枣仁能宁心益智，同合欢皮有安五脏之功，龙牡、珍珠母均为治小儿惊痫之要药，服后再未犯病。

9 月底停药观察，1 个月以后，每在早晨醒时，一阵阵昏迷，有不自主的吸吮动作，声音很响，又用第二、三方各服 4～5 剂，10 多天后，又复正常。乃为制一丸药方（半夏 90g、南星 45g、朱砂 15g、琥珀 9g、枯矾 9g、珍珠母 30g。姜汁糊丸，朱砂为衣，每次服 3g，姜汤送下，每天 2 次），使常服之。患儿之舌时常现有白腻苔，故以此化痰安神之丸剂做善后。3 年后随访，精神正常，在校读书，当班长，颇积极。

【按语】柴胡加龙骨牡蛎汤，是取小柴胡汤而去甘草，以调和肝胆，加桂枝抑上冲之气，龙、牡是摄纳浮阳之要药，且龙、牡得半夏与所加之茯苓，能豁肝胆之惊痰，又导以大黄，则痰滞更得下行。去铅丹不用，是恐久服中铅毒，而疗效不减。总的方义，是和解肝胆，协调上下，潜阳熄风，因势而利导之，使窒滞之机得畅，横达之势得柔，争取到定癫平病之效果。

案二　柴胡桂枝汤案

仓某某，12 岁，女。体格、营养、面色一般，无特殊可标记项目。初诊 1987 年 8 月 6 日。经问诊得知，2 年前在学校突然感到情绪不好，但据周围目睹者介绍，曾出现 30s 左右的意识丧失。经病院诊查及脑波检查；诊断为癫痫发作。其后 1 年间，虽服用了抗痉挛药物，但仍屡屡出现类似癫痫发作时的意识茫然状态；1988 年 4 月再进行脑波检查的结果，与一年前所见比较，几乎未见改善。因腹诊有胸胁苦满，故投给柴胡桂枝汤提取物粉末剂 2g，每天 2 次。患者及家属均相信汉方，故坚持服药不停。1988 年 11 月复诊时称，自服药以来，前述癫痫样发作未再出现，情绪良好。脑波检查结果，与 4 月份相比，已有明显改进；腹症亦好转。

案三　邓铁涛甘麦大枣汤案

刘某，男，7 岁。1991 年 11 月 20 日。因出现右侧嘴角抽搐伴流涎来诊。患儿曾于 1 年前出现一过性的嘴角抽搐流涎，未引起注意，小儿上学后不久又出现类似症状，已经脑电图检查提示："癫痫型脑电图（有印样放电，左颞区稍明显）"，舌淡黯嫩，苔薄白，脉滑，右稍弦。辨证：脾虚夹痰，肝风上扰。

处方：僵蚕 10g、全蝎 10g、荆芥 3g、白芍 15g、太子参 15g、云苓 12g、白术 12g、熟枣仁 15g、甘草 6g、麦芽 20g、大枣（去核）4 枚。上方加减服用 3 个月余，症状未再发作，1992 年 1 月 27 日复查脑电图示："好转，病理波指数减少。"连续服用近 2 年，2004 年 7 月复查脑电图示："正常范围脑电图。"追踪至今，病情未见反复，脑电图复查正常。

【按语】癫痫的发病主要与患者的气虚体质有关。此例患者，诊断主要靠脑电图，症状体征仅有一过性的嘴角抽搐流涎，舌淡黯嫩，苔薄白，脉滑，右稍弦。抓住癫病患者发病的气虚夹痰本质，辨证为脾虚夹痰，肝风上扰。运用四君子汤以健脾补气，甘麦大枣汤以平补心脾，对于癫病邓老喜用僵蚕、全蝎对药，两者既可以化痰止痉，又可以配合荆芥、白芍疏肝解郁，以利脾健运。药证相对，故收效颇佳。

案四　李克绍桂枝去桂加茯苓白术汤案

王某某，女性，50 岁，住济南市白马山。患者经常跌倒抽搐，昏不知人，重时每月发作数次，经西医诊断为"癫痫"，多方治疗无效，后来学院找我诊治。望其舌上，一层白砂苔，干而且厚。触诊胃部，痞硬微痛，并问知其食欲不佳，口干欲饮，此系水饮结于中脘，但患者迫切要求治疗痫风，并不以胃病为重。我想，癫痫虽然是脑病，但是脑部的这一兴奋灶，必须通过刺激才能引起发作，而引起刺激的因素，在中医看来是多种多样的，譬如用中药治癫痫，可以选用祛痰、和血、解郁、理气、镇痉等各种不同的方法，有时都能减轻发作，甚至可能基本痊愈，就是证明。本患者心下有宿痰水饮，可能就是癫痫发作的触媒。根据以上设想，即仿桂枝去桂加茯苓白术汤意，因本证不发热，把桂枝、姜、枣一概减去，又加入枳实消痞，僵蚕、蜈蚣、全蝎以祛痰、镇痉。处方：茯苓、白术、白芍、炙甘草、枳实、僵蚕、蜈蚣、全蝎。患者于 1 年后又来我院看病，她说，上方连服数剂后，癫痫一次也未发作，当时胃病也好了。现今胃病又发，只要求治疗胃病云云。因又与健脾理气化痰方而去。

【按语】癫病虽然是脑病，但是脑部的这一兴奋灶，必须通过刺激才能引起发作。而引起刺激的因素，是多种多样的。本患者心下有宿痰水饮，可能就是其癫病发作的触媒。本病在行水散饮的基础上，酌加搜络、祛痰、镇惊的药物，使多年之癫痫痊愈，是很值得进一步研究的。

第三节　重症肌无力（myasthenia gravis，MG）

一、概述

重症肌无力（myasthenia gravis，MG）是一种神经肌肉接头传递障碍的获得性自身免疫性疾病。病变主要累及神经 - 肌肉接头突触后膜上乙酰胆碱受体（acetylcholine eceptor, AchR）。临床特征为部分或全身骨骼肌极易疲劳，通常在活动后症状加重，经休息和胆碱酯酶抑制剂（cholinesterase inhibitors，ChEl）治疗后症状减轻。

每年的发病率约为 1/30 万人，患病率为 43～84/100 万人。男：女为 4∶6。老年男性是一个发病高峰。该病可以发生在任何年龄，在 40 岁以前，女性比男性的发病高 2～3 倍，而年龄较大者男性比女性高 1.5 倍。女性的发病高峰在 20～30 岁，男性的发病高峰在 60 岁左右，伴有胸腺瘤者的发病年龄较大，男性多见。患 MG 的妇女生育的婴儿中有 10%～20% 会患新生儿 MG。

本病属中医"痿证"范畴。单纯眼睑型，中医学称"上睑下垂"，又名"目睑下垂""睑废"等；抬头无力则属"头倾"；呼吸肌无力出现呼吸困难，如肌无力危象则属"大气下陷"等病证。

二、发病机制

MG 是由乙酰胆碱受体抗体（AchR-Ab）介导的、细胞免疫依赖的、补体参与的神经-肌肉接头处传递障碍的自身免疫性疾病。其原因不明，可能与胸腺的病毒感染有关，遗传因素也起重要作用，欧美国家的白种人女性与 HLA-B8 有关，我国和日本与 HLA-DR2 或 DR4 有关。

体内产生的 AchR 抗体，在补体参与下与突触后膜的 AchR 产生免疫应答，破坏了大量的 AchR，不能产生足够的终板电位，导致突触后膜传递障碍而产生肌无力。AchR 抗体是一种多克隆抗体，主要成分为 IgG，10% 为 IgM。在 AchR 抗体中，有些直接竞争性抑制 Ach 与 AchR 结合，称为直接封闭抗体；有些 AchR 抗体干扰 Ach 与 AchR 结合，称为间接封闭抗体。与 AchR 结合的 AchR 抗体通过激活补体而使 AchR 降解和结构改变，使突触后膜上的 AchR 绝对数目减少。因此，当连续的神经冲动到来时，随着突触间隙内 AchR 浓度的下降，就不足以产生可引起肌纤维收缩的动作电位，从而在临床上表现为易疲劳的肌无力。细胞免疫在 MG 的发病中也起一定的作用。MG 患者周围血中辅助性 T 细胞增多，抑制性 T 细胞减少，造成 B 细胞活性增强而产生过量抗体。

由于几乎所有的重症肌无力患者都有胸腺异常，故推断诱发免疫反应的起始部位在胸腺。在正常和增生的胸腺中存在肌样细胞（myoid cells），具有横纹并载有 AchR，最近还在胸腺中检测到 AchR 亚单位的 mRNA，因而推测在一些特定的遗传素质个体中，由于病毒或其他非特异性因子感染后，导致"肌样细胞"上的 AchR 构型发生某些变化，成为新的抗原，其分子结构与神经-肌肉接头处的 AchR 的结构相似，刺激了免疫系统而产生 AchR 抗体，它即作用于"肌样细胞"上的 AchR，又作用于骨骼肌突触后膜上的 AchR（交叉反应）。

病理可见肌纤维凝固、坏死、肿胀。肌纤维和小血管周围可见淋巴细胞浸润，称为"淋巴溢"。慢性病变可见肌萎缩。神经肌肉接头处病变明显，突触间隙加宽，突触后膜皱褶稀少和变浅，免疫电镜可见突触后膜上有 IG-C3-AchR 结合的免疫复合物沉积，突触后膜崩解，AchR 明显减少等。80% 的重症肌无力患者有胸腺淋巴滤泡增生，生发中心增多，10%～20% 合并胸腺瘤，以淋巴细胞型为主，良性的胸腺瘤组织几乎替代了正常的腺体。

三、临床诊断

（一）病史

本病常见诱因有感染、手术、精神创伤、全身性疾病、过度疲劳、妊娠、分娩等，有时甚至可诱发重症肌无力危象。发病年龄小至数月，大至七八十岁，有 2 个高峰：20～40 岁，女性多于男性；40～60 岁，发病者男性多见移合并胸腺瘤。

（二）症状

肌肉连续收缩后出现严重无力甚至瘫痪，休息后症状可减轻。肌无力于下午或傍晚劳累后加重，晨起或休息后减轻，此种波动现象称为"晨轻暮重"。全身肌肉均可受累，多以脑神经支配的肌肉最先受累，常以一组肌群开始，范围逐步扩大。首发症状常为一侧或双侧眼外肌麻痹，如上睑下垂、斜视、复视；重者眼运动明显受限，甚至眼球固定，但瞳孔括约肌不受累。面部肌肉和咽肌受累时出现表情淡漠，苦笑面容，连续咀嚼无力，吞咽困难，说话带鼻音，发声障碍。累及胸锁乳突肌和斜方肌时表现为颈软、抬头困难，转颈、耸肩无力。四肢肌肉受累以近端无力为重，表现为抬臂、梳头、上楼梯困难。

重症肌无力危象：指呼吸肌受累时出现咳嗽无力甚至呼吸困难，需用呼吸机辅助通气，是致死的主要原因。口咽肌无力和呼吸肌无力容易发生危象，诱发因素包括呼吸道感染、手术（包括胸腺切除术）、精神紧张、全身疾病等，心肌偶可受累，可引起突然死亡。约 10% 的重症肌无力出现危象。

（三）体征

体查可发现受累肌群肌力下降，腱反射通常不影响，感觉正常。

（四）检查

（1）血常规、尿常规、脑脊液检查正常：常规肌电图检查基本正常，神经传导速度正常。

（2）重复神经电刺激为常用的具有确诊价值的检查方法：方法以低频（3～5Hz）和高频（10Hz以上）重复刺激尺神经、正中神经和副神经等运动神经，重症肌无力典型改变为动作电位波幅第5波比第1波在低频刺激时递减10%以上或高频刺激时递减30%以上。

（3）单纤维肌电图：此病表现为间隔时间延长。

（4）AchR抗体滴度检测：对本病诊断具有特征性意义，80%以上全身型重症肌无力患者血清中AchR抗体浓度明显升高，但眼肌型重症肌无力患者AchR抗体浓度升高不明显；并且，AchR的升高与病情程度无相关性。

（5）胸腺CT、MRI检查：可发现胸腺增生和肥大。

（6）其他检查：5%重症肌无力患者有甲状腺功能亢进，表现为T3、T4升高。

（7）疲劳试验：嘱患者持续上视出现上睑下垂或两臂持续平举后出现上睑下垂，休息后恢复则为阳性。

（8）抗胆碱酯酶药物试验：①新斯的明试验。新斯的明0.5～1mg，肌内注射，10～20min后肌无力症状明显减轻者为阳性，同时注射阿托品0.5mg以对抗新斯的明毒浆碱样反应（瞳孔缩小、心动过缓、流涎、多汗、腹痛、腹泻和呕吐等）。②依酚氯铵试验。依酚氯铵10mg用注射用水稀释至1mL，静脉注射2mg，观察20s，如无出汗、唾液增多等不良反应，再给予8mg，1min内症状好转为阳性。

四、西医治疗

1. 胸腺治疗

（1）胸腺切除：可去除患者自身免疫反应的始动抗原，减少参与自体免疫反应的T细胞、B细胞和细胞因子。适用于伴有胸腺肥大和高AchR抗体效价者；伴胸腺瘤的各型重症肌无力患者；年轻女性全身型重症肌无力者；对抗胆碱酯酶治疗反应不满意的；约70%的患者术后症状缓解或治愈。

（2）胸腺放射治疗：对不适于做胸腺切除者可行胸腺深部 ^{60}Co 放射治疗。

2. 药物治疗

（1）胆碱酯酶抑制药：通过抑制胆碱酯酶，抑制Ach水解，改善神经-肌肉接头间的传递，增加肌力，应从小剂量开始，以维持日常起居为宜。①溴吡斯的明：成年人每次口服 60～120mg，3～4 次 /d，饭前 30min 服，2h 达高峰，作用时间 6～8h，作用温和，不良反应小。②溴新斯的明：成年人每次口服 15～30mg，3～4 次 /d，可在餐前 15～30min 服用，30～60min 达高峰，作用时间 3～4h。

（2）肾上腺皮质激素：可抑制自身免疫反应，减少 AchR 抗体生成，增加突触前膜 Ach 的释放，改善神经 - 肌肉接头的传递功能，适用于各种类型 MG。①冲击疗法：适用于危重病例，已用气管插管或呼吸机者，甲泼尼龙 1000mg，静脉滴注，1 次 /d，连用 3～5 天，随后地塞米松 10～20mg，静脉滴注，1 次 /d，连用 7～10 天。症状稳定改善后，改为泼尼松 60～100mg，隔日顿服。症状基本消失后，逐渐减量至5～15mg 长期维持，至少 1 年。若病情波动，则随时调整剂量，大剂量类固醇激素治疗初期可使病情加重，甚至出现危象，应予注意。②小剂量递增法：从小剂量开始，隔日每餐顿服泼尼松 20m，每周递增 10mg，直至隔日顿服 60～80mg，待病情稳定4～5 天后，逐渐减量至隔日 5～15mg 维持数年。此法可避免用药初期病情加重。

（3）免疫抑制药：适用于对肾上腺糖皮质激素疗效不佳或不能耐受，或高血压、糖尿病、溃疡病而不能用肾上腺糖皮质激素者。不良反应如周围血白细胞、血小板减少，脱发、胃肠道反应，出血性膀胱炎，肝、肾功能受损等。①环磷酰胺：成年人口服每次 50mg，2～3 次 /d，或 200mg，每周 2～3 次静脉注射；儿童口服 3～5mg/（kg·d）。②硫唑嘌呤：口服每次 50～100mg，1 次 /d。③环孢素 A：口服 6mg/（kg·d），疗程为 12 个月。不良反应有肾小球局部缺血坏死、恶心、心悸等。

3. 血浆置换

通过正常人血浆或血浆代用品置换患者血浆，能清除 MG 患者血浆中 AchR 抗体，补体及免疫复合物，每次应换量为 2000mL 左右，每周 1～3 次，连用 3～8 次，起效快，疗效持续时间短，仅 1 周至 2 个月，随抗体水平增高症状复发且不良反应大，仅适用于危象和难治性重症肌无力。

4. 大剂量免疫球蛋白

可干扰 AchR 抗体与 AchR 结合从而保护 AchR 不被抗体阻断。0.4g/（kg·d），静脉滴注，5 天为 1 个疗程。

5. 危象的处理

MG 患者在某种因素作用下突然发生严重呼吸困难，甚至危及生命，须紧急抢救。

（1）肌无力危象：最常见，多由抗胆碱酯酶药量不足，注射新斯的明后症状可减轻则可诊断。治疗先用新斯的明肌内注射，10～15mg/ 次，病情稳定后改口服，必要时用人工呼吸器。

（2）胆碱能危象：少见，由于抗胆碱酯酶药物过量引起，患者肌无力加重，并出现胆碱酯酶抑制药的不良反应，如肌束颤动及毒蕈碱样反应。应立即停止抗胆碱酯酶药物。

无论何种危象，均应注意确保呼吸道通畅，当早期处理病情无好转，应立即行气管插管或切开，应用人工呼吸器辅助呼吸，停用抗胆碱酯酶药以减少气管内分泌物；选用有效、足量和对神经－肌肉接头无阻滞作用的抗生素积极控制感染，静脉给类固醇皮质激素或大剂量丙种球蛋白，必要时采用血浆置换。

五、中医病因病机

中医学认为，痿证的形成原因颇为繁杂。外感湿热毒邪，内伤情志，饮食劳倦均可损伤内脏精气，导致经脉失养，产生痿证。本病位在筋脉，与肝脾关系密切。多因脏腑虚损，气血阴阳不足，或因虚至实，痰浊、瘀血内生，闭阻经脉，肌肉筋脉失养。

（1）湿热浸淫：久处湿地或涉水冒雨，感受外来湿邪，湿热浸淫经脉，营卫运行受阻，气血运行不畅，筋脉失于滋养而成痿。

（2）饮食毒物所伤：素体脾胃虚弱或饮食不节或服用或接触毒性药物，致损伤脾胃，运化失职，气血津液生化之源不足，致筋骨肌肉失养而致痿。

（3）久病房劳：先天不足，久病体虚或房劳太过，伤及肝肾，耗损阴精。

六、辨证要点及治疗思路

痿证辨证，重在辨脏腑病位，审标本虚实，痿证以虚为本，或本虚标实，因感受湿热毒邪，多急性发病，病程发展快，多属实证；内伤积损，久病不愈，多为肝肾阴虚和脾胃虚弱，多为虚证，但又常夹痰浊、瘀血，而虚中有实。

七、常用方药

（1）脾胃虚弱证

主证：肢体软弱无力逐渐加重，神疲肢倦，眼睑下垂，面色萎黄无华，少气懒言，纳呆便溏，舌淡，舌体胖嫩，舌苔薄白，脉细弱。

治法：补中益气，健脾升清。

处方：补中益气汤。7剂，每天1剂，分2次服。组成：人参10g、黄芪30g、白术10g、当归10g、陈皮6g、升麻6g、甘草6g。加减：食少纳呆加麦芽10g、神曲

10g；痰多胸闷者，加法半夏 10g、紫苏叶 10g；卫表不固、汗多者，加防风 10g、糯稻根 15g。

（2）肝肾阴虚证

主证：肢体萎软无力，尤以下肢明显，眼睑下垂，腰膝酸软，眩晕耳鸣，舌咽干燥。舌红少苔，脉细数。

治法：补益肝肾，滋阴清热。

处方：虎潜丸加减，7 剂，每天 1 剂，分 2 次煎服。组成：熟地黄 15g、龟甲 15g、知母 10g、黄檗 10g、狗胫骨 15g、怀牛膝 15g、白芍 10g、当归 10g、锁阳 10g、陈皮 10g、干姜 6g。虚热者去锁阳、干姜；心悸者，加生龙齿、酸枣仁。

（3）脉络瘀阻证

主证：久病体虚，四肢痿弱，麻木不仁，局部刺痛。舌质暗淡或有瘀点瘀斑，脉细涩。

治法：益气养营，治血行瘀。

处方：补阳还五汤。7 剂，每天 1 剂，分 2 次服。组成：黄芪 30g、当归 10g、桃仁 10g、地龙 10g、赤芍 10g、川芎 10g、红花 6g、牛膝 10g。加减：气虚明显者，可重用黄芪 60～120g；手足麻木者，加橘络、木瓜。

（4）气血不足证

主证：四肢酸软无力，不能睁眼，肌肉瘦削，面色少华，神疲乏力，少气懒言，头晕。舌质淡、苔薄白、脉细弱。

治法：补益气血。

处方：归脾汤。7 剂，每天 1 剂，分 2 次服。组成：白术 20g、茯神 6g、黄芪 15g、酸枣仁 10g、人参 10g、木香 6g、龙眼肉 15g、当归 10g。加减：失眠多梦者，加合欢皮 10g、何首乌 10g；大便秘结者，加火麻仁 10g、玄参 10g。

（5）湿热浸淫证

主证：肢体困重，酸胀，胸脘痞闷，小便赤涩热痛，舌质红，苔黄腻，脉滑数。

治法：清热利湿，通利经脉。

处方：加味二妙散。7 剂，每天 1 剂，分 2 次煎服。组成：黄檗 10g、当归 10g、牛膝 10g、龟甲 15g、木瓜 10g、薏苡仁 10g。加减：热邪偏盛者，加滑石 10g、黄芩 10g；湿重者，加佩兰 10g、白豆蔻 6g。

八、中成药

健步丸，口服，9g/ 次，2 次 /d。功效：补肝肾，强筋骨。主治：肝肾不足，腰膝酸软，下肢痿弱，步履艰难。

补中益气丸，口服，9g/ 次，3 次 /d。功效：升阳举陷。主治：脾胃虚弱，中气下陷所致体倦乏力，食少便溏，少气懒言。

人参养荣丸，口服，9g/ 次，3 次 /d。功效：补益气血。主治：气血两亏，神疲肢软，食少便溏。

麦味地黄丸，口服，1 丸 / 次，2 次 /d。功效：滋肾养肺。主治：肺肾阴虚之盗汗，眩晕耳鸣，腰膝酸软，咽干口燥。

九、名医验案

案一　陈苏生葛根芩连汤案

海某，男，28 岁。初诊（1963 年 2 月）。主诉及病史：1960 年，出差南疆，归来自觉眼睑升举无力，某医院诊断为重症肌无力，住院治疗 3 个月，无效。又去某军医大学求治，诊断同上，给予中西医综合治疗 8 个月，亦未见显效。1963 年 2 月寻求中医治疗。诊查：步履乏力，走十步路即需休息，两臂提物无力，久坐即感腰管如折，食欲不佳，夜寐不酣，小便黄，舌苔薄白，脉来濡细，病程已三四年，久治无效。辨证：大凡物理，逢热则纵，逢寒则缩，肌之无力，总是肌之萎弱不振，过去一贯服用温壮之药，如参、芪、桂、附、鹿茸之属，今当反其道而行之，所谓症治不已，则从治是也。证属湿热留注，肌肉萎废。治法：宜清热利湿通络。方用葛根芩连汤加减。处方：葛根 12g、黄芩 6g、黄连 3g、知母 9g、防己 9g、薏苡仁 12g、桑枝 12g、苍术 9g、黄檗 9g、牛膝 9g、甘草 9g。治痿独取阳明，葛根走阳明，故以为君。三黄苦寒坚阴，故以为辅。7 剂之后，原上下楼有困难，喘不上气，今上楼已比较轻松，下楼仍有抖索之感。过去眼睑升举无力，今自觉眼睑跳动，如前所未有。

二诊（1963 年 9 月 24 日）。根据《串雅》起废神丹及起废神方，皆以麦地等养阴药为主，故改拟处方。处方：麦门冬 15g、熟地黄 15g、玄参 12g、五味子 3g、葛根 12g、薏苡仁 12g、酸枣仁 12g、苍术 9g、制半夏 9g、合欢皮 12g，又服药 7 剂，自觉脚力比前轻劲有力，过去从单位来门诊，中途要停 2 ~ 3 次，今已能不歇而至。过去手腕不能持重，今已能抱小孩矣！因其收效甚佳，嘱守方再服。前后服药 60 余剂，肌力大增，能下乡参加劳动。1962 年 11 月归来又索前方继服。曾与较量腕力，已不逊常人矣。

【按语】南疆之地，湿热偏盛，感而为患，留注肌肉，使之萎废不用，即《黄帝内经》所谓"湿热不攘，大筋软短，小筋弛长"之意。故先以葛根芩连汤为主加清热除湿通络之品，独治阳明，待湿热尽除，阴伤明显时改以养阴为主加以调养，病意如常人。

案二　赵明锐芍药甘草汤案

任某，女，47岁。经内科诊断为重症肌无力，住院月余，症状无甚改善，遂改用中药治疗。患者于半年前，曾感觉嚼食时咀嚼肌无力，继则四肢无力，不任使用，两眼睑下垂，颈项不能自持，终日困卧床第，翻身、大小便都不能自理，需人扶持。患者四肢瘫软无力，坐立皆需人扶持，时时自汗，面色微现潮红，喘息吐痰。胃纳尚可，二便正常。脉数大无力，舌质呈镜面，有裂纹。证属阴血亏损，津液枯竭，筋脉失养，迟缓不用。处方：白芍40g、炙甘草30g、党参15g、乌梅10g、生黄芪15g。水煎服，每天1剂。服15剂后，咳喘、吐痰、自汗皆愈，肢体痿弱有明显好转，坐起皆可自主，并能下床扶杖行走二三十步。宗前方加减又服2个月之久，所有症状已减十之七八，并能操持少许家务。

【按语】《黄帝内经》云："肝主筋""肝藏血"。下肢无力之"筋痿"的发生主要与肝的功能失调有关。如果邪热久羁，耗伤阴液，致使肝阴亏损，肝血不足，则筋脉失其所养而弛缓无力，日久可致四肢痿弱不任使用，形成"筋痿"之候。用芍药甘草汤治疗此病，大抵可以获效。方药能滋阴液、和血脉、养筋脉、解痉挛。炙甘草补中缓急。芍药、甘草合用共为酸甘化阴之剂，善能柔肝、养阴，滋养血脉而解痉牵，另外，又可强壮筋脉，以治筋脉弛缓而无力。人身之筋脉强壮有力，刚柔相得，运用伸屈灵活自如，都要依靠阳气之温融，阴血之濡养。如果气血一旦失调，筋脉失其温养，则会产生各种病患。由于邪伤阴液，致筋脉失养，既可导致筋脉的枯槁而发生挛急之证，又可导致筋缓而松软无力，不任使用。芍药甘草汤，一方能兼二用，既可治疗因伤阳而致的筋率，又可治疗因伤阴而致的筋缓请症。如果病情比较轻，如行走无大的障碍，仅是走远路及爬坡、上楼梯时感到下肢酸软无力，上肢不能举重物等这类型的病证，用此方治疗，适当加减，见效较速，治愈率较高，如果病情较重，站立不稳，行走困难，步履不能自持，困卧床第者，单纯用本方治疗，似不能胜任。需和其他药物配合，多服、久服，虽不一定短时间能治愈，但对症状改善有明显的效果。

第四节　失眠 (insomnia)

一、概述

睡眠占人生1/3的时间，是维持机体健康必不可少的生理过程，只有在具有良好睡眠的基础上才能更好地保证生活质量、完成各种社会活动。如果睡眠障碍性疾病不及时控制将会导致机体产生一系列的病理生理变化，诱发更严重的躯体和心理疾病。控制睡眠的解剖结构有网状上行激活系统、中缝核、孤束核、蓝斑、丘脑网状核、下丘脑及额叶眶面皮质等。与睡眠有关的神经递质有乙酰胆碱、多巴胺、5-羟色胺、肾上腺素、y-氨基丁酸等。各种原因造成这些解剖结构的破坏和递质传递功能障碍均能导致睡眠障碍。引起睡眠障碍的原因很多，包括生理、心理、环境因素、精神疾病、躯体疾病以及在治疗疾病的过程中所用的药物等。常见的睡眠障碍性疾病有失眠症、阻塞性睡眠呼吸暂停综合征、不安腿综合征、发作性睡病、梦游、夜惊及夜尿症等。

失眠（insomnia）是以入睡和／或睡眠维持困难所致的睡眠质量或数量达不到正常生理需求而影响白天社会功能的一种主观体验，是最常见的睡眠障碍性疾患。在社会节奏加快和竞争加剧的今天，失眠是一种十分普遍的现象。失眠症的患病率很高，欧美等国家患病率在 20% ～ 30%，在我国有 10% ～ 20% 这种患病率的不同与个体对生活质量的需求和主观体验不同有关，我国尚缺乏相关的流行病学资料。失眠症可造成注意力不集中、记忆力减退、判断力和日常工作能力下降，严重者合并焦虑、强迫和抑郁等症。此外，失眠还是冠心病和症状性糖尿病的独立危险因素。因此，正确诊断与治疗失眠对人们的身心健康至关重要。

本病归属于中医学"不寐""不睡""不眠""少寐""少眠""失眠""易醒""早醒"等范畴。

二、发病机制

（1）躯体原因：关节病的疼痛，心源性或肺源性气急，甲状腺功能亢进的心悸，各种病因引致的尿频，以及瘙痒、咳嗽等，均常导致失眠。此外，和睡眠相关的疾病，如睡眠呼吸暂停综合征、睡眠周期性动作等，都引致时常的觉醒，而患者多不明觉醒的原因。

（2）环境原因：由于工作或生活上的变化，如进出夜班，乘坐车船，航空旅行的时差，以及寝室中亮光、噪声等，也都影响睡眠。一般能在短期中适应。

（3）精神原因：兴奋和焦虑最易造成短期的失眠，入睡困难常为主要现象。长期失眠多见于忧郁症和神经衰弱。忧郁症患者苦于时常觉醒和晨醒过早。通夜脑电图记录可见睡眠中的散见觉醒期明显延长。神经衰弱患者亦常诉失眠。脑电图记录可见睡眠总时间并不减少，而觉醒的次数和时间略有增加。和正常睡眠的主要区别在于神经衰弱患者记得各个觉醒期中所听到的或看到的环境刺激，并因此而感到烦恼不安，而正常人不加注意，或者遗忘。此外，患有脑部变性疾病的老年人也常有失眠。

（4）药物原因：许多药物如苯丙胺、咖啡因、麻黄素、氨茶碱、异丙基肾上腺素等，均能引致失眠。长期服用一般安眠剂也常产生快速眼动期睡眠的相对减少，停服后又可因为快速眼动期的反跳现象而产生噩梦。

三、临床诊断

（一）临床表现

多以夜间难以入睡、睡眠表浅、睡中不宁或多梦、中途觉醒、早醒、醒后难以再睡为其特点。白天神疲乏力、缺乏清醒感、注意力下降、记忆力减退、倦怠思睡或心烦焦虑、抑郁，甚或惊恐都是其继发表现。躯体疾病等引起失眠者，尚有其原发病的症状和体征。

（二）辅助检查

（1）多导睡眠图检查多导睡眠图（polysomnogram，PSG）显示睡眠潜伏期延长，觉醒次数和时间增多，睡眠效率下降，总睡眠时间减少。

（2）躯体疾病相关检查各种影像检查、神经内分泌（递质和激素等）测定、其他脏器功能及生化检测，可显示或排除与失眠症相关的病因与病理关系。

（三）诊断要点

（1）患者主诉有失眠包括入睡困难（卧床 30min 没有入睡）、易醒、频繁觉醒（每夜超过 2 次）、早醒，总睡眠时间不足 6h。有上述情况 1 项以上。

（2）社会功能受损白天有头昏、乏力、精力不足、疲劳、昏昏欲睡及注意力不集中等症，严重者出现认知能力下降从而影响工作和学习。

（3）上述情况每周至少 3 次，持续至少 1 个月。

（4）排除各种神经、精神和躯体疾病导致的继发性失眠。

（5）多导睡眠图作为失眠的客观指标睡眠潜伏期超过 30min；实际睡眠时间每夜少于 6h；夜间觉醒时间超过 30min。

四、西医治疗

（一）睡眠卫生教育和心理治疗

首先让患者了解一些睡眠卫生知识，消除失眠带来的恐惧，养成良好的睡眠习惯，根据自己的习惯安排好合理的睡眠时间，尽量不要饮酒，午后和晚间不要饮茶或含咖啡因的饮料，多做一些体育活动。对于比较严重的失眠患者可进行睡眠行为的控制：有睡意时方上床睡觉；不要在床上做与睡眠无关的事（如看书、看电视等）；白天尽量不要午睡；睡前 2h 避免做剧烈的体育运动，如果上床后 15～20min 仍未入睡则起床到另外房间做一些其他事情，有睡意时再回；无论在夜间睡眠多久，早晨应定时起床等。此外，睡前适当进食可以帮助入睡。其他还有一些物理疗法，如磁疗、超声波疗法、音乐疗法、推拿、按摩和针灸等疗法。

（二）药物治疗

由于睡眠药物多数长期服用会有药物依赖及停药反弹，原则上使用最低有效剂量、间断给药（每周 2～4 次）、短期用药（常规用药不超过 3～4 周）、减药缓慢和逐渐停药（每天减掉原药的 25%）。苯二氮䓬类药物是目前使用最广泛的催眠药，此类药物可缩短入睡时间、减少觉醒时间和次数、增加总睡眠时间，是安全性、耐受性较好的催眠药。缺点是比较容易形成药物依赖、停药反跳和记忆力下降等，但一般短期使用不会出现药物依赖。此类药根据半衰期长短分为 3 类：①短效类（半衰期 < 6h）：常用的有三唑仑、咪达唑仑、去羟西泮、溴替唑仑等，主要用于入睡困难和醒后难以入睡；②中效类（半衰期 6～24h）：常用的有替马西泮、劳拉西泮、艾司唑仑、阿普唑仑等，主要用于睡眠浅、易醒和晨起需要保持头脑清醒者；③长效类（半衰期 24h 以上）：常用的有地西泮、氯硝西泮、硝基西泮、氟硝西泮、氟西泮等，主要用于早醒。长效类起效慢，有抑制呼吸和次日头昏、无力等不良反应。

新型非苯二氮䓬类催眠药具有起效快、半衰期短、次晨没有宿醉症状、药物依赖和停药反跳少等优点，是目前推荐为治疗失眠的一线药物。其他药物（如抗焦虑药物、抗抑郁药物、褪黑素等）对失眠症也有一定的疗效。

五、中医病因病机

（1）情志所伤：因工作、生活中的不愉快造成焦虑、抑郁、紧张、激动、愤怒等情志所伤，肝失条达，气郁不舒，久之肝郁化火，或气滞血瘀，心血瘀阻，导致心神不宁，而不得安睡。

（2）脏腑虚损：多为先天禀赋不足，或因久病耗损，调养失宜，精血不足，心神失养。

（3）饮食所伤：饮食不节，如喜饮咖啡、浓茶，或暴饮暴食，肠胃受伤，宿食停滞，壅遏于中，胃气不和，以致卧不得安。

（4）邪气所扰：不寐多由内邪痰、湿、火、热、瘀、食等所致，其中尤以痰湿瘀血多见；外邪有风寒、风热等，这些外邪若失治、误治，或经久不愈，邪传于里，扰动脑神，引发神明不安，夜寐不宁。

本病病位在脑，与心、肝、脾、肾、胆、胃关系密切。病因病机当以阴阳失调、营卫失和、神明失守为主。

六、辨证要点及治疗思路

（1）肝郁化火证

治法：清肝泻火，宁心安神。

方药：龙胆泻肝汤加减。龙胆草15g、栀子10g、黄芩10g、泽泻10g、车前子10g、当归10g、柴胡10g、木通5g、珍珠母30g、生地黄10g、龙齿30g、灵磁石10g。久难入寐者，加牡蛎、茯神；胸闷太过者，加郁金、香附。

（2）痰热内扰证

治法：清热化痰，镇心安神。

方药：黄连温胆汤加减。黄连10g、竹茹12g、半夏9g、陈皮10g、枳实10g、茯神15g、远志10g、郁金10g、龙齿30g。中焦热郁重者，加连翘、黄芩；便秘者，加大黄。

（3）心脾两虚证

治法：益气健脾，养心安神。

方药：归脾汤加减。黄芪30g、党参10g、龙眼肉10g、炒酸枣仁15g、白术10g、茯神10g、夜交藤15g、广木香10g、当归10g、远志10g、龙齿15g、炙甘草10g。不寐重者，加五味子、合欢皮；血虚甚者，加熟地黄、白芍药、阿胶。

（4）阴虚火旺证

治法：滋阴降火，清心安神。

方药：黄连阿胶汤加减。黄连10g、阿胶12g、黄芩10g、白芍15g、鸡子黄2枚。心阴虚甚者，加生地黄、玄参、麦门冬；虚烦不寐者，加柏子仁、炒酸枣仁；彻夜不眠者，重用龙骨、牡蛎。

（5）心虚胆怯证

治法：益气镇惊，安神定志。

方药：安神定志丸加减。人参9g、茯苓12g、茯神12g、远志10g、石菖蒲10g、龙齿30g。血虚阳浮、虚烦不寐者，宜加酸枣仁；心悸、惊惕重者，加生牡蛎、珍珠母。

（6）瘀血阻滞证

治法：活血通络，化瘀安神。

方药：血府逐瘀汤加减。当归10g、生地黄10g、桃仁12g、红花12g、枳壳10g、赤芍药10g、牛膝10g、柴胡6g、桔梗6g、川芎10g、酸枣仁30g、珍珠母30g。舌苔黄、脉弦数者，加栀子、牡丹皮；口干咽燥者，加沙参、麦门冬、玄参。

七、中成药

丹栀逍遥丸：适用于失眠症肝郁化火证，每次9g，每天2次，口服。

复方鲜竹沥口服液：适用于失眠症痰热内扰证，每次10mL，每天3次，口服。

人参归脾丸：适用于失眠症心脾两虚证，每次6g，每天3次，口服。

天王补心丸：适用于失眠症阴虚火旺证，每次9g，每天2次，口服。

安神定志丸：适用于失眠症心虚胆怯证，每次6g，每天1次，口服。

血府逐瘀口服液：适用于失眠症瘀血阻滞证，每次10mL，每天3次，口服。

八、名医验案

案一　王孟英栀子豉汤案

白某，男，40岁。患者失眠7个月，曾服用各种中西医安神药，均未获效。诊查：患者诉一身困倦无力，食欲不振，口腻乏味，总觉胸脘痞闷不适，小便黄而短。入夜心烦意乱，辗转床第，难以入睡，每夜只能睡2~3h，有时竟彻夜不能入睡。切其脉濡数，视其舌苔白腻。辨证：病属湿热阻于中宫，心肾不交之候，宜先治其病，病去则神安入睡，失眠不治而治，若单以宁心安神为治，则劳而无功矣。

治法：宜导湿热下行，引水液上升，水火济，阴阳和，病必能愈。拟栀豉汤加味治之。

处方：淡豆豉12g、炒栀子12g、薏苡仁15g、杏仁9g、京半夏9g、带皮茯苓18g、川朴9g、藿香9g、酒芩9g、大豆卷50g、佩兰9g、鲜荷叶半张。3剂，每天1剂，水煎，分3次服。药尽3剂，诸恙皆除，能正常入睡。嘱忌食黄酒及醪糟，免再生湿热。

【按语】栀子豉汤本不治失眠，为治余热留恋胸中之剂。白某失眠证，与栀子豉汤证病机相符，故用之化裁而病愈。栀子苦寒能泄热，主治心中上下一切诸症。黑豆制而为政，轻浮上行，化浊为清，其性味威平，和胃，治湿热诸症。栀子豉汤为宣解秽浊之圣药，本案用以治湿热壅阻中宫之失眠，亦赖其宣解秽浊之力。（摘自：董建华.中国现代名中医精粹（2）[M].北京：人民卫生出版社，2010：9.）

案二 李克绍半夏泻心汤案

李某，女性，60岁，山东大学干部家属，1990年春失眠症复发，屡治不愈，日渐严重，竟至不眠，每天只得服用安眠药物才能勉强略睡片刻。应邀就诊。按其脉涩而不流利，舌苔黄厚黏腻，显系内蕴湿热，因问其胃脘满闷，并云大便日久未行，腹部并无胀痛。这就是"胃不和则卧不安"，要使安眠，先要和胃。处方半夏泻心汤原方加枳实。傍晚服下，当晚就酣睡了一整夜，烦躁满闷等症都大见好转，又连续服了几剂，终至食欲恢复，大便畅行。

【按语】《灵枢·邪客》篇云："厥气客于五脏六腑"，致使"卫气独卫其外，行于阳不得入阴，故目不瞑。"治法是"补其不足，泄其有余，调其虚实，以通其道，而去其邪"。本证心下有湿热壅遏，就是"厥气"内容，尽管半夏泻心汤在《伤寒论》中并未提到有安眠的作用，但是苦辛开泄，消散湿热，就能达到"决渎壅盛，经络大通，阴阳相和"的目的，因而取得"阴阳以通，其卧立至"的效果。

案三 张菊人黄连阿胶鸡子黄汤案

杨某，女，入夜昏沉，寐亦不沉，时有惊惕，左关弦，内风欲动。处方：川连五分、杭芍三钱、黄芩一钱半、陈阿胶三钱、大生地六钱、鸡子黄二个（分两次喝入）。服上方夜能安寐，左关仍未平静，右关尚属有力，口热足冷，鼻孔有血。依原方加凉血之品。川连五分、粉丹皮二钱、陈阿胶三钱、黄芩一钱半、白茅根三钱、鸡子黄二个、杭芍三钱、大生地六钱。

【按语】此案为心肾不交，心火不下交于肾水，反而上克肺金，故咳嗽痰稠，永夜不寐。出入黄连阿胶汤使其心肾相交，病即痊愈。

案四 陈金声百合知母汤、栀子豉汤案

许某某，男，29岁。日夜烦闷不眠，欲卧不能卧，行则前额眩晕，摇摇欲仆，忌见太阳已数月，舌苔白厚，脉细数而尺弱，拟百合病治之，方用：百合15g、知母10g、山栀子10g、玄参10g、淡豆豉6g，日进1剂，3天后病减，原方再进9剂而病除。

【按语】师见其兼有虚烦不得眠，心中懊恼，反复颠仆之热扰胸膈症，故治除清养心肺外，佐以清宣郁热，方用百合知母汤合栀子汤而病除。

案五 刁本恕小建中汤案

马某，女，62岁。失眠10年，始服冬眠宁镇静药有效，后越服越不能眠，加大剂量亦无效。精神紧张，每到夜晚口中念念有词：怎么办？怎么办？上床难眠，致害怕上床，昼夜辗转不安，经多方治疗无效。症见：面色萎黄，精神恍惚，烦躁不安，畏寒，自汗频作，稍动或精神紧张即汗出如雨，顿湿衣衫，四肢困倦，整日欲睡，卧则清醒，或稍有睡意即梦不断，惊恐而醒。食少，腹微满，头发干结而无华，自觉整日头晕。脉弦细而微，舌质淡，苔薄白，初诊先用天王补心丹、酸枣仁汤无效。次

诊，思虑再三，改予小建中汤加龙骨、牡蛎、生麦芽，仅2剂烦躁顿减，并能安然而卧，虽仅能入睡2~3h，但患者高兴万分，后守方，稍做加减，服药数月诸症俱除。

【按语】失眠，西医谓之神经衰弱。用镇心安神之剂何以不效？予养心安神之天王补心丹亦效不佳，何也？细审此证，畏寒汗出，面色萎黄，四肢困倦，脉细舌淡，皆中阳不足之证，烦躁而失眠乃中阳不振，化源竭而气血不足，阴阳失调之过，仲景小建中汤为中焦阴阳失调、气血不足而设，服之中气足，阴阳平。心神得养，则心烦失眠自消。临证详审、细思为取效之要。

第五节　帕金森病（parkinson disease）

一、概述

帕金森病（parkinson disease），是一种病因不明的进展性神经系统退变性疾病，主要表现行动迟缓、震颤、强直及平衡障碍等，由英国医生Parkinson于1917年首先系统描述。以后发现各种不同的病因也可以产生类似的临床症状，被称之帕金森综合征，本节主要讨论帕金森病。帕金森病是西医学的病名，在中医学中尚无相同病名，按本病的临床表现中医文献中早有类似的记载。在《素问·至真要大论》中所述"诸风掉眩，皆属于肝"的"掉"，即指震颤。《素问·脉要精微论》中记载"振掉"。《证治准绳》中释曰："颤，摇也；振，动也"。《医学纲目》中于破伤风门下列出"颤振"一节，并曰《黄帝内经》云诸风掉眩，皆属于肝，掉即颤振之谓也"。《张氏医通》中设有"颤振"专篇。

二、发病机制

病因不明。一般认为遗传因素导致对震颤麻痹的易感性，年龄因素在发病过程中是一个重要的危险因子，某些物质中毒导致氧自由基的过分堆积，对神经细胞特别是黑质的神经细胞有致毒作用。病理主要是黑质致密区中含黑色素的神经元严重缺失。残余细胞变性，胞质中出现玻璃样同心形包涵体，称为lewy体。

生化变化主要变化是酪氨酸羟化酶的减少，至晚期多巴脱羧酶也减少，黑质纹状体系统的多巴胺（dopamine，DA）缺乏，导致锥体外系功能失调。

三、临床诊断

（一）病史

中老年发病，缓慢进展性病程。

（二）症状及体征

4项主证（静止性震颤、肌强直、运动迟缓、姿势步态障碍）中至少具备2项，前2项至少具备其中之一；症状不对称；左旋多巴治疗有效；患者无眼外肌麻痹、小脑体征、直立性低血压、锥体系损害和肌萎缩等。

（三）检查

血及脑脊液常规检查均无异常，脑部CT或MRI亦无特征性改变，功能性脑影像PET或SPECT检查有辅助诊断价值。

四、西医治疗

（一）综合治疗

PD的治疗应采取综合治疗，包括药物治疗、手术治疗、康复治疗、心理治疗等。其中药物治疗是首选且是主要的治疗手段。目前应用的治疗手段，无论药物或手术，只能改善症状，不能阻止病情的发展，更无法治愈。因此，治疗不能仅顾及眼前，而不考虑将来。

（二）用药原则

应坚持"剂量滴定""细水长流、不求全效"的用药原则；用药剂量应以"最小剂量达到满意效果"；治疗既应遵循一般原则，又应强调个体化特点，不同患者的用药选择不仅要考虑病情特点，而且要考虑患者的年龄、就业状况、经济承受能力等因素。药物治疗的目标是延缓疾病进展、控制症状，并尽可能延长症状控制的年限，同时尽量减少药物的不良反应和并发症。

（三）治疗方案

1. 保护性治疗

保护性治疗的目的是延缓疾病的发展，改善患者的症状。原则上，PD一旦被诊断就应及早进行保护性治疗。目前，临床上作为保护性治疗的药物主要是单胺氧化酶B型（MA02B）抑制药司来吉兰。曾报道司来吉兰＋维生素E（即DATANTOP）治疗可延缓疾病发展（约9个月），可推迟左旋多巴使用的时间，但事实上司来吉兰是否具有神经保护作用仍然未知。近期的几项临床试验提示多巴胺受体（DIR）激动药和辅酶Q10也可能有神经保护作用。辅酶Q10 1200mg/d有明确的延缓疾病运动功能恶化的作用。

2. 早期 PD 治疗（Hoehm-YahrI-II级）

疾病早期若病情未对患者造成心理或生理影响，应鼓励患者坚持工作，参与社会活动和医学体疗。可适当暂缓用药。若疾病影响患者的日常生活和工作能力，则应开始症状性治疗。

（1）老年前期（＜65岁）患者，且不伴认知障碍，可有如下选择：①DR激动药；②司来吉兰，或加用维生素E；③复方左旋多巴：一般在应用DR激动药、司来吉兰或加用维生素E、金刚烷胺和/或抗胆碱能药治疗效果不佳时可加用。但在某些患者，如果出现认知功能减退，或因特殊工作之需，需要显著改善运动症状，复方左旋多巴可作为首选。

（2）老年（65岁）患者，或伴认知障碍：首选复方左旋多巴，必要时可加用DR激动药、140-B抑制药或COMT抑制药。尤其老年男性患者尽可能不用苯海索，除非是有严重震颤并明显影响日常生活能力的患者。

（3）治疗药物

1）抗胆碱能药：主要药物有苯海索（安坦），用法1～2mg，3次d。此外有丙环定、甲磺酸苯扎托品、东莨碱、环戊丙醇和比哌立登。主要适用于有震颤的患者，而对无震颤的患者一般不用，尤其老年患者慎用，闭角型青光眼及前列腺肥大患者禁用。

2）金刚烷胺：用法50～100mg，每天总剂量不要超过200mg，2～3次/d，末次应在下午4时前服用。对少动、强直、震颤均有改善作用，对伴有异动症患者可能有帮助。肾功能不全、严重胃溃疡、肝病患者慎用，哺乳期妇女禁用。

3）复方左旋多巴：初始用量62.5～125mg，2～3次/d，根据病情而渐增剂量至疗效满意和不出现不良反应为止，餐前1h或餐后1.5h服药。活动性消化道溃疡者慎用，闭角型青光眼、精神病患者禁用。

4）DR激动药：目前大多推崇DR激动药为首选药物，尤其对于早期的年轻患者。因为这类长半衰期制剂能避免对纹状体突触后膜DR产生"脉冲"样刺激，从而预防或减少运动并发症的发生。激动药均应从小剂量开始，渐增剂量至获得满意疗效而不出现不良反应为止。不良反应与复方左旋多巴相似，不同之处是症状波动和异动症发生率低，而直立性低血压和精神症状发生率较高。

5）MAO-B 抑制药：目前国内有司来吉兰，用法为 2.5～5mg，2 次 /d，应早晨、中午服用，勿在傍晚应用，以免引起失眠。胃溃疡者慎用，禁与 5- 羟色胺再摄取抑制药（SSRI）合用。国内尚未上市的药物有拉扎贝胺和雷沙吉兰。

6）CONT 抑制药：总托卡朋或托卡朋。前者 100～200mg/ 次，随左旋多巴制剂同时服用，每天最多 1600mg；后者 100～200mg/ 次，3 次 /d，口服，须与复方左旋多巴合用，单用无效。不良反应有腹泻、头痛、多汗、口干、丙氨酸氨基转移酶升高、腹痛、尿色变黄等。托卡朋有可能导致肝功能损害，故须严密监测肝功能。若从治疗之初就合用复方左旋多巴和 COMT 抑制药，有可能预防或延迟运动并发症的发生，目前这一观点正在临床验证之中。

3. 中期 PD 治疗（Hoehn-Yahrl 级）

若在早期阶段首选 DR 激动药、司来吉兰或金刚烷胺（抗胆碱能药）治疗的患者，发展至中期阶段时，则症状改善往往已不明显，此时应添加复方左旋多巴治疗；若在早期阶段首选低剂量复方左旋多巴治疗的患者，症状改善往往也不显著，此时应适当加大剂量或添加 DR 激动药、司来吉兰或金刚烷胺，或 COMT 抑制药。

4. 晚期 PD 治疗

晚期 PD 的临床表现极其复杂，其中有药物的不良反应，也有疾病本身进展因素参与。在此不得不重申的是，由于对晚期 PD 治疗应对乏术，早期治疗对策尤显重要，临床医生应该在治疗初期即考虑长远效果，以免"亡羊补牢"。晚期 PD 患者的治疗，一方面继续力求改善运动症状，另一方面处理一些可能产生的运动并发症和非运动症状。

（1）运动并发症的治疗：运动并发症（症状波动和异动症）是晚期患者在治疗中最棘手的不良反应，治疗包括药物剂量、用法等治疗方案调整和手术治疗（主要是脑深部电刺激术）。

1）症状波动的治疗：症状波动包括剂末现象、延迟"开"或无"开"反应、不可预测的"关期"发作。其处理原则为：在复方左旋多巴应用的同时，首选增加半衰期长的 DR 激动药，或增加对纹状体产生持续性 DA 能刺激（CDS）的 COVT 抑制药，或增加 MAO-B 抑制药；也可以维持总剂量不变，增加左旋多巴的次数，减少每次服药剂量；也可改用控释片或缓释药以延长左旋多巴的作用时间，但剂量要增加 20%～30%。避免饮食（含蛋白质）对左旋多巴吸收及通过血 - 脑屏障的影响，餐前 1h 或餐后 1.5h 服用，减少全天蛋白摄入量或重新分配蛋白饮食可能有效。严重"关期"患者可采用皮下注射吗啡。持续性 DA 能刺激，即微泵持续给予左旋多巴或 DR 激动药（lisuride），不仅能减少"美期"，而且不会恶化异动症，甚至还能减少其发生，但由于实施有困难，目前主要用于研究。无计可施时再考虑手术治疗。

2）异动症的治疗：异动症包括剂峰异动症、双向异动症和肌张力障碍。其治疗首先考虑减少左旋多巴的用量。如果患者是左旋多巴单药治疗，那么先考虑合用 DR 激动药，并逐渐减少左旋多巴剂量；也可加用 COMT 抑制药，但要注意加药后的头一两天异动症会加重，这时需要减少左旋多巴的用量。如果患者对左旋多巴的剂量很敏感，可以考虑应用水溶性制剂。最好停用控释片，避免累积效应。已有研究显示持续输注 DR 激动药或左旋多巴可以同时改善异动症和症状波动，现正在试验口服制剂是否能达到同样效果。其他抗异动症的药物也在研究之中，文献报道金刚烷胺有抗异动症的效果。

（2）非运动症状：PD 的非运动症状包括神经精神障碍、自主神经功能紊乱、摔跤和睡眠障碍等。对它们的治疗必须遵循一定的原则。

1）神经精神障碍的治疗：出现精神症状时，先停用最后应用的药物或首先考虑依次逐减或停用如下抗 PD 药物，抗胆碱能药、金刚烷胺、司来吉兰、DR 激动药。若采取以上措施患者仍有症状，则将左旋多巴逐步减量。如果药物调整效果不理想或必须以加重 PD 症状为代价，就要考虑对症下药。对于认知障碍和痴呆，可应用胆碱酯酶抑制药，如石杉碱甲、多奈哌齐、利伐斯的明或加兰他敏。对于幻觉和谵妄，可选用氯氮平、奥氮平等，因可能有骨髓抑制作用，应定期做血常规检查。对于抑郁，可考虑选择性 5- 羟色胺再摄取抑制药（SSRI）。对于易激惹状态，劳拉西泮和地西泮比较有效。

2）自主神经功能障碍的治疗：最常见的自主神经功能障碍包括便秘、排尿障碍和直立性低血压等。对于便秘，增加饮水量和高纤维含量的食物对大部分患者行之有效。可以考虑停用抗胆碱能药。乳果糖、龙荟丸、大黄片、番泻叶等治疗有效。有排尿障碍的患者需减少晚餐后的饮水量，也可试用托特罗定和莫岩碱等外周抗胆碱能药。直立性低血压患者应增加盐和水的摄入量；睡眠时抬高头位，不要平躺；可穿弹力裤；不要快速地从卧位起来。肾上腺素能激动药米多君治疗有效，每天总量 2.5~20mg 教育患者和家属认识到食物、高温和用力会降低血压。

3）姿势反射障碍、冻结和慌张步态的治疗：姿势反射障碍、冻结和慌张步态是 PD 患者摔跤的最常见原因，目前缺乏有效的治疗措施。姿势反射障碍容易在变换体位，如转身、起身和弯腰时发生，关键是做好预防工作。对于冻结和慌张步态，药物治疗通常无效，调整左旋多巴或 DR 激动药剂量偶尔会有效。主动调整重心、摇摆身体走路、踏步走、大步走、听口令、听音乐或拍拍子行走以及跨越物体（真实的或假想的）等可能有所帮助。必要时使用拐杖、三胸架甚至轮椅，做好防护。

4）睡眠障碍的治疗：睡眠障碍主要包括失眠、不宁腿综合征（RLS）和周期性肢体运动病（PLMS）。失眠如果与夜间的 PD 症状相关，加用左旋多巴控释片、DR 激动药或 COMT 抑制药会有效。但如果是异动症引起的，需将睡前服用的抗 PD 药物减量。如果患者正在服用司来吉兰或金刚烷胺，考虑减量或停用。特发性失眠患者可以选用短效的镇静催眠药。多数患者 DR 激动药治疗 RLS 和 PLMS 有效，增加睡前左旋多巴控释片的剂量也可奏效。其他治疗包括服用小剂量氯硝西泮。

5. 手术治疗

早期药物治疗显效，而长期治疗疗效明显减退，同时出现异动症者并药物治疗难以改善者可考虑手术治疗。需强调的是手术仅是改善症状，而不能根治疾病，术后仍需应用药物治疗，但可减少剂量。手术须严格掌握适应证，非原发性 PD 的帕金森叠加综合征患者是手术的禁忌证。对处于早期 PD、药物治疗显效的患者，不宜手术治疗。手术对肢体震颤和 / 或肌强直有较好疗效，但对躯体性中轴症状，如姿势步态异常、平衡障碍无明显疗效。手术方法主要有神经核毁损术和脑深部电刺激术（DBS）。DBS 因其相对无创、安全和可调控性而作为主要选择。手术靶点包括苍白球内侧部、丘脑腹中间核和丘脑底核，其中丘脑底核 DBS 对震颤、强直、运动迟缓和异动症的治疗效果最为显著。

6. 康复与心理治疗

教育、心理疏导、支持、营养和锻炼也是 PD 治疗中不容忽视的辅助措施。

总之，PD 的治疗没有绝对的固定模式，因为不同患者之间的症状可有区别，对治疗的敏感性也存在差异，同一患者在不同病情阶段对治疗的需求也不一样，所以 PD 的治疗也要相应个体化。因此，以上观点可能仅适用于一般规律，在临床应用时，需注意详细了解患者的病情（疾病严重度、症状类型等）、治疗反应情况（是否有效、起效时间、作用维持时间、"开期"延长和"关期"缩短时间、有无不良反应或并发症）等，结合自己的治疗经验，遵循原则，正确使用，灵活掌握，以期达到理想的治疗效果。

五、中医病因病机

中医学认为本病为脑髓与肝、脾、肾等脏器受损而发生的退行性病变，与心有一定关系，病性多为虚实夹杂。其病因归纳起来不外是肾虚精亏，髓海失充；气血不足，筋脉失荣，肢体失控；脾虚生痰，痰热内盛；阳盛动风，心神失养。病机关键是髓海失充，肢体失控，风、火、痰、瘀、虚单一或复合因素均可导致本病的发生。本病的突出症状是震颤及低直，属肝风内动之证。早期阶段，本虚不太突出，主要是痰瘀阻滞，风火相煽，以涤痰、降火、熄风为治疗大法。年老体衰，病程较长，治以滋补肝肾，补气养血，调理阴阳，佐以熄风通络。

六、辨证要点及治疗思路

（1）风痰阻络证

主证：肢体震颤，动作不利，胸胁满闷，痰涎增多，舌体胖，舌质淡，苔白腻，脉弦滑。

治法：行气化痰，熄风通络。

处方：导痰汤加减。7剂，每天1剂，分2次煎服。组成：半夏10g、陈皮10g、枳实6g、茯苓10g、甘草6g、制天南星6g、生姜3g。加减：若有热象者，加黄檗、夏枯草；震颤重者，加生龙骨、生牡蛎、地龙；精神呆滞、脘痞者，加郁金、胆南星。

（2）血瘀动风证

主证：表情呆板，面色灰暗，肢体僵直，屈伸不利，震颤幅度较大，可有肩背疼痛，舌紫暗或夹有瘀斑，脉弦涩。

治法：活血化瘀，熄风通络。

处方：补阳还五汤加减。7剂，每天1剂，分2次煎服。组成：黄芪30～120g、当归尾10g、桃仁10g、地龙10g、赤芍10g、川芎6g、红花6g。加减：若言语不利者，加石菖蒲、郁金、远志；大便秘结者，加大黄、瓜蒌仁、火麻仁；痰盛者，加鲜竹沥、天竺黄、天南星；心烦失眠者，加栀子、酸枣仁、夜交藤。

（3）气血两虚证

主证：肢体震颤日久，震颤程度严重，颈项僵直，或肢体拘痉，活动减少，步态不稳，气短乏力，头晕眼花，自汗，口角流涎，舌胖，有齿痕，舌质暗淡，苔薄白或白腻，脉细无力。

治法：益气养血，熄风通络。

处方：八珍汤合天麻钩藤饮加减。7剂，每天1剂，分2次煎服。组成：人参10g、白术158g、茯苓10g、甘草6g、当归10g、赤芍6g、川芎6g、地黄10g、天麻10g、钩藤10g、生石决明10g、川牛膝6g、桑寄生6g、杜仲10g、栀子6g、黄芩6g、益母草10g、朱茯神6g、夜交藤10g、生姜3g、大枣6g。加减：若心悸失眠者加炒酸枣仁、远志；便秘者加火麻仁、杏仁、枳壳。

（4）肝肾阴虚证

主证：表情呆板，肢体震颤幅度很大，动作迟缓，肢体拘痉，活动笨拙，头晕目眩，耳鸣健忘，急躁易怒，多梦，腰膝酸软，舌体瘦小，舌质红，苔少，脉弦细数。

治法：补肾养阴，柔肝熄风。

处方：大定风珠加减。7 剂，每天 1 剂，分 2 次煎服。组成：白芍 15g、阿胶（烊化）10g、生龟甲 15g、生地黄 10g、五珠子 6g、生牡蛎 15g、麦门冬 10g、炙甘草 6g、鸡子黄 1 个、生鳖甲 15g。加减：若震颤严重者加珍珠母、天麻；肢体拘痉严重者，加地龙、全蝎以通络解痉；阴虚火旺症状明显者加知母、黄檗。

（5）阴阳两虚证

主证：震颤日久，表情呆板，肢体僵直，行动迟缓，言语困难，日常生活能力严重下降，面色无华，神疲乏力，自汗畏寒，纳呆，失眠，舌淡，脉沉细弱。

治法：阴阳双补，兼以熄风。

处方：地黄饮子加减。7 剂，每天 1 剂，分 2 次煎服。

七、中成药

养血荣筋丸，2 盒，口服给药，1 丸 / 次，2 次 /d。组成：党参、白术（炒）、当归、何首乌（炙）、桑寄生、补骨灵、威灵仙、川续断、伸筋草、鸡血藤等。功效：养血荣筋，散风活络。主治；帕金森病见肌肉萎缩，关节不利者。

千金化痰丸，2 盒，口服给药，6g/ 次，2 次 /d，温开水送下，孕妇忌用，体虚便者勿用。组成：天麻、知母、黄芩、黄檗、熟大黄、枳实、当归、白术、陈皮、茯苓、白附子、法半夏、胆南星、天花粉、防风、甘草、浮海石。功效：清热化痰、止咳平喘。主治：咳嗽痰多，痰色黄多白少，喘促不安。

妙济丸，2 盒，口服给药，1 丸 / 次，2 次 /d。组成：黑木耳（醋制）、白芍（酒炒）、木瓜、续断、苍术、木香、母丁香、茯苓、龟甲、当归、川芎、杜仲、川牛膝、小茴香、丁香、乳香、土茯苓。功效：补益肝肾，祛湿通络，活血止痛。主治：肝肾不足及所致的痹证，症见骨节疼痛，腰膝酸软，肢体麻木拘挛。

八、名医验案

案一 颜德馨甘麦大枣汤案

王某，女，28 岁。患者阵发性头部摇动及上肢抽动已半年，因在外院治无效而寻求中医治疗。来院时发作频繁，发作时头不停摇摆，上肢不停抽动，神态焦虑。神疲无力，方得小休，经针灸服药均未见效。患者头部摇动不止，伴四肢酸楚，入夜梦多，呓语喃喃，脉弦滑，舌紫不泽。产后瘀滞，筋失所养，血虚生风之证。处方①：甘草 6g、淮小麦 30g、大枣 6 枚、丹参 15g、生铁落 30g、龙骨 30g、牡蛎 30g、山羊角 30g、全蝎 1.5g。处方②：柴胡 4.5g、红花 9g、桃仁 9g、生地黄 12g、当归 6g、赤芍 9g、川芎 4.5g、生甘草 3g、枳壳 4.5g、桔梗 4.5g、牛膝 4.5g。两方参差服用，住院 29 天，症状消失出院，恢复工作。

【按语】产后百脉空虚，血不养肝，肝原风木，虚风内动。论治法，肝主急，急食甘以缓之，取甘麦大枣汤加镇肝熄风之品，君主在位，相火自靖，肝风自熄。另则，产后最易蓄瘀，临床所见多梦、吃语、舌紫症状，是补益太过，致留瘀之弊。但凡补药过量或杂药乱投之久治不愈者，势必引起气血乖和，用血府逐瘀汤平衡气血阴阳，往往取效神速。本病属大脑皮质下各结构功能紊乱所致，用养心以安神，镇肝以定魂魄，活血化瘀以调气血阴阳，所称怪病不期而愈。

案二　门纯德桂枝加葛根汤案

贾某，男，62 岁。素患高血压、动脉硬化症。每逢体劳过度或情志不舒，则出现肢体震颤，轻者颤动有时，重者身不由己，尤以上肢为重。经服用镇静安定之类药物均不见效。诊见：情志淡漠，头及上肢颤动无度，项背素日发强，脉缓而细弦。遂以桂枝加葛根汤加钩藤 15g、全蝎 3g，令服 3 剂。服后震颤大减，自觉周身活畅。再以桂枝加葛根汤倍加芍药，令服 3 剂，其症若失。

案三　颜德馨桂枝加龙骨牡蛎汤案

韩某，女，71 岁。2005 年 12 月 2 日初诊。帕金森病 7 个月余，时感舌、下巴、双下肢震颤。初诊：11 年前行乳腺癌根治术，有腔隙性脑梗死病史。今年 2 月开始出现乏力纳呆，两腿无力，左腿尤甚，4 月开始舌、下巴、双下肢震颤，左腿尤甚，到 8 月因不能确诊，症状加重，9 月在北京宣武医院神经内科确诊为帕金森病伴忧郁症，同时在东直门医院服中药，药后舌、下巴震颤略减。目前乏力嗜卧，但难以入眠，服 2 粒安眠药，双下肢震颤，左下肢更甚，动作迟缓，左下肢拖步现象，纳平，大便数日一行，服芦荟粉，尿频尿少，尿常规正常。头晕，无视物旋转。面色不华。查其：舌胖，苔白，脉细弦。瘀血动风颤病。此为乳癌术后，复又脑梗及郁证，肝郁气滞，久病入络，络脉为痰瘀所困，故见上下肢震颤，劳累或紧张易发作或加重，头晕，神怯，面色萎而不华，常数日不更衣，乃津液不足之证。治法：柔肝熄风，活血通络。处方：当归 15g、白芍 15g、煅龙牡 30g、桂枝 4.5g、苍术 9g、白术 9g、白蒺藜 15g、葛根 15g、千年健 9g、伸筋草 30g、木瓜 9g、地龙 9g、火麻仁 9g、升麻 10g、肉苁蓉 9g。14 剂。

二诊（2005 年 12 月 16 日）：药后感觉精神转振，双下肢震颤减轻，已能独自上楼，睡眠亦大有改善。唯紧张后尚有下巴抖动，近日尿路感染复发，引起内脏失衡，前症复小作，脉细弦，舌红苔薄腻，再取前法化裁。处方：当归 15g、白芍 15g、升麻 15g、石韦 15g、苍术 9g、白术 9g、木瓜 9g、地龙 9g、伸筋草 15g、生紫菀 9g、火麻仁 15g、白蒺藜 15g、千年健 9g、知母 9g、黄檗 9g、黄连 3g、桂枝 4.5g、煅龙牡 30g。14 剂。水煎服，每天 1 剂。精神转振，肢颤明显减轻，生活自理。

【按语】帕金森病之病机特点是本虚标实，多由肝肾不足，气虚血少，筋脉失养，虚风内动所致。本例患者双下肢震颤，头晕，神怯，面色不华，脉细弦，舌辟苔白，常常数日不更衣，津液不足，筋失所养。肝为刚脏，非柔润不能调和；肝主筋，肝血不足则筋失柔润。故初诊先取柔肝育阴，活血通络之法。药取当归、白芍、木瓜等酸甘之类，盖酸能柔筋，甘能援急。配伍葛根、千年健、伸筋草、地龙之舒筋活络，紫菀、火麻仁、肉苁蓉润肠通便，尤妙在柔润剂中增入桂枝一味，辛通走络，群阴药中得此则有阴阳互根之妙，且配白芍，有调和营卫之效。切中病机，药后震颤小止，精神转振，大庸转畅，唯尿路感染症复发，引至内脏失衡，前症有小作。故复诊时续以前法，酌加通关散清湿热，助气化，取黄檗泻相火而坚阴，知母滋肾阴而清热，用桂枝代肉桂通阳化气利关窍。药后诸症改善，难治病竟达小康之局。帕金森病常缺乏有效治疗，柔肝育明、活血通络法较传统平肝熄风、镇潜定痉法为优，此法可供临床参考。

案四　俞长荣当归四逆汤案

张某，女，30 岁。初诊：1978 年 9 月 8 日。主诉及病史：昨日月经来潮洗澡，晚上突然全身颤抖，手足痹冷，下肢冷过膝部，伴心悸，心烦不眠。诊查；舌紫胖苔黄腻，脉细数而涩。辨证：证属寒湿阻络，气血不达。治法：予当归四逆汤加减。处方：当归 9g、白芍 9g、桂枝 6g、吴茱萸 6g、通草 6g、甘草 5g、生姜 3 片。

二诊：9 月 9 日。上方药服 1 剂，诸症均减，已能下地行走，睡眠转佳，唯觉疲乏。处方：党参 15g、黄芪 15g、茯苓 15g、白术 9g、半夏 9g、当归 6g、桂枝 6g、陈皮 4.5g、甘草 3g，续服药 2 剂痊安。

【按语】本例月经来潮，血脉较虚，洗澡冲凉，阳气受损，阴气乘之，阴阳乖和，气血不达。故方用当归四逆汤以通阳散寒、调理气血。

第六节　脑血栓 （cerebral thrombosis）

一、概述

脑血栓 （cerebral thrombosis, CT） 是临床上脑梗死最常见的类型，是指因动脉粥样硬化、血脂增高和血液黏稠度增加发展为脑动脉主干或皮质支管腔狭窄闭塞和血栓形成，导致急性脑血流供应障碍使脑缺血乏氧引起的脑组织软化、坏死，出现相应局灶性神经症状体征。根据我国六城市调查，患病率为 4.59/10 万，年发病率为 93/10 万。本病属于中医学"中风"范畴。

二、发病机制

最常见的病因为动脉粥样硬化，大约占 90%。常伴高血压、高脂血症、心脏病、糖尿病及烟酒嗜好等，与动脉粥样硬化互为因果。其他少见的病因有各种脑动脉炎、结缔组织疾病、先天性血管畸形、真性红细胞增多症、血高凝状态等。脑血栓形成的好发部位为颈总动脉，颈内动脉、颈动脉分叉处，大脑中动脉主干，大脑后动脉和大脑前动脉等；基底动脉起始段及分叉处。在动脉粥样硬化斑块破裂或形成溃疡的基础上，继发血液中有形成分及纤维素黏附于受损动脉的粗糙内膜上，形成附壁血栓，在血压下降、血流缓慢、血流量减少，血液黏度增加和血管痉挛等情况影响下，血栓逐渐增大，最后导致动脉管腔狭窄或完全闭塞。

梗死后的脑组织可见动脉粥样硬化或血管炎改变、血栓形成或栓子。由于缺血缺氧发生软化和坏死，伴脑水肿和毛细血管周围点状出血，面积较大可有出血性梗死。超早期（病初 6h 以内）：肉眼尚见不到明显病变，可见部分神经细胞消失，星形胶质细胞肿胀或核固缩、破裂或溶解，血管内皮细胞，线粒体肿胀空化；急性期（6~24h）：病变部位可见脑组织苍白和轻度肿胀，脑膜血管高度充血，血管内皮细胞，神经细胞及星形胶质细胞出现明显的缺血改变；坏死期（24~48h）：可见大量神经细胞消失，部分血管内皮细胞及星形胶质细胞肿胀，线粒体肿胀空化，肿胀脑沟变窄，脑回扁平，脑灰白质界限不清；软化期（3 天至 3 周）：病变部位脑组织的软化、坏死达到高峰，并开始液化。恢复期（3~4 周）：液化和坏死组织被格子细胞吞噬和清除，脑组织萎缩，小病灶胶质增生形成瘢痕，大病灶的软化灶形成囊腔。此期持续数月至 1~2 年。

三、临床诊断

平病多见于 50~70 岁，患有脑动脉硬化者，多伴有高血压、冠心病、糖尿病或高血脂史。男性多于女性，冬春季多发。常于睡眠中或安静休息时发病。约 25% 患者曾有短暂性脑缺血发作病史。可有易忽视的前驱症状，如头昏、头痛、言语笨拙、眩晕、偏身麻木和无力等。多数典型病例在 1~3 天达到高峰。患者通常意识清晰，少数患者可有不同程度的意识障碍，主要症状为偏瘫、失语、偏身感觉障碍及偏言等。

(一) 诊断

（1）多为中老年人。

（2）多有明显的动脉粥样硬化、高血压、心脏病、糖尿病及高血脂等既往史。

（3）病前有短暂性脑缺血发作史。

（4）多在安静状态下发病，起病缓慢，病后几小时或几天内达到高峰。

（5）意识多清楚，较少头痛、呕吐，而偏瘫、失语等局灶性神经症状与体征明显。

（6）头颅 CT 扫描在 24~48h 后出现低密度梗死灶，MRI 早期即可发现梗死灶。

(二) 辅助诊断

（1）头颅 CT 扫描为主要辅助检查

24h 内 CT 扫描的目的是排除脑出血，多数病例在 24~48h 后逐渐显示出低密度梗死区，对脑部病灶的定位、病情的判定和预后均有价值。

（2）磁共振（MRI）检查

可在早期发现梗死部位，发病 12h 可显示出病灶区的中长 T_1 和 T_2 高信号，24h 后可清楚地显示病灶区和周围水肿区高信号，MRI 检出率高达 95%，MRI 优于 CT 扫描，可检出脑干、小脑及大脑半球更小的病灶，有助于定位诊断及动态观察病变演变情况。

功能性 MRI 弥散加权成像（DWI）可早期诊断缺血性卒中，发病 2h 内即显示出缺血性病变，DSA 可发现血管狭窄及闭塞的部位和病因。

（3）脑脊液检查

脑脊液多数正常，但少数出血性梗死者在发病 24h 以后可出现红细胞，大范围梗死时压力可增高，细胞数和蛋白在发病数天后可稍高于正常。

（4）脑血管造影

可显示血栓形成的部位、程度及侧支供血情况。

（5）脑血流量测定

有助于病变的定位诊断。

（6）多普勒超声检查

可见颈内动脉狭窄，动脉粥样硬化斑或血栓形成，颈内动脉颅外段闭塞时，尚可见病变侧视网膜动脉压降低。

（7）其他

血尿常规、血脂、血糖、肝肾功能、心电图等有助于病因诊断。

四、西医治疗

（一）急性期治疗

应重视超早期治疗，积极调整血压，防治并发症，防止血栓进展及减少梗死范围，大面积脑梗死应控制脑水肿，防止脑疝发生。总之，以尽早改善脑缺血区的血液循环、促进神经功能恢复为原则。

1. 防止血栓进展及溶栓治疗

（1）溶栓：急性期溶栓的目的在于再通闭塞的血管，减轻神经损伤，挽救缺血半暗带。溶栓时间窗为 6h 以内。溶栓适应证：年龄 < 70 岁；无意识障碍；CT 排除出血且无低密度病灶；血压 < 200/120mmHg；近期无脑出血、蛛网膜下腔出血、大手术史；非出血体质。常用制剂有尿激酶（UK）、组织型纤溶酶原激活物（t-PA）等。UK 剂量为 50 ~ 150 万加入 9/L 生理盐水 100mL 内，在静脉 1h 内滴注；t-PA 用量应为 0.85mg/kg，最大剂量 < 90mg。

（2）抗血小板聚集：常用阿司匹林或阿司匹林泡腾片（巴米尔）。

（3）抗凝治疗：用以防止血栓扩展和新的血栓发生。用药期间须随时观察凝血酶原时间和凝血时间；有出血性疾病、活动性溃疡、严重肝肾疾病、感染性血栓及高龄者忌用。常用肝素 12500 ~ 25000U，溶于 10% 葡萄糖液 500 ~ 1000mL，静滴 1 ~ 2d，以后根据病情掌握使用；口服双香豆素，第 1 日 200 ~ 300mg，以后维持量为 50 ~ 100mg/d，疗程依病情而定。

（4）降纤治疗：东菱克栓酶首次 10BU，以后隔日 5BU，静脉注射常规应用 3 次，其他常用的药物有降纤酶等。

2. 增加局部脑血流，改善微循环

（1）调整血压、扩容。使血压维持在临界高血压水平，避免脑血流量减少加重梗死。扩容制剂有低分子右旋糖酐、706 代血浆（6% 羟乙基淀粉）等。

（2）扩张血管。急性期不宜使用血管扩张剂。因为血管扩张剂可引起颅内盗血，加重脑水肿使颅内压增高，易导致出血性梗死，还可使血压下降。故应在超早期及恢复期或症状轻微、病灶较小时使用。常用的药物有：罂粟碱、己酮可可碱、倍他定等。

3. 保护脑组织

（1）自由基清除剂。依达拉奉、维生素 E、维生素 C、银杏叶制剂等。

（2）抑制脑代谢：急性期应降低脑代谢，减少脑细胞耗氧量，使缺血区血流量增加。

（3）钙通道阻滞剂。能阻止细胞内钙超载，解除血管痉挛。常用药物有氟桂利嗪、尼莫地平等。

（4）亚低温。

（5）控制血糖水平。可选择胰岛素以维持血糖处于正常低限水平。

4. 控制脑水肿，降低颅内压

梗死区较大的严重患者，可使用脱水剂或利尿剂，但量不宜过大，时间不宜过长，以防脱水过度导致血容量不足和电解质紊乱等。常用药物有甘露醇、甘油果糖、白蛋白、甘油盐水等。

5. 改善脑代谢

用于脑梗死水肿高潮期消退后，常用药物有 B 族维生素、胞磷胆碱、脑活素、高压氧、能量合剂、脑活素（尤尼泰）等。

6. 防止并发症

积极预防肺感染、压疮等常见并发症。

7. 病因治疗

针对病因积极治疗原发病。

（二）恢复期治疗

恢复期治疗目的应重视加强瘫痪肢体功能锻炼和言语功能训练，促进神经功能恢复，并防止肢体挛缩畸形。除根据患者具体情况使用药物外，可配合理疗、按摩等措施。

五、中医病因病机

中医学认为本病主要由于肝肾阴虚，肝阳上亢，挟痰上扰，痹阻清窍；或气虚血瘀，痰浊阻络，致舌强语塞，半身不遂等。

六、辨证要点及治疗思路

（1）中脏腑型

1）闭证：突然昏仆，两手紧握，牙关紧闭，大小便闭，面红目赤，气粗痰鸣，躁扰不宁，舌质红，苔黄腻，脉弦滑数。治法：开窍启闭、涤痰熄风。

方药：安宫牛黄丸鼻饲，每次 1～2 丸，每天 2～4 次。

2）脱证：昏迷较深，目合口开，四肢厥冷，汗出息微，舌卷津少，脉微。

治法：扶正固脱、回阳救逆。

方药：四逆汤加味或生脉注射液静滴。

（2）中经络型：半身不遂，口角歪斜，偏身痛觉减退，舌强语塞，饮水返呛，强哭强笑，舌质紫暗，苔白腻，脉滑缓。

治法：活血通络。

方药：补阳还五汤加减。黄芪、桃仁、红花、当归、赤芍、地龙、川芎。嗜睡、头胀痛加决明子、胆草；头昏、头痛加天麻、钩藤；腹胀、便秘加莱菔子、番泻叶；肢体拘挛加厚朴、汉防己、薏苡仁；肢体痿软加全蝎、漏芦，血黏度高者加水蛭。

七、中成药

消栓口服液，每次 10mL，每天 3 次口服。

华佗再造丸，每次 8g，每天 3 次口服。

人参再造丸，每次 1 丸，每天 2 次口服。

醒脑再造丸，每次 1 丸，每天 2 次口服。

通心络胶囊，每次 2 粒，每天 3 次口服。

八、名医验案

案一 王永炎小承气汤案

关某，女，65 岁。主诉及病史：以突然昏仆、右半身不遂、失语 3 天入院。入院查：昏迷，体温 38.5℃，血压 150/90mmHg，右偏瘫为完全性弛缓性瘫痪，右肌张力低，腱反射低，并可引出病理反射。腰穿脑脊液为血性，压力为 270mmHg。西医诊断为脑出血，合并有肺部感染。诊查：起病急骤，发热，昏迷，右半身不遂，失语，口唇干。舌痿苔薄黄腻，脉滑数有力。辨证：证属中脏闭脱，以阳闭为主。治法：当责之痰热蒙蔽清窍。先拟化痰通腑，清心开窍为法。处方：全瓜蒌 30g、胆南星 10g、天竺黄 10g、生大黄 10g、芒硝 6g（分冲）、石菖蒲 10g、郁金 10g。

二诊：上方药服 7 剂，同时采用清开灵 40mL 兑入 10% 葡萄糖液 5000mL 中静脉滴注、抗生素控制感染等措施，患者仍昏迷，颈强直，牙关紧，但身热已退，大便已通。舌质红，苔薄黄干腻，脉细滑数。改用育阴熄风化痰之剂。处方：生地黄 12g、玄参 12g、生牡蛎 30g（先煎）、夏枯草 15g、钩藤 30g、菊花 10g、天竺黄 6g、胆南星 10g。

三诊：上方药连服 3 剂，并服牛黄清心丸每次 1 丸，日服 2 次（鼻饲），于昏迷 12 天后意识转清。以后又用育阴益气、活血通络之剂治疗 1 个月，遗留有右侧轻偏瘫，可以扶杖步行，言语不清而出院。

【按语】中风为本虚标实之证，在本为肝肾亏虚、气血不足，在标为痰瘀内阻、风火相煽。此例患者病情为中风极期，以标实为主。中焦被痰热湿邪阻滞，不能升清降浊，影响气血运行布达，对半身不遂康复大为不利。参考前人治中风用三化汤（厚朴、枳实、大黄、羌活）通腑泄热，除滞降痰。此二例均用化痰通腑饮加减化裁，遏制鸱张之病势，使病情逐渐向愈而安。渡过急性期，痰浊实邪已祛，本虚之证渐显，或气虚血瘀、或肝阳上亢、或虚风内动，抓住病机之本，运用平肝熄风、益气活血等法而善后调理。

案二 洪哲明大柴胡汤案

有一老妇，患脑血栓已半月，口眼㖞斜，肢体偏瘫，曾多方治疗，病趋加重。意识昏蒙，时时欲呕，不能进食，大便数日未行。其子恳请洪老疏方，洪老竟书大柴胡汤：柴胡 15g、川大黄 20g、黄芩 15g、白芍 20g、半夏 10g、枳实 10g、煎服 2 剂，意识转清，能进糜粥，大便通畅，起坐于床。偏瘫肢体可略移动于床上。

【按语】大柴胡汤乃治疗少阳阳明合病之方，何以治疗中风？洪老认为中风乃足厥阴肝经之病，虽然本于肝肾阴虚，然而终属本虚标实之证。肝阳暴涨，痰热上逆，阻闭清窍是其主要病理机制。若中焦痰热结滞，气机不利，上下不通，"并走于上"之气血何以下行？此例欲呕不能食，大便秘结，可知阳明腑实，升降失常，通腑逐秽，上逆之亢阳方可下潜。大柴胡汤引厥阴之邪由腑而出，大黄行瘀破滞、推陈致新，无形邪热、有形结滞，皆可荡涤而下，柴胡疏肝清热，以顺肝木条达之性，使邪走少阳，黄芩清泻肝火，半夏降逆除痰，枳实破结行滞。于肝阳上亢，痰热上逆之中风，颇为合拍。

案三 王萌卿风引汤案

段某，女，45 岁。初诊（1977 年 7 月 4 日）。主诉及病史：言语不清，右半身偏瘫 1 天。

患者于 1974 年生产后发现高血压，血压常波动于 120～180/140～120mmHg，时常头痛头晕，右侧肢体麻木。此次入院前患感冒发热，继之右半身偏瘫，言语不清。经查：血压 180/130mmHg，意识尚清，右侧肢体活动受限，眼底视网膜动脉硬化，脑脊液正常。诊为脑血栓形成。入院后经输液、口服降压药，并用中药治疗。诊查：颜面潮红，头晕头痛，意识清，右半身不遂，舌塞，语言不利。舌质红，苔黄腻，脉弦劲。辨证：肝阳上亢，风痰阻络。治法：镇敛浮阳，平肝熄风。处方：百合 15g、白薇 12g、紫石英 20g、寒水石 20g、石膏 20g、牡蛎 20g、石决明 20g、生大黄 5g、竹沥 30g。

二诊（1977 年 7 月 8 日）。上方药服 6 剂，头痛头晕大减，语言已清，右侧上下肢稍能活动。苔黄腻已退，脉弦数有力，仍宗上方去石膏、紫石英、大黄，加僵蚕

10g、全蝎 5g、生地黄 20g。

三诊（1977 年 7 月 19 日）。上方加减服药 18 剂，血压 160/110mmHg，头晕头痛消失，能扶床下地活动，但右手活动不灵，仍不能握物。患者要求回家疗养，遂出院并配丸药，共服 3 剂。患者于 1978 年 3 月来门诊，半身不遂基本消除，且能做家务劳动。

【按语】肝阳素亢，又因外风引动内风，气火上浮，内风夹痰热上阻廉泉，故舌塞、语言不利。治用镇敛浮阳、摄纳潜降、平肝熄风之法，方从《金匮要略》风引汤、百合地黄汤和《本事方》白薇汤化裁而来。方中百合收敛浮阳而宁心神，白薇凉血热、平上冲之气血，牡蛎、石决明平肝潜阳，生大黄引血下行兼通腑气，寒水石、紫石英、石膏重镇其逆，竹沥化痰开窍。二诊后加入虫类走蹿通络、行气祛风，病乃得治。

案四 刘渡舟桃核承气汤、四逆散案

刘某，男，83 岁。1993 年 11 月 1 日初诊。有冠心病及心房纤颤病史。2 个月前不慎跌倒，CT 检查诊为脑梗死，伴脑积水，脑萎缩。刻下行路蹒跚，步履维艰，跌仆频频。患者性情急躁，夜寐不安，少腹胀满，小便频数量少，大便干燥，数日一行。舌质紫暗，边有瘀斑，脉大而结，按之不衰。辨为瘀热与血相结之桃核承气汤证。桃仁 14g、桂枝 10g、炙甘草 6g、芒硝 3g（后下）、大黄 3g。3 剂，饭前空腹服。

二诊（1993 年 11 月 4 日）：服药后泻下如猪肝色粪便，少腹胀满顿消，纳食增加，夜寐安然。舌仍有瘀斑，脉有结象，又见手足不温而凉，此为血瘀气滞不相顺接所致，转方用四逆散加桃仁、红花、丹参以理气解郁，活血化瘀。服 5 剂，手足转温，舌脉如常，跌仆未发。

【按语】本案患者原有心、脑血管疾病，见少腹胀满，性情急躁，夜寐不安，大便干结，舌有瘀斑，脉结等症，符合热与血结的特点，故用桃核承气汤以泻下焦之瘀热。本方有两味药最有特色，不可不讲：一是大黄一味，不仅长于泻气分之实热，也善于泻血分之瘀热，与桃仁相伍，活血逐瘀，相得益彰；二是桂枝一味，既能温通血脉，增强祛瘀之力；又能通太阳之经气，这样不仅有利于药力直达太阳之腑，而且有利于气血荣卫疏通解散，一举而数得。本方对于血热互结的经闭、子宫肌瘤、产后恶露不下，以及跌打损伤所致的瘀血等症，都有较好的疗效。服用本方时还须注意，因本证为蓄血结于下焦，故宜空腹服药，以利药力直捣病巢，攻逐瘀热。张仲景方后注所说"先食温服"，即为此意。

案五 邢锡波抵当丸案

金某，年 58 岁。经常头部眩晕，心中烦躁。一日，于工作期间，突然昏厥倒地，人事不省，历时 40min，方始回醒。然口吃语言不清，左半身麻痹，精神昏愦，

血压不高。无脑出血现象。脉沉涩，舌苔垢腻，后确诊为脑血栓形成。初用通经活络之剂，连服 20 余剂，肢体稍能活动，意识比较清醒。然仍不能起立，精神呆痴，语言不清。因脾胃逐渐恢复，遂改破瘀活血通络之剂，拟加味抵当汤配成丸剂，与之久服。处方：生水蛭 15g、桃仁 12g、虻虫 10g、川大黄 10g、丹皮 15g、生山药 15g、广郁金 10g、红花 15g、生箭芪 12g、甘草 10g，为丸，每服 10g，每天 2 次。服药 1 周，肢体显著灵活，语言比较清楚，已能扶杖缓行。后以原方配合活络丹连服 70 余日，步履几如常人，口齿清楚。后以活血通络之剂，调理而愈。

【按语】 抵当汤和抵当丸，都为破血逐瘀之剂，由于瘀血的程度有轻重之不同，病情有缓急的差异，治疗时就必须根据具体的情况予适当的方剂。瘀血证轻者，用桃仁承气汤，重者用抵当汤。抵当丸主治蓄血的程度是介乎桃仁承气和抵当汤之间。抵当汤证，为少腹硬满，桃仁承气汤证，是少腹急结。此证的治疗，着重在破血化瘀，水蛭、虻虫为化瘀之主药，然服后对胃有刺激，如连续服食，常有胃脘不适，或食欲减退之现象。故本方佐以山药、甘草，扶脾胃以防止中气受到损伤。久服化瘀破气之品，最易损伤元气，使人倦息无力，精神松弛，故方中加黄芪以补气。因此，本方可以常服，而无流弊。

参考资料

[1]刘鹏飞.精神神经疾病的中西医综合治疗[M].兰州：甘肃文化出版社，2017.

[2]陈哲.常见神经系统疾病诊治[M].天津：天津科学技术出版社，2020.

[3]张美增.中西医结合神经病学[M].北京：科学技术文献出版社，2014.

[4]张振馨.神经系统疾病临床流行病学[M].北京：人民军医出版社，2007.

[5]陈志强.中西医结合内科学[M].北京：中国中医药出版社，2016.

[6]胡春荣.神经内科常见疾病诊疗要点[M].北京：中国纺织出版社，2022.

[7]赵瑛.神经系统疾病治疗学[M].上海：第二军医大学出版社，2009.

[8]畅洪升.神经精神疾病经方治验[M].北京：中国医药科技出版社，2016.

[9]魏玉香.神经系统疾病中医治疗与康复[M].北京：中国中医药出版社，2020.

[10]杨玉芳.神经系统疾病的内科治疗与康复[M].长春：吉林科学技术出版社，2016.

[11]毛丽军.神经系统疾病验方妙用[M].北京：科学技术文献出版社，2010.

[12]程为平.中西医结合诊疗与康复系列丛书神经系统疾病诊疗与康复[M].北京：科学出版社，2021.

[13]李杰.神经系统疾病内科治疗实践[M].长春：吉林科学技术出版社，2019.

[14]田锦勇.临床神经系统疾病诊治[M].北京：中国纺织出版社，2019.03.

（刘羽茜）

第八章　肿瘤

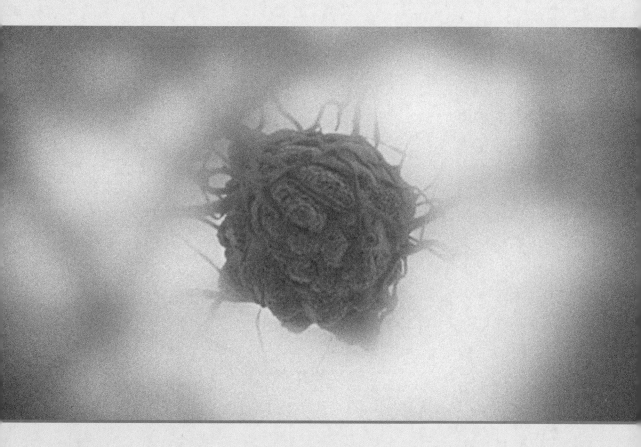

第一节　肺癌（lung cancer）

一、概述

（一）肺癌的定义

肺癌又称支气管肺癌，是最常见的肺原发性恶性肿瘤，为当前世界各地最常见的恶性肿瘤之一，肿瘤细胞源于支气管黏膜或腺体，常伴有区域性淋巴结和血性转移，早期常有刺激性干咳和痰中带血等呼吸道症状，病情进展速度与细胞的生物特性有关。

（二）肺癌的流行病学概述

肺癌是全球负担最重的恶性肿瘤之一。据 GLOBOCAN 估计，2020 年全球新发肺癌病例约为 220 万，占全部恶性肿瘤的 11.4%，死亡病例约为 180 万，占恶性肿瘤相关死亡的 18.0%。2020 年，我国肺癌患者人数为 81.6 万，粗发病率为 56.3/10 万。肺癌死亡例数 71.5 万，粗死亡率为 49.4/10 万，在我国所有肿瘤中发生率和死亡率均居首位。研究显示，我国肺癌发病率存在地区差异，东部地区高于西部地区；在性别分布上发病率差异更加明显，男性远远高于女性，然而，女性发病率的增长速度超过了男性。这可能与现代人的生活环境和生活方式有关。值得注意的是，目前关于肺癌的防控也越来越受到重视，美国近年来积极的控烟政策使肺癌的发病率与死亡率逐渐降低，在我国及其他发展中国家，肺癌防控形势应引起高度重视，吸烟率，肺癌发生率、死亡率在持续上升。现阶段发达国家的肺癌发病率和死亡率大约是发展中国家的 3~4 倍。但随着这一发展趋势，未来发展中国家的肺癌发病率和死亡率可能会超过发达国家。

（三）肺癌的分类及分期

1.分类

（1）大体分型：①根据肺癌的发生部位可分为中心型、周围型、弥散型 3 类；②根据肺癌的生长方式可分为管内型、管腔浸润型、肿块型、球型、弥散浸润型 5 类。

（2）组织学分类：1997 年，WHO 将肺癌的组织学类型分为以下 8 类：鳞状细胞癌、腺癌、小细胞癌、大细胞癌、腺鳞癌、类癌、支气管唾液腺瘤、多形性癌。由于肿瘤的生物学行为不同，为临床治疗方便，将肺癌分为两大类即小细胞肺癌（small cell lung cancer，SCLC）和非小细胞肺癌（non small cell lung cancer，NSCLC）。

2. 分期

肺癌的分期一直沿用国际抗癌联盟的 TNM 分期法。2017 年国际抗癌联盟公布了修订后的第 8 版肺癌国际分期（表 8-1、表 8-2），这对确定病变范围、制订治疗方案、统一疗效标准和预后估计都有重要的临床意义。

表 8-1 第 8 版肺癌国际分期中 TNM 的定义

原发肿瘤（T）		标识
T0：	没有原发肿瘤的证据	
Tis：	原位癌（鳞癌或腺癌）	Tis
T1：	肿瘤最大径 ≤ 3cm	
T1a（mi）：	微浸润性腺癌	T1a（*mi*）
T1a：	中央气道浅表播散性肿瘤 [a]	T1a *ss*
	肿瘤最大径 ≤ 1cm	T1a ≤ 1
T1b：	肿瘤最大径 > 1cm 但 ≤ 2cm	1 < T1b ≤ 2
T1c：	肿瘤最大径 > 2cm 但 ≤ 3cm	2 < T1c ≤ 3
T2：	肿瘤大小或范围符合以下任何一项：	
	肿瘤最大径 > 3cm 但 ≤ 5cm	
	侵犯脏层胸膜	T2 visc PL
	累及主支气管，但不累及隆突；扩展到肺门的肺不张或阻塞性肺炎 [b]	T2 centr
T2a：	肿瘤最大径 > 3cm 但 ≤ 4cm	3 < T2a ≤ 4
T2b：	肿瘤最大径 > 4cm 但 ≤ 5cm	4 < T2b ≤ 5
T3：	肿瘤 > 5cm 但 ≤ 7cm	5 < T3 ≤ 7
	或肿瘤已直接侵犯了胸壁、心包、膈神经	T3 *Inv*
	或同一肺叶单个或多个的不连续结节	T3 *Satell*
T4：	肿瘤 > 7cm	T4 > 7
	或肿瘤已直接侵犯了纵隔、膈肌、心脏、大血管、喉返神经、隆突、气管、食管、椎体或同侧不同肺叶内单个或多个的不连续结节	T4 *Inv*
		T4 *Ipsi Nod*

续表

区域淋巴结（N）		标识
N0：	没有区域淋巴结转移	
N1：	转移至同侧支气管周围淋巴结和 / 或同侧肺门淋巴结	
N2：	转移至同侧纵隔和 / 或隆突下淋巴结	
N3：	转移至对侧纵隔、对侧肺门淋巴结，同侧或对侧斜角肌或锁骨上淋巴结	

远处转移（M）		标识
M0：	没有远处转移	
M1a：	恶性胸腔或心包积液 c 或胸膜心包多个结节 或对侧肺多个结节	M1a *PL Dissem* M1a *Contr Nod*
M1b：	胸腔外单个转移	M1b *single*
M1c：	胸腔外多个（1 或 > 1 器官）	M1c *Multi*

注：ᵃ 任何大小的表浅肿瘤，局限于气管或支气管壁。ᵇ 这样的肿瘤 > 3cm 但 ≤ 4cm，定义为 T2a；> 4cm 但 ≤ 5cm 定义为 T2b。ᶜ 如果胸腔积液的多次细胞学检查未能找到癌细胞，胸腔积液又是非血性和非渗出性的，临床判断该胸腔积液与肿瘤无关，这种类型的胸腔积液不影响分期。

表 8-2　UICC 第 8 版肺癌国际分期标准（2017 年）

分期		TNM
0 期		Tis N0 M0
I 期	I A	T1a, b, c N0 M0
	I B	T2a N0 M0
II 期	II A	T2b N0 M0
	II B	T1a, b, c N1 M0
		T2a N1 M0
		T2b N1 M0
		T3 N0 M0

续表

分期		TNM
Ⅲ期	Ⅲ A	T1a，b，c N2 M0
		T2a，b N2 M0
		T3 N1 M0
		T4 N0，1 M0
	Ⅲ B	T1a，b，c N3 M0
		T2a，b N3 M0
		T3 N2 M0
		T4 N2 M0
	Ⅲ C	T3，4 N3
Ⅳ期	Ⅳ A	M1a，b
	Ⅳ B	M1c

注：对于小细胞肺癌的分期，传统上将其分为局限期（limited disease）和广泛期（extensive disease）两大类。第 8 版肺癌分期标准推荐将小细胞肺癌按 TNM 分期进行临床分期，以能更准确地对不同期别的患者施以个体化的最佳治疗。

二、发病机制

（一）吸烟

吸烟是肺癌最主要的致病因素。吸烟与肺癌的关系已在十几个国家进行过 30 多次回顾性调查和 7 次大规模的前瞻性调查，尽管调查的国家不同，时间、对象、途径不同，但都表明吸烟者发生肺癌的机会多于不吸烟者 12~22 倍。吸烟与肺癌有剂量效应关系、吸烟还能和其他致肺癌因子（如石棉、放射性物质等）起协同作用。通过对吸烟者吸入烟雾的化学分析，发现烟雾中含有 5 种对人有肯定致癌作用的致癌剂：苯、4-氨二苯、钋、镍、2-萘胺；对人可能有致癌作用的化合物 10 种；对动物有肯定致癌作用的致癌剂 3 种，其中主要是亚硝基化合物、多环芳香族化合物。动物实验也证实了吸烟的致癌性。大鼠和仓鼠暴露于香烟烟雾中诱发了呼吸道恶性肿瘤，用烟凝聚物涂抹小鼠和家兔皮肤诱发了皮肤癌，注射于大鼠肺内引起肺癌。香烟烟雾和烟凝聚物还可引起染色体损伤，产生多种遗传学改变。烟凝聚物可在体外引起哺乳类动物细胞的恶性转化。

（二）工业接触

石棉、砷、铀、镍、铬均是肺癌致病的危险因素。我国云南省是肺癌的高发区，死亡率高达 151/10 万。

（三）大气污染

大气污染包括室外空气污染和室内空气污染。室外空气污染源中的工业废气和汽车排气排放物含有致癌物质，尤以苯并芘的致癌作用最明显。近年来注意到室内装饰材料如甲醛和氡气也可能是肺癌发生的危险因素。2008 年《柳叶刀》上发表的研究报告指出，我国使用的固体燃料（包括燃煤、木材和农作物残骸）所造成的室内空气污染和吸烟一起，在 30 年内将导致 1800 万人死于肺癌。

2013 年 10 月，世界卫生组织下属国际癌症研究机构，正式将大气污染列为主要的环境致癌物，其危害程度与烟草同级。

（四）驱动基因

近年的分子生物学研究发现，一些基因的突变或融合可导致肺癌的发生，这些基因的变异同时也是药物作用的靶点，因此被称为驱动基因。目前研究发现，70%以上的肺腺癌可找到驱动基因，包括 EGFR 突变基因、ALK 融合基因等。

三、病理变化

（一）早期肺癌

在致癌因素的作用下，支气管上皮发生癌变的过程一般要经过基底细胞增生、鳞化，进而在基底细胞增生或鳞化的基础上进展为不典型增生、癌变。初为原位癌，再发展为浸润癌。发生的部位一般在段支气管，大多为单灶性的，也可多中心起源。在临床上，诊断早期肺癌较困难，因在影像学上，早期肺癌常无明显肿块形成，一般不易发现，大多是在查体进行痰细胞学检查，或患者痰中带血进行纤维支气管镜活检时发现，经手术切除后全面病理检查确定的。早期肺癌较为少见，且多为鳞状细胞癌。

（二）中晚期肺癌

中晚期肺癌是指癌组织在肺内浸润性生长，形成的肿块较大，超过早期肺癌的范围。在此基础上，癌组织亦可进一步在肺内浸润生长，或在肺内扩散，或向胸腔蔓延，或经淋巴管向支气管旁或肺门淋巴结转移。更晚期者亦可经血流发生远距离转移而至其他脏器。

四、临床表现

（一）原发表现

1. 咳嗽

是肺癌患者最常见的症状，为肿瘤刺激支气管黏膜引起，常常表现为刺激性的干咳，持续不易缓解。大气道的肿物阻塞时咳嗽可呈金属音。合并有阻塞性肺炎时会伴有咳痰、喘鸣、发热等。部分肺泡癌患者可咳大量黏液痰。

2. 咯血

咯血也是肺癌的早期首发症状之一，是肺癌的重要诊断依据。不管是痰中带血还是整口血，只要咳出的痰有血都称为咯血。中央型肺癌较多见，多为痰中带血或间断血痰。持续性痰中带血或不明原因的咯血是肺癌较典型的症状。大口咯血很少见，只有晚期肺癌侵犯了大血管才会出现。

3. 胸痛

由肿瘤侵犯胸壁，侵犯神经所致。早期仅表现为轻度的胸闷，当癌瘤累及壁层胸膜或直接侵犯胸壁时，可引起该部位恒定的持续性疼痛。晚期可由肋骨、胸椎转移引起。

4. 呼吸困难

常常是晚期肺癌患者的临床症状，尤其常见于肺癌细胞胸膜转移出现大量胸腔积液的患者，也较多见于癌细胞广泛侵犯肺间质或大范围肺脏受侵时。

5. 体重下降

消瘦为肿瘤的常见症状之一。肿瘤发展到晚期，肿瘤毒素和消耗的原因，并有感染、疼痛、发热所致食欲缺乏、精神萎靡，可表现为消瘦、乏力、虚弱、贫血等症。

6. 发热

一般肿瘤可因坏死引起发热，多数发热的原因是肿瘤在支气管腔内生长致管腔受压或阻塞，引起阻塞性肺炎。中心型肺癌常因较大的支气管狭窄或阻塞，远端的支气管分泌物潴留而引起感染发热。当肿瘤过大时，可因肿瘤组织坏死吸收或肿瘤组织分泌致热源而引起发热，即为癌性发热，常在肿瘤晚期广泛转移时出现。

（二）转移表现

当肺癌侵及周围组织或转移时，可出现如下症状：

（1）肿瘤侵犯喉返神经出现声音嘶哑。

（2）肿瘤侵犯上腔静脉，出现面、颈部水肿等上腔静脉梗阻综合征表现。

（3）肿瘤侵犯胸膜引起胸膜腔积液，往往为血性，大量积液可以引起气促。

（4）肿瘤侵犯胸膜及胸壁，可以引起持续剧烈的胸痛。

（5）上叶尖部肺癌可侵入和压迫位于胸廓入口的器官组织，如第一肋骨、锁骨下动静脉、臂丛神经、颈交感神经等，产生剧烈胸痛，上肢静脉怒张、水肿、臂痛和上肢运动障碍，同侧上眼睑下垂、瞳孔缩小、眼球内陷、面部无汗等颈交感神经综合征表现。

（6）近期出现的头痛、恶心、眩晕，或视物不清等神经系统症状和体征应当考虑脑转移的可能。

（7）持续固定部位的骨痛、血浆碱性磷酸酶或血钙升高应考虑骨转移的可能。

五、临床诊断

（一）病史

如有吸烟及被动吸烟史，吸烟指数＞400支/年，年龄＞45岁，是否从事接触到无机砷、石棉、铬、镍、煤、焦油等的职业，是否长期受到电离辐射，生活环境中受到大气污染的程度，有无肿瘤家族史，有无不良生活习惯，既往是否曾患过陈旧性肺结核、肺炎、慢性阻塞性肺疾病及肺间质纤维化等疾病，这些疾病的肺癌发生率要高出常人2~3倍。当就诊患者出现咳嗽、咯血、气短和淋巴结肿大等临床表现时，应警惕肺癌的可能，尤其对于长期吸烟者和患有慢性肺部疾病的就诊者，对这些患者应进行必要的辅助检查。

（二）体格检查

多数肺癌患者在早、中期无特异性阳性体征，当压迫、侵犯邻近器官及出现转移等情况后可能会有如下相应体征：

（1）体检可有声带麻痹、上腔静脉阻塞综合征、Horner征、Pancoast综合征的体征。

（2）体检可有肺不张、阻塞性肺炎、胸腔积液的体征。

（3）体检发现肝大伴有表面凹凸不平、皮下结节、锁骨上窝淋巴结肿大、肋骨或脊椎棘突压痛等提示发生远处转移的可能。

（4）少数患者出现原因不明，久治不愈的肺外征象，如杵状指（趾）、非游走性肺性关节疼痛、男性乳腺发育、皮肤黧黑或皮肌炎、共济失调及静脉炎等。

（三）影像检查

对肺部有孤立结节的患者应当追问其过去有无影像学检查史，如对比发现病灶增大、性质改变或出现新的病灶，影像学诊断疑为恶性肿瘤者应进一步检查。X 线片一般用于健康查体，强化 CT 检查是目前临床诊断肺癌和评价治疗疗效的重要手段，B 超、MRI 可作为转移部位的补充检查，骨扫描检查是用于判断骨转移的常规检查，特殊情况下可进行全身 PET-CT 检查。

（四）内镜检查

1. 纤维支气管镜（简称纤支镜）检查

是诊断肺癌最常用的方法，包括纤支镜直视下刷检、支气管灌洗获取细胞学及活检进行组织学诊断，对中心型肺癌诊断的阳性率较高，由于段以下支气管太细，目前的纤支镜不适于段以下支气管检查。

2. TBNA 和 EBUS-TBNA

经纤支镜引导下的透支气管壁穿刺术（TBNA）和超声纤支镜引导下的透支气管壁穿刺活检术（EBUS-TBNA）对周围型肺癌及普通纤支镜难以到达的部位可取得针吸细胞涂片标本；在可疑局部晚期病例，可望获得纵隔淋巴结 N1 和 N2 的病理诊断结果，有助于术前评估根治性手术切除的可能性。

3. 纵隔镜检查

可直接观察气管前隆凸下及两侧支气管区淋巴结情况，并可获取标本做组织病理检查，这对局部晚期病例的分期和手术可能性评估尤其重要，是目前临床评价肺癌纵隔淋巴结状态的"金标准"，尽管 CT、MRI 及近年应用于临床的 PET-CT 能够对肺癌治疗前的 N 分期提供极有价值的证据，但仍是影像学表现，纵隔镜可提供纵隔淋巴结和器官组织的组织标本，得到的是病理学诊断，故纵隔镜的诊断价值难以取代。

4. 胸腔镜检查

胸腔镜主要用于肺癌脏胸膜、壁胸膜转移的诊断及近脏胸膜的肺占位的切除，尤其是肺部微小结节病灶行胸腔镜下病灶切除，可达到既明确诊断又进行了病灶切除的目的。对于中晚期肺癌，胸腔镜下可以行淋巴结、胸膜和心包的活检，胸腔积液及心包积液的细胞学检查，为系统地制订治疗方案提供可靠依据。

（五）细胞学检查

1. 痰细胞学检查

痰细胞学检查是目前诊断肺癌的方法之一，是一种简单方便的非创伤性诊断方法。其最大优点是可在影像学发现病变以前便得到细胞学的阳性结果。痰细胞学检查阳性、影像学和纤维支气管镜检查未发现病变的肺癌称为隐性肺癌。

2. 胸腔积液癌细胞学检查

有胸腔积液的病例，可行胸腔穿刺，抽出新鲜胸腔积液，经离心处理，取沉淀物涂片找癌细胞。血性胸腔积液癌细胞的检出率较高。

3. 经皮肺穿刺细胞学检查

对于肺部的病变，经常规的痰细胞学或纤维支气管镜等非创伤性检查仍不能确诊的病例，可考虑行经皮肺穿刺细胞学或组织学检查。但这项检查为创伤性检查，有引起气胸、出血的可能，特别是可引起针道种植转移，因此不主张在早期肺癌患者常规应用。

其他的细胞学检查还包括锁骨上肿大淋巴结或皮下结节的穿刺涂片细胞学检查。当然，锁骨上肿大淋巴结或皮下结节也可行切除或切取活检，这应根据不同的情况做不同的选择。

六、西医治疗

（一）治疗原则

肺癌的治疗应当采取多学科综合治疗与个体化治疗相结合的原则，即根据患者的机体状况、肿瘤的病理组织学类型和分子分型、侵及范围和发展趋向采取多学科综合治疗的模式，有计划、合理地应用手术、化疗、放疗和分子靶向治疗等手段，以期达到最大限度地延长患者的生存时间、提高生存率、控制肿瘤进展和改善患者的生活质量。

（二）手术治疗

手术治疗仍然是目前肺癌，尤其是非小细胞肺癌患者最主要的治疗方法，也是治愈肺癌最主要的治疗手段。手术治疗属于局部治疗方法，主要适用于早期肺癌患者的治疗，其适应证主要是临床分期Ⅰ～Ⅱ期和部分Ⅲa期的非小细胞肺癌患者和早期Ⅰ期的小细胞肺癌患者。肺癌手术以肺叶切除为主，少部分患者行单侧肺全切除和肺段切除。对于技术水平较高的单位，对于部分局部晚期的非小细胞肺癌，如Ⅲb期患者，仍然可以首先选择手术治疗。实际上，各期肺癌患者都有应用手术治疗的可能，对于部分控制较好的Ⅳ期非小细胞肺癌患者也可以考虑手术治疗，切除耐药的残存的肿瘤病灶。对于早期肺癌患者，手术治疗的目的是尽可能地治愈患者。而在晚期肺癌，手术治疗的目的主要是姑息治疗，改善患者的生活质量，尽可能延长患者的生存期。

（三）放射治疗

肺癌的放射治疗发展很快，这主要得益于放疗设备的快速发展，肺癌的放射治疗从最初的没有选择性的"普放"，发展到现在的三维立体定向"精准放疗"。放疗在肺癌的综合治疗中发挥了非常重要的作用。由于放疗的精确性，很多放疗也因此被称为"放射外科"，很多治疗也被冠以"刀"，如常说的"X刀""γ刀""射波刀"等，实际都是放射治疗手段，从名字也可以看出放疗的精确性。

肺癌的放射治疗属于局部治疗范畴，因此对于放疗要求对肿瘤病灶有较高的放射剂量，而对周围组织影响越小越好。既往的"普放"由于没有好的选择性，导致对肿瘤周围组织产生的副作用较大，也难以对处于正常组织包围中的肿瘤组织实施理想的高剂量，直接影响了放疗的治疗效果。现在的精准放疗则可以对肿瘤给予较高的治疗剂量而对周围的正常组织影响较小，明显提高了肿瘤的放疗效果。

（四）化学治疗

1. 小细胞肺癌的化疗

小细胞肺癌对化疗高度敏感，被列入为有可能用化疗治愈的疾病。小细胞肺癌目前的标准化疗方案为EP（依托泊苷VP-16和顺铂）。近年公认较好的方案还有IP（伊立替康和顺铂）。

2. 非小细胞肺癌的化疗

非小细胞肺癌对化疗的敏感性不如小细胞肺癌。目前，对非小细胞肺癌化疗的共识有：早期肺癌可采用辅助化疗，局部晚期肺癌采用新辅助化疗或辅助化疗或同步化放疗，晚期肺癌采用姑息化疗。化疗方案以两药的含铂方案为标准方案，化疗周期为4~6个周期，首个化疗方案治疗失败后可考虑二线化疗。目前常用的化疗方案有NP（长春瑞滨、顺铂）、GP（吉西他滨、顺铂、卡铂）、TP（紫杉醇、顺铂、卡铂）、DP（多西紫杉醇、顺铂、卡铂）和PP（培美曲塞、顺铂、卡铂，用于腺癌）。

二线化疗的标准方案为多西紫杉醇或培美曲塞（pemetrexed，限于非鳞癌）单药化疗。

（五）分子靶向治疗

分子靶向治疗以其完全不同于细胞毒化学治疗的药理学机制而成为肺癌治疗的一个重要方向。目前可应用于肺癌的分子靶向药物有表皮生长因子受体酪氨酸激酶（EGFR-TK）抑制剂和ALK、ROS1抑制剂，前者包括了口服的小分子靶向药物（如吉非替尼、厄罗替尼），还有国产的埃克替尼和第二代的 EGFR TKI 阿法替尼、第三代的奥希替尼；ALK 抑制剂为克唑替尼、色瑞替尼和阿来替尼。ROS1 抑制剂有克唑替尼。携带有 EGFR 外显子敏感突变的晚期肺癌人群首选 EGFR 抑制剂治疗，携带有 ALK 融合基因的晚期肺癌人群首选 ALK 抑制剂。另一类已进入临床使用的靶向药物为抗血管生成剂，如贝伐单抗。

（六）免疫治疗

免疫治疗是近年来发展最迅速的癌症全身治疗手段之一，也是 2018 年诺贝尔生理学或医学奖的获奖项目。目前的肺癌免疫治疗特指免疫检查点（check-point）抑制剂治疗，不但用于晚期和局部晚期肺癌的治疗，还延伸探索用于早期肺癌的辅助治疗。中国上市的药物有纳武单抗和帕博利珠单抗。

七、中医病因病机

（一）概述

中医认为正虚（内因）与邪实（外因）是肺癌发病的主要因素。通常先是由于饮食失调、劳倦过度、情志不畅等导致脏腑阴阳失调、正气虚损，然后六淫之邪乘虚袭肺，邪滞胸中，肺气郁滞，宣降失司，气机不利，血行受阻；津液失于输布，津聚为痰，痰凝气滞，瘀阻脉络，于是气、血、痰胶结，日久形成肺部症块。因此，肺癌是因虚而致病，因虚而致实，与肺、脾、肾三脏密切相关，是一种本虚标实的疾病。肺癌的虚以阴虚、气阴两虚为主；实则不外乎气滞、血瘀、痰凝、毒聚的病理变化。

（二）病因

1. 外邪袭肺

肺为娇脏，外感邪毒容易浸淫肺脏，致肺气宣降失司，气机不畅，血行受阻，气滞血瘀，日久成证。

2. 饮食劳倦

饮食不节，或劳伤心脾，易损伤脾胃，脾失健运，胃失和降，水谷不能化生为精微，聚而成痰，"肺为贮痰之器"，痰湿蕴肺，气机不利，血行不畅，痰瘀交阻，久而形成肿块。

3. 情志失调

七情不遂，导致脏腑功能失调，气机紊乱，津液输布失常，阻滞脉络，积而日久，形成肿块。

4. 脏腑虚损

年老体衰，肾气不足；或长期慢性肺部疾患，耗气伤津，损伤肺脾、病久及肾，复因外邪乘虚而入，正气无力驱邪外出，邪毒留恋，阻碍气机，血行不畅，日久聚而成块。

（三）病机

对于肺癌的病机，《杂病源流犀烛·积聚癥瘕痃癖痞源流》云："邪积胸中，阻塞气道，气不得通，为痰，为食，为血，皆邪正相搏，邪既胜，正不得制之，遂结成形而有块。"说明了肺中积块的产生是由于正气亏虚，邪毒入侵，气机不利，气血痰搏结而成。一般认为，肺癌系感受"风""寒""暑""湿""燥""火"等六淫或外界秽浊、邪毒之气侵袭肺脏，致肺失宣肃，肺不布津，聚而成痰；或肺气郁滞，脉络受阻，气滞血瘀。外邪、痰浊、瘀血相互搏结日久形成肿瘤。此外，素体虚弱，禀赋不足，正气亏虚而致正虚邪陷，在发病中也起重要作用。

肺癌产生的机制不外正虚邪实，痰瘀毒互结。所以，总的来讲肺癌是因虚得病，因虚致实，全身属虚，局部属实的疾病。

八、辨证要点及治疗思路

（一）辨证要点

1. 辨虚实

早期多见气滞血瘀，痰湿毒蕴之证，以邪实为主；晚期多见阴虚毒热，气阴两虚之证，以正虚为主。

2. 辨邪正盛衰

肺部癌瘤及症状明显，但形体尚丰，生活、活动、饮食等尚未受阻，此时多为邪气盛而正气尚充；肺部广泛侵犯或多处转移，全身情况较差，消瘦、疲乏、衰弱、食少，生活行动困难，症状复杂多变，多为邪毒内盛而正气明显不支的正虚邪实者。

（二）治则治法

辨证论治是中医学认识疾病与治疗疾病的主要方法，中医治疗肿瘤的优势在于辨证论治。辨证，就是运用四诊八纲为主要手段综合临床各种证候表现，来研究疾病的病因、病机及发生、发展的规律，认识和辨别疾病的部位、寒热、虚实以及传变转归等，然后确定治疗方法。它特别强调治病求本，审证求因，重视内因的主导作用。

因此，在治疗肿瘤的时候，只能根据不同病因、病机和体质进行辨证施治。临床用药，除应注意各种肿瘤的特点外，还要注意患者的个体差异。不能只注重一方一药，要对患者机体内外环境的不同情况进行具体分析，进行辨证论治，这样才能认识和掌握治疗的规律。

"扶正祛邪，标本兼治"是治疗肺癌的基本原则。本病整体属虚，局部属实，正虚为本，邪实为标。早期以邪实为主，治当行气活血、化瘀软坚和清热化痰、利湿解毒；晚期以正虚为主，治宜扶正祛邪，分别采用养阴清热、解毒散结及益气养阴、清化痰热等法。

九、常用方药

（一）气滞血瘀证

（1）症状：咳嗽不畅，胸闷气憋，胸痛有定处，如锥如刺，或痰血暗红，口唇紫暗，舌质暗或有瘀斑，苔薄，脉细弦或细涩。

（2）治法：活血散瘀，行气化滞。

（3）主方及分析：血府逐瘀汤加减。若胸痛甚者，加牡丹皮、香附、延胡索行气止痛；若反复咯血，血色暗红者，加蒲黄、藕节、仙鹤草祛瘀止痛；食少乏力气短者，加黄芪、党参、白术健脾益气；瘀滞化热，暗伤气津者，加沙参、天花粉、知母清热养阴生津。

（二）痰湿蕴肺证

（1）症状：咳嗽，咳痰，痰质稠黏，痰白或黄白相兼，气憋，胸闷痛，纳呆便溏，神疲乏力，舌质暗，苔白黄腻或黄厚腻，脉弦滑。

（2）治法：行气祛痰，健脾燥湿。

（3）主方及分析：二陈汤合瓜蒌薤白半夏汤加减。若胸脘胀闷、咳喘较甚者，加葶苈子泻肺行水；痰黄黏稠难咳者，加鱼腥草、黄芩清热化痰；胸痛甚，瘀象较明显者，加郁金、川芎行瘀止痛；神疲纳呆者，加西洋参、白术、鸡内金益气健脾。

（三）阴虚毒热证

（1）症状：咳嗽，无痰或少痰，或有痰中带血，甚则咯血不止，心烦，少寐，手足心热，或低热盗汗，或邪热炽盛，羁留不退，口渴，大便秘结，舌质红，苔薄黄，脉细数或数大。

（2）治法：养阴清热，解毒散结。

（3）主方及分析：沙参麦门冬汤合五味消毒饮加减。若咯血不止者，加生地黄、白茅根、三七凉血止血；大便干结者，加瓜蒌、郁李仁润燥通便；低热盗汗者，加地骨皮、白薇育阴清热。

（四）气阴两虚证

（1）症状：咳嗽无力，有痰或无痰，痰中带血，神疲乏力，时有心悸，汗出气短，口干，发热或午后潮热，手足心热，纳呆脘胀，便干或稀，舌质红苔薄，或舌质胖嫩有齿痕，脉细数无力。

（2）治法：益气养阴。

（3）主方及分析：麦味地黄丸加减。气虚症象明显者，加黄芪、白术益气补肺健脾；偏于阴虚者，加玄参、百合养阴增液；咳痰不利，痰少而黏者，加浙贝母、瓜蒌利肺化痰。

十、中成药

回生口服液、平消片、复方斑蝥胶囊、羚羊清肺丸、鹤蟾片、榄香烯乳注射液、康莱特注射液、养阴清肺膏、扶正养阴丸等按说明书辨证使用。

十一、名医验案

四川省名中医王平验案

患者谢某，女，76岁，因"确诊左肺腺癌1年余，气促伴双下肢水肿1周"于2019年10月5日入院治疗。患者诉1年前因"反复咳嗽、咳痰半年"入住通江县人民医院，在县医院检查发现肺部占位，行对症治疗后出院休养。后因反复发作，患者又到上海某医院行肺部占位活检，病理活检示：查见非小细胞肺癌，免疫组化示：CK7（+）、CK5/6（-）、P63（-）、TTF-1（+）、NapsinA（+）、Ki-67（+，5%）。支持肺腺癌，建议做基因检测确认。行肺癌8基因检查：结果示EGFR19位点突变。诊断为：左肺腺癌。建议化疗及靶向治疗，患者及家属拒绝进一步治疗，予以对症治疗后回家调养。患者此次入院1周前，不明原因出现咯血，量少，色淡红，伴有咳嗽。入院时患者咯血量增多，色淡红，伴有咳嗽，双下肢轻度水肿，活动后气促，食欲、睡眠、大便尚可，夜尿多，舌淡红苔白腻，脉沉细。入院后完善相关检查，胸腹部增强CT：左肺上叶见截面大小约6.7cm×5.6cm的软组织密度肿块，边缘呈分叶，增强扫描明显强化，其内见坏死灶，邻近胸膜局限性增厚；右肺上叶、中叶及左肺见小结节。

盆腔少量积液。西医诊断：①左肺腺癌伴胸膜转移Ⅳ期；②慢性阻塞性肺疾病。中医诊断：肺积 - 咯血 - 阳虚毒聚。西医给予止血、抗炎平喘、抗肿瘤等治疗2天后，咯血无明显减轻，要求给予中药治疗。

初诊（2019年10月7日）：患者诉：咯血，色淡红，量中等，咳嗽，痰少，动则气促，下肢轻度水肿，夜尿多，不喜饮，长期夜间手足心灼热甚，大便可，舌淡红苔白腻，脉沉弱。辨证：肺积 - 咯血 - 阳虚毒聚。治疗以温阳解毒止血为法，方拟黄土汤加潜阳丹加减，具体药物：制白附片20g、阿胶珠18g（烊化）、生地黄20g、炒黄芩10g、砂仁30g（后下）、炙龟板20g、炙甘草10g、血余炭20g、牛膝10g、红豆杉3g、法半夏15g、浙贝母20g、补骨脂20g、焦六神曲20g。3剂。另取灶心土100g加3000mL自来水先煎30min，取澄清液2000mL和上述药物1剂混煎，2日1剂，每次100mL，口服，一日3次。

二诊（2019年10月14日）：咯血、气促、下肢水肿逐步好转，夜尿多，不喜饮，夜间手足心灼热，纳差无味，舌淡红苔白腻，脉沉弱。肺积 - 咯血 - 阳虚毒聚。治疗以温阳解毒止血。方拟黄土汤加潜阳丹加减，二诊方去黄芩、生地黄，加重制白附片量为30g，加桂枝20g加强温阳之力，加阿胶珠18g（烊化）、血余炭30g、牡蛎30g止血。3剂。煎服法同上。

三诊（2019年10月21日）：咯血、气促、下肢水肿明显好转，纳可，时失眠，夜尿多，不喜饮，夜间手足心灼热稍减轻，舌淡红苔白腻，脉沉弱。肺积 - 咯血 - 阳虚毒聚。治疗以温阳解毒止血。方拟黄土汤加潜阳丹加减，三诊方加炒酸枣仁30g安眠；加重红豆杉量为6g抗癌。共7剂，煎服法同上，患者出院回家服用。患者服完7剂后又在我处门诊就诊，予四诊方为基础加减调理1个月，回访至今，患者咯血停止，咳嗽明显减轻，纳食、精神可，病情稳定。

【按语】患者诊断为：左肺腺癌伴胸膜转移Ⅳ期。加之有慢性阻塞性肺炎病史5年多，肺脏功能降低，抗邪功能弱，尤以体内阳气减弱为甚，导致虚阳上浮，灼伤肺脏血络出现咯血。证候分析：咯血，色淡红，量中等，为肺阳虚不能固摄阴血，加之脾肾阳虚致虚阳上浮灼伤肺络所致；咳嗽，咳痰，动则气促，为肺肾阳气亏虚，肺宣发肃降功能失调，肾纳气功能降低所致；下肢轻度水肿，夜尿多，不喜饮，为脾肾阳虚，不能化气行水致水湿泛滥所致；长期夜间手足心灼热甚，为脾肾阳气亏虚，虚阳向手足心发散所致；舌淡红苔白腻，脉沉弱，为阳虚水湿蕴结之证，故本例咯血辨证为阳虚毒聚。用黄土汤合潜阳丹加减治疗，其中灶心土、制附片温补脾肾之阳，加强固摄之力而止血；炙龟板、生牡蛎下潜上浮之阳；生地黄、阿胶、血余炭止血；补骨脂、砂仁温肾纳气；浙贝母、红豆杉散结抗癌等。全方温阳潜阳；解毒止血。方证相应，疗效显著。

第二节 乳腺癌（breast carcinoma）

一、概述

（一）乳腺癌的定义

乳腺癌是乳腺导管上皮细胞在各种内外致癌因素的作用下，细胞失去正常特性而异常增生，以致超过自我修复的限度而发生癌变的疾病。为女性常见的恶性肿瘤，多见于40岁以上的女性。病因尚不明确，目前认为与内分泌、遗传及饮食有关。

（二）乳腺癌的流行病学概述

2020年，全球癌症负担数据显示：全球新发癌症病例1929万例，其中乳腺癌高达226万例，首次超过肺癌（220万例）成为全球第一大癌症，其中女性癌症致死的443万人中，乳腺癌达68万，位居首位。在我国，根据中国城市癌症登记处的数据，过去30年中，总体癌症发病率增加了20%~30%，且每年增长3%~5%。这一增幅显著高于世界平均1.5%的增幅。2020年，女性乳腺癌新发增至42万例，占全球乳腺癌的18.4%，绝对数值为全球第一。乳腺癌是女性最常见的恶性肿瘤之一，其发病率逐年上升，严重威胁着女性的健康和生命。

2020年，全球乳腺癌死亡约68.5万，占女性恶性肿瘤死亡的15.5%。全球乳腺癌粗死亡率为17.7/10万，年龄标准化死亡率（age-standardizedmortality rate，ASMR）为13.6/10万。世界各国间的ASMR差异近达7倍，ASMR最高是斐济的41.0/10万，最低为韩国的6.4/10万。与发病率相反，高死亡率主要集中在不发达和发展中国家（如斐济、牙买加、萨摩亚、尼日利亚、喀麦隆），而高收入国家的死亡率较低（如韩国、日本、美国）。中国乳腺癌ASMR为9.5/10万，处于全球较低水平，但我国乳腺癌死亡总数高于其他国家，约占全球乳腺癌死亡总数的17.1%，其次是美国（约占6.2%）。世界各国的乳腺癌ASMR均随年龄的增加而增高，大多数国家在≥70岁时达到高峰。

（三）乳腺癌的分类及分期

1.分类

乳腺癌组织形态较为复杂，类型众多，需综合判断分类。且乳腺癌多为混合型癌，即在同一块癌组织中，甚至同一张切片内可有两种以上类型同时存在，对这种混合型癌常以占优势的成分诊断命名，次要成分可在其后备注。目前乳腺癌的分类，在实际应用中仍未统一，国内乳腺癌的分类可分为：非浸润性癌、早期浸润癌、浸润性癌、其他罕见癌。

2. 分 期

肿瘤的分期对于肿瘤的评价、治疗以及决定治疗方案十分重要。乳腺癌的分期主要由原发肿瘤的大小（Tumor，T）、区域淋巴结状况（Node，N）以及远处转移（Metastasis，M）的情况所决定，目前临床上普遍应用 AJCC 的 TNM 分期法（2017 年第 8 版）。见表 8-3、表 8-4。

表 8-3　临床 cTNM 分类

原发肿瘤（T）	
Tx：	原发肿瘤无法评估
T0：	没有原发肿瘤的证据
Tis：	原位癌
Tis（DCIS）：	导管原位癌
Tis（LCIS）：	小叶原位癌
Tis（Paget）：	乳头 Paget 病，不伴有肿块
T1：	肿瘤最大径 ≤ 2cm
T1mic：	微小浸润癌，最大径 ≤ 0.1cm
T1a：	肿瘤最大径 > 0.1cm，但 ≤ 0.5cm
T1b：	肿瘤最大径 > 0.5cm 但 ≤ 1cm
T1c：	肿瘤最大径 > 1cm 但 ≤ 2cm
T2：	肿瘤最大径 > 2cm 但 ≤ 5cm
T3：	肿瘤最大径 > 5cm
T4：	不论肿瘤大小，直接侵犯胸壁或皮肤
T4a：	侵犯胸壁，单纯的胸肌浸润不在此列
T4b：	患侧乳腺皮肤水肿（包括橘皮样变），溃破，或肉眼可见的卫星结节
T4c：	T4a 和 T4b 并存
T4d：	炎性乳腺癌

注：（1）多个微小浸润癌灶，根据体积最大者分类，不应以多个病灶体积的总和计算。
（2）对于炎性乳腺癌（T4d），若皮肤活检阴性而且没有可测量的原发肿瘤，病理分类为 pTx。

续表

区域淋巴结（N）	
临床分期（N）	
Nx：	区域淋巴结不能评估（如先前已切除）
N0：	没有区域淋巴结转移
N1：	同侧腋窝可活动的第I/Ⅱ水平淋巴结转移
N2：	同侧腋窝第I/Ⅱ水平转移淋巴结相互融合与其他组织固定，或临床证据显示有内乳淋巴结转移但无腋窝淋巴结转移
N2a：	同侧腋窝第I/Ⅱ水平转移淋巴结相互融合或与其他组织固定
N2b：	临床证据显示有内乳淋巴结转移，但无腋窝淋巴结转移
N3：	同侧锁骨下（第Ⅲ水平）淋巴结转移，或临床证据显示内乳淋巴结转移合并腋窝淋巴结转移，或同侧锁骨上淋巴结转移
N3a：	同侧锁骨下淋巴结转移
N3b：	临床证据显示同侧内乳淋巴结转移合并腋窝淋巴结转移
N3c：	同侧锁骨上淋巴结转移

注：临床证据指由临床检查、影像学检查（不包括淋巴结闪烁成像）发现的证据或细针穿刺推测有宏转移的证据。

病理学分期（pN）	
pNx；	区域淋巴结无法评价
pN0：	组织学检查区域淋巴结没有转移

注：孤立肿瘤细胞（isolated tumor cell，ITC）指直径 ≤ 0.2mm 的散在的肿瘤细胞簇或孤立的肿瘤细胞，或单张切片少于 200 个细胞的细胞簇，通常免疫组化检测发现，也可以被 H-E 染色发现。有 ITC 的淋巴结计数时不计入阳性淋巴结，但应计入可评价淋巴结数量。

pN0（i–）：	无组织学上的区域淋巴结转移，IHC 阴性
pN0（i+）：	无组织学上的区域淋巴结转移，IHC 阳性，但 IHC 簇直径不超过 0.2mm
pN0（mol–）：	无组织学上的区域淋巴结转移，分子生物学方法测定（RT-PCR）阴性
pN0（mol+）：	无组织学上的区域淋巴结转移，分子生物学方法测定（RT-PCR）阳性
pN1：	微转移；同侧腋窝 1～3 个淋巴结转移，或临床未发现但前哨淋巴结活检镜下发现内乳淋巴结转移
pN1mi：	微小转移灶（均 > 0.2mm，且 ≤ 2.0mm）
pN1a：	同侧腋窝 1～3 个淋巴结转移
pN1b：	临床未发现但前哨淋巴结活检镜下发现内乳淋巴结微转移或宏转移

续表

病理学分期（pN）	
pN2：	同侧腋窝 4～9 个淋巴结转移，或临床发现内乳淋巴结转移但无腋窝淋巴结转移
pN2a：	同侧腋窝 4～9 个淋巴结转移，且至少一个转移淋巴结最大径 > 2mm
pN2b：	临床发现内乳淋巴结转移但无腋窝淋巴结转移
pN3：	同侧腋窝 10 个或 10 个以上的淋巴结转移；或同侧锁骨下淋巴结转移；或临床发现内乳淋巴结转移且有 1 个以上腋窝淋巴结转移；或有 3 个以上腋窝淋巴结转移，伴临床阴性但前哨淋巴结活检镜下发现内乳淋巴结微转移或宏转移；或同侧锁骨上淋巴结转移
pN3a：	腋窝 10 个或以上淋巴结转移，且至少一个转移淋巴结最大径 > 2mm；或锁骨下淋巴结转移
pN3b：	临床发现内乳淋巴结转移且有 1 个以上腋窝淋巴结转移；或有 3 个以上腋窝淋巴结转移，伴临床阴性但前哨淋巴结活检镜下发现内乳淋巴结微转移或宏转移
pN3c：	锁骨上淋巴结转移

远处转移（M）	
M0：	无临床或影像学远转移证据
cM0（i +）：	无临床或影像学远转移证据，但在无转移症状或体征患者中，由血液循环、骨髓或其他非区域淋巴结组织经分子或显微镜检测出 ≤ 0.2mm 的肿瘤细胞沉积物。
M1：	由传统临床或影像学方法检查出，或组织学证实 ≥ 0.2mm 的远转移病灶

表 8-4 临床分期

分期	T 分期	N 分期	M 分期
0 期	Tis	N0	M0
Ⅰ A 期	T1	N0	M0
Ⅰ B 期	T0～1	N1mic	M0
Ⅱ A 期	T0	N1	M0
	T1	N1	M0
	T2	N0	M0
Ⅱ B 期	T2	N1	M0
	T3	N0	M0

分期	T 分期	N 分期	M 分期
Ⅲ A 期	T0	N2	M0
	T1	N2	M0
	T2	N2	M0
	T3	N1，N2	M0
Ⅲ B 期	T4	任何 N	M0
Ⅲ C 期	任何 T	N3	M0
Ⅳ 期	任何 T	任何 N	M1

注：T1 包括 T1mic；M0 包括 M0（i+）。

二、发病机制

(一) 遗传因素

Li（1988）报道，美国患有软组织恶性肿瘤的年轻人，而他们的孩子有的即患乳腺癌，这是乳腺癌综合征。研究证明了女性乳腺癌中有部分患者是由基因的传递所致，即发病年龄越小，遗传倾向越大。随着遗传性乳腺癌发病机制的深入研究，将来可能会有一定的阐述。遗传性乳腺癌的特点：①发病年龄小；②易双侧发病；③在绝经前乳腺癌患者，其亲属亦易在绝经前发病。

(二) 基因突变

癌基因可有两种协同的阶段但又有区别，即启动阶段和促发阶段。目前对癌基因及其产物与乳腺癌发生和发展的关系，已得出结论：有数种癌基因参与乳腺癌的形成；正常细胞第 1 次引入癌基因不一定发生肿瘤，可能涉及多次才发生癌；癌基因不仅在启动阶段参与细胞突变，而且在乳腺癌形成后仍起作用；在正常乳腺上皮细胞 - 增生 - 癌变过程中，可能有不同基因参与。

（1）放射线照射可引起基因损伤，使染色体突变，导致乳腺癌发生。

（2）内分泌激素对乳腺上皮细胞有刺激增生作用，动物实验表明雌激素主要作用于癌形成的促发阶段，而正常女性内分泌激素处于动态平衡状态，故乳腺癌的发生与内分泌紊乱有直接关系。雌激素、黄体酮、催乳素、雄激素和甲状腺激素等与乳腺癌的发生发展均有关系。乳腺中的雌激素水平比血液中雌激素水平高若干倍。乳腺中的胆固醇及其氧化产物，即胆固醇环氧化物可诱发乳腺上皮细胞增生，且胆固醇环氧化物本身便是一种致突变、致癌、有细胞毒性的化合物。

（3）外源性激素，如口服避孕药，治疗用雌激素、雄激素等，都可引起体内上述内分泌激素平衡失调，产生相应的效应。

（4）饮食成分和某些代谢产物如脂肪与乳腺癌的关系，由动、植物油引起的高脂血症的小鼠乳腺肿瘤发生率增加。在致癌剂对小鼠致癌作用的始动阶段，增加脂肪量不起作用，但在促发作用阶段，脂肪喂量增加，肿瘤增长迅速加快。

（三）机体免疫功能下降

机体免疫力下降，不能及时清除致癌物质和致癌物诱发的突变细胞，是乳腺癌发生的宿主方面的重要因素之一，随着年龄的增加，机体的免疫功能尤其是细胞免疫功能下降，这是大多数肿瘤包括乳腺癌易发生于中老年的原因之一。

（四）神经功能状况

乳腺癌患者不少在发病前有过精神创伤，表明高级神经系统过度紧张，可能为致癌剂的诱发突变提供有利条件。

三、病理变化

（一）早期乳腺癌

多为无痛性肿块，质地硬，表面不甚光滑，边界常不清楚。肿块与皮肤和胸肌筋膜不粘连，有一定活动度，腋下淋巴结多不肿大。

（二）中晚期乳腺癌

肿块较大，甚至占据整个乳房，质地坚韧，边界不清，表面不光滑，与深组织有不同程度的粘连而不易被推动。可出现肿瘤与皮肤粘连引起大酒窝征和橘皮征，或乳房和乳头外形位置发生改变。癌细胞浸润大片皮肤可见卫星结节，如许多卫星结节融合成片，甚至蔓延至背侧和对侧胸廓皮肤，即形成所谓"铠甲胸"，使胸廓紧缩引起呼吸困难。晚期患者腋窝淋巴结明显肿大转移，质地硬，常互相融合成块，甚至与深部组织和皮肤粘连固定，或锁骨上淋巴结发生肿大和变硬，当腋窝主要淋巴管被阻塞时，患侧上肢可见淋巴性水肿。

四、临床表现

（一）原发表现

1. 肿块

乳腺无痛性肿块是乳腺癌最常见的首发症状。肿块位于外上象限者居多，一般为单个病灶，质较硬，边界不清，表面不光滑，无压痛，活动度差（晚期尚可完全固定在胸壁上）。肿块有逐渐增大倾向。

2. 皮肤改变

（1）酒窝征：当肿瘤侵及乳腺悬韧带时，该韧带缩短导致皮肤内陷而呈"酒窝征"。

（2）橘皮样改变：当皮下淋巴管被癌细胞阻塞时，因淋巴回流障碍导致皮肤水肿、毛囊内陷而呈"橘皮征"。

（3）皮肤卫星结节：当进入皮下淋巴管内的癌细胞独自形成转移结节时，在原发灶周围可见分散的多个结节，临床称其为"卫星征"。

（4）皮肤受侵、溃烂：肿瘤侵犯皮肤时，可呈红色或暗红色样变。当肿瘤继续增大时，局部可缺血、溃烂呈菜花样改变，这时被称为"菜花征"。

（5）炎症样改变：当癌细胞播散到皮下淋巴管网，导致癌性淋巴管炎，表现为整个乳腺皮肤充血、红肿、局部皮温增高，酷似炎症，但疼痛、发热的全身症状不明显，临床称为"炎性乳腺癌"，我们可称其为"炎症征"。此类型乳腺癌常见于妊娠、哺乳期的妇女。

3. 乳头改变

（1）乳头回缩、偏歪：多为肿瘤侵犯乳头下方组织所致。

（2）乳头溢液（多为溢血）：常为大导管内乳头状瘤或肿瘤侵及大导管所致。

（3）湿疹样变：为表现特殊的湿疹样癌（Paget病）的特有表现。临床可见乳晕或乳头糜烂、结痂、渗液、脱屑，酷似湿疹。

4. 区域淋巴结肿大

同侧腋窝淋巴结肿大可为单个或多个，初期活动，其后可相互融合或与周围组织粘连。随着病情发展，同侧锁骨上淋巴结也会相继肿大。值得注意的是，有极少数乳腺癌患者仅表现为腋窝淋巴结肿大而临床检测不到乳腺病灶，我们称之为隐匿性乳腺癌。

（二）转移表现

晚期乳腺癌可扩散至全身组织或器官。常见转移的部位为骨、肺、胸膜、肝、脑等器官。部分乳腺癌患者首次就诊就有远处转移，即Ⅳ期患者，有的患者可表现为乏力、消瘦等全身症状，或骨痛、肝功能异常、呼吸困难等远处器官受累症状。

五、临床诊断

（一）病史

应全面详细了解患者病史，包括以下内容：①乳房肿块的发现时间、大小、部位、质地、发展速度、与月经周期的关系、是否伴有疼痛及疼痛的性质和时间、是否在妊娠和哺乳期发生；②是否有乳头糜烂，溢液，液体颜色、量、间断性或持续性；③相关检查和治疗；④乳腺炎症、创伤、增生性疾病及良、恶性肿瘤病史；⑤月经、婚育、哺乳史；⑥肿瘤家族史，尤其是直系亲属有无乳腺癌病史。

（二）体格检查

（1）外观改变和"酒窝征"：比较双侧乳房的大小和轮廓，观察有无"酒窝征"（乳房悬韧带受累的表现）。

（2）静脉扩张和皮肤水肿：乳腺癌的皮肤水肿常呈"橘皮样"。

（3）乳头、乳晕改变：乳头有无移位、内陷。乳头、乳晕的结痂、脱屑、糜烂和湿疹样改变常是乳头乳晕湿疹样癌（或称乳头 Paget 病或乳腺 Paget 病）的第一征象，这种改变起初可以很局限，但会逐渐扩展到整个乳头。发现乳头溢液时，要注意溢液导管开口的位置和数量，并注意溢液的性状。

（4）触诊：将中间 3 个手指并拢，掌指关节略弯曲，将末节指腹（而不是指尖）平放在乳房上进行触摸，这一区域的手指感觉最为敏锐。触摸时要用手指推动相应部位的乳房皮肤做一定范围的环状按揉动作，每一区域的触摸都要用由轻到重的不同力度，以保证不同深度的组织都可被触摸清楚。要注意肿块的位置、数量、形状、大小、质地、表面性状、界限、与皮肤和深层组织的关系。还要注意触诊腋窝和锁骨上窝淋巴结。

（三）辅助检查

1.乳腺照片检查

乳腺照片的优点是能将临床上难以摸及或虽能摸及但不甚典型的肿物成像，又能发现无肿块而仅有钙化灶的乳腺病变，既可供诊断分析又可作为随诊依据。诊断符合率约80%。

2. 超声检查

高频实时换能器的应用使图像质量大大改善，超声不仅能很好地判断肿块为囊性或实性，同时又能了解其血液供应和周围组织的情况，为诊断提供很好的依据。目前临床工作中，乳腺X片和超声扫描是乳腺影像检查的"黄金组合"。

3. 乳腺MRI检查

由于乳腺肿瘤存在异常的微血管密度，应用造影剂的乳腺MRI在早期乳腺癌的诊断方面具更高的敏感性和特异性。但该项检查价格昂贵，难以普及。在诊断困难（如隐匿性乳腺癌）或欲行保乳治疗又须排除多中心乳腺癌者，很有临床应用价值。此外，CT、ECT及PET等检查有助于肿瘤的全身评价和分期，常依病情需要决定相应的检查。

4. 乳管内视镜检查

乳头溢液是乳腺疾病常见临床症状之一。应用乳管镜检查有助于诊断乳管内微小病变和乳管内病变的定位。

5. 细针抽吸细胞学检查

此法简便、安全，准确率达90%以上。大宗资料表明，针吸穿刺不影响其治疗效果。

6. 空芯针穿刺组织学检查

本项检查在临床广泛应用。近年来开展真空辅助穿刺旋切活检可增加活检组织量，对做新辅助化疗者，能进一步满足组织学诊断及免疫组化检测的标本量需求。

7. 活体组织检查

活检方式可为切除活检或切取活检，但一般都做切除活检。有条件的医院可做术中快速冰冻切片检查。无此条件者对可手术乳腺癌不宜做肿物切取活检术，以免肿瘤医源性扩散。对晚期有溃破的病例做钳取活检即可。

8. 实验室检查

目前尚无乳腺癌特异性标志物。癌胚抗原（CEA）的阳性率为20%～70%，单克隆抗体CA15-3的阳性率为33%～60%，可供临床诊断和随诊参考。

六、西医治疗

（一）治疗原则

乳腺癌的治疗一般分为局部治疗和全身治疗。局部治疗主要包括外科手术及放射治疗、射频治疗等；全身治疗包括化疗、内分泌治疗、分子靶向治疗、中医药治疗、免疫治疗等。

乳腺癌的治疗原则是根据肿瘤的生物学行为和患者的身体状况，整体考虑，联合运用多种治疗手段，采用局部治疗和全身治疗相结合的综合治疗方法，以期提高疗效和改善患者的生活质量。

(二) 手术治疗

首次治疗时属 0 期、Ⅰ期、Ⅱ期和部分Ⅲ期（一般为Ⅲ A 期）患者称可手术乳腺癌。常用的手术术式有以下几种。

1. 乳腺癌根治术

1890 年，Halsted 首次设计和提倡乳腺癌根治术，其术式为包括离肿瘤至少 3cm 的皮肤、全乳腺、胸大肌、胸小肌及锁骨下全腋窝淋巴脂肪组织在内的连续整块切除。此根治术的观念为肿瘤外科的里程碑，为其他实体瘤根治观念的产生与发展奠定了基础。不过，近 20 多年来，随着对乳腺癌生物学特性不断地深入了解，加上中、早期病例不断增多及综合治疗的进步，传统的乳腺癌根治术在临床上已很少应用。

2. 改良根治术

手术切除范围与根治术相似，但保留胸大肌和胸小肌（Auchincloss 术式）或保留胸大肌、切除胸小肌（Patey 术式）。本术式有增进术后功能恢复等优点，但难以清扫腋上组的淋巴结。目前，改良根治术被称为标准根治术，在临床上应用最为广泛。改良根治术是沿用名称，实际上称全乳腺切除伴腋窝淋巴结清扫更为确切。

3. 全乳腺切除术

仅做全乳腺切除而不清扫淋巴结。本术式主要用于导管内原位癌及部分老年患者。

4. 乳腺区段切除术加腋窝淋巴结清扫术

乳腺区段切除加腋窝淋巴结清扫被称为保留乳房手术。区段切除意指切除肿瘤的边缘带有部分正常的乳腺组织，在显微镜下的切缘没有肿瘤浸润。腋窝淋巴结清扫的范围通常也包括腋下组和腋中组淋巴结。随着乳腺癌早期诊断的进展，检出符合保乳标准的早期患者越来越多。另外，随着乳腺癌综合治疗效果的提高及患者对美和生活质量的追求，近年来做保乳手术的病例越来越多。

5. 前哨淋巴结活检术

前哨淋巴结活检是近年来乳腺癌手术的重要进展之一。前哨淋巴结是乳腺癌淋巴结转移的第一站。对临床评估腋窝淋巴结阴性者，可做前哨淋巴结活检。如果病理阴性可考虑免做传统的腋窝淋巴结清扫，从而可避免腋窝淋巴结清扫的并发症。若病理阳性，则行常规腋窝淋巴结清扫。

6. 乳房切除后的重建

乳房重建的时机分为即时重建和后期重建。传统上认为应在乳腺癌手术切除1~2年后，对无复发者进行乳房重建。但随着研究的深入，证明乳腺癌根治术后的即时重建安全可行，在并发症、复发率和死亡率等方面与单纯乳腺癌根治术相比并无差异。当然，乳房重建应根据患者的意愿、病情、年龄和个体差异来选择，特别强调的是重建的术区无肿瘤残留。

（三）放射治疗

放射治疗是乳腺癌综合治疗的重要组成部分，主要包括3个方面。

1. 辅助性放疗

依放疗时间的安排可分为术前放疗和术后放疗。术前放疗主要用于局部晚期患者，可使部分不能手术的转变为"可手术的乳腺癌"。术后放疗指乳房切除术后的辅助放疗，其目的是根除局部或区域可能存在的病变，预防和降低复发。乳房切除术后放疗的指征是：原发肿瘤直径 ≥ 5cm 或侵犯皮肤；胸肌筋膜受侵；腋窝淋巴结转移数 ≥ 4 个（根据最新的 NCCN 指南，腋窝淋巴结 1~3 枚转移也强烈推荐放疗）。照射靶区应包括胸壁和锁骨上、下区以及内乳区。

2. 保留乳房术后的放疗

它是保留乳房治疗的重要组成部分，其目的是降低保乳术后的局部复发。文献报道保乳术后放疗可使患者 5 年局部复发率自 26% 下降到 7%。其放疗范围是全乳放疗并瘤床追加放疗，对区域淋巴结的放疗视腋窝淋巴结的状况而定，与全乳切除术后的辅助放疗相同。近年来，随着对保乳术后复发模式认识的深入及放疗技术的提高，放疗专家还正进行部分乳腺放疗的研究，其远期效果有待进一步观察。

3. 姑息性放疗

主要用于晚期复发、转移灶的姑息治疗，对缓解疼痛（尤其骨转移者）有很好的效果。另外，以往用放射线照射双侧卵巢，以抑制卵巢功能而达到去势的效果，由于定位、剂量控制和副作用等问题，近年来已很少采用。

（四）化学治疗

分为术前辅助化疗、术后辅助化疗、骨转移化疗、中枢神经系统转移化疗、癌性胸腔积液的化疗等。化疗已成为乳腺癌病程各期的积极治疗措施。早期病例于根治术后给予辅助化疗，能提高治愈率；晚期病例化疗结合其他治疗，也有缓解病情和延长存活期的作用。

（五）内分泌治疗

激素依赖型乳腺癌的发生、发展与雌激素密切相关，乳腺癌的内分泌治疗主要是通过降低体内雌激素水平或抑制雌激素的作用而达到抑制肿瘤细胞生长的目的。手术切除和放射治疗可达根治的目的，而内分泌治疗，对乳腺癌的生长和消退有控制作用。约有 1/3 晚期乳腺癌患者，施行卵巢、肾上腺或垂体切除术可获得缓解或部分缓解。

（六）生物靶向治疗

随着分子生物学技术的发展和对肿瘤发病机制的进一步认识，人们开始针对细胞受体、关键基因和调控分子为靶点的治疗，称为"靶向治疗"，是当前治疗肿瘤领域的热点。靶向治疗利用了肿瘤细胞可以表达，而正常细胞不能或很少能够表达的机制形成相对或绝对靶向，最大限度地杀伤肿瘤细胞，并减少对正常细胞的损伤，实际上也就是封闭肿瘤发展过程中的受体，针对肿瘤细胞起到调节作用和稳定性作用。

七、中医病因病机

（一）概述

乳癌见于中医文献中的"乳岩""乳石痈""奶岩""翻花奶"等。古代医家对本病有较深入的认识。隋代《诸病源候论·乳石痈候》中曾记述："石痈之状，微强不甚大，不赤微痛热……但结核如石。"对本病的特征做了概括的描述。元代《格致余论·乳硬论》称本病为"妳岩"，认为其由"忧怒郁闷，朝夕积累，脾气消阻，肝气横逆"而成，"以其疮形嵌凹似岩穴"，故称"妳岩"，为"不可治"之证，预后凶险。并指出患者应保持心情舒畅，"若于始生之际，便能消释病根，使心清神安，然后施之以法，亦有可安之理"。明代薛已《校注妇人大全良方·疮疡门·乳痈乳岩方论》称之为"乳岩"，指出"若初起，内结小核，或如鳖棋子，不赤不痛。积之岁月渐大，巉岩崩破如熟榴，或内溃深洞，血水滴沥，此属肝脾郁怒，气血亏损，名曰乳岩，为难疗"。明代《外科正宗》对本病论述最详。提出情志所伤为主要病因，与肝脾心三脏关系密切，对其临床特点做了形象而详尽的描述："初如豆大，渐若棋子；半年一年，二载三载，不疼不痒，渐渐而大，始生疼痛，痛则无解。日后肿如堆粟，或如覆碗，色紫气秽，渐渐溃烂，深者如岩穴，凸者如泛莲，疼痛连心，出血则臭。"对其预后，明确指出："凡犯此者，百人必百死……清心静养，无挂无碍，服药调理，只可苟延岁月。"清代《外科证治全生集·乳岩》提出本病大忌开刀，开则翻花最惨，万无一活"，并指出"男女皆有此症"。清代吴谦《医宗金鉴·外科心法要诀·乳岩》记载了本病向腋窝转移的现象："乳岩初结核隐疼，肝脾两损气郁凝……耽延续发如堆粟，坚硬岩形引腋胸。"关于治疗，认为经药物内服、外敷，"若反复不应者，疮势已成，不可过用克伐峻剂，致损胃气，即用香贝养荣汤……"指出本病晚期不宜攻伐，当以补虚为主。

中医认为本病的发生与外感六淫、邪毒蕴结，或情志不畅，肝脾两伤及冲任失调，气血凝滞有关，病变与肝脾肾及冲任的关系最为密切。外感六淫之邪，邪毒蕴结，客于乳络而发病；乳腺癌的发生与情志的关系甚密，情志不畅而肝气郁结，脾失健运则痰湿内生，气滞痰凝，经络痞涩，致成本病；冲任隶属于肝肾，为气血之海，肝肾不足，冲任失调则气血运行不畅，气滞血凝，阻于乳络而发为本病。

（二）病因

1. 情志内伤

《外科正宗》："忧郁伤肝、思虑伤脾，积想在心，所愿不得者，致经络痞涩，聚结成核。"指出了本病的成因。根据脏腑经络学说，乳头属足厥阴肝经、肝脉布络胸胁，宜疏泄条达。郁怒伤肝，肝失疏泄则胸胁脉络气机不利。乳房属胃，脾胃互为表里，脾伤则运化无权而痰浊内生，以至无形之气郁与有形之痰浊相互交凝，经络痞涩，日积月累，结滞乳中而成本病。

2. 气滞血瘀

气是人体一切生命活动的动力，是脏腑的功能。在生理上，气为血之帅，血为气之母。在病理上，气滞血瘀，气虚血瘀，积久成块。乳腺肿瘤发病与肝脾两伤，气滞凝结有关。故乳腺肿瘤多从疏肝理气法为治。

3. 痰浊凝滞

恣食厚味，脾胃运化失司，以致痰浊凝结，积聚日久，痰凝成核，痞阻经络而成乳癌。朱丹溪《格致余论》："厚味所酿，以致厥阴之气不行，故窍不得通，而不得生。"

4. 肝肾不足、冲任失调

肾为元气之根，冲任之本。肾气充盛则冲任脉盛，冲任之脉上贯于乳，下濡包宫。冲为血海，任主胞胎，冲任之脉系于肝肾，肝肾不足，无以充养冲任，冲任失调而致气、血虚，气血运行不畅而致气滞血凝，阻于乳中而成本病。《疮疡经验全书》："阴极阳衰，血无阳安能散，致血渗入心经而生乳岩。"

5. 正气不足、气血二虚

《黄帝内经》："正气存内，邪不可干"和"邪之所凑，其气必虚"的理论，乳腺癌的发病是由正虚而得。肾为先天之本，脾为后天之本，脾肾虚损则正气虚弱。因虚致病，因病致虚，病邪日久耗精伤血，损及元气，造成气血双亏。

（三）病机

（1）发病：以缓慢发病为多。

（2）病位：本病病位在乳房，与肝、脾、肾密切相关。

（3）病性：本病的性质是本虚标实，脾肾虚弱为本，痰凝、气滞、血瘀、毒结为标。

（4）病势：初起多以气滞痰凝为主，中期虚实夹杂，晚期则以脾肾气血大亏为主。

（5）病机转化：本病病机重点在于"虚""痰""毒""瘀"等方面，临床中上述病机因素往往相互交叉，互为因果，相互关联。其主要病机为肝郁气滞、所愿不遂、郁结伤脾等机体为七情所伤引起体内气血失调、脏腑功能紊乱，导致邪毒内蕴、气滞血瘀、痰浊交结滞于乳中而发病。毒邪日耗，痰凝、气滞、血瘀日久可导致脾肾亏虚、肝肾阴虚等症，而正气不足，气血亏虚又易致肿块溃破，久不敛口。

八、辨证要点及治疗思路

（一）辨证要点

1.辨虚实

癌症早中期，正气相对较盛，毒邪较旺，正盛邪实，治疗当以解毒祛邪为主；癌症中晚期、正气渐虚，毒邪较旺，正虚邪实、治疗重在扶正抗毒祛邪，标本同治。

2.辨整体与局部

中医在治疗上强调全局整体和辨证施治，利用天时、地利、人和等因素来调整和平衡人体阴阳气血，重视个体和个体的动态变化，强调"同病异治"和"异病同治"。中医药治疗癌症既重视整体调整，又重视个体的局部病变特征，针对癌症的主要病机在进行全身整体调整的同时，对局部进行攻伐、抗毒、祛邪。

（二）治则治法

针对乳腺癌的基本病机与发病特征，总的治疗原则是祛邪为主，兼以扶正。根据患者不同的发展阶段，祛邪及扶正应各有侧重，但祛邪需贯穿始终。祛邪时，忌攻伐太过而伤正；扶正时，以期正盛则邪却，忌纯补滋邪、姑息养奸。病之初期或癌毒炽盛时，当以祛邪为主；而年老体衰或病情深重、不任攻伐者，则当以扶正为主，延缓病势。祛邪的治法，包括疏肝解郁、活血化瘀、软坚散结、清热解毒、利湿化痰等。根据乳腺癌患者多有肝气郁结的特点，具体治疗应酌情配以疏肝理气、行气解郁等法。扶正的治法、包括补益肝肾、调理冲任、益气养血、补肾健脾、养阴润燥等。

九、常用方药

（一）肝郁气滞

（1）症状：发病与精神刺激有关，精神忧郁，胸闷不舒，两协作胀，时有窜痛，乳内肿块质地坚硬。脉弦滑，舌苔薄白或薄黄。

（2）治法：疏肝理气，化痰散结。

（3）主方及分析：逍遥散合海藻玉壶汤加减。血瘀作痛，加王不留行；口干口渴，加生地黄、玄参。

（二）肝郁化火

（1）症状：心烦易怒，头痛失眠，面红耳赤，口苦咽干，便燥溲赤，乳房肿块坚硬，表面高低不平，状如堆粟。脉弦数，舌红苔黄。

（2）治法：疏肝解郁，泻火解毒。

（3）主方及分析：清肝解郁汤合丹栀逍遥散加减。热毒盛，加黄连、蒲公英；有淋巴转移，加牡蛎、海藻、薏苡仁；便秘，加枳实、青皮。

（三）冲任失调

（1）症状：月经失调，腰腿酸软，耳鸣目眩，五心烦热，潮热出汗，乳房肿块高低不平，乳头时有渗流污血。脉细数，舌质红，苔薄白。

（2）治法：补益肝肾，调理冲任。

（3）主方及分析：二仙汤合四物汤加减。

（四）气血二虚

（1）症状：头晕目眩，心悸气短，面色㿠白，神疲乏力，失眠盗汗，大便溏薄，小便清长，多见于晚期乳癌，淋巴结转移，恶病质，脉沉细无力，舌淡苔白腻。

（2）治法：益气养血，解毒散瘀。

（3）主方及分析：香贝养荣汤加减。气虚明显加黄芪，津亏烦渴加芦根、花粉、沙参、麦门冬。

十、中成药

散结灵、牛黄醒消丸、结乳膏、加味犀黄丸、鸦胆子制剂、平消片、复方秋水仙碱、参一胶囊、癌痛灵、扶正抗癌口服液等按说明书辨证使用。

十一、名医验案

上海名中医王中奇验案

陆某，女，47岁，初诊于2018年7月5日。患者2017年6月30日行左乳腺保乳根治术，术后诊断为左乳浸润性导管癌Ⅱ～Ⅲ级。肿块大小1.8cm×1.5cm×1.3cm；免疫组化：ER（-），PR（-），HER2（-）。术后行化疗AC方案4次，序贯P方案化疗4次。2017年10月12日，复查胸部CT示：右肺上叶微小磨玻璃结节，直径3mm，左侧斜裂胸膜结节状增厚。至王师处求治。刻下：性情急躁，现心烦喜呕，乏力，时有潮热，汗出，夜寐差，胃纳可，大便质稀，每天2～3次，小便调，舌淡苔薄黄，脉细。西医诊断：左乳浸润性导管癌Ⅱ～Ⅲ级术后。中医诊断：乳癌病。辨证：肝郁脾虚证。治法：和解少阳，疏肝健脾，清热解毒，养阴生津。方用：小柴胡汤加减。处方：太子参15g、生黄芪30g、南北沙参各15g、柴胡12g、甘草9g、制半夏12g、赤芍15g、郁金15g、黄芩12g、土茯苓30g、蛇六谷30g、蛇莓30g、丹皮12g、栀子9g、五味子6g、酸枣仁15g、火麻仁30g、炒谷麦芽30g。14剂，每天1剂，水煎服。

二诊（2018年7月19日）：心烦好转，无呕恶，潮热、睡眠明显改善，时有干咳，晨起明显，纳可，大便每天1次，较前成形，小便调，舌淡苔薄，脉细。予原方加射干9g、桔梗9g。14剂，每天1剂。

三诊（2018年9月24日）：患者诸症悉平，唯偶有腹部胀满。予原方去射干、桔梗，加枳壳15g、木香9g。患者此后病情稳定，无明显不适主诉。

【按语】乳腺癌患者常见精神抑郁或急躁易怒，以及胸胁、乳房、脘腹胀满、口苦、呕恶等肝气郁结，气郁化火，少阳枢机不利之证候，并可见纳差、便溏、乏力的脾虚表现。因此，认为乳腺癌以少阳枢机不利，情志失调，肝郁乘脾为本；气机郁滞所化生之火毒热邪，以及脾虚运化失常所酿生之痰湿为标。故上述乳腺癌患者投以小柴胡汤加减。气滞与火毒、痰湿交结，形成癌肿，并可影响血液正常运行，出现瘀血。考虑柴胡疏肝行气活血力单，故加郁金、赤芍以助柴胡活血行气，再以栀子、丹皮、蛇莓等诸多药物结合原方之黄芩清热解毒。在健脾化痰的同时，以蛇六谷等助原方之半夏化痰散结。郁热炽盛，耗伤津液则加南北沙参、五味子等清热生津。如此少阳枢机得利，肝气调达，脾胃运化及气血运行如常，则火毒、痰湿、瘀血皆无处可聚，乳腺癌肿无处可生，为术后患者健康保驾护航。

第三节　结肠癌 (colon cancer)

一、概述

（一）结肠癌的定义

结肠癌是由于结肠黏膜上皮或腺体上失去正常生长机制的恶性细胞不断增殖而产生的恶性肿瘤。发病原因与遗传、结肠腺瘤、息肉病、慢性炎症性病变、少纤维、高脂肪饮食习惯等有一定关系。是常见的恶性肿瘤之一，以 40～50 岁年龄组发病率最高。好发部位依次为乙状结肠、盲肠及升结肠、横结肠、降结肠。

（二）结肠癌的流行病学概述

结肠癌是一种高发的肠道恶性疾病，有明显的地域分布特点，多见于 40～50 岁的人群，男性多发。但随着疾病的不断发展，近年来结肠癌呈现出发病率及死亡率上升、发患者群年轻化、女性患者增加以及发病部位"右移"趋势。结肠癌这种变化趋势无一不给人们敲响警钟。除此之外，结肠癌具有明显的地域分布性差异，既往研究表明，北美、西欧以及澳大利亚等地发病率较高，而亚非地区发病率相对较低，但亚非地区结肠癌发病率正在逐年上升，这种差异被逐步缩小，其中又以日本增长为最快。

（三）结肠癌的分类及分期

1. 分类

结肠癌通常有 2 种分类方式：①根据形态学分类，可分为肿块型、溃疡型、浸润型 3 类；②根据组织学分类，可分为腺癌、黏液癌、未分化癌。

2. 分期

（1）Dukes 分类法

1）A 期：癌瘤浸润深度未穿出肌层，且无淋巴结转移。

2）B 期：癌瘤已穿出深肌层，但无淋巴结转移。

3）C 期：癌瘤伴有淋巴结转移。根据转移淋巴结部位不同可分为 C1 期和 C2 期。

C1 期：癌瘤伴有肠旁及系膜淋巴结转移。

C2 期：癌瘤伴有系膜动脉根部淋巴结转移。

4）D 期：癌瘤伴有远处器官转移，或因局部广泛浸润或淋巴结广泛转移而切除后无法治愈或无法切除者。

（2）结肠癌 TNM 分类法（2017 年 AJCC 第 8 版）见表 8-5、8-6。

表 8-5　AJCC TNM 分类

原发肿瘤（T）	
Tx：	原发肿瘤无法评估
T0：	无原发肿瘤证据
Tis：	原位癌（肿瘤局限于上皮内或仅侵犯黏膜固有层）
T1：	肿瘤侵犯黏膜下层
T2：	肿瘤侵犯固有肌层
T3：	肿瘤穿透固有肌层到达浆膜下层，或侵犯腹膜外结肠周围组织
T4：	肿瘤直接浸润其他器官或结构，和 / 或穿透脏腹膜
T4a：	肿瘤穿透腹膜脏层
T4b：	肿瘤直接侵犯或者粘连于其他器官或结构
区域淋巴结（N）	
Nx：	区域淋巴结状况无法评估
N0：	没有区域淋巴结转移
N1：	有 1~3 枚区域淋巴结转移
N1a：	有 1 枚区域淋巴结转移
N1b：	有 2~3 枚区域淋巴结转移
N1c：	浆膜下、肠系膜、无腹膜覆盖结肠周围组织内有肿瘤沉积，无区域淋巴结转移
N2：	有 4 枚以上的区域淋巴结转移
N2a：	4~6 枚区域淋巴结转移
N2b	7 枚及更多区域淋巴结转移
远处转移（M）	
Mx：	远处转移无法评价
M0：	无远处转移

续表

远处转移（M）	
M1：	有远处转移
M1a：	远处转移局限于单个器官或部位（如肝、肺、卵巢、非区域淋巴结）
M1b：	远处转移分布于 1 个以上的器官，但没有腹膜转移
M1c：	腹膜转移（无论是否合并其他器官部位的转移）

注：结肠周围组织中存在的肿瘤结节，组织学已没有残留的淋巴结结构成分，分类时如果该结节具备淋巴结的形态和光滑的轮廓，则应按 pN 分类为淋巴结转移。如果结节的轮廓是不规则的，则应按 T 分类，同时应标记为 V1（显微镜下血管浸润），如果为肉眼下大体分类，则标记为 V2，因为这强烈提示该现象预示着存在静脉浸润。

表 8-6　结肠癌 TNM 分期

分期	T 分期	N 分期	M 分期
0	Tis	N0	M0
I	T1	N0	M0
	T2	N0	M0
ⅡA	T3	N0	M0
ⅡB	T4a	N0	M0
ⅡC	T4b	N0	M0
ⅢA	T1 ~ T2	N1/N1c	M0
	T1	N2a	M0
ⅢB	T3 ~ T4a	N1/N1c	M0
	T2 ~ T3	N2a	M0
	T1 ~ T2	N2b	M0
ⅢC	T4a	N2a	M0
	T3 ~ T4a	N2b	M0
	T4b	N1 ~ N2	M0
ⅣA	任何 T	任何 N	M1a
ⅣB	任何 T	任何 N	M1b
ⅣC	任何 T	任何 N	M1c

二、发病机制

（一）饮食因素

流行病学研究表明，有 70%～90% 的肿瘤发病与环境因素和生活方式有关，而其中 40%～60% 的环境因素在一定程度上与饮食、营养相关联，故在肿瘤发病中饮食因素被看作是极为重要的因素。

（二）体力活动

在职业体力活动的分析中发现，长期或经常坐位者患结肠癌的危险性是一些体力活动较大职业的 1.4 倍，并与盲肠癌的联系较为密切。病例对照研究结果，中等强度体力活动对防止结肠癌（尤其是结肠癌）起保护性作用。

（三）遗传因素

据估计在 20%～30% 的结肠癌患者中，遗传因素可能起着重要的作用，其中 1% 为家族性多发性息肉病及 5% 为遗传性无息肉结肠癌综合征患者。遗传性家族性息肉病中 80%～100% 的患者在 59 岁以后可能发展为恶性肿瘤。此外，家族性结肠多发性息肉病患者发生左侧结肠癌占多数，而遗传性非息肉综合征患者多患右侧结肠癌。通过全人群的病例对照谱系调查（1328 例结肠癌先证者家系和 1451 例人群对照家系），结果表明：各不同先证者组别一级亲属结肠癌曾患率显著高于二级亲属。结肠癌先证者诊断时年龄与其一级亲属结肠癌发病风险有关，先证者年龄越轻，家族一级亲属发生结肠癌的相对危险度越大，年龄 ≤ 40 岁结肠癌先证者一级亲属的相对危险度是年龄 > 55 岁组的 6 倍。对于有结肠癌家族史的家族成员（一级亲属），尤其是对结肠癌发病年龄在 40 岁以下者的家族成员，应给予高度重视。

（四）疾病因素

肠道慢性炎症和息肉、腺瘤及患广泛溃疡性结肠炎超过 10 年者：发生结肠癌的危险性较一般人群高数倍。有严重不典型增生的溃疡性结肠炎（UC）患者演变为结肠癌的机会约为 50%，显然溃疡性结肠炎患者发生结肠癌的危险性较一般人群要高。我国的资料提示发病 5 年以上者患结肠癌的风险性较一般人群高 2.6 倍，而与直肠癌的关系不密切。对于病变局限且间歇性发作者，患结肠癌的危险性较小。克罗恩病也是一种慢性炎症性疾病，多侵犯小肠，有时也累及结肠。越来越多的证据表明克罗恩病与结肠和小肠腺癌的发生有关，但其程度不及溃疡性结肠炎。

三、病理变化

（一）早期结肠癌

早期结肠癌块较小，肿块一般质硬，只浸及黏膜层或黏膜下层，未累及固有肌层，边界模糊，有一定活动度。

（二）中晚期结肠癌

癌肿较大时常可于腹部触及肿块，大多形状不规则，表面不平，质硬，晚期时肿瘤浸润严重，肿块可固定。病理表现：①肿块型：主要向肠腔内生长，呈球状或半球状，此类型癌浸润性较小，淋巴转移发生率低，预后好。②溃疡型：是结肠癌最常见类型，初为扁平肿块，以后中央坏死形成大溃疡，边缘外翻表面易出血或坏死。③浸润型：癌组织主要绕肠壁浸润生长，易引起肠管环状狭窄和肠梗阻，淋巴转移发生较早。

四、临床表现

（一）原发表现

1. 排便习惯改变

排便习惯改变为最早期症状，主要有排便次数增加，腹泻、便秘或两者交替出现，便中带血、脓或黏液。

2. 腹痛

腹痛也是早期症状之一，疼痛性质不一，可为隐痛、绞痛、钝痛等。常为定位不确切的持续性隐痛，或仅为腹部不适或腹胀感。出现肠梗阻时则腹痛加重或阵发性绞痛。

3. 腹部肿块

腹部肿块多由肿瘤本身或肿瘤与其周围的炎性浸润共同形成，有时可能为梗阻近侧肠腔内积粪。肿块大多坚硬，呈结节状。如癌肿穿透并感染时，肿块固定，且有明显压痛。

4. 肠梗阻症状

肠梗阻症状一般属结肠癌的中晚期症状，多表现为慢性低位不完全肠梗阻，主要表现是腹胀和便秘，有腹部胀痛或阵发性绞痛。当发生完全梗阻时，症状加剧。左侧结肠癌有时可以急性完全性结肠梗阻为首先出现的症状。

5. 全身症状

由于肿瘤的进展、破溃感染、毒素吸收等，可出现乏力、消瘦、发热等全身表现，慢性失血可致贫血。临床上常见到以长期贫血及低热为第一症状就诊的结肠癌患者。病情晚期可出现肝大、黄疸、水肿、腹腔积液、直肠前隐凹肿块、锁骨上淋巴结肿大及恶病质等。

由于癌肿病理类型和部位的不同，临床表现也有区别。一般右侧结肠癌以全身症状，如贫血、腹部肿块为主要表现，左侧结肠癌是以肠梗阻、便秘、腹泻、便血等症为显著。

（二）转移表现

扩散至盆腔引起腰骶部酸痛、坠胀感，直肠指诊可触及肿瘤结节。肿瘤可通过血行转移、淋巴转移、播散种植等方式转移至肝、肺、骨、腹腔等，以肝脏转移最为多见，10% ~ 15% 患者诊断时已有肝转移，而且右半结肠多转移至右半肝，左半结肠癌多转移至左半肝，这与肠系膜上、下静脉血液回流有关。患者出现右上腹痛、黄疸、水肿、癌性腹腔积液、恶病质等。锁骨上淋巴结转移可触及肿大淋巴结，多见于左侧，称为魏尔啸（virchow）淋巴结。结肠印戒细胞癌转移至卵巢则称为 Krukenberg 瘤，其基本组织学特征为肉瘤样间质中可见印戒细胞。

五、临床诊断

（一）病史

对 40 岁以上不明原因消瘦、无明显原因的大便习惯及粪便性状发生改变，又是高危人群，如亲属有结肠癌病史、癌症史、肠道腺瘤或息肉史者；大便黏液脓血，而无痢疾、溃疡性结肠炎病史者；近期有持续腹部不适、腹痛、胀气，经一般治疗后贫血、体重减轻及结肠区出现包块等症不缓解者，应做相应辅助检查，多可确诊。

（二）体格检查

（1）腹部视诊和触诊：检查有无肿块。右半结肠癌 90% 以上可扪及肿块。

（2）直肠指检：简单易行，我国 80% 以上的直肠癌做直肠指检可以发现，如采取左卧位可以扪及更高部位的癌瘤。检查时要了解肿块的位置、形态、大小，以及占肠周的范围、基底部活动度、肠腔有无狭窄、病灶有无侵犯邻近组织脏器。还须注意指套有无血染、大便性状、盆底有无结节。

（三）辅助检查

1.内镜检查

有 70% ~75% 结直肠癌位于距肛门缘 25cm 以内，应用乙状结肠镜可以观察到病变；距肛门缘 25cm 以上的结肠可以用结肠镜检查。在镜检时，可以照相、活检，以及刷检涂片做病理细胞学检查。

2.X 线检查

钡灌肠 X 线检查，对乙状结肠中段以上的癌瘤是必要的检查方法，可发现肿瘤部位有恒定不变的充盈缺损、黏膜破坏、肠壁僵硬、肠腔狭窄等改变，亦可发现多发性结肠癌。此项检查阳性率可达 90%。钡剂排出后，再注入空气，双重对比检查法对于发现小的结肠癌和小的息肉有很大帮助。已有肠梗阻的不宜用钡灌肠，更不宜做钡餐检查。怀疑肠梗阻时，在立位或侧卧位 X 线照片可见到不同的肠袢内有 "阶梯状" 液气平面的肠梗阻典型 X 线征，对诊断有重要价值。

3.影像学检查

B 超、CT 及 MRI 检查，对了解肿瘤向周围浸润程度、腹部肿块和肿大淋巴结，发现肝内有无转移等均有帮助。

4.大便隐血检查

无创、方便易行，可作为大规模普查或对一定年龄组高危人群进行筛查，阳性者再行结肠镜、CEA 等检查。

5.血清癌胚抗原（CEA）检查

60% 结肠癌患者 CEA 升高，尤其是动态观察 CEA 对判定术后预后和复发有重要价值。

6.活组织检查

活组织检查是结肠癌最终确诊的方法。

六、西医治疗

（一）治疗原则

结肠癌的治疗以手术为主，辅以化疗、靶向治疗、免疫治疗以及其他治疗的综合治疗。应根据患者的全身状况，各个脏器功能状况，肿瘤的位置、临床分期、病理类型及生物学行为等决定治疗措施，合理应用现有的治疗手段，以期最大限度地根治肿瘤、保护脏器功能和改善患者的生活质量。对于能够达到根治性切除的结肠癌首选手术治疗；对不能达到根治性切除的应行全身化疗，待肿瘤缩小或降期后再考虑手术治疗；而对晚期失去手术治疗机会的应行以全身化疗为主、辅以最佳支持治疗的综合治疗。

（二）手术治疗

手术治疗是结肠癌治疗的首选方式，是唯一可以治愈的治疗方式，在结肠癌的治疗中占据非常重要的地位。近年来，随着手术方式的改进，许多原来不可切除的肿瘤得以手术切除治疗。虽然近年来手术率得到了提高，但是术后 5 年生存率并无明显提高。即使根治性术后病理证实无肿瘤残存，并予以标准的辅助化疗，仍有30%～40%的患者因复发转移而死亡。说明手术并不能消除微小的隐形或微星病灶，需要多学科合作的综合治疗。

（三）放射治疗

结肠癌单纯手术治疗后有较高的复发率，术后复发病例常伴有局部剧烈的疼痛，目前对复发病例尚无满意的治疗方法。虽然无资料证实结肠癌术后放疗可以提高生存率，但放疗可以提高结肠癌局部控制率已被接受。

（四）化学治疗

化疗目的是杀灭存在患者血液中的癌细胞及亚临床的微小转移灶，防止术后局部复发和远处转移。给药途径主要有静脉化疗，经肛门、经动脉局部灌注及腔内用药，其中静脉化疗最常用。目前常用的化疗药物有氟尿嘧啶、铂类、多柔比星、生物碱类（如羟喜树碱等）。许多临床随机对照研究结果表明术前辅助化疗或术后传统化疗的方法，可提高 5 年生存率5%～10%。

（五）免疫治疗

免疫治疗可以提高患者抗肿瘤的能力，近年来发展很快，诸如干扰素、白细胞介素、转移因子、肿瘤坏死因子等，已逐渐广泛应用，不但可以提高患者的免疫能力，而且可以配合化疗的进行。

七、中医病因病机

（一）概述

中医认为本病的发生多因饮食不节，忧思抑郁，久泻久痢，劳倦体虚，感受外邪，湿毒蕴结等因素引起。此等因素致脾胃受损，水谷精微不能运化输布，以致湿浊内生。加之五脏虚衰（尤以脾肾虚弱为主），正气不足，易受外邪，邪毒滞肠道，日久积聚成块，肿块阻塞肠道，致邪气留恋，气、瘀、毒留滞大肠，壅蓄不散，大肠传导失司，日久则积生于内，发为大肠癌（又称结肠癌）。

（二）病因

1. 饮食不节

嗜食肥甘，饮食不节，损伤脾胃，脾胃运化失司，湿热邪毒蕴结肠道，日久发为本病。《素问·痹论》谓"饮食自备，肠胃乃伤。"

2. 情志失调

情志不畅，肝气郁结，乘脾犯胃，致运化失司，湿浊内生，留滞肠道，日久而成本病。《外科正宗·脏毒论》谓："生平性情暴急，纵食膏粱，或兼补术，蕴毒结于脏腑，火热流注肛门，结而为肿。其患痛连小腹，肛门坠重，二便乖违，或泻或秘，肛门内蚀，串烂经络，污水流通大孔，无奈饮食不餐，作渴之甚，凡犯此未得见其有生。"

3. 外邪侵袭

寒温失节，或久坐湿地，感受邪气，致使脾胃受伤，升降失常，气机不畅，气滞血瘀，结于肠道而成本病。《疮疡经验全书》谓："任情醉饱，耽色，不避严寒酷暑，或久坐湿地，恣已耽着，久不大便，遂致阴阳不和，关格壅塞，风热下冲乃生五痔。"

4. 正气亏虚

年老体弱，正气不足，感受外邪，邪毒下注浸淫肠道，气血运行受阻，气虚血瘀，湿毒瘀滞凝结而成本病。

（三）病机

结肠癌是一种全身属虚、局部属实的疾病，病位在结肠，发病与脾肾关系密切。本虚标实是其基本病理特征，以湿邪、热毒、瘀滞为标，正气不足为本，两者互为因果，外因饮食不节，寒温失调等邪毒郁积，内则脏腑功能失调，阴阳气血亏虚，使邪毒乘虚而入，久稽肠络，湿热、气滞、瘀结、火毒浸淫肠道日久则成积块。其中湿热、瘀毒和脾肾两虚是病机关键。

八、辨证要点及治疗思路

（一）辨证要点

1. 辨虚实

本病首辨虚实，依病程长短而言，早期多实，晚期多虚，中期常以虚实夹杂为主。

2. 辨阴阳气血盛衰

发病急，可及肿块、疼痛明显，拒按，大便秘结，下鲜血者为阳，气血盛；发病缓慢，隐痛，肿块未及或柔软如绵，散漫不收，大便下暗血者为阴，气血衰。

（二）治则治法

中医治疗结肠癌以扶正治疗、活血化瘀治疗和抗肿瘤治疗为基本思路，可在辨证论治选择方药的前提下，结合现代研究成果适当加用具有抗癌作用的中草药。中医治疗结肠癌不仅可与外科手术治疗结合以提高远期生存率，与化学药物治疗结合以减毒增效，也是晚期结肠癌常用治疗方法，可延长生存期和提高生活质量。

中医治疗结肠癌应权衡标本虚实，辨证论治。初起气滞血瘀或湿热毒聚以邪实为主者，治以行气活血、软坚散结，或清热利湿解毒等祛邪之法为主；中期则常虚实并见，本虚标实，则宜行气通腑祛邪与益气养血之法并用；晚期则以虚证为主，治以培本扶正补虚之法为主，少佐祛邪之品。在药物的选用上，要注意在辨证施治的同时酌情加用具有抗癌作用的中药，做到祛邪不伤正，扶正勿忘祛邪，"治症"与"治癌"并施。

九、常用方药

（一）湿热内蕴

（1）症状：腹部胀痛阵作，烦热口渴，下利赤白或泻下脓血，伴有里急后重或肛门灼热，舌质红，舌苔黄腻，脉弦数。

（2）治法：清热化湿解毒。

（3）主方及分析：槐花地榆汤加减。腹硬满而痛者，加延胡索、川楝子、炮山甲；热结便秘者，加大黄、川厚朴、枳实；大便下血者，加茜草、侧柏炭、血余炭等。

（二）瘀毒内结

（1）症状：腹部刺痛，腹痛拒按，泻下脓血，伴有里急后重，舌质紫暗或有瘀斑，舌苔黄腻，脉涩细数。

（2）治法：清热解毒化瘀。

（3）主方及分析：桃红四物汤加减。腹部结块者，加夏枯草、莪术、乳香、没药、昆布、海藻；大便下血者，加茜草、侧柏炭、血余炭等。

（三）脾虚湿滞

（1）症状：面色少华或萎黄，肢倦乏力，不思纳谷，时有腹胀或腹部隐痛，大便溏薄或夹不消化之物，或胸闷呕恶，舌苔白腻，脉细濡。

（2）治法：健脾益气化湿。

（3）主方及分析：香砂六君子汤加减。胸闷呕恶明显者，加姜半夏、竹茹、藿香、佩兰等；腹泻无禁者，加升麻、石榴皮。

（四）气血两虚

（1）症状：面色无华或苍白，神疲气短，形体消瘦，时有便溏或脱肛下坠，或腹痛绵绵，舌淡苔薄白，脉细或沉细无力。

（2）治法：益气健脾养血。

（3）主方及分析：八珍汤加减。兼白细胞减少者，加补骨脂、鹿角片、淫羊藿等；心悸失眠者，加柏子仁、炒枣仁、远志；纳差食滞者，加砂仁、草蔻仁、炒谷麦芽、陈皮；便血者，可加艾叶、槐花炭、三七粉等。

（五）脾肾阳虚

（1）症状：面色萎黄或苍白，腰酸膝软，胃寒肢冷，腹部冷痛，喜温喜按，五更泄泻或污浊频出无禁，舌质淡胖或有齿印，舌苔薄白，脉沉迟或沉细。

（2）治法：补脾温肾为主。

（3）主方及分析：附子理中汤合四神丸加减。腹泻无度者，加石榴皮、罂粟壳；尿少腹腔积液者，加大腹皮、泽泻、猪苓、白茅根；便血色黯，加灶心土、侧柏炭；肾阳虚明显加淫羊藿、巴戟天、肉桂。

（六）肝肾阴虚

（1）症状：头晕目眩、腰酸腿软，五心烦热或潮热盗汗，口渴咽干，或腹痛隐隐，大便秘结，舌红少苔或无苔，脉细数。

（2）治法：益肝滋肾，润肠通便。

（3）主方及分析：知柏地黄汤合二至丸加减。便秘偏体虚者，加柏子仁、郁李仁、火麻仁；便秘便体实者，加生大黄、枳实等；盗汗潮热明显者，加青蒿、地骨皮、碧桃干；兼有腹内结块者，加鳖甲、龟板、三棱、莪术。

十、中成药

消癌片、香连化滞丸、肠胃适胶囊、普救丸、肠达顺胶囊、平消胶囊、安替可胶囊、华蟾素注射液等按说明书辨证使用。

十一、名医验案

河南省名中医郑玉玲验案

患者，女，1959年生。2017年11月14日，因受凉后出现发热、腹泻、便血等症，至河南省人民医院行肠镜检查，提示结肠占位，病理示：结肠腺癌；2017年11月27日，至河南省肿瘤医院行结肠切除术，术后采用"奥沙利铂加卡培他滨"化疗方案。化疗后出现腹泻，每天5~6次，大便先干后稀，伴有胃痛、失眠、出汗、乏力，口服洛哌丁胺，腹泻症状稍缓解，易反复。2018年2月13日，于郑玉玲教授门诊就诊，症见：腹泻，大便稀溏，每天6~7次、乏力、纳差、胃脘隐痛、呕逆、不寐，情志不舒，舌质淡，苔黄厚腻，脉沉。辨证属气血亏虚、脾胃虚弱，兼有湿热。治宜益气养血，健脾祛湿，兼以清热。方选补中益气汤合四妙散加减，具体用药：黄芪9g、太子参15g、麸炒白术30g、柴胡6g、升麻6g、陈皮12g、黄檗6g、苍术12g、薏苡仁30g、川牛膝6g、当归30g、炙甘草6g、葛根15g、白芍30g、广藿香6g。患者服药3剂，腹泻、呕逆、乏力症状较前明显缓解。

二诊症见：腹泻，大便稀，每天5~6次，伴自汗、盗汗、乏力，右背胁下及肝区隐痛，睡眠差，纳可，于原方基础上黄芪加至15g，另加延胡索15g、川楝子12g。服药后患者诉上述症状改善，并顺利度过第4次化疗。

三诊症见：腹泻，每天3次，大便稍偏稀，乏力、睡眠差等症减轻，复查腹部CT显示：直肠癌术后改变，吻合口壁略增厚，较前减轻；胸部CT未见明显异常。遂在二诊中药方基础上加焦山楂30g、乌梅15g。服药后效可，不更方，患者化疗并发腹泻症状持续改善。

【按语】患者为结肠癌术后，因手术耗伤气血，致气血亏虚，加之情志不畅，纳食不佳，进一步影响脏腑气血生发及运行，久之则生湿、生痰、生瘀，进而影响脏腑功能。此时应先顾护正气，调理情志，扶正而后祛邪，术后化疗药损脾伤胃，脾胃失于运化，则致水谷之精难以化生气血；脾脏喜燥恶湿，脾气主升，脾虚失职，湿邪重浊黏滞，易阻遏气机，耗损阳气，故患者乏力，大便次数多，质稀。因此，治宜益气健脾，祛湿养血，兼以清热，方选补中益气汤合四妙散加减。方中黄芪、太子参补中益气；白术健脾益气，化生气血；当归补血，使气从血中而生，补足亏虚之气血；升麻、柴胡辛散升举，助参芪升举阳气；黄檗清热燥湿；陈皮、苍术醒脾燥湿，绝生湿之源；川牛膝强健筋骨；薏苡仁增强利湿作用。针对患者情志不舒，应调畅气机、健脾扶正，辅以疏肝行气、活血止痛之药，使气血充足、阴阳调和，则夜能安寐。

第四节　原发性肝癌 (primary carcinoma of liver)

一、概述

（一）原发性肝癌的定义

原发性肝癌是指发生于肝细胞和肝内胆管上皮细胞的癌。我国常见的恶性肿瘤之一，以原发性肝细胞癌（又称肝癌）最常见，高发于东南沿海地区，我国肝癌患者的发病年龄主要在 40～60 岁，男性多见。

（二）原发性肝癌的流行病学概述

世界卫生组织国际癌症研究署于 2020 年 12 月发布了全球最新癌症负担数据（Globocan 2020），原发性肝癌发病率居恶性肿瘤第 6 位，新增 90.6 万例；死亡率居第 3 位，共计 83 万例，年龄标化后发病率分别为男性 14.1/10 万、女性 5.2/10 万，总体死亡率为 8.7/10 万。亚洲新增 65.7 万例，死亡 60.9 万例，分别占全球 72.5% 和 73.3%。我国 2020 年原发性肝癌发病率居恶性肿瘤第 5 位，新增 41 万例，其中男性 30.3 万例，年龄标化后发病率分别为男性 27.6/10 万、女性 9.0/10 万；死亡率居第 2 位，死亡 39.1 万例，死亡率为 17.2/10 万。近 5 年全球原发性肝癌平均年发病例数为 99.5 万例，亚洲 73.2 万例，占全球 73.6%，中国 42.3 万例，占全球 42.5%。

HBV 感染、HCV 感染、酒精摄入、非酒精性脂肪性肝病、代谢相关性脂肪性肝病、自身免疫性肝病及遗传代谢性肝病，或伴发 2 型糖尿病及黄曲霉毒素暴露等都与肝癌发病相关。本病可发生于各个年龄组，平均患病年龄为 43.7 岁，30 岁以前发病率和死亡率较低，30 岁以后大幅度上升，45～59 岁年龄组肝癌死亡居全部恶性肿瘤死亡的第 1 位。

（三）原发性肝癌的分类及分期

1. 分类

原发性肝癌通常有 2 种分类方式：①根据大体分类，可分为块状型、结节型、弥漫型 3 类；②根据组织学分类，可分为肝细胞型肝癌、胆管细胞型肝癌、混合型肝癌 3 类。

2. 分期

目前所报道的肝细胞癌分期众多，主要有国际抗癌联盟的 AJCC 分期（TNM 分期）、欧洲肝病研究协会的 BCLC 分期、中国肝癌分期、意大利的 CLIP 分期、日本的 Okuda 分期和日本评分（JIS）等。

（1）国际抗癌联盟的 TNM 分期（第 8 版）见表 8-7、表 8-8。

表 8-7　TNM 分类

原发肿瘤（T）	
Tx:	原发肿瘤情况不明
T0:	无原发灶存在证据
T1a:	单发肿瘤 ≤ 2cm，伴或不伴脉管侵犯
T1b:	单发肿瘤 > 2cm，不伴脉管侵犯
T2:	单发肿瘤 > 2cm，伴脉管侵犯，多发肿瘤均 ≤ 5cm
T3:	多发肿瘤任一直径 > 5cm
T4:	肿瘤侵犯门静脉/肝静脉主要分支，或直接侵犯除胆囊外的邻近器官（包括横膈），或穿透脏腹膜
区域淋巴结（N）	
Nx:	区域淋巴结不明
N0:	无区域淋巴结转移
N1:	有区域淋巴结转移
远处转移（M）	
M0:	无远处转移
M1:	有远处转移

表 8-8　原发性肝癌 TNM 分期

分期	T 分期	N 分期	M 分期
ⅠA	T1a	N0	M0
ⅠB	T1b	N0	M0
Ⅱ	T2	N0	M0
ⅢA	T3	N0	M0
ⅢB	T4	N0	M0
ⅣA	任何 T	N1	M0
ⅣB	任何 T	N	M1

（2）BCLC 分期（巴塞罗那临床肝癌分期，2018 版）见表 8-9。

表 8-9　原发性肝癌 BCLC 分期

期别	PS 评分	肿瘤状态		肝功能状态
		肿瘤数目	肿瘤大小	
0 期：极早期	0	单个	≤ 2cm	Child-Pugh A
A 期：早期	0	单个	任何	Child-Pugh A/B
		3 个以内	≤ 3cm	Child-Pugh A/B
B 期：中期	0	多结节肿瘤	任何	Child-Pugh A/B
C 期：进展期	1 ~ 2	门脉侵犯或肝外转移	任何	Child-Pugh A/B
D 期：终末期	3 ~ 4	任何	任何	Child-Pugh C

（3）中国肝癌分期（2019 版）见表 8-10。

表 8-10　中国肝癌分期（CNLC）

分期	PS 评分	Child-Pugh 分级	肿瘤大小	肿瘤数目	血管侵犯	肝外转移
Ⅰa	0 ~ 2	Child-Pugh A/B	≤ 5cm	1 个	无	无
Ⅰb	0 ~ 2	Child-Pugh A/B	单个 > 5cm 多个 ≤ 3cm	1 个 2 ~ 3 个	无	无

续表

分期	PS 评分	Child-Pugh 分级	肿瘤大小	肿瘤数目	血管侵犯	肝外转移
Ⅱa	0~2	Child-Pugh A/B	>3cm	2~3 个	无	无
Ⅱb	0~2	Child-Pugh A/B	任何大小	≥4 个	无	无
Ⅲa	0~2	Child-Pugh A/B	任何大小	任何数目	有	无
Ⅲb	0~2	Child-Pugh A/B	任何大小	任何数目	有或无	有
Ⅳ	3~4	Child-Pugh C	任何大小	任何数目	有或无	有或无

注：PS：体力状况（performance status），PS 为 0：正常活动；PS 为 1：症状轻，生活自在，能从事轻体力活动；PS 为 2：能耐受肿瘤的症状，生活自理，白天卧床时间不超过 50%；PS 为 3：肿瘤症状严重，白天卧床时间多于 50%，但还能起床站立，部分生活自理；PS 为 4：完全卧床。

二、发病机制

（一）肝炎病毒、肝硬化

肝炎病毒，尤其是乙型肝炎病毒（HBV）和丙型肝炎病毒（HCV），与肝癌的关系十分密切。HBV 感染者发生肝癌的概率远大于正常人群，我国癌症患者中约 90% 有乙型肝炎病毒感染背景。临床上常见到肝癌患者经历急性肝炎→慢性肝炎→肝硬化→肝癌的发病过程，也有部分患者不经历肝硬化直接发展为肝癌。

（二）饮食因素

酗酒在非病毒感染的肝癌患者中起着重要的作用，目前饮酒导致肝癌的机制也不十分明确，可能与酒精的主要代谢产物乙醛引起肝细胞损伤、机体氧化应激水平增高、引起 DNA 损伤等有关。当饮酒者合并病毒性肝炎感染时，更易发生肝癌。长期食用受黄曲霉素污染的食物，也与肝癌的发生有密切关系。饮用水的污染与肝癌的发生密切相关，在肝癌高发区（如江苏启东和海门、广西扶绥、广东顺德等）进行的调查提示，饮用宅沟水、塘水者其肝癌的死亡率明显高于饮用井水者，且经过饮用水改造后居民肝癌发病率有下降趋势。水中的致癌物质可能为藻类毒素或化学污染物等。

（三）遗传因素

流行病学调查发现肝癌较多出现家族聚集现象，肝炎的交叉感染、遗传易感性、类似的生活环境和方式等有可能是重要原因。

（四）其他因素

其他如营养不良、非酒精脂肪性肝炎、化学污染物、性激素、肝吸虫、吸烟等都可能与肝癌的发病有关。

三、病理变化

（一）早期肝癌

早期肝癌亦称小肝癌，是指单个结节最大直径或两个结节合计最大直径＜3cm的原发性肝癌，癌结节多呈球形或分叶状，与周围组织分界较清楚，切面灰白色，无出血、坏死。

（二）中晚期肝癌

肝脏体积明显增大，重量增加，可达2000~3000g甚至以上。肉眼形态可分为：①巨块型：肿瘤多位于肝右叶，体积巨大，直径可超过15cm，质地较软，切面中心常有出血、坏死，瘤体周围常有多少不等的卫星状癌结节，本型不合并肝硬化或仅合并轻度肝硬化；②多结节型：最常见，癌结节散在、多个，呈圆形或椭圆形，大小不等，通常合并肝硬化；③弥漫型：癌组织在肝内弥漫分布，无明显结节形成，通常在肝硬化的基础上发生，易与肝硬化相混淆。

四、临床表现

（一）原发表现

1.肝区疼痛和肝大

肝区疼痛为最常见的主要症状，50%以上患者以此为首发症状。多呈持续性钝痛、隐痛或胀痛，夜间或劳累后加重。疼痛部位常与肿瘤部位密切相关，位于肝右叶顶部的肿瘤累及横膈，则疼痛可牵涉至右肩背部。肝脏肿大为中、晚期肝癌的主要体征，肝质地较硬、表面高低不平、结节感或触及肿块。

2. 消化道症状

主要表现为食欲减退，部分患者出现腹胀、恶心、呕吐或腹泻等，易被忽视。

3. 全身症状

可有原因不明的持续性低热或不规则发热，抗生素治疗无效；早期患者消瘦乏力不明显；晚期体重呈进行性下降，可伴有贫血、黄疸、腹腔积液、出血、水肿等恶病质表现。

4. 并发症

主要有肝性脑病、上消化道出血、癌结节破裂出血及继发性感染等。

（二）转移表现

若发生胸膜、肺、骨、脑等肝外转移。可表现出相应的症状和体征。如肺转移表现为咳嗽、咯血，骨转移表现为局部剧痛。

五、临床诊断

（一）病史

应全面详细了解患者病史，包括以下内容：①起病方式、病程时间、病情进展情况，以及用药反应和治疗过程。本病起病隐匿，早期常无症状。中晚期可出现肝区不适等表现。②肝区疼痛。有无肝区疼痛及疼痛的性质、持续时间、有无牵涉痛及诱因。③消化道症状。有无食欲减退、恶心、呕吐、腹泻等。④全身伴随症状。有无发热、乏力、消瘦、皮肤黄疸及瘙痒、尿色加深；有无牙龈出血、鼻出血等。⑤伴癌综合征。有无低血糖、高血钙、红细胞增多等。⑥既往有无病毒性肝炎、长期饮酒、不良饮食习惯及肝癌家族史等。

（二）体格检查

（1）皮肤黏膜改变：重点注意有无肝病面容、肝掌、蜘蛛痣、皮肤黄染、巩膜黄染、皮肤黏膜出血点及瘀斑。

（2）腹部体征：有无腹壁静脉曲张、肝脾大、肝区压痛、叩痛、血管杂音及摩擦音、移动性浊音、下肢水肿。

（3）转移灶的相应体征：有无锁骨上淋巴结肿大、骨转移造成的病理性骨折、脊髓转移引发的截瘫、脑转移引发的偏瘫等。

（三）辅助检查

1. AFP 测定

原发性肝癌定性诊断的首选方法，若 AFP ≥ 500μg/L 持续 4 周或 AFP ≥ 200μgL 持续 8 周，并能排除妊娠、活动性肝病、生殖腺胚胎性肿瘤等，应高度怀疑肝细胞癌。

2. 血清酶学测定

为辅助指标，常测定血清碱性磷酸酶、γ-谷氨酰转肽酶、乳酸脱氢酶同工酶、血清 5'-核苷酸磷酸二酯酶同工酶等，多种酶的联合检测可提高诊断价值。

3. B 超

是原发性肝癌定位诊断的首选方法，诊断正确率可达 90%，能发现直径为 2～3cm 或更小的病变。

4. CT 和 MRI

能检出直径 1cm 左右的小肝癌，诊断符合率达 90% 以上。

5. 放射性核素扫描

诊断的阳性符合率为 85%～90%，但直径 < 3cm 的肿瘤显示不出来；放射性同位素发射电子计算机体层扫描（ECT），可分辨 1～2cm 直径的肿瘤，能提高诊断符合率。

6. X 线腹部透视或摄片

可见肝脏阴影扩大、右侧膈肌抬高等。

7. 选择性腹腔动脉或肝动脉造影

可发现直径 < 2cm 的小肝癌，诊断符合率可达 90%；选择性肝动脉造影或数字减影肝血管造影（DSA），可发现直径 < 1cm 肿瘤，使诊断阳性率进一步提高。

8. 肝活组织检查

B 超引导下行细针穿刺、腹腔镜或剖腹探查组织活检，适用于经过各种检查仍不能确诊，但又高度怀疑肝癌的病例。

六、西医治疗

（一）治疗原则

原发性肝癌的治疗原则应以延长患者生存时间、提高患者生存质量为首要目的和评价指标，同时应综合考虑患者的机体状况、肿瘤情况、肝功能储备和患者的经济能力等，根据不同病情发展阶段进行综合治疗，是提高疗效的关键；治疗方法包括手术切除、经皮肝动脉栓塞化疗、经皮瘤内无水酒精注射、全身化疗或分子靶向药物治疗、心理治疗和肿瘤局部治疗等方法。

（二）手术治疗

癌肿局限于某一肝段或肝叶而未侵犯肝门、膈肌、腹膜或邻近器官，若肝功能基本正常，无心、肺、肾等重要脏器严重并发症，可行肝癌切除术。手术方式根据病变的部位决定，有肝区段切除术，左、右半肝切除术，肝中叶切除术，左、右肝三叶切除术等。对于不能切除的肝癌可考虑行肝动脉结扎或肝动脉抗癌药灌注术等疗法，待肿瘤缩小后行外科手术切除。

肝移植手术适用于有失代偿肝硬化背景、不适合切除的小肝癌患者，满足同时切除肿瘤及硬化的肝脏，因此可获得较好的长期生存时间。

（三）局部治疗

1. 肝动脉化疗栓塞治疗（TACE）

TACE 为原发性肝癌非手术的首选方案，效果较好，应反复多次治疗。机制为：先栓塞肿瘤远端血供，再栓塞肿瘤近端肝动脉，使肿瘤难以建立侧支循环，最终引起病灶缺血性坏死，并在动脉内灌注化疗药物。常用栓塞剂有明胶海绵和碘化油。

2. 无水酒精注射疗法（PEI）

PEI 是肿瘤直径＜3cm，结节数在 3 个以内，伴肝硬化不能手术患者的首选治疗方法。在 B 超引导下经皮肝穿刺入肿瘤内注入无水酒精，促使肿瘤细胞脱水变性、凝固坏死。

3. 物理疗法

局部高温疗法，如微波组织凝固技术、射频消融、高功率聚焦超声治疗、激光等。

（四）其他治疗方法

1. 放射治疗

在肝癌治疗中仍有一定地位。适用于肿瘤较局限，但不能手术者，常与其他治疗方法组成综合治疗。

2. 化学治疗

常用多柔比星（阿霉素）及其衍生物、顺铂（CDDP）、氟尿嘧啶（5-FU）、丝裂霉素（MMC）和氨甲蝶呤（MTX）等。主张联合用药，单一用药疗效较差。

3. 生物治疗

常用干扰素、白细胞介素、LAK 细胞、TIL 细胞等，作为辅助治疗之一。

4. 靶向治疗

用于一线治疗无法手术或远处转移的肝细胞癌，很大程度提高了对肝癌的疗效。包括索拉非尼（多吉美）、瑞戈非尼、乐伐替尼、卡博替尼等。

七、中医病因病机

（一）概述

本病正气虚损，脏腑阴阳气血失调的基础上，外邪入侵与机体内部脾虚肝郁形成的病理产物痰、湿、气、瘀等互结，导致肝癌的发生。认为肝癌的本质或痰结，或瘀结，或痰热瘀互结，概括其病机不外乎脾虚、肝郁、血瘀、湿热、热毒、肝肾阴虚6 个方面。本病病位在肝，与脾、胃、胆密切相关，属本虚标实之证。本虚即气血不足，正气亏损，标实即邪气内蕴，血瘀火毒。发病之初多为肝郁脾虚，气血瘀滞，日久则气郁化火，湿热内生而致火毒内蕴，血瘀气壅，痹阻不通，故见积块、黄疸、鼓胀等症。晚期由于邪毒耗气伤血，正气大伤，多见肝肾阴虚，生风动血之证。故病证危候，防治棘手。

（二）病因

1. 情志因素

因情志不舒，喜怒失常，忧愁和暴怒等精神情绪变化，导致气机不畅，血行受阻，日积月累而见脏腑功能失调，抵抗力减弱。在营养缺乏，或饮食不节，或寒湿不适，或嗜酒过度，或邪毒外侵等因素诱发下而发病。

2. 外邪入侵

湿热等六淫之邪留滞经脉，聚于脏腑，致使气滞血瘀，或气血失调，或肝肾阴虚，日久而成。也有学者认为局部癌肿是热毒、积滞、瘀血、痰饮等在一定条件下相互聚结而成。其病机则是"因病致虚"。即患者虽可同时具有邪毒积聚和气血虚弱的表现，但其病因病机的基础是外邪入侵。

3. 正气虚弱

正气虚是肿瘤发生的重要因素，正虚由于程度和阶段不同，可能有暴露和隐蔽的二种情况存在，再加上外感六淫疫疠（乙型肝炎病毒、肝寄生物）、饮食失调（黄曲霉素、酒精性肝病、营养不良）、七情内伤（精神创伤）、脏腑虚损（主要可能是脾虚）、气血失和等因素而引发。

4. 内外因素结合，内因为主

由内因和外因相互作用而产生的病理产物，患者正虚和邪实共存，但以正虚为主，病机是一种因虚致病，本虚标实。故临床表现为全身性虚，局部性实的疾病。

（三）病机

根据传统的中医理论，结合现代医学实践，可以认为本病是病位在肝，影响及胆，涉及脾胃，最终累及全身、危及生命的恶性病证。作为一个全身性疾病，肝癌的发病是由正虚和邪实共存，内外共同作用的结果。内有正气先虚，外有邪毒侵犯，肝木失其疏泄、调畅之性，气滞血瘀、温热蕴结、正不胜邪，最终积而成块，聚于肝，形成肝癌。

本病早期与湿阻，或轻度气滞有关，而体质以脾虚为主。中期出现气滞、血瘀、湿热、热毒的表现。后期则常见阴虚、津亏，并认为该病与脾的关系最为密切。早期病理上癌变的关键可能是脾虚，晚期可出现肺肝肾诸脏的虚像。从病机上看，本病是一种因虚致病，因病致虚，本虚标实的疾病。故临床上出现全身表现为虚，局部表现为实的现象。

八、辨证要点及治疗思路

（一）辨证要点

1. 辨虚实

乏力倦怠，少气懒言，形体急骤消瘦，甚至面色萎黄等为虚；右上腹坚硬肿物而拒按，甚至伴有黄疸、腹腔积液、水肿、脘腹胀满而闷等为实。

2. 辨标本

本病以脏腑气血亏虚为本，湿热瘀毒为标。

3. 辨脏腑

本病病位在肝，与脾、胃、胆、肾密切相关。

4. 辨危候

晚期可见昏迷、吐血、便血、胸腹腔积液等危候。

（二）治则治法

本病的治疗原则主要是攻补兼施，扶正祛邪，常用健脾益气、滋补阴液、养血柔肝、活血化瘀、理气破气、逐水消肿等法。因其病机复杂，虚实夹杂，急则治标，当以祛邪为主，如用活血化瘀、逐水破气、消积散结之法。对于放化疗后的患者，治疗多以健脾理气、补养肝肾、活血化瘀、清热解毒、生津润燥等法以减毒增效。

九、常用方药

（一）肝郁气滞

（1）症状：情志抑郁，烦躁易怒，头身困重，胸胁乳房及少腹胀满或胀痛，嗳气，食少，大便干结或大便不调，舌质淡，苔薄白，脉弦。

（2）治法：疏肝理气，活血化瘀。

（3）主方及分析：柴胡疏肝散加减。胁痛甚者，加青皮、延胡索；气郁化火，症见胁肋掣痛、口干口苦、烦躁易怒、溲黄便秘、舌红苔黄者，去川芎，加栀子、牡丹皮、黄芩、夏枯草；肝气横逆犯脾，症见肠鸣、腹泻、腹胀者，加茯苓、白术；肝郁化火，耗伤阴津，症见胁肋隐痛不休、眩晕少寐、舌红少津、脉细者，去川芎，加枸杞子、菊花、何首乌、牡丹皮、栀子；胃失和降，恶心呕吐者，加法半夏、生姜、旋覆花；气滞兼见血瘀者，加牡丹皮、赤芍、当归尾、川楝子、延胡索、郁金。

（二）肝胆湿热

（1）症状：烦躁易怒，脘腹胀满、灼痛，恶心呕吐，烦渴，口苦口黏，口干不欲饮，胸闷纳呆，大便干结或不爽，小便黄赤，或见身热恶寒、身目发黄，舌红，苔黄腻，脉弦滑数。

（2）治法：清利肝胆湿热。

（3）主方及分析：龙胆泻肝汤加减。兼见发热、黄疸者，加茵陈、黄檗；肠胃积热，大便不通、腹胀腹满者，加大黄、芒硝；恶心呕逆明显者，加厚朴、竹茹、陈皮。

（三）肝血瘀阻

（1）症状：胁下癥块，疼痛固定如针刺，入夜更甚，腹壁青筋暴露，爪甲紫暗，口唇紫暗，面颈部红丝如缕，面色黧黑，形体消瘦，肌肤甲错，舌紫暗有瘀斑，舌底静脉曲张，舌苔薄黄或苔少或无苔，脉涩。

（2）治法：行气活血，化瘀消积。

（3）主方及分析：血府逐瘀汤加减。胁肋下有癥块，而正气未衰者，加三棱、莪术、土鳖虫。

（四）脾气虚

（1）症状：精神疲乏，肢体倦怠，形体消瘦，面色萎黄，腹胀，水肿，食少，鼓胀，恶心呕吐，口黏不欲饮，口淡不渴，大便溏薄，小便短少，舌质淡，边有齿痕，苔薄白，脉沉或弱脉濡。

（2）治法：健脾益气，活血化瘀。

（3）主方及分析：四君子汤加减。腹腔积液、腹胀者，加冬瓜皮、大腹皮；黄疸者，加茵陈、虎杖；腹泻者，加薏苡仁、干姜；呕吐、呃逆者，加佩兰、藿香、法半夏。

（五）肝肾阴虚

（1）症状：腰酸膝软，潮热盗汗，头晕目眩，心烦，失眠多梦，颧红，耳鸣健忘，口干咽燥，舌质红绛，脉细或弦。

（2）治法：滋养肝肾，解毒化瘀。

（3）主方及分析：一贯煎加减。阴亏过甚舌红而干者，加石斛、玄参、天门冬；心神不宁而见心烦不寐者，加酸枣仁、炒栀子、合欢皮；肝肾阴虚甚者，加菊花、女贞子、熟地黄；阴虚火旺者，加知母、黄檗、地骨皮。

十、中成药

莲花片、茵陈五苓丸、青蒿鳖甲片、香附丸、舒肝止痛丸、人参鳖甲煎丸、金克槐耳冲剂、青龙丸、溶岩胶囊、寿尔康胶囊、扶正消瘤丸等按说明书辨证使用。

十一、名医验案

浙江省名中医黄挺验案

鲁某，男，73岁，2015年5月25日初诊。2012年，患者因体检发现右肝占位，恶性肿瘤考虑，于2012年10月20日行右肝恶性肿瘤根治术，术后病理提示"高分化肝细胞肝癌"，术后行肝动脉灌注化疗术1次，后因消化道症状明显，拒绝再次治疗。2014年4月1日，复查肝脏增强磁共振（MRI）提示"肝内多发占位灶，考虑肿瘤复发"。2014年4至7月，再次行肝动脉化疗栓塞术（TACE）共3次，术后不良反应明显。2015年5月，复查肝脏MRI提示"肝癌术后治疗后改变，肝实质内异常信号结节灶，与前片（2015年3月21日）比较，部分为新发病灶，考虑肿瘤新生子灶"，建议患者可行射频消融术（RAF）治疗，患者因西医治疗欠佳，肿瘤多次复发且不良反应大，再次拒绝治疗，为求中医中药治疗，于 2015 年 5 月 25 日至黄挺教授门诊就诊。刻诊：形体消瘦，全身乏力明显，动则疲倦，心情不悦，烦躁易怒，感胸胁不适，偶有腹部胀满，胃纳欠佳，入寐困难，口苦明显，晨起尤甚，大便偏干，小便无殊，舌暗红，苔薄黄，舌下络脉紫暗，脉弦，重取无力。四诊合参，辨病属肝积病，辨证属肝郁脾虚、癌毒内盛之证，治以健运脾土、行气揉木、解毒抑癌，处以自拟理气健脾方加减：炙黄芪 30g、炒党参 15g、炒白术 18g、柴胡 9g、八月札 30g、生白芍 15g、白花蛇舌草 30g、莪术 6g、炒枳实 9g、木香 6g、厚朴 9g、夏枯草 9g、郁金 10g、合欢皮 30g、炒麦芽 30g、生甘草 6g。共 14 剂，每天 1 剂，每次水煎至 200mL，早晚分服。

二诊（2015 年 6 月 8 日）：服上药后口苦改善明显，乏力感、烦躁感好转，胸胁不适、腹胀感消失，入寐困难较前稍改善，胃纳一般，二便无殊，舌脉同前。守上方去木香、厚朴、夏枯草，加酸枣仁 15g、丹参 9g、陈皮 6g、竹沥半夏 12g、大枣 30g。续服 14 剂，煎服法同前。

三诊（2015 年 6 月 22 日）：患者感全身乏力好转明显，诉每天体力锻炼半小时未感精神疲倦，近期情绪平稳，偶有些许心烦，胃纳、入寐均改善明显，二便无殊，舌暗红，苔薄白，舌下络脉淡紫，脉弦。效不更方，嘱其守方，续服 14 剂。煎服法同前。

四诊（2015 年 7 月 6 日）：服上药后稍有乏力，偶有心烦、胸胁隐痛等不适，但较前好转明显，纳寐尚可，二便无殊，续以上方为基础加减用药，巩固疗效。后定期黄教授门诊配服中药，2015—2018 年，每年复查肝脏 MRI 提示肝内病灶较前相仿，病情稳定，直至 2019 年方提示肝右叶病灶较前增大，考虑癌毒过重，黄教授予患者积极沟通，详细分析利弊，消除其担忧，建议其应立即接受 RAF 治疗，控制病情效果更佳，患者遂于外院行 RAF。术后定期门诊复诊，仍以上方加减服用，患者目前依旧健在，带瘤生存 6 年余，病情控制稳定，生活如常。

【按语】患者初诊根据术后病理诊断为肝癌，经手术切除、介入治疗后肿瘤仍多次复发，考虑癌毒力盛，病情凶险，预后不佳。初诊见乏力疲倦、形体消瘦、心烦易怒等诸症，四诊合参，辨病属肝积病，辨证属肝郁脾虚、癌毒内盛之证，黄教授紧扣病证，治以健运脾土、行气揉木、解毒抑癌之法，临证以自拟理气健脾方加减，方中黄芪、党参、白术温补脾胃、补益气血，枳实、木香、厚朴健运脾气、升清降浊，取培土治本之义；柴胡、夏枯草、合欢皮、郁金疏泄肝郁，和解枢机，直达病所，八月札理气揉木、解毒抑癌，生白芍养血敛阴、润泽肝木，配以白花蛇舌草、莪术活血解毒、清利肝脏瘀毒、揉木抑癌，取攻邪治标之义；加以炒麦芽疏肝和胃、健脾消食，生甘草清热解毒、益气健中，顾护脾胃生机，谨防攻积伤正。二诊诸症逐渐好转，因忧夏枯草、木香、厚朴久用破气伤正，故复诊改为竹沥半夏、陈皮；因夜寐困难，加用酸枣仁养肝宁心，丹参凉血安神。三诊诸症改善明显，故效不更方，续守健运脾土、行气揉木、解毒抑癌之法。

第五节　胃癌 (gastric carcinoma)

一、概述

（一）胃癌的定义

胃癌是源自胃黏膜上皮的恶性肿瘤，占消化道恶性肿瘤的首位，是我国最常见的恶性肿瘤之一，多发生在 40 岁以上的成年人。早期胃癌 70% 以上可无症状，部分患者可表现为上腹部不适或疼痛，进食后症状往往加重。随着病情的进展，疼痛加剧，发作频繁，伴有食欲缺乏、疲倦乏力、恶心、呕吐、嗳气反酸、胃部灼热、消瘦。晚期可见恶病质、发热、左锁骨上淋巴结肿大，上腹部可触及肿块。

（二）胃癌的流行病学概述

IARC 发布的 GLOBOCAN 2020 全球癌症统计数据显示，全球胃癌新发病例为 1089103 例，占所有新发肿瘤病例的 5.6%，位居肿瘤发病谱第 5 位；死亡病例为 768793 例，占肿瘤总死亡病例的 7.7%，位居肿瘤死亡谱第 4 位。男性胃癌发病率约为女性的 2 倍，年龄标化发病率随着年龄的增长而增加。东亚地区胃癌发病率最高，北欧、北美以及非洲地区胃癌发病率最低。在过去 40 年间，大多数国家的胃癌发病率和死亡率均呈现下降趋势，但在一些国家胃癌发病呈现年轻化的趋势。

2020 年，我国胃癌新发病例为 478508 例，位居肿瘤发病谱第 3 位，占全球胃癌发病总数的 43.9%；死亡病例为 373789 例，位居肿瘤死亡谱第 3 位，占全球胃癌死亡总数的 48.6%。男性胃癌发病率和死亡率分别为女性的 3.0 倍和 2.7 倍；发病和死亡主要集中在 50 ~ 79 岁年龄组。我国胃癌高发地区分布广泛，以西北地区和东南沿海地区较为集中，甘肃省武威市、山东省临朐县、河南省林州市、辽宁省庄河市等地多呈散在的高发地区。随着生活方式的转变、经济发展、上消化道癌早诊早治项目的开展，我国胃癌年龄标化发病率和死亡率呈现下降趋势。2019 年，我国胃癌造成约 982 万伤残调整寿命年（disability adjusted life years，DALYs），贡献了所有癌种 DALYs 的 14.6%，仅次于肺癌，占全球胃癌 DALYs 的 44.2%；由于胃癌发病率高、缺乏明显的早期症状、晚期预后较差、人口老龄化进程加速等原因，胃癌仍将为我国带来巨大的疾病负担。

（三）胃癌的分类及分期

1. 分类

胃癌的分类：①根据大体分类，可分为结节型、溃疡局限型、浸润溃疡型、弥漫浸润型；②根据组织学分类，可分为5种形态，分别为管状腺癌、乳突状腺癌、黏液腺癌及分化差的指环细胞型与其他变异型。

2. 分期

胃癌的准确分期对制订合理的治疗方案、判断预后及评价疗效甚为重要。目前，临床上较为实用的是国际抗癌联盟（UICC）及美国癌症联合委员会（AJCC）2018年公布的第8版胃癌临床病理分期。见表8-11、表8-12。

表8-11　第8版 UICC/AJCC 胃癌 TNM 分期

原发肿瘤（T）	
Tx:	原发肿瘤无法评估
T0:	无原发肿瘤的证据
Tis:	原位癌：上皮内肿瘤，未侵及固有层
T1:	肿瘤侵犯固有层、黏膜肌层或黏膜下层
T1a:	肿瘤侵犯固有层或黏膜肌层
T1b:	肿瘤侵犯黏膜下层
T2:	肿瘤侵犯固有肌层
T3:	肿瘤穿透浆膜下结缔组织，而尚未侵犯脏腹膜或邻近结构
T4:	肿瘤侵犯浆膜（脏腹膜）或邻近结构
T4a:	肿瘤侵犯浆膜（脏腹膜）
T4b:	肿瘤侵犯邻近结构
区域淋巴结（N）	
Nx:	区域淋巴结无法评估
N0:	区域淋巴结无转移
N1:	1~2个区域淋巴结有转移
N3:	7个或7个以上区域淋巴结有转移
N3a:	7~15个区域淋巴结有转移
N3b:	16个或16个以上区域淋巴结有转移

续表

远处转移（M）	
Mx:	远处转移无法估计
M0:	无远处转移
M1:	有远处转移

表 8-12　胃癌 TNM 分期

分期	T 分期	N 分期	M 分期
ⅠA	T1	N0	M0
ⅠB	T2	N0	M0
	T1	N1	M0
ⅡA	T3	N0	M0
	T2	N1	M0
	T1	N2	M0
ⅡB	T4a	N0	M0
	T3	N1	M0
	T2	N2	M0
	T1	N3	M0
ⅢA	T4a	N1	M0
	T3	N2	M0
	T2	N3	M0
ⅢB	T4b	N0	M0
	T4b	N1	M0
	T4a	N2	M0
	T3	N3	M0
ⅢC	T4b	N2	M0
	T4b	N3	M0
	T4a	N3	M0
Ⅳ	任何 T	任何 N	M1

二、发病机制

（一）地域环境及饮食生活因素

胃癌发病有明显的地域性差别，我国的西北与东部沿海地区胃癌发病率明显高于南方地区。长期食用熏烤、盐腌食品的人群中胃远端癌发病率高，与食品中亚硝酸盐、真菌毒素、多环芳烃化合物等致癌物或前致癌物含量高有关；吸烟者的胃癌发病危险性较不吸烟者高。

（二）幽门螺杆菌感染

我国胃癌高发区成人幽门螺杆菌感染率在 60% 以上。幽门螺杆菌能促使硝酸盐转化成亚硝酸盐及亚硝胺而致癌；幽门螺杆菌感染引起胃黏膜慢性炎症加上环境致病因素加速黏膜上皮细胞的过度增殖，导致畸变致癌；幽门螺杆菌的毒性产物 CagA、VacA 可能具有促癌作用，胃癌患者中抗 CagA 抗体检出率明显高于一般人群。

（三）癌前病变

胃疾病包括胃息肉、慢性萎缩性胃炎及胃部分切除后的残胃，这些病变都可能伴有不同程度的慢性炎症过程、胃黏膜肠上皮化生或非典型增生，有可能转变为癌。癌前病变是指容易发生癌变的胃黏膜病理组织学改变，是从良性上皮组织转变成癌过程中的交界性病理变化。胃黏膜上皮的异型增生属于癌前病变，根据细胞的异型程度，可分为轻、中、重三度，重度异型增生与分化较好的早期胃癌有时很难区分。

（四）遗传和基因

遗传与分子生物学研究表明，胃癌患者有血缘关系的亲属其胃癌发病率较对照组高 4 倍。胃癌的癌变是一个多因素、多步骤、多阶段发展过程，涉及癌基因、抑癌基因、凋亡相关基因与转移相关基因等的改变，而基因改变的形式也是多种多样的。

三、病理变化

（一）早期胃癌

是指癌组织局限于胃黏膜或黏膜下层的胃癌，不论其有无淋巴结转移。它的最大直径一般在 5cm，直径 < 1cm 的称小胃癌，< 0.5cm 称微小胃癌。原位癌是指未突

破固有膜的癌肿也属早期胃癌，但难于识别。

（二）中晚期胃癌

也称进展期胃癌，指肿瘤组织已超过黏膜下层。胃癌发展一旦突破黏膜下层而累及肌层时即称为进展期胃癌。癌灶可累及肌层、浆膜和邻近脏器，多有转移。有以下几种类型：结节型：癌肿局限，主要向腔内生长，呈结节状、息肉状，表面粗糙如菜花，中央有糜烂、溃疡，亦称结节蕈伞形。局限溃疡型：溃疡明显，边缘隆起，浸润现象不明显。浸润溃疡型：明显溃疡伴明显浸润。弥漫浸润型：病变浸润胃壁各层且广泛，边界不清，黏膜皱襞消失，胃壁增厚变硬，故称"革囊胃"。

四、临床表现

（一）原发表现

多数早期胃癌患者无明显症状，或者出现非特异性症状，如嗳气、反酸、早饱、上腹部不适及食欲减退等消化不良症状。进展期胃癌除上述症状外，还常出现下述症状：①体重减轻、贫血、乏力。②胃部疼痛，如疼痛持续加重且向腰背放射，则提示可能存在胰腺和腹腔神经丛受侵。胃癌一旦穿孔，可出现剧烈腹痛的胃穿孔症状。③恶心、呕吐，常为肿瘤引起梗阻或胃功能紊乱所致。贲门部癌可出现进行性加重的吞咽困难及反流症状，胃窦部癌引起幽门梗阻时可致呕吐宿食。④出血和黑便，肿瘤侵犯血管，可引起消化道出血。小量出血时仅有大便隐血阳性，当出血量较大时可表现为呕血及黑便。⑤其他症状，如腹泻（患者因胃酸缺乏、胃排空加快）等。

（二）转移表现

肿瘤转移引起的症状如黄疸、腹腔积液、锁骨上淋巴结肿大或癌性腹膜炎等。

五、临床诊断

（一）病史

应全面详细了解患者病史，包括以下内容：①起病情况。早期无特异性症状，甚至可毫无症状；一旦出现上腹胀痛、消瘦、食欲减退及黑便时，要注意排除胃癌的可能。②上腹痛：胃癌最常见的症状，了解其性质、发作规律、部位等。③消化道症状。有无食欲减退、消瘦、乏力、恶心、呕吐、出血和黑便等。凡无胃病史的老年人一旦出现黑便，必须警惕胃癌发生的可能。④其他症状。发生并发症或肿瘤转移时可出现一些特殊症状，如咳嗽、呼吸困难、腹腔积液等。⑤家族病史。遗传因素对胃癌的发生有重要影响。胃癌有家族聚集现象，因此应详细询问家族中有无胃癌发病的情况。

（二）体格检查

（1）早期常无明显体征，有时仅有上腹部深压痛。

（2）检查有无上腹部肿块、直肠前窝肿块、左锁骨上淋巴结肿大，这些均是胃癌晚期出现转移灶的体征。

（3）注意癌灶转移的体征，如肝脏包块、腹部移动性浊音等。

（三）辅助检查

1. 实验室检查

（1）大便隐血：约50%患者呈反复阳性。

（2）血沉：约2/3的患者增速。

（3）胃液分析：约20%无酸，其余呈低酸或酸度正常。

以上3项检查越是早期，则阳性率越低，因而不能认为结果正常即可排除本病。

（4）其他实验室检查：多种免疫检查如癌胚抗原（CEA）、甲胎蛋白（AFP）等对胃癌诊断的特异性均不高。以胃癌单克隆抗体检测胃液或血清中的胃癌抗原的方法学尚在积极研究中，迄今未有突破性的进展。

2. X线诊断

气钡双重造影可清楚显示胃轮廓、蠕动情况、黏膜形态、排空时间，有无充盈缺损、龛影等。阳性率可达80%以上，常见者为：①充盈缺损；②腔内龛影，溃疡直径通常＞2.5cm，外围并见新月形暗影、边缘不齐，附近黏膜皱襞粗乱、中断或消失；③狭窄与梗阻。近年来由于X线检查方法改进，使用气钡双重对比摄影法等，可以观察到黏膜皱襞间隙所存在的微细病变，因而能够发现多数的早期胃癌。

3. CT检查

CT检查可显示胃癌累及胃壁向腔内和腔外生长的范围和附近的解剖关系以及有无转移等。胃癌通过血道转移均可在CT上清楚地显示。

4. 胃癌的内镜诊断

纤维内窥镜检查是诊断胃癌最直接准确有效的诊断方法。纤维胃镜对胃癌的诊断具有很重要的意义，可以发现早期胃癌，对良恶性溃疡进行鉴别，确定胃癌的类型和病灶浸润的范围，并可对癌前期病变进行随访检查和监视。超声胃镜是近年内才发展成熟的高频超声电子胃镜可显示正常胃壁结构的5层、7层，甚至9层的声像图，由此可探及癌灶的胃壁浸润深度，特别有助于区分黏膜癌和黏膜下癌。

5. 脱落细胞学检查

有的学者主张临床和 X 线检查可疑胃癌时行此检查。

6. B 超

可了解周围实质性脏器有无转移。

7. MRI 检查

MRI 检测对胃癌术前分期具有一定的优势，特别是判断肿瘤浸润深度（T 分期）有相当的准确性，但对于淋巴结的判定仍存在缺陷。

六、西医治疗

（一）治疗原则

外科手术仍是目前治疗胃癌的主要方法，对远端肿瘤一般选择胃次全切除术，而对近端肿瘤则常采取胃全切除术。化疗主要适用于术前、术中、术后期的辅助治疗或胃癌晚期不能手术者。对早期胃癌可行内镜下黏膜切除，中晚期不宜手术者可进行局部药物注射。此外，尚有放射治疗、免疫治疗。

（二）手术治疗

外科手术是治疗胃癌的主要手段。凡临床检查无明显转移征象，各重要脏器无严重器质性病变，估计全身营养状态、免疫功能能耐受手术者均应给予剖腹探查的机会。即使有远处转移，但患者伴有幽门梗阻、穿孔等严重并发症而一般情况尚能耐受手术者，亦应予以姑息性手术的机会，以缓解症状，减轻痛苦。

1. 根治性切除手术

彻底切除原发灶、转移淋巴结及受浸润的组织是胃癌根治手术的基本要求，也是目前能达到治愈目的的主要手段。胃切断线要求离肿瘤肉眼边缘 > 5cm，远侧癌应切除十二指肠第一部 3 ~ 4cm，近侧癌应切除食管下段 3 ~ 4cm。

2. 姑息性手术

包括切除原发病灶的姑息性切除术和不切除原发病灶的各种短路术。只要全身情况许可，而又无广泛远处转移，凡局部解剖条件尚能做到胃大部切除的，应将其原发病灶切除。

（三）化疗

化疗是药物治疗胃癌的主要部分，胃癌围术期均可采用化疗。无法手术、根治术后复发或姑息切除、改道、探查的晚期患者，化疗则是综合治疗的主要手段之一。

1. 新辅助化疗

对局部晚期胃癌可考虑术前行新辅助化疗，以达到降期的目的，部分患者可获得手术的机会。有研究表明，新辅助化疗与单纯手术相比可改善生存。最佳新辅助化疗方案并无定论，东亚及西方国家采取的方案有所不同，Ⅲ期临床研究较少，各种在晚期胃癌中证实有效的方案都被用于新辅助化疗。化疗药物包括 5- 氟尿嘧啶（5-FU）、卡培他滨、S-1、多西他赛、顺铂、奥沙利铂、表柔比星、伊立替康等，方案组合也多种多样。推荐化疗方案：紫杉类药物 +5-FU±DDP、EOX、FOL-FOX 4 方案。

2. 辅助化疗

是指胃癌规范根治术后的化疗，以预防复发和转移为目的。目前尚无标准的辅助化疗方案。临床试验显示接受辅助化疗的患者的生存率略有改善。多项临床研究，如：术后 5- 氟尿嘧啶（5-FU）或放疗，术后表柔比星、顺铂和持续输注 5-FU，或者口服氟嘧啶类药物 S-1 的胃癌辅助治疗研究，均显示获益率约为 10%。推荐化疗方案：紫杉类药物 +5-FU+DDP、FOLFOX 4 方案。

3. 姑息性化疗

是指晚期胃癌的挽救化疗，以改善生活质量及延长生存期为目标。推荐化疗方案：紫杉类药物 +5-FU±DDP、FOLFOX 4 方案、XELOX 方案、EOX 方案、FOLFIRI 方案、单药 XELODA，单药 TS-1 等。

4. 区域性化疗

应用于术前、术后或晚期胃癌，提高局部癌灶杀伤作用，如区域动脉介入化疗、腹腔内化疗等。

（四）放疗

放疗可提高局部控制率，但无报道显示可以提高生存率。由于腹部放疗通常会导致营养状况的恶化，限制了放疗在胃癌治疗中的应用。姑息放疗在缓解疼痛、解除梗阻和控制出血等方面有重要作用。

（五）靶向治疗

表皮生长因子受体（EGFR）、血管内皮生长因子受体（VEGFR）和人表皮生长因子受体 -2（HER-2）的过表达与胃癌患者较差的预后相关。由于在研的靶向药物单药治疗在胃癌治疗中的有效率不足 5%，靶向药物联合化疗成为目前研究的主要方向。

（六）免疫治疗

胃癌患者在术前及手术去瘤后的创伤应激反应期内，机体免疫功能处于抑制状态，之后免疫功能会得到显著改善，部分患者甚至可达到正常人水平，而术后早期使用免疫调节药可以明显缩短术后的免疫抑制期，有助于减少胃癌术后复发和转移。免疫治疗适用于以下患者。

（1）早期胃癌根治术后适合全身免疫刺激药，注射用香菇多糖 2mg，加入 5% ~ 10% 葡萄糖注射液 250mL 中，静脉滴注，每周 2 次。

（2）不能切除的或姑息切除的病例，可在残留癌内直接注射免疫刺激药，注射用香菇多糖 4 ~ 6mg。

（3）胃癌晚期伴有腹腔积液者，适用于腹腔内注射免疫增强药物，注射香菇多糖 8 ~ 12mg。

七、中医病因病机

（一）概述

胃癌在古代中医文献记载中见于"胃反""噎嗝""胃脘痛""伏梁"等病证。明张景岳认为病因病机为"阳虚与气结"，说明脾胃虚寒，阳气不化，气结于内，气结则血行阻滞，形成血瘀。清《医宗金鉴》则认为是三阳热结，灼伤津液，三门干枯，则水谷出入之道不得流通。胃受纳并腐熟水谷，脾主运化，脾气主升，胃气主降，脾胃共同完成食物消化吸收功能，如脾胃损伤，升降失司则恶心、嗳气、胃脘嘈杂。重者心下痞闷、朝食暮吐、暮食朝吐、宿谷不化，积而化热，灼伤津液则出现胃脘刺痛。清《景岳全书发挥》中指出："膈者在胸膈胃口之间，或痰或瘀血或食积阻滞不通。食入于胃不得下达而呕出，渐至食下即吐而反胃矣。"中医认为，忧思恼怒、情志不遂或饮食不节，致肝失疏泄，胃失和降，或久病损伤脾胃，导致运化失职，痰凝气滞，热毒血瘀，交阻于胃，积聚成块而发病。其病位在胃，与肝、脾关系最为密切，初期为痰气瘀滞互结为患，以标实为主；久则本虚标实，虚在脾、胃为主，实在气、血、痰、瘀、毒。

（二）病因

1. 饮食失宜

饮食过冷过热、饥饱不匀、过食肥甘、嗜好烟酒等均能损伤脾胃或致脏腑功能失调，脾失健运，胃失和降，聚湿生痰，血行不畅，化生瘀毒，阻于胃脘，日久形成积聚。现代医学认为食物中的亚硝胺等二级胺水平过高是胃癌形成的重要因素。

2. 情志失调

中医特别注重情志因素在胃癌病因中的影响。因忧思抑郁过度，致情志失调，气机紊乱，津液运行失常，凝聚成痰；顽痰阻结日久更致气滞、血瘀而生肿块。

3. 劳累过度

中医认为"劳则伤脾"，过度劳累致脾气虚弱，饮食后水谷不能化生精微被吸收而反成痰浊水湿，可以引起气机不畅，气滞则血瘀、食积、痰阻，化为症块。现代医学认为过度疲劳容易引起人体免疫功能的下降，其免疫监视、免疫修复的能力下降，对细胞突变的纠正作用减弱。

4. 脾肾两虚

脾为后天之本，肾为先天之本。肾又有命门之称，主一身之气。胃癌作为一种可危及生命的恶性疾病，"久病必伤其肾"。临床上见到，胃癌患者晚期可见水湿泛滥，浸淫四肢，腹中腹腔积液生成，这些都是肾气虚衰的表现。对于一些久病的胃癌患者来说，脾肾亏虚也是不容忽视的。

（三）病机

正虚与邪实是其发病的两个重大因素。《医宗必读·积聚篇》指出："积之成者，正气不足，而后邪气踞之。"初起多由情志不遂，忧郁气结或恼怒伤肝，肝气不舒或饮食不节，损伤脾胃，致肝胃不和，食滞胃中，动忧胃气，气郁上逆阻塞食管，肝失疏泄而致胃失和降，肝郁气滞；肝郁气滞，气机失宣，或因痰湿阻遏气机，阻于血络，血不能随气而行于脉络，血滞成瘀，阻于胃腑致上下不通，瘀血阻络，日渐成积；或因脾胃虚弱，运化失职，津液输布失常，停滞于内而为湿邪，聚而成痰，或因素体湿盛，又嗜食肥甘厚味，蕴湿生痰，或因忧思伤脾，脾伤则气结，气机阻滞，津液输布失调，聚而为痰。气滞则血瘀、食积、痰阻，复又加重气滞。气滞日久则血瘀，与毒邪顽痰阻结，日久而成症块。

亦可先天禀赋不足，胃气素弱，或因暴饮暴食，损伤脾胃，或因久病重病，或因老年脾胃自衰太过，致脾胃虚弱；脾胃虚弱，运化失职，不能腐熟五谷，化生精微，致气血亏虚；食物运化无力，积滞胃中难以下行，动忧胃气则反胃。或因饮酒过度，或过食辛辣肥甘厚味，积热于胃，日久气机不畅而化热，热久伤阴，或情志失调，肝郁化火伤阴，损伤脉络，或因放疗化疗，热毒内蕴，耗伤阴津，阴液亏损，津枯血燥，胃脘干槁，发为本病。也有素体阳虚，火不生土，或过食生冷，寒伤脾胃，或久病大病，阳气虚衰，或老年自衰太过，均可致脾胃失其温养，阴寒内聚，气机凝滞，甚则脾肾阳虚，不能腐熟水谷而见宿食不化。

以上各型病久失于调治，贻误时机使病情进一步发展。如脾胃虚弱，水谷精微化生无源，气血不足；瘀血内结，恶血不去，新血不生；阴津不足，久则虚热耗损阴血，机体抗邪能力下降，造成疾病的进展与加重。即患者已气血大亏，脾胃虚弱，同时又有痰瘀症积等邪实的一面，形成本虚标实之体，造成治疗的困难，攻邪又恐伤正，扶正又恐壅邪，需慎重协调攻补之间的关系。

八、辨证要点及治疗思路

（一）辨证要点

1. 辨虚实

本病辨证主要在于分清虚与实的关系，虚是以气虚为主还是以阴虚为主，脾虚是否及肾等；实则应分清热蕴、痰凝、血瘀何者为主。

2. 辨舌苔

舌苔乃胃气所附，苔白腻、口甜，为湿邪为患；苔黄口苦则有化热之势；苔花剥或少苔无苔提示胃阴已伤。

（二）治则治法

胃癌中医治疗原则乃扶正祛邪，健脾和胃，调节人体阴阳平衡，使气血、脏腑、经络功能平稳，增强患者抗癌能力。本病病在脾胃，故健脾和胃应贯穿治疗始终。又因脾为后天之本、肾为先天之本，病至晚期，多脾虚及肾，故后期多需酌加补肾助阳之品以温脾阳、助运化。

九、常用方药

（一）肝胃不和

（1）症状：胃脘胀满，时时作痛，窜及两肋，口苦心烦，嗳气酸腐，食欲不振，舌苔薄黄或薄白，脉弦细。

（2）治法：疏肝和胃，降逆止痛。

（3）主方及分析：柴胡疏肝散加减。恶心苔腻者，加广藿香、陈皮；反酸者，加吴茱萸、黄连；脘胁痛甚者，加川楝子、延胡索、木香、三七粉；脾胃气虚者，加太子参、黄芪、白术、山药；腑实便结者，加大黄、槟榔；火热内郁者，加黄连、栀子、黄芩。

（二）脾胃虚寒

（1）症状：胃脘隐痛，喜按喜温，或暮食朝吐，朝食暮吐，或食入经久仍复吐，时呕清水，面色苍白，肢凉神疲，或便溏水肿，舌淡胖有齿痕，苔白滑润，脉沉缓或沉细濡。

（2）治法：温中散寒，健脾和胃。

（3）主方及分析：理中汤合六君子汤加减。便溏泄泻者，加山药、芡实、鸡内金、补骨脂、肉豆蔻；脘胀嗳气者，加厚朴、苍术、草果；痛甚者，加五灵脂、高良姜、三棱。

（三）胃热伤阴

（1）症状：胃脘灼热，口干欲饮，嘈杂，食后剧痛，五心烦热，大便干燥，舌质红绛，红光少苔，脉滑细数。

（2）治法：养阴润燥，清热平胃。

（3）主方及分析：益胃汤加减。胃脘灼热疼痛明显、嘈杂反酸者，加黄连、吴茱萸；热盛津伤者，加牡丹皮、黄连、栀子、玄参、知母；气滞者，加郁金、枳实；肝胃不和者，加川楝子、柴胡、白芍、郁金。

（四）痰湿凝滞

（1）症状：胸闷膈满，心下结块，面黄虚胖，呕吐痰涎，腹胀便溏，舌质淡，苔滑腻，脉细濡或滑。

（2）治法：化痰散结，健脾和胃。

（3）主方及分析：开郁二陈汤加减。脾虚中寒痛甚、呕吐、肢冷者，加人参、干姜、砂仁；恶心呕吐者，加旋覆花、代赭石、生姜汁；食滞者，加炒山楂、鸡内金；气滞甚者，加厚朴、大腹皮。

（五）瘀毒内结

（1）症状：胃脘刺痛，灼热灼痛，食后痛剧，口干思饮，脘胀拒按，心下触及痞块，或有呕血便血，肌肤枯燥甲错，舌唇紫暗或见瘀点，脉沉弦、细涩或弦数。

（2）治法：理气活血，软坚消积。

（3）主方及分析：膈下逐瘀汤加减。痰瘀较甚者，加法半夏、浙贝母、三七；肝郁者，加柴胡、郁金；痰瘀化热，加黄连、栀子、法半夏、浙贝母、瓜蒌。

（六）气血两虚

（1）症状：胃脘不适，全身乏力，心悸气短，头晕目眩，面色无华，纳呆倦怠，舌淡少苔，脉细无力。

（2）治法：补气养血，健脾和胃。

（3）主方及分析：八珍汤加减。便黑者，加白芨、灶心土；失血日久少气不寐，加酸枣仁、黄芪、炙远志。

十、中成药

犀黄丸、小金丹、肿节风、丁蔻理中丸、喜树碱注射液、参芪注射液、神农胶囊、参麦注射液、鸦胆子制剂等按说明书辨证使用。

十一、名医验案

案一　江苏省名中医刘沈林验案

张某，女，65岁，2017年3月22日初诊。胃癌根治术后1年余。患者因诊断"贲门恶性肿瘤"于2016年9月13日行胃癌根治术，术后行7周期FORFIRI化疗，术后病理：低分化癌，脉管可见癌栓，淋巴结8/30见转移，病理分期：ⅢB（T3N3acM0）。患者近来复查示腹膜后淋巴结肿大，时有泛吐酸水，乏力纳差，畏寒怕冷，二便尚调，舌苔白腻，脉细。中医诊断：内科癌病（脾胃虚寒证）；西医诊断：胃恶性肿瘤。治以补气健脾，扶正祛邪。处方：炙黄芪15g、炒党参15g、炒白术10g、陈皮6g、法半夏10g、木香6g、砂仁3g（后下）、干姜3g、吴茱萸5g、茯苓15g、炙甘草3g、白芍10g、炙鸡内金10g、石见穿15g。共30剂，水煎，每天1剂，早晚温服。

二诊（2017年6月1日）：病情如前，近期复查全腹部CT示：腹膜后淋巴结增大。腹疼痛，苔白，脉细。前方加减再进，去茯苓、石见穿，加台乌药10g、肉桂（后下）3g。共30剂，每天1剂，早晚温服。

三诊（2017年7月19日）：病史如前，近来病情平稳，腹部时有疼痛，大便不成形，舌苔薄白，脉细，治以初诊方加减，去干姜、茯苓、石见穿，加肉豆蔻5g、乌梅炭5g。共30剂，水煎，每天1剂，早晚温服。

四诊（2017年9月20日）：胃癌术后1年，近期复查CEA：10.08ng/mL，近来时有泛酸，恶心，舌质偏暗、边有齿印、舌苔薄，脉细，辨以正虚邪陷，治以补气养正，化瘀解毒。处方：生黄芪 60g、太子参 15g、炒白术 10g、当归 10g、白芍 10g、三棱 10g、莪术 10g、陈皮 6g、木香 5g、炙鸡内金 10g、炙甘草 5g、白花蛇舌草 30g。共 30 剂，水煎，每天 1 剂，早晚温服。

五诊（2017 年 11 月 8 日）：病史同前，症情平稳，未诉明显不适，前方加炒谷麦芽 15g、茯苓 15g。共 30 剂，日 1 剂，早晚温服。患者坚持随诊至今，长期服用中药调理，乏力疲劳明显改善，食欲渐复，泛酸恶心等不适较前好转。后多次复查腹膜后淋巴结较前片未见明显增大，至今症情平稳，未见其他复发转移。

【按语】本例患者胃癌根治术后 1 年，术后病理偏中晚期，复查示腹膜后淋巴结转移。患者术后多次化疗，乏力纳差明显，畏寒怕冷，时有泛吐酸水，二便尚调，舌淡红、苔白腻，脉细，辨证为脾胃虚寒、正虚毒结。因患者多次化疗，正气虚损，先以香砂六君子汤加减扶助正气，方中黄芪、党参、白术、茯苓健脾益气、扶正抗癌；木香、砂仁、白芍理气和胃；干姜、吴茱萸温中散寒；法半夏、陈皮健脾化湿、散结消痞；石见穿抗癌解毒；炙鸡金消食健脾，炙甘草气血双补，调和诸药。全方重在补虚温中，益气扶正，此理念贯穿于后续半年随诊加减，待正气渐充，方行化瘀攻邪之法。四诊患者复查 CEA 升高，但阳虚较前明显改善，时有反酸呕恶，舌质黯，边有齿印，脉细，辨证属正虚邪陷，癌毒复燃，治当化瘀解毒，补气养正。刘师选用归芍六君子汤加减。方中黄芪用量独重，力在养血补气，扶正抗癌；三棱、莪术活血化瘀，抗癌解毒；辅以太子参、白术健脾益气，助芪扶正；当归、白芍、陈皮、木香补血理气行血；白花蛇舌草清热解毒；炙甘草调和诸药。全方在扶正基础上，化瘀解毒祛邪，其中三棱、莪术与黄芪的搭配最能体现刘师在权衡扶正与祛邪中的理念，最为精妙。五诊患者服药 1 个月后症状即改善，病情平稳。上方巩固继进，加茯苓、谷麦芽健脾消食，改善患者食欲，增加水谷摄入，气血生化有源。经过坚持服用，病情平稳，患者多次复查转移灶均未有进一步发展，提高了生活质量，遏制了肿瘤的复发转移。

案二

王某，男，73 岁，2017 年 10 月 10 日初诊。主诉：腹痛伴解黑便 4 个月余。患者于外院诊断为胃腺癌未行手术，就诊时见：胃脘嘈杂易饥，得食则缓，不泛酸，腹痛隐隐，乏力气短，解柏油样便，大便干结，小便正常，夜寐一般，舌质红，苔黑燥。中医诊断：内科癌病（胃热伤阴证）；西医诊断：胃恶性肿瘤。治以益气养阴，化瘀止血。处方：太子参 15g、制黄精 15g、怀山药 15g、北沙参 15g、麦门冬 15g、肥玉竹 10g、川石斛 15g、白芍 10g、酸枣仁 15g、炙甘草 5g、柏子仁 10g、大枣 10g、侧柏叶 15g、地榆炭 15g。30 剂，水煎，日 1 剂，早晚温服。另予三七粉 120g、白芨粉 120g。每天各 2g，每天 2 次冲服。

二诊（2017年11月8日）：近期复查大便隐血已转阴，血常规示血红蛋白94g/L，较前上升，但仍有胃脘嘈杂善饥，乏力气短，舌红、苔黑褐，脉细。前方去侧柏叶、地榆炭，加仙鹤草30g。30剂，水煎，日1剂，早晚温服。另予三七粉100g、守宫粉100g。每天各1.25g，每天2次冲服。

三诊（2017年12月5日）：患者病情平稳，诉胃脘嘈杂、气短乏力较前好转，纳寐可，二便正常，舌红苔薄黑腻，脉细。前方加莲子15g、龙眼肉15g。30剂，日1剂，早晚温服。三七粉、守宫粉同前调服。患者坚持随诊加减1年余。

【按语】患者胃癌晚期未行手术，平素乏力气短，胃脘嘈杂易饥，得食则缓，不泛酸，柏油样便，大便干结，舌质红，苔黑燥。患者癌病日久，瘀热毒结，致胃阴大亏，气血亏虚，同时瘀热损伤血络，气血愈虚，故辨证为胃热伤阴证。治当益气养阴，化瘀止血。方中重用太子参、制黄精相伍，益气养阴，甘平而不助热；沙参、麦门冬、玉竹、石斛益胃生津，滋阴清热；辅以怀山药气阴双补，白芍、酸枣仁、柏子仁酸甘化阴，润肠通便；地榆炭、侧柏叶凉血止血；大枣、甘草健脾和胃，调和诸药。针对该类患者，刘师常常整体与局部治疗相结合，创新性地使用散剂调服，该患者因仍有黑便，故予三七粉、白及粉调服，起到化瘀止血的作用。二诊时患者大便隐血转阴，出血已止，但仍有胃脘嘈杂易饥，气短乏力，舌红，苔黑褐。气阴不足之证仍有，故前方去地榆炭、侧柏叶，仙鹤草补虚化浊。针对胃癌病灶继续予三七粉、守宫粉冲服活血化瘀散结而不伤正气。三诊患者病情稳定，加莲子、龙眼肉健脾补肾，继续扶助正气。该位患者为带瘤生存者，病至晚期，正气虚衰，刘师以扶正为治疗主线，以散剂调服化瘀祛邪，攻邪而不伤正，防止正气进一步虚损，缓解了临床症状的痛苦，延长了生存期限。

参考资料

[1]徐瑞华，万德森.临床肿瘤学（第5版）[M].北京：科学出版社，2021.

[2]呙昊尧.胸腔镜治疗肺癌的研究进展[J].中外医学研究，2022，20（12）：172-177.

[3]黄艳，解宝泉.肺癌诊断及多学科治疗[M].北京：科学技术文献出版社，2018.

[4]汤钊猷.现代肿瘤学（第2版）[M].上海：上海医科大学出版社，2000.

[5]韩颖莉.常见呼吸系统疾病诊疗策略[M].昆明：云南科学技术出版社，2020.

[6]张贺龙，刘文超.临床肿瘤学[M].西安：第四军医大学出版社，2015.

[7]黄爱华.常见肿瘤的治疗与护理[M].青岛：中国海洋大学出版社，2010.

[8]高禹舜，陈骏.肺癌临床多学科综合诊断与鉴别诊断[M].北京：军事医学科学出版社，2015.

[9]夏重升.实用肿瘤学[M].长春：吉林科学技术出版社，2019.

[10]王笑民.实用中西医结合肿瘤内科学[M].北京：中国中医药出版社，2014.

[11]魏宝，刘鹏飞，石红.内科常见病的中西医综合治疗 [M].兰州，甘肃文化出版社，2017.

[12]王平.黄土汤治疗肺癌咯血验案举隅 [J].名医，2020，（12）：317-318.

[13]张爱玲，温润耀.乳腺癌的诊治进展 [J].当代医学，2021，27（34）：1-4.

[14]陈茂山，吕青.《基于人口登记数据 2000—2020 年全球乳腺癌发病和死亡率分析》要点解读 [J].中国胸心血管外科临床杂志，2022，29（04）：401-406.

[15]鲁明骞，孔庆志，卢宏达.乳腺癌的诊治与临床实践 [M].西安，西安交通大学出版社，2018.

[16]卜子英.《肿瘤非手术靶向治疗》[M].北京，中国科学技术出版社，2018.

[17]陈焕朝，甘宁.乳腺癌的治疗与康复 [M].武汉，湖北科学技术出版社，2016.

[18]姜春水，姚国媛.当代医学与临床·妇幼医学 [M].北京：华龄出版社，2015.

[19]董立杰，赵君平，陈继平.基层常见病中西医治疗调养全书 [M].石家庄，河北科学技术出版社，2015.

[20]焦鹏.中西医结合疾病诊疗与康复 [M].北京，科学技术文献出版社，2019.

[21]杨春梅.实用临床肿瘤疾病诊断与治疗 [M].长春，吉林科学技术出版社，2017.

[22]卞卫和，裴晓华.许芝银乳腺病临证精要 [M].北京，中国中医药出版社，2018.

[23]程海波.癌毒：中医病机创新理论研究与应用 [M].北京，中国中医药出版社，2019.

[24]杨鹭，王中奇.王中奇运用小柴胡汤加减治疗乳腺癌医案 2 则 [J].中医文献杂志，2019，37（05）：34-35+42.

[25]王国俊.现代普通外科临床新进展 [M].长春，吉林科学出版社，1970.

[26]蔡三军，赵任.大肠癌 [M].上海，上海交通大学出版社，2020.

[27]邵志敏.实用肿瘤外科学 [M].上海，复旦大学出版社，2018.

[28]徐延森.现代普外科治疗精粹 [M].武汉，湖北科学技术出版社，2018.

[29]王天宝，尉秀清，崔言刚等.实用胃肠恶性肿瘤诊疗学 [M].广州，广州科学技术山版社，2018.

[30]侯吉莲.新编临床常见病护理 [M].北京，科学技术文献出版社，2016.

[31]许斌.外科学（第 2 版）[M].上海，上海科学技术出版社，2020.

[32]尹国有，李广.脾胃疾病 [M].北京，军事医学科学出版社，2007.

[33]廖大忠，应学明.当代临床肿瘤诊治与实践 [M].长春，吉林大学出版社，2017.

[34]王田园，陈晓琦，陈欣菊，郑玉玲.郑玉玲治疗结肠癌术后化疗并发腹泻经验浅谈 [J].中国民间疗法，2020，28（04）：18-20.

[35]韩巧灵.现代医院护理技术 [M].长春，吉林科学技术出版社，2019.

[36]于景龙，邹文华.外科护理学 [M].长春，吉林大学出版社，2012.

[37]南月敏，高沿航，王荣琦，李文刚，赵素贤，杨明.原发性肝癌二级预防共识（2021 年版）[J].实用肝脏病杂志，2021，24（02）：305-318.

[38]王谦.病理学基础 [M].北京，中国中医药出版社，2016.

[39]刘彩凤.现代临床护理技术 [M].上海，上海交通大学出版社，2018.

[40]李栋.现代疾病预防与控制 [M].天津，天津科学技术出版社，2017.

[41]单强，韩霞，李洪波，张爱，蔺香云.常见疾病诊治与护理实践 [M].北京，科学技术文献出版社，2018.

[42]谭元生，周德生.新编中医手册 [M].长沙，湖南科学技术出版社，2017.

[43]周河燃，黄挺.黄挺教授自拟理气健脾方治疗晚期原发性肝癌经验撷萃 [J].浙江中医药大学学报，2022，46（04）：428-432.

[44]卫莉，赵玉洲.造口并发症的防治 [M].郑州，河南科学技术出版社，2015.

[45]王发渭，郝爱真.疑难病症效验良方 [M].郑州，河南科学技术出版社，2019.

[46]金秋雨，张阳，李哲轩，周彤，张婧莹，游伟程，李文庆，潘凯枫.幽门螺杆菌感染与胃癌关联的流行病学研究 [J].肿瘤综合治疗电子杂志，2022，8（02）：5-10.

[47]解晓慧，陈青娟.胃癌分型研究进展 [J].山东工业技术，2013，（13）：21+33.

[48]牛菲，高福生，熊露.专家与您面对面——胃癌 [M].北京，中国医药科技出版社，2016.

[49]陈凛，唐云，卫勃.胃癌 [M].北京，军事医学科学出版社，2014.

[50]周晰溪，夏漾辉，陈东银.消化系统疾病中西医治疗 [M].北京，金盾出版社，2019.

[51]孙长岗，张华，郝翠，孟宪泽，庄静，郭云良.中西医结合肿瘤学 [M].北京，科学技术文献出版社，2015.

[52]周宜强.实用中医肿瘤学 [M].北京，中医古籍出版社，2006.

[53]徐茂锦，蔡青.内科临床实践指导大纲与案例分析 [M].上海，上海科学技术出版社，2016.

[54]何清湖，黄立中.肿瘤科中西医诊疗套餐 [M].北京，人民军医出版社，2013.

[55]蒋昱雯，刘家云，顾剑雄，姚学权.刘沈林教授"两期"论治胃癌经验 [J].中国中医药现代远程教育，2021，19（06）：65-68.

（孔　亮）